普通外科常见病
诊治思维与实践

主编　张　健　张　波　侯利涛　范胜家
　　　付邦国　魏　琪　李振伟

上海科学普及出版社

图书在版编目（CIP）数据

普通外科常见病诊治思维与实践／张健等主编. —上海：上海科学普及出版社，2022.12
ISBN 978-7-5427-8343-1

Ⅰ.①普… Ⅱ.①张… Ⅲ.①外科 – 常见病 – 诊疗 Ⅳ.①R6

中国版本图书馆CIP数据核字（2022）第244680号

统　　筹　张善涛
责任编辑　陈星星
整体设计　宗　宁

普通外科常见病诊治思维与实践
主编　张　健　张　波　侯利涛　范胜家
付邦国　魏　琪　李振伟
上海科学普及出版社出版发行
（上海中山北路832号　邮政编码200070）
http://www.pspsh.com

各地新华书店经销　　山东麦德森文化传媒有限公司印刷
开本　787×1092 1/16　印张　29.75　插页 2　字数　761 600
2022年12月第1版　　2022年12月第1次印刷

ISBN 978-7-5427-8343-1　定价：128.00元
本书如有缺页、错装或坏损等严重质量问题
请向工厂联系调换
联系电话：0531-82601513

编委会

◎ **主　编**

张　健　张　波　侯利涛　范胜家

付邦国　魏　琪　李振伟

◎ **副主编**

赵德杰　缪姗姗　孙　燕　邓雅玲

任大花　陈红军

◎ **编　委**（按姓氏笔画排序）

邓雅玲（六盘水市中医医院）

付邦国（鄄城县人民医院）

任大花（沂源县中医医院）

孙　燕（莱州市妇幼保健院）

李振伟（昌乐县人民医院）

张　波（山东省枣庄市立医院）

张　健（德州市陵城区中医院）

陈红军（山东省潍坊市临朐县寺头镇卫生院）

范胜家（泰安八十八医院）

赵德杰（山东中医药大学附属医院）

侯利涛（临朐县人民医院）

缪姗姗（莱州市妇幼保健院）

魏　琪（山东省庆云县人民医院）

前言

　　普通外科不仅是具有手术操作特点的学科，更是建立在解剖学、生理学、病理学等基础医学之上，与理论医学相辅相成的专业学科，是外科学中极其重要的一门基础学科。现在许多专科，如肝胆外科、胃肠外科、甲状腺外科、乳腺外科等都属于普通外科范畴。随着医学科学和医学教育事业的发展，有关普通外科疾病方面的诊治方法和手术水平有了很大提高，新概念、新理论、新观点、新药物、新技术、新疗法不断涌现。因此，作为普通外科学相关从业人员，只有紧跟时代的步伐，不断学习新知识、掌握新技术，提高自己的诊疗水平，才能更好地为患者服务，减轻他们的痛苦。基于上述情况，编者在参考大量文献的基础上，结合自身多年临床工作经验，编写了这本《普通外科常见病诊治思维与实践》。

　　本书首先介绍了普通外科学的基础知识；并对甲状腺疾病、乳腺疾病、胸部疾病等临床常见的普通外科疾病进行了阐述，包括疾病的病因、病理、发病机制、临床表现、辅助检查、诊断与鉴别诊断，以及治疗与预后等与临床诊治密切相关的内容；最后介绍了肛肠疾病的中西医结合诊疗。本书在内容编写方面，除强调和注重科学性与先进性外，更注重其实用性。本书由浅入深、层次分明、通俗易懂，可以为普通外科医务人员提供参考，达到共同提高临床普通外科疾病治疗效果的目的。本书可供各级医院的外科医师、进修医师和实习医师等参考使用。

　　由于编者学识水平有限，加上编写时间仓促，书中存在不足之处在所难免，希望广大读者不吝赐教。

《普通外科常见病诊治思维与实践》编委会

2022 年 9 月

目 录

第一章 普通外科常用检查方法与技术

第一节 消化道 X 线检查

消化道包括口腔、咽、食管、胃、小肠和大肠。消化道是一个宽窄不一的肌性软组织管道,其位于胸腹腔之中,由于密度与周围组织相似而缺乏良好的自然对比,故必须借助钡餐造影检查以观察形态及功能变化等进行诊断。

一、正常 X 线表现

(一)食管

食管充盈相表现为轮廓光滑整齐,管壁柔软,在食管入口部及横膈食管裂孔部各有一生理性狭窄区。在主动脉弓,左主支气管及左心房处则形成 3 个生理压迹。至横膈上方处食管稍扩大,称膈壶腹。食管黏膜相可见细而光滑、互相平行、纵向走向连续之黏膜皱襞。食管双重对比造影可见整个食管轮廓清晰,管壁光滑,黏膜皱襞呈细纹状线条。

(二)胃

1.胃的 X 线解剖分区

胃入口叫贲门,出口称幽门。贲门平面以上为胃底。胃底在左膈下,立位胃内气体聚于胃底称胃泡。胃右上缘为小弯,外下缘为大弯,小弯拐角处即角切迹,简称胃角。由胃角向大弯最低连线,此线与贲门平面之间的区域为胃体,立位胃体近似胃垂直部。胃体以下为胃窦,立位胃窦近似胃水平部。临床上所谓贲门区是指以贲门为中心,半径约 2.5 cm 的区域;所谓幽门前区是指幽门近端 2～3 cm 的一段胃窦区域。

2.胃型和张力

胃的形态为弯曲囊状,因各人的体型和肌张力不同,钡餐后立位观察时可分为四型:高张型(牛角型)、中间型(鱼钩型)、低张型(无力型)、瀑布型。

胃型是人为划分的,如同人的高矮胖瘦,没有截然分界线,也非固定不变。例如儿童期是牛角型胃,成年后可呈鱼钩型。到老年可能是无力型。在一定的生理或病理情况下,胃型也可互相转化。

1

3.胃黏膜皱襞或黏膜纹

胃黏膜皱襞的形状及粗细,随蠕动和黏膜肌层的收缩及黏膜下层的血管充盈情况而有变化,黏膜皱襞有纵向、斜行及横行三种。胃体黏膜皱襞常表现为与胃体平行的数条纵向皱襞,靠近胃小弯侧光滑,靠大弯的皱襞渐弯曲为斜行或横行,显示大弯轮廓为锯齿状。胃窦黏膜皱襞是胃体皱襞的延续,常保持与小弯平行,与胃窦长轴一致,也可变为斜行或与长轴垂直。胃窦收缩状态时皱襞呈纵向(与长轴一致),舒张状态时多呈斜行或横行。胃底部黏膜皱襞和大弯者相似。正常胃窦黏膜皱襞宽度一般不超过 0.5 cm,胃体大弯锯齿状边缘处皱襞较粗,可宽达 1 cm。在胃双对比造影片上,上述的胃黏膜皱襞展平而显示胃微皱襞,为胃小沟和胃小区。胃小沟表现为纤细的、致密的网状影,其宽度<1 mm,胃小沟画出来的透光区即胃小区,其直径≤3 mm,可呈圆形、类圆形或不规则形等。大小近似,胃窦部易于显示。

4.胃轮廓、柔软度及移动度

正常胃充盈后轮廓光滑,仅胃底及大弯缘可呈锯齿状。胃壁柔软,挤压可变形,并有一定的移动度,胃底及幽门部移动度较小。

5.胃蠕动及动力

服钡剂后一般 1～2 分钟即出现蠕动。蠕动由胃体上部开始,由浅渐深,向幽门方向推进,胃窦呈向心性收缩将钡剂排入十二指肠。胃蠕动表现为环形收缩,相对的大弯、小弯出现凹入,向前推进,同一时间全胃可见二三个蠕动波。

动力指排出的快慢,它和蠕动的强弱、张力的高低及幽门状态等有密切关系。一般钡餐后 1～5 分钟胃开始排出,1～2 小时可排空,如果 6 小时仍有钡剂存留胃内,即为排空延迟,系器质性或功能性病变所致。

(三)十二指肠

十二指肠可分为球部、降部、横部及升部,球部与降部间的弯曲称上曲,降部、横部间的弯曲称下曲。十二指肠形成弯曲如半环状(C 形),环内为胰腺头部,其远端接空肠处称十二指肠空肠曲。

X 线表现:球部充盈呈三角形或卵圆形,轮廓光滑。钡剂少时可见条纹状黏膜皱襞伸向尖端(上曲)。降部以下为环状皱襞,横纵交错表现为羽毛状。球部钡剂可短期停留,球部蠕动常表现为整体收缩将钡剂排出。降部以下表现为波浪式推进的蠕动波,钡剂通过较快不易停留,有时可出现逆蠕动。

低张十二指肠造影片上,管径明显增宽。上述之羽毛状皱襞消失,显示为环状皱襞或呈龟背状外观。十二指肠乳头多位于降部中段内缘处,呈圆形或椭圆形透光区,直径一般不超过 1.5 cm。

(四)空肠及回肠

小肠可分为六组,第一组为十二指肠;第二、三组为空肠;第四、五、六组为回肠。空、回肠逐渐移行,其间无明显分界,全长 6～7 m,迂回盘曲在腹腔内,肠腔宽 1～3 cm。空肠主要位于左上中腹部,回肠多位于右腹及盆腔。回肠末段自盆腔向上至回盲瓣连接大肠。

空肠的形态、皱襞及蠕动和十二指肠降部相似,肠腔较回肠稍宽,有深而密的环状皱襞,钡充盈时呈羽毛状,钡剂少时则表现为雪花状。空肠蠕动较强,多呈推进性蠕动,通过很快。回肠环状皱襞渐浅疏,钡充盈时多呈带状或节段状,边缘光滑,回肠黏膜皱襞较细而不明显,呈细羽毛状或平行纹理,至回肠末端常为纵向排列。蠕动较弱,钡剂停留时间较长。

正常钡餐后 1 小时内显示空肠,3 小时钡剂大部在回肠,钡头可达回盲部,如果 6 小时尚未到达回盲部则为小肠动力缓慢。正常小肠钡剂全部排空时间一般不超过 8 小时。在透视下推压小肠,可见该段肠管随之而移动,如移动度受限或固定不动,则为肠粘连征象。

(五)大肠

大肠包括盲肠、结肠和直肠。盲肠为回盲瓣入口下方的盲囊,阑尾位于内下侧。结肠分升、横、降、乙状结肠,肝曲和脾曲。肝曲一般较脾曲位置低。盲肠和结肠有结肠袋,钡剂充盈后多数呈半圆形膨出袋囊,结肠袋以升、横结肠较显著,降结肠以下就逐渐不明显。直肠没有袋形,边缘光滑,其中间最宽处称壶腹部。

结肠在肝曲及脾曲两处固定于后腹壁,直肠也是固定部分。横结肠和乙状结肠的位置及长度变化较大,其余各段则较固定。直肠居中线位置,直肠后缘与骶骨前缘之间距离不超过0.5 cm。大肠的长度和宽度,随肠管的张力、充盈状况的不同而有异。

结肠黏膜皱襞表现为横、纵、斜三种,三者互相交错形成规律的条纹。升、横结肠黏膜皱襞较密,以横行皱襞为主,降结肠以下黏膜皱襞较稀,以纵向皱襞为主。黏膜皱襞的形态随结肠的运动而有改变。收缩时其黏膜皱襞为花瓣状。

结肠的蠕动,钡餐不易看到,在钡灌肠时偶尔可见结肠的强烈收缩,由升结肠某段开始迅速收缩,结肠袋随之消失呈细条状,钡剂被推向横、降或乙状结肠,称总体运动。蠕动过后肠管舒张,结肠袋又恢复。钡餐后通常 6 小时内钡剂到达升结肠、肝曲,12 小时到降结肠,1～2 天钡剂排空。

二、消化道病变的 X 线表现

消化道管壁有相同的解剖结构,即由黏膜、黏膜下层、肌层及浆膜构成;食管无外面的浆膜,由纤维层所覆盖。消化道不同部位病变的病理基础类似,特别是消化道肿瘤,有相同的病理类型,即溃疡型、浸润型、混合型及蕈伞型。

(一)功能性改变

功能性改变主要是指发生于消化道某段张力、动力、蠕动和分泌的异常变化。张力增高可导致管腔狭窄、变小,张力减低则使管腔扩大。动力是胃肠道输送食物的能力,动力减低表现为排空延缓,动力增强则表现为排空过速。胃肠道蠕动增强表现为蠕动波加深、加快,蠕动减弱表现为蠕动波变少而浅,运动缓慢。分泌增加造成胃肠道空腹潴留液增加造影剂涂布不良,功能性病变可单独存在,但往往是器质性病变导致。

(二)炎症病变

炎性病变的范围一般较广泛,病变处与正常段的移行处是逐渐的,黏膜可正常,亦可因水肿使黏膜增粗模糊。慢性期黏膜可显示增粗,甚至呈炎性息肉状。晚期萎缩时,黏膜皱襞可变细。管腔大小一般无改变,但在急性期有痉挛时,可局限变窄;至慢性期大量纤维组织增生时,则可呈器质性狭窄,此狭窄段光滑、整齐。管壁的情况,视纤维组织的多少而定,少则管壁柔软,多则管壁变硬。功能征象急性期时,常有激惹征;而慢性期出现管壁僵硬。管腔狭窄时,则运动功能明显减弱,排空减缓。如炎症向外扩散,可引起粘连或炎性肿块。

(三)溃疡性病变

溃疡病变的直接征象为龛影。一般单发,也可多发。多发性溃疡一般较表浅。单发一般较深,甚至可穿透,形成穿透性溃疡。重者可形成穿孔。慢性溃疡可致黏膜皱襞集中,龛口附近有黏膜水肿是为月晕征。龛影正面为钡斑影,侧面像为轮廓腔外的乳头状影或尖顶状、锥状、刺状影等。如为多发的小溃疡,其侧位像示边缘呈锯齿状外观;而正面像(双对比)则为靶征。可伴有功能征象,如痉挛切迹等,慢性期狭窄时可致梗阻性病变。

(四)肿瘤性病变

其范围较局限,病变与正常的移行段分界截然。良性肿瘤对黏膜的改变视其大小而定,小者改变不大,大者可使黏膜展平或推开。恶性肿瘤引起黏膜皱襞破坏中断,早期则表现为局部增粗不平整。增生性病变引起充盈缺损,视缺损的轮廓光滑与否,边缘是否整齐,缺损内有无钡剂充填,管壁是否僵直等,据此以判断其良恶性。如胃管壁僵直、蠕动消失,是为革囊状胃,若侵及周围组织,可触有包块,且该部位固定。包块较大伴狭窄时,则会引起不全性或完全性梗阻。

(五)穿孔性病变

各种病变浸透消化管壁全层穿向管壁外的 X 线病理改变。穿向腹腔表现为立位时膈下游离气体;慢性穿孔向邻近管外形成局限性与管腔相通的腔外囊腔,立位服用钡剂观察到腔外囊内有气液钡三层征象;穿向邻近其他消化道或泌尿生殖道而形成内瘘管。

(六)先天性病变

如先天性食管闭锁、十二指肠的先天性梗阻、小肠重叠畸形等。

(任大花)

第二节 胃镜检查

消化内镜历经 100 多年的发展,目前已成为消化专科的常规诊断工具。现今普遍应用的内镜为电子内镜。电子内镜是通过安装在内镜顶端的电荷耦合器件(CCD)将光能转变为电能,再经视频处理器处理后将图像显示在电视监视器上。

一、胃镜检查的适应证及禁忌证

(一)适应证

(1)上腹不适,疑为上消化道病变,临床又不能确诊者。

(2)急性及原因不明的慢性上消化道出血。

(3)X 线检查发现胃部病变不能明确性质者。

(4)需要随诊的病变如溃疡、萎缩性胃炎、癌前病变、术后胃等。

(5)需要通过内镜进行治疗者。

(二)禁忌证

(1)严重的心、肺、脑(冠心病、肺心病、肺气肿、脑血管供血不足)等疾病或极度衰竭不能耐受检查者。

(2)精神病或严重智力障碍不能合作者。

(3)怀疑有胃肠穿孔或腐蚀性食管炎的急性期。

(4)严重脊柱成角畸形或纵隔疾病如胸主动脉瘤等。

(5)消化道大出血,休克未能纠正者。

(6)急性咽喉炎。

二、几种常见食管及胃疾病内镜下的表现及诊断

(一)反流性食管炎

反流性食管炎是由于十二指肠液、胃液反流至食管引起的食管黏膜炎症。主要表现为充血、糜烂、溃疡等,病变多以食管下段明显(如图1-1所示)。根据食管炎严重程度不同,有很多不同的分级方法,常用的为洛杉矶分类法,分为四级。

A级:局限黏膜皱襞上,黏膜破损长度≤5 mm。

B级:局限黏膜皱襞上,至少有一条黏膜破损长度>5 mm,但两条黏膜破损间无相互融合。

C级:两条或两条以上的黏膜破损存在相互融合现象,但非全周性。

D级:融合为全周性的黏膜破损。

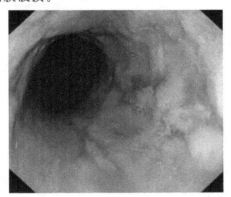

图1-1　反流性食管炎

黏膜条状充血,中间糜烂、溃疡形成,黏膜破损间无相互融合

(二)Barrett 食管(Barrett′s esophagus,BE)

Barrett 食管是指食管下端鳞状上皮被柱状上皮替代,内镜下表现为胃食管结合处的近端出现橘红色柱状上皮,即鳞、柱状上皮交界处在齿状线的上方。按照化生的柱状上皮的长度可分为长段 BE 和短段 BE。长段 BE 指化生的柱状上皮累及食管全周且长度≥3 cm,短段 BE 指化生的柱状上皮未累及食管全周或累及全周但长度<3 cm。按照内镜下形态分类:分为全周型、舌型和岛状。

(三)食管癌

1.早期食管癌内镜下表现及分型

(1)糜烂型:最常见,占早期食管癌的半数以上,局部充血,黏膜失去正常光泽,病变周围边界清楚。糜烂区呈粗颗粒状,黏膜皱缩或伴有单发或多发性小结节。

(2)斑块型:多呈局灶性、灰白色,稍高出黏膜平面。表面粗糙或糜烂,有时并发微小癌性结节或似沙粒样小颗粒。

(3)小结节型:表现为孤立或多发性小结节,表面易碎裂出血。有时呈息肉状,周围绕以正常黏膜。此种单发或多发结节,偶可离开主灶形成卫星病灶,可能构成早期癌的多点来源。

(4)粗糙型:食管部分黏膜粗糙,进而增厚、不规则,失去正常外观。

(5)隐匿型:有少数病例,食管黏膜无明显形态改变。

2.中晚期食管癌(图 1-2)

肿瘤似蕈状、肉芽状、菜花状、桑椹状或息肉状。颜色为淡红、暗红或灰白色不等,瘤体表面常有深浅不等的溃疡,被覆坏死组织,质脆,易出血。主要向腔内生长的癌肉瘤,可见癌蒂与管壁相连。癌至晚期或为缩窄型者则显示高度狭窄,其上方食管明显扩张,镜管难以通过。

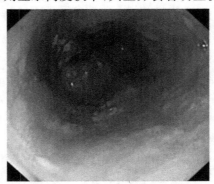

图 1-2　食管癌

食管中下段前壁见一不规则隆起,表面结节样,中间溃疡形成,占据管腔约 1/3,管腔狭窄

(四)慢性胃炎

1.慢性胃炎分类

慢性浅表性胃炎和慢性萎缩性胃炎。

2.慢性浅表性胃炎内镜下表现(图 1-3)

胃黏膜充血、水肿,呈花斑状红白相间的改变,以红为主,可有局限性糜烂和出血点。部分表现为黏膜出现多个疣状、丘疹样隆起,直径 5～10 mm,顶端可见黏膜缺损或脐样凹陷,病变多位于胃窦胃体,以大弯侧多见。

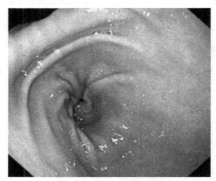

图 1-3　慢性浅表性胃炎

黏膜充血水肿,呈花斑状红白相间的改变,以红为主

3.慢性萎缩性胃炎内镜下表现(图 1-4)

胃黏膜失去正常的橘红色,可呈淡红色、灰色等,以白为主,重度萎缩呈灰白色,黏膜变薄,皱襞变细、平坦,黏膜下血管透见,如树枝状或网状。伴有异型增生性改变,黏膜可呈颗粒状、结节状。

(五)胃溃疡

内镜征象是溃疡呈圆形或椭圆形,边缘锐利,基底光滑,为坏死组织覆盖,呈灰白色或黄白色,有时呈褐色;周围黏膜充血水肿,略隆起;胃皱襞放射至溃疡壁龛边缘。(图 1-5)胃溃疡为慢性溃疡,在不同时期内镜下表现不同,可分为活动期、愈合期、瘢痕期。

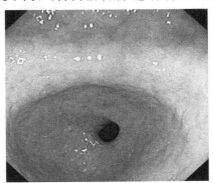

图 1-4　慢性萎缩性胃炎

胃窦黏膜呈结节样,红白相间,局部以白为主,血管网透见

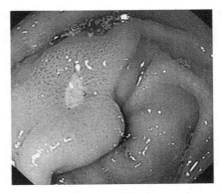

图 1-5　胃溃疡

胃窦前壁见一椭圆形溃疡,表覆白苔,边缘规整,黏膜向溃疡处聚集,周围黏膜充血水肿

(六)十二指肠球部溃疡

十二指肠球部溃疡好发于十二指肠球部前壁,内镜征象是溃疡呈圆形或椭圆形,边缘锐利,苔白色或黄白色,有时呈褐色;周围黏膜充血水肿,略隆起;可有假性憩室形成。(图 1-6)

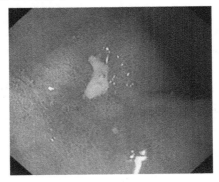

图 1-6　十二指肠球部溃疡

前壁见一溃疡,表覆白苔,边缘锐利,周围黏膜稍高起,周围黏膜充血水肿

(七)胃癌

1.早期胃癌

早期胃癌是指癌浸润未超过黏膜下层者,而不论有无淋巴结转移。早期胃癌内镜下可分以下各型。

(1)Ⅰ型(息肉样型):病变隆起呈小息肉状,基宽无蒂,常>2 cm,约占早期胃癌之15%。

(2)Ⅱ型(浅表型):分3个亚型,合起来占75%。

Ⅱa型(隆起浅表型):病变稍高出黏膜面,高度不超过0.5 cm,面积小,表面平整。

Ⅱb型(平坦浅表型):病变与黏膜等平,但表面粗糙呈细颗粒状。

Ⅱc型(浅表凹陷型):最常见,浅注病变底面粗糙不平,可见聚合黏膜皱襞的中断或融合。

(3)Ⅲ型(溃疡型):约占早期胃癌的10%,黏膜溃烂比Ⅱc者深,但不超过黏膜下层,周围聚合,皱襞有中断,融合或变形成杵状。

2.进展型胃癌(图1-7)

肿瘤表现为凹凸不平、表面污秽的肿块,常见渗血及溃烂;或表现为不规则较大溃疡,其底部为秽苔所覆盖,可见渗血,溃疡边缘常呈结节状隆起,无聚合皱襞,病变处无蠕动。

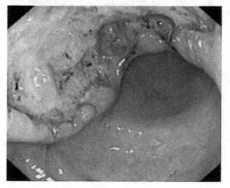

图1-7　进展期胃癌

胃体窦交界小弯侧见一巨大溃疡,表覆污秽苔,边缘结节样,不规则

（李振伟）

第三节　胃液采集术

胃液采集术是通过胃管采集胃液进行检查的一种方法,目的是了解胃分泌功能和排空状况,评价制酸药、H_2受体拮抗剂和质子泵抑制剂的治疗效果,胃内有无出血、细菌繁殖,也可进行胃灌洗和胃肠减压。

一、方法

(1)检查前48小时停用制酸药、H_2受体拮抗剂、质子泵抑制剂与糖皮质激素。检查前晚餐后不再进饮食,次晨不刷牙,取下假牙,空腹进行。

（2）患者取坐位，术者站于其右侧，将长 70～75 cm 的胃管，经鼻或经口送入 50～55 cm（目前使用之一次性胃管长约 100 cm，无标记线，用前需测距标识），自外端回抽无液体流出，则注入少量空气，用听诊器于剑突处听到有明显气过水声，或注入生理盐水 20 mL 后，再回抽，能得到 16 mL 以上液体时，示导管已达胃内，外端以胶布固定于面部。

（3）外接 50 mL 注射器或负压吸引泵，变换不同体位，连续抽取 1 小时胃液总量，即基础（空腹）胃液量，测其基础胃酸排泌量（basal acid output，BAO）。

（4）肌内注射五肽胃泌素 6 μg/kg，再连续收集 1 小时胃液，按每 15 分钟一次共 4 次分装 4 瓶，各测其量、pH 及胃酸排泌量，再计算 1 小时内最大胃酸排泌量（maxinal acid output，MAO）和峰胃酸排泌量（peak acid output，PAO）。

二、注意事项

（1）腐蚀性毒物（强酸、强碱）中毒、食管静脉曲张和上消化道出血者，禁忌。

（2）有胃扩张或幽门梗阻者，宜用较粗胃管接负压吸引，以防堵塞。

（张　健）

第四节　十二指肠液引流术

十二指肠液引流术是用十二指肠引流管将十二指肠液及胆汁引出体外的检查方法。此术可协助诊断胆囊和胆管的炎症、结石、梗阻，判断胆系运动功能；协助肝胆寄生虫如华支睾吸虫（肝吸虫）、胆道蛔虫、蓝氏贾第鞭毛虫等病的诊断；测定十二指肠液的胰酶，了解胰腺功能；引流和经引流管注药对胆系感染亦有一定治疗作用。

一、方法

（1）术前禁饮食 12 小时，清晨空腹进行。

（2）用 Dobell 液或 3% 过氧化氢漱口后，将消毒的十二指肠引流管（全长 105 cm，直径 3～5 mm，距球端 45 cm、55 cm、75 cm、85 cm 处有 4 条标记线；目前用一次性引流管长约 120 cm，无标记线，用前需测距标识），经口送入胃内 50～55 cm，即达胃内，抽出全部胃内容，注入温生理盐水 50 mL，使弯曲之引流管伸直。

（3）嘱患者精神放松，取右侧卧位，臀部垫高，亦可自由走动，每 1～2 分钟将引流管送下约 1 cm，经 30～60 分钟可达十二指肠内；不可送入过快，以免管端部在胃内折曲打卷。

（4）当第二标记线抵达门牙后，原采取立位自由活动下管者，应改前述卧位，继续下送时应经常抽取少量胃液，根据抽出液性状判断管端位置，如呈淡黄色、较清澈、黏稠，以酚红试纸测试呈红色时，示管端已进入十二指肠内；若呈黄色，示仍在胃中。当管的第三标记（75 cm）达门牙时，即可用胶布将管固定于面部，管外端置于床面之下；液体自然流出，此为十二指肠液或称前液、D 液，应尽量将前液流完，以免残存的胰酶分解、破坏以后采集的胆汁内容物。

（5）前液引流毕，将预温的 33% 硫酸镁 50 mL 自管缓慢注入，使胆道口括约肌松弛，注完后，用血管钳夹住管端 5～10 分钟。

（6）将管放低，松开止血钳，用注射器轻抽，即流出液体；以后因虹吸作用，液体即可自行缓慢流出，将先流出之硫酸镁残液弃去，以后注意流出之胆汁颜色和性质，将其分别收集于 3 个标本瓶中，最初流出来自胆总管的橙黄色或淡金黄色 A 胆汁，10～20 mL；继之流出来自胆囊稍黏稠的棕黄、棕褐色 B 胆汁，30～75 mL；最后流出来自肝内胆管的稀薄淡黄色 C 胆汁，持续流出不再改色，当留足标本后，即拔出引流管，将三瓶标本及时送检。

（7）当疑有胆系感染时，于引流胆汁过程中用无菌技术分别留取 A、B、C 胆汁各 1 mL 送细菌培养。

二、注意事项

（1）禁忌证同胃液采集术。

（2）引流管较难进入十二指肠时，可将管抽回至第一标记处，再如前法缓慢送入；或在 X 线下观察金属管头的位置，并在透视下自腹外推压金属头，使其进入十二指肠。

（3）注入硫酸镁后若无胆汁流出，可再注入 50 mL，若仍无胆汁流出，提示胆管痉挛或梗阻。

（4）做治疗性十二指肠引流时，可留置 2～3 小时充分引流胆汁，拔管前可自引流管注入庆大霉素、阿米卡星、头孢哌酮等抗生素。

（张　健）

第五节　肝穿刺活体组织检查术

肝穿刺活体组织检查术简称肝活检，是采取肝组织标本的一种简易手段。由穿刺所得组织块进行组织学检查或制成涂片做细胞学检查，以判明原因未明的肝大和某些血液系统疾病。如有出血倾向、大量腹水、肝外阻塞性黄疸，或疑为肝棘球蚴病、肝血管瘤则不宜进行此项检查。

肝组织活检的穿刺方法有多种，如一般肝穿刺术、套管针穿刺术、分叶针切取术、快速肝穿刺术等。这些方法各有优缺点，前三种较易造成肝损伤或出血；后者属抽吸式活检针，较安全，多为临床所采用。

一、方法

（1）患者取仰卧位，身体右侧靠床沿，并将右手置于枕后。

（2）穿刺点一般取右侧腋中线第 8、9 肋间、肝实音处穿刺。疑诊肝癌者，宜选较突出的结节处在超声定位下穿刺。

（3）常规消毒局部皮肤，用 2% 利多卡因由皮肤至肝被膜进行局部麻醉。

（4）备好快速穿刺套针（针长 7.0 cm，针径 1.2 mm 或 1.6 mm），套针内装有长 2～3 cm 钢针芯活塞，空气和水可通过，但可阻止吸进套针内之肝组织进入注射器。以橡皮管将穿刺针连接于 10 mL 注射器，吸入无菌生理盐水 3～5 mL。

（5）先用穿刺锥在穿刺点皮肤上刺孔，由此孔将穿刺针靠肋骨上缘与胸壁呈垂直方向刺入 0.5～1.0 cm。然后将注射器内生理盐水推出 0.5～1.0 mL，冲出针内可能存留的皮肤与皮下组织，以防针头堵塞。

（6）将注射器抽成负压并予保持,同时嘱患者先吸气,然后于深呼气末屏住呼吸(术前应让患者练习),继而术者将穿刺针迅速刺入肝内并立即抽出。总计穿刺深度不超过 6.0 cm。

（7）拔针后立即以无菌纱布按压创面5～10分钟,再以胶布固定,并以多头腹带束紧。

（8）用生理盐水从套针内冲出肝组织条于弯盘中,挑出以 95％乙醇或 10％甲醛固定送检。

（9）近年,在超声引导下穿刺活检效率高、质量好。针有两类:①抽吸式活检针,一般选18～21 G 针,在穿刺探头引导下将活检针刺入肝或肿块边缘稍停,抽提针栓造成负压后迅速将针刺入肝或肿块内2～3 cm 内,暂停 1～2 秒,尔后旋转以离断组织芯,或边旋转边进针,最后出针;②无负压切割针,目前常用弹射式组织"活检枪",一般选专用 18 G 活检针,进针速度极快,17 m/s,能最大限度避免被切割组织的副损伤,不仅用于肝,亦适用于肺、肾等部位活检。

二、注意事项

（1）术前应检查血小板、出血时间（BT）、凝血三项（凝血酶原时间,PT、凝血活酶时间,APTT、血浆纤维蛋白原,FG)如有异常,应肌内注射维生素 K_1 10 mg,每天一次,3 天后复查,如仍不正常,不应强行穿刺。

（2）穿刺前应测血压、脉搏并进行胸部 X 线检查,观察有无肺气肿、胸膜肥厚,验血型,以备必要时输血。术前 1 小时服地西泮 10 mg。

（3）术后应卧床 24 小时,在 4 小时内每隔 15～30 分钟测脉搏、血压一次,如有脉搏增快细弱、血压下降、烦躁不安、面色苍白、出冷汗等内出血现象,应紧急处理。

（4）穿刺后如局部疼痛,应仔细查找原因,若为一般组织创伤性疼痛,可给止痛剂;若发生气胸、胸膜性休克或胆汁性腹膜炎,应及时处理。

（5）如疑为肝肿瘤,肿块位于腹部不适于活检者,可用细针穿刺吸引涂片进行细胞学检查。具体操作:①穿刺部位皮肤消毒、麻醉,用6～8 号针头或小号腰椎穿刺针接于 20 mL 注射器上,刺入腹壁达肝包膜外,抽注射器芯造成负压并予保持。嘱患者吸气,在呼气后屏住呼吸动作,同时迅速将穿刺针刺入肝内1～2 cm,随即拔出,将吸出的少许血液或肝组织液立即涂片,固定后镜检。②局部敷以消毒纱布,用多头腹带束紧、小砂袋压迫 0.5 小时,严密观察脉搏、血压 6 小时。③有条件者可行超声引导细针穿刺细胞学检查,选20 G～23 G、长 15～20 cm 细针,引导针用 18 G、长 7 cm。在无菌穿刺探头引导下将导针沿探头引导槽刺入皮肤后,将穿刺针从引导针内刺入,在荧光屏上监视进入肿块内或预定刺入点,拔出针芯,接注射器抽成并保持负压状态下使针尖在病灶内小幅度前后移动 3～4 次,解除负压后拔针。

（张　健）

第二章 普通外科常用治疗技术

第一节 无 菌 术

一、手术人员、参观人员着装要求

（1）根据身高、体型选择合适型号的刷手服。

（2）在更衣室更换刷手服。将上衣下摆放入裤子内。穿手术室专用拖鞋。

（3）戴好帽子、口罩。帽子尽量遮盖头发，特别是鬓角及发髻，以减少暴露。戴布口罩时，口罩上缘不低于鼻梁处，充分遮盖口鼻部。戴一次性口罩时，应在鼻梁处夹紧金属条，防止口罩滑落。

二、刷手的方法及要求

（1）剪短指甲，使指甲平整光滑，将袖口挽至上臂1/3以上。

（2）用消毒液、流动水将双手和前臂清洗一遍。

（3）取无菌毛刷淋上消毒液，自指尖至上臂1/3，彻底无遗漏刷洗手指、指间、手掌和手背，双手交替，用时2分钟，刷手臂时手保持高于手臂，用时1分钟，指甲及皮肤皱褶处应反复刷洗。

（4）流动水冲洗手和手臂，从指尖到肘部，向一个方向移动冲洗，注意防止肘部水反流到手部。

（5）流动水冲洗手刷，再用手刷按步骤3刷洗手及手臂2分钟，不再冲洗，将手刷弃入洗手池内。

（6）手及前臂呈上举姿势，保持在胸腰段回手术间，将手、手臂用无菌擦手巾擦干。

（7）刷手期间若被污染，应重新刷手。

三、穿无菌手术衣的注意事项

（1）穿无菌手术衣时，需有足够的空间，以免手术衣抖开过程中被污染。

（2）擦手完毕，双手提起衣领两端，轻轻向前上方抖开，并检查手术衣有无破洞。

（3）未戴手套的手不可拉衣袖或触及其他部位。

（4）穿好无菌手术衣、戴好无菌手套后，手臂应保持在胸前，高不过肩、低不过腰，双手不可交叉放于腋下。

四、戴无菌手套的方法及注意事项

(一)无触及戴手套法

（1）刷手护士穿无菌手术衣，手留在袖口内侧不伸出。

（2）隔衣袖取出一只手套，与同侧手掌心相对，手指朝向身体，手套开口置于袖口上。

（3）打开手套反折部，束住袖口，翻起反折，盖住袖口后，向后拽动衣袖，手指插入手套内。

（4）同法戴好另一只手套后，双手调整舒适。

(二)协助术者戴手套法

（1）刷手护士取一只手套，双手从手套反折处撑开手套，将手套的拇指侧朝向医师，注意避免触及医师的手。

（2）医师将手插入。

（3）同法戴另一只手套。

(三)注意事项

（1）未戴手套的手不可触及手套外面。

（2）已戴手套的手不可触及未戴手套的手。

（3）手套的上口要严密地套盖住手术衣袖。

（4）同时检查手套是否有破洞。

（5）如发现有水渗入手套内面，必须立即更换，以防止在手术过程中细菌进入切口而引起感染。

（6）协助术者戴手套时，刷手护士应戴好手套，并避免触及术者皮肤。

五、手术区皮肤消毒的原则

（1）消毒前检查皮肤清洁情况，如油垢较多或粘有胶布痕迹时，应用汽油擦净；备皮不净者，应重新备皮。

（2）消毒范围原则上以最终切口为中心向外 20 cm。

（3）医师应遵循刷手方法，刷手后方可实施消毒。

（4）消毒顺序以手术切口为中心，由内向外、从上到下，已接触边缘的消毒垫，不得返回中央涂擦，若为感染伤口或肛门区消毒，则应由外向内。

（5）医师按顺序消毒一遍后，应更换消毒钳及消毒垫后再消毒第二遍。

（6）使用后的消毒钳应放于指定位置，不可放回无菌台面上。

（7）若用碘酊消毒，待碘酊干后，应用 75% 乙醇彻底脱碘两遍，避免遗漏，以防化学烧伤皮肤。

六、无菌巾、无菌单铺置要求

（1）铺无菌巾由穿无菌衣、戴无菌手套完毕的刷手护士和已刷手的手术医师共同完成。

（2）刷手护士将无菌巾传递给手术医师，注意在传递过程中，手术医师避免触及刷手护士的手套。

(3)在距离切口四周2～3 cm铺置无菌巾,无菌巾一旦放下,不要再移动,必须移动时,只能由内向外。

(4)严格遵循铺巾顺序,方法视手术切口而定。原则上第一层无菌巾铺置的顺序是先遮住污染区域,然后顺序铺出手术野。例如腹部切口铺巾顺序为先铺下方,然后铺对侧,再铺上方,最后铺近侧。

(5)铺第一层治疗巾后可用巾钳固定或用皮肤保护膜覆盖。其他层次固定均用组织钳。

(6)无菌大单在展开时,刷手护士要手持单角向内翻转遮住手背,以免双手被污染。

(7)无菌大单应悬垂至手术床缘30 cm以下,无菌台面布单不少于4层。

(8)打开无菌单时,应注意无菌单不要触及无菌衣腰以下的部位。

七、手术的无菌原则

(1)手术过程中传递器械时要在医师胸前传递,隔人传递时在主刀手臂下传递。

(2)掉落到手术台平面以下的器械、物品即视为污染。

(3)同侧手术人员调换位置时,先退后一步转身,背靠背或面对面换至另一位置。

(4)手术中如手套破损或触及有菌区,应更换手套。衣袖触及有菌区则套无菌袖套或更换手术衣。

(5)无菌区被浸湿,应加盖4层以上无菌单。

(6)切开污染脏器前,用纱垫保护周围组织,以防污染。

(7)皮肤切开及缝合前、后,要用消毒液涂擦切口皮肤一次。

(8)接触有腔器官的器械与物品均视为污染。

(9)污染与非污染的器械、敷料应分别放置。

(10)无菌台上物品一旦被污染或怀疑被污染应立即更换。

八、手术伤口的分类

按手术部位有无细菌的污染或感染,可将手术分为以下三大类。

(一)无菌手术

无菌手术是指经过消毒处理,手术部位内没有细菌的手术。但实际上,多数所谓无菌手术,并非绝对无菌,只是细菌很少或接近无菌。这类手术局部感染发生率低,一般可达到一期愈合。

(二)污染手术

经过消毒处理,手术部位内仍有细菌,但未发展成感染。例如开放性损伤的清创术、择期性胃切除术、单纯性阑尾切除术等。根据手术局部原有的细菌数量不同,又可分为轻度污染和重度污染两种,后者术后感染率高于前者。

(三)感染手术

手术部位已发生感染(如痈、脓肿),伤口一般需要引流的手术。大多为二期愈合。

九、手术室一般规则

(1)严格执行无菌操作原则,除参加手术的医护人员及与手术相关的工作人员和学生,其他人员未经许可不得进入手术室。

（2）进入手术室的人员必须换上手术室的专用衣、帽、拖鞋、口罩等。

（3）手术时工作人员暂离手术室外出时，如到病房看患者、接送患者、送病理标本或取血时，必须更换外出的衣和鞋。

（4）手术室内需保持肃静，严禁吸烟。

（5）参加手术的人员必须先进行无菌手术，后进行感染手术。

（6）手术间内要保持肃静，谈话仅限于与手术有关的内容，严禁闲聊谈笑。

（7）手术间内外走廊的门要保持关闭状态，以保证手术间层流的正常运作。

十、参观手术规则

（1）院外人员需经医院有关部门批准后方能按照指定日期、时间、人数及指定的手术进行参观。

（2）每个手术间参观人数一般限于 2～3 人，且只限在指定的手术间内，不得随意进入其他手术间。特殊感染、夜间急症手术谢绝参观。

（3）参观者要注意减少走动，注意不能触及或跨越无菌区，参观者要与术者保持 15 cm 以上的距离。

十一、洁净手术间的等级标准

洁净手术间的等级标准见表 2-1。

表 2-1　洁净手术间的等级标准

等级	手术室名称	手术区空气洁净度级别
Ⅰ	特别洁净手术室	100 级
Ⅱ	标准洁净手术室	1 000 级
Ⅲ	一般洁净手术室	10 000 级
Ⅳ	准洁净手术室	300 000 级

十二、各等级洁净手术室适用手术

（1）Ⅰ级特别洁净手术室：适用于关节置换、器官移植及脑外科、心脏外科和眼科等手术中的无菌手术。

（2）Ⅱ级标准洁净手术室：适用于胸外科、整形外科、泌尿外科、肝胆胰外科、骨外科和普通外科中的一类切口无菌手术。

（3）Ⅲ级一般洁净手术室：适用于普通外科、妇产科等手术。

（4）Ⅳ级准洁净手术室：适用于肛肠外科及污染类手术。

十三、洁净手术室的温度及湿度

室内应有冷暖空调，温度保持在 20～25 ℃，相对湿度为 50%～60%。

（缪姗姗）

第二节 显 露

手术野充分显露是保证手术顺利进行的先决条件。特别是深部手术,良好的显露不仅使术野解剖清楚,而且便于手术操作,增加手术安全性。手术野显露程度虽与患者的体位、照明、麻醉时肌肉松弛情况等诸多因素有关,但选择适当的切口和做好组织分离是显露手术野的基本要求。

一、切口

正确选择手术切口是显露手术野的重要步骤,理想的手术切口应符合下列要求。

(1)要充分显露手术野,便于手术操作。原则上切口应尽量接近病变部位,同时能适应实际需要,便于延长和扩大。

(2)操作简单,组织损伤小。

(3)有利于切口愈合、瘢痕小及功能恢复。

(4)切口最好和皮肤皱纹平行,尤其面部和颈部手术更为重要,此切口不仅缝合时张力低,而且愈合后瘢痕小。

(5)较深部位切口应与局部血管、神经走行近于平行,可避免对其损伤。

(6)要避开负重部位,如肩部和足部手术的切口设计应避开负重部位,以免劳动时引起疼痛。

组织切开要用手术刀,执刀方法主要有持弓式、指压式、执笔式和反挑式四种。

根据不同切口需要选用不同执刀方法。在切开时,手术刀需与皮肤垂直,用力适当,力求一次切开一层组织,避免偏斜或拉锯式多次切开,造成边缘不整齐而影响愈合。深部筋膜、腱鞘的切开,应先剪一小口,再用止血钳分离张开后剪开,以防损伤深部血管和神经。切开腹膜或胸膜时要防止内脏损伤,切开肌肉多采用顺肌纤维方向钝性分开。

二、分离

分离是显露深部组织、游离病变等的重要操作。分离的范围视手术的需要,按照正常组织间隙进行,这样不仅容易分离,且损伤轻,出血少。常用方法有两种。

(一)锐性分离

用锐利的刀或剪进行的分离。常用于较致密的组织,如腱鞘、瘢痕组织、恶性肿瘤手术中分离。一般用刀刃在直视下沿组织间隙做垂直的短距离的切开或用闭合的剪刀伸入组织间隙内。但不要过深,然后张开分离,仔细观察无重要组织后再剪开。此法组织损伤小,但要求在直视下进行,动作应精细准确。

(二)钝性分离

用刀柄、止血钳、剥离纱球或手指等插入组织间隙内,用适当的力量推开周围组织。常用于正常肌肉、筋膜、腹膜后、脏器间及良性肿瘤包膜外疏松组织的分离。该法分离速度快,可在非直视下进行,但力量要适当,避免粗暴动作造成不必要地组织撕裂或重要组织的损伤。在实际操作中,上述两种方法常配合使用。

(缪姗姗)

第三节 止 血

组织切开分离或病变切除等操作过程中均会导致出血,彻底止血不仅能减少失血量,保证患者安全,而且能使手术野显露清楚,便于手术操作,有时因止血不彻底造成组织血肿、继发感染等并发症。常用的止血方法有以下几种。

一、局部压迫止血法

局部压迫止血法是常用的止血初步措施。当毛细血管渗血或小血管出血,暂时用手指或纱布压迫出血处,如凝血功能正常,出血多可自止。对较大血管出血,暂时压迫出血处,待清除术野积血,看清出血点后再予以处理。有时对较大血管破裂出血或毛细血管的弥漫渗血,患者全身情况危急,而用其他止血方法困难或无效时,也可用纱布局部填塞压迫止血,但纱布不能长期留在体内,一般 5 天后取出,取出时间过早可再次出血,过晚容易继发感染。

二、结扎止血法

结扎止血法是最常用、最可靠的止血方法。在组织切开或分离时,如血管已断裂出血,可用血管钳的尖端快速准确地夹住出血部位的血管,或用纱布暂时压迫,待看清出血点后再予以钳夹。如已看到血管或预知有血管时可先用血管钳夹住血管两端,在其中间切断,然后用丝线结扎出血血管。切忌盲目乱夹造成组织损伤或大出血。常用的结扎方法有两种。

(一)单纯结扎

用缝线绕过血管钳下面血管或组织而结扎,适用于微小血管出血。

(二)缝合结扎

用缝线通过缝针穿过血管端和组织,绕过一侧,再绕过另一侧打结,也可绕过一侧后再穿过血管和组织,于另一侧打结。适用于较大血管重要部位的止血。对较大血管的出血,上述两种方法常合并使用,先在血管的断端做一单纯结扎,再在其远端做一贯穿缝合结扎,更为安全可靠。

三、电凝止血法

电凝止血法是用电灼器通过电流使组织发生凝固的原理达到止血目的。电灼器可以直接电灼出血点,也可先用血管钳夹住出血点,再用电灼器接触血管钳止血。此法止血迅速,常用于面积较广的表浅部位的止血。应用电凝止血时需注意以下两点。

(1)用乙醚麻醉的手术使用该法时,应先关闭麻醉机,以免发生爆炸。

(2)患者皮肤不宜与金属物品接触,以防电伤。

(3)凝血组织可脱落发生再次出血,所以不用于较大血管出血和深部组织出血。

四、其他止血法

用于一般方法难于止住的创面或骨髓腔等部位的渗血,可采用局部止血物品,如吸收性明胶海绵、淀粉海绵、止血纱布、骨蜡等。这些药物可以吸收或被包裹,用于体腔内止血,不必取出。

(孙　燕)

第四节　打结和剪线

一、打结

打结是手术操作中最常用和最基本的技术之一。止血、缝合都需要结扎,结扎是否牢靠,与打结技术是否正确有密切关系。不正确的打结易发生结扎松动、滑脱、继发性出血。因此,外科医师必须熟练地掌握打结技术,做到既简单又迅速可靠。

(一)常用的打结方法

常用的打结方法有以下几种。

1.方结

由两个方向相反的单结组成。该结方法简单,速度快,打成后不易松动或滑脱,是手术中最常用的结。

2.外科结

将第一结扣线重绕两次,然后打第二结扣,该结摩擦面比较大,不易松开,但比较费时,一般不采用。

3.三重结

打成方结后,再打一个与第一结扣方向相同的结,加强其牢固性,常用于较大血管或组织的结扎。在使用肠线、尼龙线打结时,因易出现松动、滑脱,也常使用三重结。

4.顺结

由两个方向完全相同的结扣组成。该结扣容易松开滑脱,除浅表部位的结扎止血外,一般不宜使用。

(二)打结技术

1.单手打结法

一般由左手持缝线,右手打结。单手打结速度快、简便,但如两手用力不当,易成滑结。

2.双手打结法

即用双手分别打一结扣,为最可靠的打结法。但所需线较长,速度较慢。常用于深层部位的结扎。

3.持钳打结法

用左手持线,右手持钳进行打结。常用于缝线过短或狭小手术野的中小血管的结扎。

(三)注意事项

打结方法很多,不论采用何种方法,都应注意下列事项。

(1)拉线的方向应顺结扎方向,否则易在结扎处折断或结扎不牢。

(2)双手用力必须相等,否则易成滑结。

（3）在打第二结扣之前，注意第一结扣不要松开，必要时可用一把血管钳压住第一结扣，待第二结扣收紧时，再移去血管钳。

二、剪线

为了防止结扣松开，在剪线时需留一段线头。留线的长短决定于缝线的类型、粗细和结扣的多少。通常丝线留 1～2 mm，肠线和尼龙线留 3～4 mm。粗线可留长些，细线短些；深部结扎可留长些，浅部短些；结扎次数少者要留长些，结扎次数多者可短些；剪线方法是在直视下将剪刀尖端稍张开，沿拉线向下滑至结扣处，向上倾斜 25°～45°，然后剪断缝线，倾斜度的大小，决定于留线头的长短。

（孙　燕）

第五节　缝合与拆线

组织切开、断裂或恢复空腔脏器的连续性，除特殊情况外，一般均需缝合后才能达一期愈合。在正常愈合能力下，愈合是否完善，常取决于缝合方法和操作技术是否正确。目前常用的缝合法基本上可以分为两大类，即手工缝合法和器械缝合法。

一、手工缝合法

该法应用灵活，不需要特殊设备和材料，可根据不同性质的切口选用不同的缝线和缝合方法，手工缝合是手术中最常用的缝合法。

手工缝合常用的缝线有铬制肠线、丝线、尼龙线和金属线四种。各种缝线各有其优缺点，可根据手术的需要，选用合适的缝线。一般来说，无菌切口或污染很轻的切口多选用丝线。丝线不能被组织吸收，如发生感染，因异物作用，容易形成经久不愈的窦道，直至取出线头或线头脱出才能愈合；胆管、泌尿道的黏膜缝合及感染或污染严重的创口缝合，选用肠线。肠线在缝合后10～20 天被组织吸收，不产生异物作用；整形手术的缝合和小血管吻合常采用尼龙线，组织反应小，抗张力强；神经、肌腱应用无创线及肌腱缝线；腹壁张力大的缝合常用金属线。

手工缝合方法基本上可分为单纯缝合、内翻缝合和外翻缝合三类，每类中又可分为间断式和连续式两种。

（一）单纯缝合法

操作简单，将切开的组织边缘对正缝合即可。间断式或双间断式缝合（"8"字缝合）多用于缝合皮肤、皮下组织、筋膜和肌腱等组织；连续式缝合常用于腹膜、胃肠道吻合的内层缝合；另一种连续式缝合亦称连续交锁式缝合或称毯边式缝合，多用于胃肠道吻合的后壁内层缝合，有较好的止血作用。为使对合整齐，缝合时应使切口两边缘的针距和进针深度尽量相等。

（二）内翻缝合法

将缝合组织的边缘向内翻入缝合，使其外面光滑而有良好地对合。多用于胃肠道的吻合，可减少感染和促进愈合。胃肠道吻合的内层缝合可用肠线做连续内翻缝合，也可用丝线做间断内翻缝合；外层缝合多用丝线做褥式内翻缝合。小范围的内翻，如阑尾根部残端的包埋可用荷包缝合法。

(三)外翻缝合法

将缝合的组织边缘向外翻出缝合,使其内面光滑。多用于血管的吻合和腹膜的缝合,以减少血管内血栓形成和腹膜与腹腔内容物粘连。

手工缝合方法很多,不论采用何种,均应注意下列事项。

(1)应按组织的解剖层次分层进行缝合,缝合的组织间要求对位正,不夹有其他组织,少留残腔。

(2)结扎缝线的松紧度要适当,以切口的边缘紧密相接为宜,过紧影响血液循环,过松则使组织对合不良,影响愈合。

(3)缝合时针间距离以不发生裂隙为宜。例如,皮肤缝合针距通常掌握在 1.0~1.5 cm,进出针与切口边缘的距离以 0.5~1.0 cm 为宜。

(4)对切口边缘对合张力大者,可采用减张缝合。

二、器械缝合法

根据钉书器的原理制成一定形状的器械,将组织钉合或吻合称为器械缝合法。用此法代替手工缝合,可省时省力,且组织对合整齐。但由于手术区的解剖关系和各种器官不同,限制了器械的使用范围。目前常用的缝合器主要用于消化道手术,如管状吻合器、残端闭合器、荷包缝合器等。使用前需详细了解器械的结构、性能和使用方法,才能取得良好效果。

三、拆线

皮肤缝合线需要拆除,因全身不同部位的愈合能力及局部的张力强度不同,所以,拆线的时间也不一样。一般来说,胸、腹、会阴部手术后 7 天拆线;头、面、颈部手术后 5~6 天拆线;四肢、关节部位手术及年老体弱、营养状态差或有增加切口局部张力因素存在者可在手术后 9~12 天拆线或分期进行拆线。

拆线时先用碘酊、乙醇消毒切口,然后用镊子提起线结,用剪刀在线结下靠近皮肤处剪断缝线,随即抽出。这样可使露在皮肤外面的一段线不经皮下组织抽出,可防止皮下组织孔道感染。抽出缝线后,局部再用乙醇涂擦一遍,然后用无菌纱布覆盖,切口有明显感染时,可提前拆除部分或全部缝线。

(孙　燕)

第三章 普通外科围术期处理

第一节 术前准备

术前准备最基本的内容是全面了解病情,包括病史、重要器官功能和危险因素的评估,以及完成针对性检查以确立疾病的诊断。无论手术大小,术前都应该认真完成术前小结书写、高年资医师手术审批等规范性步骤。针对手术的特殊准备也应包括在内。此外,术前还应把病情及治疗计划与患者及其家属充分沟通。

一、输血和补液

施行大中手术者,术前应做好血型和交叉配合试验,备好一定数量的血制品。对有水、电解质及酸碱平衡失调和贫血的患者应在术前予以纠正。发热、频繁呕吐、消化道瘘等常有脱水、低钾血症及酸碱失衡,都应检测动脉血气及血电解质浓度,针对性给予补充治疗,待其基本纠正之后再做手术。对于急症患者,也需在患者内环境基本稳定后再行手术。如果一味追求尽早手术,而忽视了内环境的失衡,患者常难以耐受手术创伤,术后很可能会出现器官功能障碍甚至衰竭,导致治疗失败。当存在大动脉出血、开放性气胸等危急病情时,则必须紧急手术。

术前判断患者的血容量状态很重要,可从体征(如皮肤弹性及舌部湿润度等)获得最基本的迹象,每小时尿量也是有价值的指标。重症、复杂患者则需根据中心静脉压(central venous pressure,CVP)测定值来判断。急性失血的患者,可先给予血浆代用品以快速纠正其低血容量状态。然后,再根据血常规检测结果决定是否需要补充血制品。若血红蛋白<70 g/L,血细胞比容<30%,应给予浓缩红细胞。老年、心肺功能不良者,补充血制品的指征可放宽,血红蛋白浓度以达到100 g/L水平为宜。慢性贫血患者由于其对低血红蛋白水平已有耐受性,且其循环血容量已处于相对平衡状态,因此,只需小量补充浓缩红细胞以改善贫血状态,若过量补充则反而会有诱发心力衰竭的危险。

二、营养支持

慢性疾病及恶性肿瘤患者的营养不良发生率较高。营养不良者的免疫功能及组织愈合能力均很差,术后并发症的发生率明显增加,但改善其营养状态并非易事。存在的病因(如恶性肿瘤、消化道梗阻或瘘)使患者不可能在短期内口服摄入更多的食物。因此,一经诊断有不同程度的营养不良(根据体重变化、血浆清蛋白、前清蛋白水平等),就应实施 2 周左右的肠外营养或肠内营养。

三、预防感染

手术前应采取多种措施提高患者的体质,预防感染,如及时处理龋齿或已发现的感染灶、患者在手术前不与罹患感染者接触等。术中严格遵循无菌技术原则,手术操作轻柔,减少组织损伤等都是防止手术野感染的重要环节。下列情况需要应用预防性抗生素:①涉及感染病灶或切口接近感染区域的手术;②肠道手术;③操作时间长、创伤大的手术;④开放性创伤,创面已污染或有广泛软组织损伤,创伤至实施清创的间隔时间较长,或清创所需时间较长以及难以彻底清创者;⑤癌肿手术;⑥涉及大血管的手术;⑦需要植入人工制品的手术;⑧器官移植术。

四、胃肠道准备

随着加速康复外科的推广,各类手术不再受到传统约束(术前 12 小时禁食,术前 4 小时禁水)。这些常规措施可使胃保持空虚,防止麻醉或手术过程中因呕吐而发生呼吸道吸入。有幽门梗阻的患者在术前应行洗胃。施行结直肠手术的患者在术前 1 天口服泻剂或行清洁灌肠,并从术前 2~3 天开始口服肠道制菌药物(如卡那霉素、甲硝唑等),以减少肠道菌对手术野的污染。

五、其他准备

手术前夜可酌情给予镇静药,以保证良好的睡眠。如发现患者有与疾病无关的体温升高,或妇女月经来潮等情况,应延迟手术日期。患者在进手术室前应排尽尿液。估计手术时间长或是盆腔手术,应留置导尿管。由于疾病原因或手术需要,可在术前放置胃管。术前应取下患者的可活动义齿,以免麻醉或手术过程中脱落或造成误咽、误吸。手术区域的皮肤毛发一般不做常规剃除,位于头皮、腋部、会阴部的备皮范围以不影响手术操作为度。备皮宜在送手术室之前进行,避免因过早剃毛所致的皮肤微小破损而留存潜在的感染灶,可减少术后感染的发生。

六、患者的心理及生理准备

患者及其家属对手术的认识不一。有些患者认为手术很简单,以往健康状态又很好,因此,对可能发生的并发症或意外毫无思想准备。更多的患者及家属则是对手术有明显的恐惧、焦虑情绪。这两种思想状态都应在术前予以纠正,既不能太乐观,也不要过分紧张。医务人员应从关怀、鼓励出发,就病情、施行手术的必要性及可能取得的效果,手术的危险性及可能发生的并发症,术后恢复过程和预后,以及清醒状态下施行手术因体位造成的不适等,以恰当的言语和安慰的口气对患者做适度的解释,使患者能以正确的心态配合手术和术后治疗。同时,也应就疾病的诊断、手术的必要性及手术方式,术中和术后可能出现的不良反应、并发症及意外情况,术后治疗及预后估计等方面,向患者家属和/或单位负责人做详细介绍和解释,取得他们的信任和同意,协助做好患者的心理准备工作,配合整个治疗过程顺利进行。应履行书面知情同意手续,包括手术知情同意书、麻醉知情同意书、输血治疗同意书等,由患者本人或法律上有责任的亲属(或监护人)签署。遇到为挽救生命的紧急手术而家属来不及赶到时,必须在病历中有病情、紧急手术指征、上级医师的决定等的详细记录。特殊情况下,需在术前向科室主任、医院相关部门汇报、备案。

术前与患者充分沟通的内容还包括:正确对待术后创口疼痛,理解术后早期下床活动的可能性及重要性,强调术后咳痰的重要性,并训练正确的咳痰方法等。术前两周起应停止吸烟。让患者术前做好在病床上解大、小便的训练。

(魏　琪)

第二节　术后常规处理

术后常规处理是围术期的一个重要阶段,是连接手术与术后康复之间的桥梁。术后处理得当,能减轻手术应激、减少并发症的发生。及时发现异常情况,并做积极处理,可使病情转危为安。

一、术后医嘱及术后病程记录

术后应立即完成术后医嘱及术后病程记录这两项医疗文件,特别是术后病程记录不能忽略。病情变化存在不可预见性,一旦术后发生病情突变,在场的急救医师唯有从术后病程记录中得知手术名称、术中发现及手术过程等信息,作为实施急救的重要参考资料。术后医嘱应很完整,包括生命体征监测、吸氧、静脉输液、抗生素及其他药物的应用,以及伤口护理,各种管道、插管、引流物的处理等。

二、卧位

术后卧式的选择是根据麻醉方式、患者状态、原发病的性质、术式等因素而定。除非有禁忌,全身麻醉尚未清醒的患者应平卧,头转向一侧,使口腔内分泌物或呕吐物易于流出,避免吸入气管。蛛网膜下腔阻滞的患者应平卧或头低卧位 12 小时,以防止因脑脊液外渗而致头痛。

颅脑手术后,如无休克或昏迷,可取 15°～30°头高脚低斜坡卧位。施行颈、胸手术后,多采用高半坐位卧式,以便于呼吸及有效引流。腹部手术后,多取低半坐位卧式或斜坡卧位,以减少腹壁张力。脊柱或臀部手术后,可采用俯卧或仰卧位。腹腔内有污染的患者,在病情许可情况下,尽早改为半坐位或头高脚低位。休克患者,应取下肢抬高 15°～20°,头部和躯干抬高 20°～30°的特殊体位。肥胖患者可取侧卧位,有利于呼吸和静脉回流。

三、监测

术后多数患者可返回原病房,需要监护的重症患者可以送进外科重症监测治疗室(intensive care unit,ICU)。常规监测生命体征,包括体温、脉搏、血压、呼吸频率、每小时(或数小时)尿量,记录出入水量。有心、肺疾病或有心肌梗死危险的患者应予无创或有创监测中心静脉压(CVP)、肺动脉楔压(经 Swan-Ganz 导管)及心电监护,采用经皮氧饱和度监测仪动态观察动脉血氧饱和度。

四、静脉输液

术后患者应酌情给予一定量的静脉输液。术中经手术野有不少不显性液体丢失,手术创伤又会使组织水肿,大量液体重新分布到第三间隙,可能使有效循环血量减少。患者术后又往往不能立即恢复摄食,因此,静脉输液很有必要。术后输液的用量、成分和输注速度,取决于手术的大小、患者器官功能状态和疾病严重程度。肠梗阻、肠穿孔及弥漫性腹膜炎等患者,术后 24 小时内需补给较多的晶体液。休克和脓毒症患者存在毛细血管渗漏现象,血管内水分渗漏至组织间隙后可使血容量不足,而全身则出现组织水肿。此时应在限制晶体液的同时给予适量的胶体液。

五、预防性抗生素的应用

凡清洁类手术,如甲状腺手术、疝修补术等一般不用抗生素。对于可能有污染的手术,可在手术开始前 1 小时静脉给予一个剂量的广谱抗生素,如胆囊切除术等。胃肠道手术则可在术后第 1 天再加 1 次剂量。只有如器官移植、人工替代物植入等特殊手术,预防性抗生素的使用时限才需延长。至于已有严重污染或已存在感染的病例,抗生素是作为治疗措施,不属预防性使用之列。

六、引流物的处理

根据治疗的需要,术后患者常需放置引流物。除伤口内放置的引流物外,还有放在体腔内和空腔器官内的引流物(或管)。各种引流物的安放均有一定的适应证和作用。手术后对引流物要予以妥善固定,防止滑脱至体外或滑入伤口、体腔或空腔器官内。连接吸引装置要正确无误,并保持管道畅通。负压吸引装置的吸力要恰当,处理引流物时要严格执行无菌技术。每天需观察引流液的量和性质,并予以记录,以便比较和判断病情的变化。当今,由于手术技巧的熟练、麻醉的进步,手术器械也在不断改进和完善,手术的安全性已大为提高。许多手术已不再常规放置引流物。腹部手术对胃肠道的影响也更小,术后放置胃管也不再作为常规。

七、饮食

非腹部手术在麻醉作用消退之后,若无腹胀、恶心、呕吐,从术后 6 小时就可开始少量饮水,然后较快地改为半流质或普通饮食。腹部手术对胃肠道的影响较大,其中主要是胃及结肠动力的恢复较慢。通常是在术后 2～3 天,待消化道动力恢复之后开始口服摄食。也先从流质饮食开始,逐步改为半流质和普通饮食。一些复杂患者,或存在严重腹膜炎者,肠功能处于障碍甚至衰竭状态,患者的自然摄食需在病情被控制平稳之后。若患者不能正常摄食超过 7 天,则需经静脉给予营养物质的补充。

八、活动

应鼓励术后早期下床活动,这将有利于增加肺活量,减少肺部并发症,改善全身血液循环,促进切口愈合,减少因静脉血流缓慢并发深静脉血栓形成的发生率。在有良好的镇痛措施、更少导管及引流管的情况下,早期下床活动是完全可能的。早期活动还有利于肠道蠕动和膀胱收缩功能的恢复,减少腹胀和尿潴留的发生。有休克、心力衰竭、严重感染、出血、极度衰弱等情况,以及施行过有特殊固定、制动要求的手术患者,则不宜早期活动。

九、各种不适的处理

(一)疼痛

在麻醉作用消失后,会出现不同程度的切口疼痛。术后疼痛可使呼吸、循环、胃肠道和骨骼肌功能发生变化,甚至引起并发症。胸部和上腹部的术后疼痛,患者会自觉或不自觉地固定胸肌、腹肌和膈肌,不愿深呼吸,以致容易发生术后肺不张。由于活动减少,可引起静脉淤滞、血栓形成和栓塞。术后疼痛还会致儿茶酚胺和其他应激激素释放,引起血管痉挛、高血压,严重时甚至发生脑卒中或心肌梗死。对术后止痛采取有效的措施,不仅可避免上述各种问题,而且也能让患者早期下床活动。目前,常用的措施是经硬膜外导管的镇痛泵药物(芬太尼等)阻滞,药物剂量很小,维持术后1～2天已足够。

(二)呃逆

术后呃逆者并不少见,持续不断的呃逆使患者极为烦恼,影响休息和睡眠。术后8～12小时内发生的呃逆多由于神经刺激反射所致,常可自行停止。术后持续较久的呃逆,要考虑有无胃潴留、胃扩张等。施行上腹部手术后,如果出现顽固性呃逆,要警惕是否有吻合口或十二指肠残端漏,导致膈下感染之可能。此时,应做CT或超声检查以助诊断。一旦明确有膈下积液或感染,需及时做针对性处理。对于一般的术后呃逆者,可采用压迫眶上缘、短时间吸入二氧化碳、抽吸胃内积气、积液,以及给予镇静或解痉药物等措施。不明原因而症状顽固者,可考虑在颈部用0.25%普鲁卡因做膈神经阻滞。

(三)腹胀

腹胀多见于腹部手术后。腹膜后的脊柱手术、肾切除术等也可引起术后腹胀。此时胃肠道功能受抑制,肠腔内积气过多。一般情况下,腹胀在术后2～3天即自行消退,不需特殊处理。如腹胀严重,可给患者放置胃管做持续性胃肠减压,或放置肛管排气减压。芒硝外敷脐部,针刺足三里、气海、大肠俞等穴位,也有减轻腹胀的作用。严重腹胀可因膈肌升高而影响呼吸功能,也可压迫下腔静脉而影响血液回流,会影响胃肠吻合口和腹壁切口的愈合。若术后数天仍有明显腹胀,且无肠鸣音闻及,要怀疑腹膜炎或其他原因所致的肠麻痹。如腹胀伴有阵发性绞痛,又有肠鸣音亢进,甚至有气过水声或金属音,则提示可能存在术后早期粘连性肠梗阻。虽不需要急症手术,但应做针对性的处理。

(四)术后发热

术后1～3天内的发热属机体对手术创伤的应激反应,不需做特殊处理,更不应随意使用抗生素。对热度较高者(39℃),可采取降温措施,如乙醇擦浴、冰袋置于体侧和头部等,以减轻患者的不适。药物降温的常用药是水杨酸盐类或吩噻嗪类药物,前者可使患者大量出汗而降低体温,后者直接作用于下丘脑,使周围血管舒张散热而降低热度。在小儿高热时不宜应用水杨酸盐类退热,以免出汗过多引起虚脱。若患者术后3～4天仍发热不退,则应考虑有感染性并发症的可能。首先应查手术切口有无感染征象;其次应检查有无肺不张或肺炎,或肾盂肾炎、膀胱炎等。必要时需做血、尿检查,超声或CT等可能获得感染灶的证据。应及时作针对性处理。对排除了各种感染可能性之后的高热者,若留有中心静脉营养导管,应怀疑导管性脓毒症之可能,应予立即拔除。

十、缝线拆除

缝线的拆除时间根据切口部位、局部血液供应情况、患者年龄来决定。一般头、面、颈部在术后 4～5 天拆线,下腹部、会阴部在术后 6～7 天拆线,胸部、上腹部、背部、臀部手术 7～9 天拆线,四肢手术 10～12 天拆线(近关节处可再适当延长),减张缝线 14 天拆线。青少年患者可适当缩短拆线时间,年老、营养不良患者则应延迟拆线时间,还可根据患者的实际情况采用间隔拆线。

拆线时应记录切口及愈合情况,各分为 3 类。切口:①清洁切口(Ⅰ类切口):即指无菌切口,如甲状腺腺叶切除术等;②可能污染切口(Ⅱ类切口):指手术时可能带有污染的切口,如胃大部切除术等;③污染切口(Ⅲ类切口):指邻近感染区或组织直接暴露于污染或感染物的切口,如阑尾穿孔的阑尾切除术、肠梗阻的坏死肠段切除术等。切口的三级愈合分别如下。①甲级愈合:用"甲"字表示,指愈合优良;②乙级愈合:用"乙"字表示,指愈合处有炎症反应,如红肿、硬结、血肿、积液等,但未化脓;③丙级愈合:用"丙"字表示,指切口化脓,经引流等处理后愈合。应用上述分类分级方法,观察切口愈合情况并做出记录。如甲状腺大部切除术后愈合优良,则记以"Ⅰ/甲";胃大部切除术切口血肿,则记以"Ⅱ/乙",余类推。

(范胜家)

第三节 术后并发症的防治

术后并发症的种类很多,有些是各种手术后都可能发生的并发症,如术后出血、切口感染、切口裂开、肺炎、尿路感染等。另一些则是在某些特定手术之后发生的并发症,例如甲状腺切除术后的甲状旁腺功能减退、肠吻合术后的肠瘘等。本节重点介绍前一类的并发症,后一类并发症则会在相关章节内叙述。

一、术后出血

术中止血不完善、创面渗血未完全控制、原痉挛的小动脉断端舒张、结扎线脱落、凝血障碍等,都是造成术后出血的原因。术后出血可以发生在手术切口、空腔器官或体腔内。腹腔手术后 24 小时之内出现休克,应考虑到有内出血。表现为心搏过速、血压下降、尿排出量减少及外周血管收缩。如果腹内持续大量出血,可致腹围增加。超声检查及腹腔穿刺有助于明确诊断,但穿刺阴性并不能完全排除其可能性。胸腔手术后,胸腔引流管的出血量若超过 100 mL/h,就提示有内出血。胸部 X 线片可显示胸腔积液。术后一旦出现循环衰竭,应首先考虑有内出血,但也要做必要的鉴别诊断,例如肺栓塞、心律失常、气胸、心肌梗死和严重的变态反应等也都可能是循环衰竭的原因。当排除上述因素,又在输给足够晶胶体液后休克征象和监测指标均无好转,或继续加重,或一度好转后又恶化等,则提示确有术后出血,应当迅速再手术止血。

二、切口并发症

(一)切口血肿

切口血肿是最常见的并发症,几乎都应归咎于止血技术的缺陷。促成因素包括药物(阿司匹林或小剂量肝素)、凝血功能障碍、术后剧烈咳嗽,以及血压升高等。表现为切口部位不适、肿胀和边缘隆起、变色,有时经皮肤缝线渗出血液。甲状腺、甲状旁腺或颈动脉术后引起的颈部血肿特别危险,迅速扩展的血肿可压迫呼吸道而致患者窒息。切口的小血肿能被吸收,但伤口感染机会较多。对于已有血液溢出的切口大血肿需在无菌条件下清除凝血块,结扎出血点,再次缝合伤口。

(二)切口血清肿

切口血清肿是伤口内的液体积聚,而不是积血或积脓,与手术切断较多的淋巴管(如乳房切除术、腹股沟区域手术等)有关。血清肿使伤口愈合延迟,发生感染的机会也增多。对较大的血清肿可用穿刺抽吸法,再以敷料加压包扎。腹股沟区域血管手术之后的血清肿,抽吸有损伤血管之虞,常让其自行吸收。

(三)切口感染

发生切口感染的原因很多,老龄、应用糖皮质激素、肥胖、营养不良等因素可使切口感染率明显升高。手术时间越长,切口感染的机会也就越多。放置引流物的伤口容易引发感染,目前,提倡尽量少放引流物,已置的引流物也宜尽早拔除。切口感染还可能是院内感染的结果,住 ICU 较久的患者感染率增高。切口感染与局部情况密切相关,如局部组织缺血、坏死、血肿、异物等都易发生感染。若是在术后 3～4 天切口疼痛加重,伴有脉率加快和间歇性低热,伤口有红肿,且压痛加剧,则切口感染的诊断已可确立,但不一定已形成脓肿。可取切口分泌物做革兰染色检查和细菌培养,必要时拆除部分缝线、撑开切口取积液做涂片和培养。一旦确定伤口已感染化脓,则应拆开伤口缝线,冲洗并予引流。感染伤口在敞开引流后一般不需要再用全身性抗菌药物。但对于面部切口感染、疑伴有脓毒症或扩展性蜂窝织炎者,应加用抗生素,以防感染扩展至颅内或全身。

(四)切口裂开

切口裂开大都发生于腹部正中线或腹直肌分离切口。患者营养不良、切口缝合技术缺陷、切口内积血或积液感染者容易发生伤口裂开。此外还有多量腹水、癌症、肥胖、低蛋白血症等因素。手术后咳嗽、呃逆、呕吐、喷嚏等使腹内压力突然增加,也是切口裂开的原因。腹部切口裂开一般发生在手术后的 1 周内。腹部切口裂开有完全裂开及部分裂开两种:完全裂开是指腹壁缝线已断裂,网膜或肠襻从伤口内脱出,伴有较多的血性渗液流出。切口部分裂开则是深层组织已裂开而皮肤缝线尚完整,网膜或肠襻已达皮下。预防措施包括手术时加用全层腹壁减张缝线,术后 2 周再予拆除;告知患者咳嗽时要合理用力,避免突然增加腹压;及时处理腹胀,腹部用腹带包扎等。对于腹部切口完全裂开者,应立即送手术室作再缝合。继发于切口感染的切口裂开,肠襻或网膜已暴露于伤口底部,由于肠襻已与伤口粘连固定,若不发生肠梗阻,则暂不予以手术。待感染控制后,切口底部形成肉芽组织,两侧皮缘可相向爬行而使切口愈合。对于腹部切口部分裂开者,一般不立即重做缝合,待以后再择期做切口疝修补术。

三、术后感染

(一)腹腔脓肿和腹膜炎

表现为发热、腹痛、腹部触痛及血白细胞计数增加。如为弥漫性腹膜炎,应急症剖腹探查。如感染局限,行腹部和盆腔超声或 CT 扫描常能明确诊断。腹腔脓肿定位后可在超声引导下做穿刺置管引流,必要时需开腹引流。选用抗生素应针对肠道菌丛和厌氧菌丛,或根据药敏试验结果。

(二)真菌感染

临床上多为假丝酵母菌(念珠菌)所致,常发生在长期应用广谱抗生素的患者。若有持续发热,又未找出确凿的病原菌,此时应想到真菌感染的可能性。应行一系列的真菌检查,包括口腔分泌液、尿液的涂片检查及血培养等。拔除全部静脉插管,检查视网膜是否有假丝酵母菌眼内炎。治疗可选用两性霉素 B 或氟康唑等。

四、呼吸系统并发症

术后发生呼吸系统并发症的机会很多。在术后死因分析中,呼吸系统并发症占第二位。年龄超过60岁、有慢性阻塞性肺疾病(慢性支气管炎、肺气肿、哮喘、肺纤维化)者易发生呼吸系统并发症。

(一)肺膨胀不全

上腹部手术的患者,肺膨胀不全(肺不张)发生率为 25%。老年、肥胖、长期吸烟和有呼吸系统疾病的患者更常见,最常发生在术后 48 小时之内。此时由于肋间肌和膈肌运动减弱,加上体位和活动受限,以致肺组织的回缩弹性减弱。此时肺泡和支气管内又积聚较多分泌液,可堵塞支气管。肺泡内原有的气体被肺间质吸收后,肺泡随之萎瘪,导致肺不张的发生。如果持续超过 72 小时,肺炎则不可避免。患者的临床表现为突然发热和心搏加速,而呼吸道症状常很轻微,易被忽略。仔细的肺部检查可以发现肺底部呼吸音减低,出现支气管呼吸音。大块肺不张时,可出现呼吸困难、发绀和血压下降等,体检可发现气管向患侧移位。胸部 X 线检查可见到肺不张阴影。

预防措施包括术前深呼吸训练、术前戒烟,有急性上呼吸道感染者应推迟手术;术后叩击胸、背部,鼓励咳嗽和深呼吸;以及经鼻吸引气管内分泌物等。治疗方法有雾化吸入支气管扩张剂、溶黏蛋白药物的应用等。经支气管镜吸引气道内阻塞的分泌物,对肺不张有肯定的治疗效果。

(二)术后肺炎

肺膨胀不全、异物吸入和支气管内积聚大量的分泌物是发生术后肺炎的主要原因。严重腹腔感染需要长期辅助呼吸者,发生术后肺炎的危险性最高。气管插管损害黏膜纤毛转运功能,肺水肿、吸入异物和应用皮质激素等都会影响肺泡巨噬细胞的活性,容易发生肺炎。在手术死因分析中,约半数直接或间接与术后肺炎有关。50%以上的术后肺炎由革兰阴性杆菌引起。

(三)肺栓塞

肺栓塞包括肺动脉的脂肪栓塞和栓子脱落所致的血栓性栓塞。90%的长骨骨折和关节置换术,在肺血管床内均可发现脂肪颗粒。肺脂肪栓塞常见,但很少引起症状。脂肪栓塞综合征多发生在创伤或术后 12~72 小时,临床表现有神经系统功能异常、呼吸功能不全,腋窝、胸部和上臂出现瘀斑,痰和尿中可见脂肪微滴,有血细胞比容下降、血小板计数减少、凝血参数改变等。一旦出现综合征之表现,应立即行呼吸机呼气末正压通气和利尿治疗。该综合征的预后与其呼吸功能不全的严重程度相关。而血栓性肺动脉栓塞的后果则极为严重,一旦发生,常导致猝死。患者常有动脉粥样硬化和心律失常病史。

五、泌尿系统并发症

(一)尿潴留

术后尿潴留多见于老年、盆腔手术、会阴部手术者。切口疼痛引起膀胱和后尿道括约肌反射性痉挛,以及患者不习惯床上排尿等,也是常见原因。蛛网膜下腔或硬膜外麻醉药量过大可抑制术后排尿反射。若术后 6~8 小时尚未排尿,或者排尿量少而频繁,都应做下腹部检查。耻骨上区叩诊呈浊音即表明有尿潴留,应及时处理。先可协助患者坐于床沿或立起排尿。如无效则需行导尿术。导尿管一般应留置1～2天,有利于膀胱壁逼尿肌收缩力的恢复。有器质性病变,如骶前神经损伤、前列腺肥大等,则留置时间酌情延长。

(二)尿路感染

下尿路感染是最常见的获得性医院内感染。泌尿系统已有的感染、尿潴留和各种泌尿系统操作是尿路感染的主要原因。急性膀胱炎表现为尿频、尿急、尿痛和排尿困难,伴轻度发热。急性肾盂肾炎则有高热、腰部疼痛与触痛。尿液检查有大量白细胞和脓细胞,细菌培养有确诊价值。

预防措施包括术前处理泌尿系统感染、预防和迅速处理尿潴留,以及在无菌条件下进行泌尿系统的操作。治疗措施包括给足量的液体、膀胱彻底引流和抗生素的应用。

六、下肢深静脉血栓形成

与欧美人种不同,中国人术后下肢深静脉血栓形成的发生率并不高。涉及盆腔和髋关节的手术,患者制动和卧床较久,可使下肢血流变慢。此时若患者存在血管壁损害和血液高凝状态,则就成为下肢深静脉血栓形成的主要因素。大多数的发病时间是在手术开始后的48小时之内,以左下肢居多。可分为周围型和中央型两类,前者位于小腿腓肠肌静脉丛,后者位于髂、股静脉。临床上最多见的是混合型。周围型的症状轻微,容易被忽视。若血栓蔓延到肢体主干静脉,则症状明显。可有脉搏持续增速,体温轻度升高。中央型出现患肢疼痛、肿胀、局部压痛和浅静脉扩张。下肢血管多普勒超声检查常能找到诊断证据。

下肢深静脉血栓形成若未能及时发现和治疗,将严重影响今后患者下肢的静脉回流,留下后遗症。血栓脱落则可导致致命的肺栓塞。因此,要重视下肢深静脉血栓形成的预防。常用的方法有术后加强踝关节的伸屈活动,以加速血液回流,防止静脉内血液淤滞。注射小剂量肝素抗凝和右旋糖酐-40减轻血液的黏滞度,以消除血液的高凝状态。对于早期血栓形成病程不超过3天的患者,可用尿激酶溶栓疗法。中央型病程在48小时以内者,可以施行切开取栓术。72小时以内者,可用溶栓疗法。对病期超过3天的混合型病变,仅能采用抗凝疗法(肝素和香豆素类衍化物),以防止血栓蔓延。

(孙 燕)

第四章　普通外科患者的感染

第一节　局 部 感 染

一、疖

疖是指单个毛囊及其所属皮脂腺的急性化脓性感染。累及周围及皮下组织时可成为疖肿；局限于毛囊或局限于皮脂腺的感染分别称为毛囊炎和皮脂腺炎。多数疖同时出现或反复出现且不易治愈者称为疖病。

(一)病因与病理

疖的致病菌大多数为金黄色葡萄球菌及表皮葡萄球菌。局部皮肤擦伤、不清洁、经常受到摩擦或刺激等可诱发疖，多发生在头面部、颈部、背部、腋窝、腹股沟及会阴等毛囊和皮脂腺丰富的部位。疖病常发生于免疫力较低的小儿、营养不良或糖尿病患者。

(二)临床表现

发病初期，局部出现红、肿、痛的圆形小结节，以后逐渐肿大；数天后结节中央因组织坏死而变软，出现黄白色小脓栓，继而表皮溃破、脓栓脱落、脓液排出而愈。有的疖无脓栓，自溃缓慢。一般无全身症状，但如局部炎症较重或全身抵抗力降低时可引起发冷、发热、头痛、乏力等。

发生于面部，特别是上唇、鼻及鼻唇沟周围(危险三角区)的疖，临床症状较重，被挤压、碰撞后感染易沿内眦静脉和眼静脉进入颅内海绵状静脉窦而引起海绵窦炎，出现颜面部进行性肿胀，同时伴寒战、高热、头痛，甚至昏迷和死亡。

(三)诊断与鉴别诊断

依据临床表现，本病易于诊断，如有发热等全身反应，应做血常规检查；疖病患者还应检查血糖和尿糖，做脓液细菌培养及药敏试验。

本病需与痈、皮脂腺囊肿并发感染、痤疮伴有轻度感染相鉴别。痈的病变范围明显比疖大，可有数个脓栓，除红、肿、疼痛外，全身症状明显。痤疮病变范围小且顶端有点状凝脂。

(四)治疗

以局部治疗为主。早期红肿可用热敷、超短波、红外线等理疗，也可用中药金黄散、玉露散、

33

鱼石脂软膏等促使炎症消退。脓栓出现时在其顶部涂以碳酸或2.5％碘酒,促进其坏死脱落。局部成脓变软、波动感明显时可切开引流。颜面部特别是危险三角区的疖切忌挤压,应注意休息,避免多说话,使用抗生素如青霉素或复方磺胺甲噁唑(复方新诺明)治疗,辅以中药仙方活命饮、普济消毒饮等;糖尿病患者给予口服降糖药物或注射胰岛素做相应治疗。

（五）预防

保持皮肤清洁,防止皮肤损伤,常用金银花、菊花等泡水代茶饮,少食辛辣、甜腻食物。

二、痈

痈是指多个相邻的毛囊及其所属的皮脂腺或汗腺同时或先后发生的急性化脓性感染。好发于皮肤厚韧的颈项、背部。

（一）病因与病理

痈的致病菌多为金黄色葡萄球菌,常因摩擦、压迫等招致感染。感染常先从一个毛囊底部开始,沿阻力较小的皮下组织蔓延,再沿深筋膜向外周扩散,上传入毛囊群而形成多个脓头,形似蜂窝的痈。

（二）临床表现

早期在局部出现大片稍微隆起的紫红色炎症浸润区,质地坚韧,边界不清;随后中央区皮肤坏死,可见多个粟粒状脓栓,破溃后呈蜂窝状;中央组织坏死溶解后可见大量脓液;病灶易向四周及深部组织浸润发展,周围出现浸润性水肿,局部淋巴结肿大、疼痛。

除感染局部有持续性疼痛外,大多数患者有畏寒、发热、食欲缺乏,白细胞计数增高等全身表现。发生于唇部的痈称为唇痈,表现为口唇极度肿胀、张口困难,易引起颅内海绵窦炎,应高度重视。

（三）诊断与鉴别诊断

依据临床表现,本病诊断不难。白细胞计数明显增加,做脓液培养与药敏试验可为选择抗菌药物提供依据。注意患者有无糖尿病、低蛋白血症、心脑血管病等全身性疾病。

（四）治疗

1.局部治疗

初起可用热敷、理疗、药物外敷。成脓后切开引流,切开时行"十"字切口或双"十"字切口,切口线应超出病变边缘少许,以脓液可彻底引流通畅为目的;切开后尽量彻底清除脓液和坏死组织,创口每天换药。创面过大者待肉芽生长良好时可植皮,以缩短愈合时间。

2.全身治疗

注意休息;加强营养支持,补充维生素;静脉使用抗生素;必要时给予镇静止痛剂。糖尿病患者控制血糖。

三、急性蜂窝织炎

急性蜂窝织炎是发生于皮下、筋膜下、肌间隙或深部疏松结缔组织的急性弥漫性化脓性感染。

（一）病因与病理

急性蜂窝织炎致病菌主要是溶血性链球菌,其次是金黄色葡萄球菌,也可为厌氧性细菌。炎症可由皮肤或软组织损伤后感染引起,也可由邻近化脓性感染灶直接扩散或经淋巴、血液传播而发生。其特点是病变不易局限,扩散迅速,与正常组织无明显界限。溶血性链球菌引起的急性蜂窝织炎由于链激酶和透明质酸酶的作用,病变扩展迅速,脓液稀薄、血性,可引起广泛的组织坏死,有时引起脓毒症;金黄色葡萄球菌引起者由于凝固酶的作用,比较容易局限为脓肿,脓液呈乳黄色、稠厚;由厌氧菌引起的急性蜂窝织炎可出现捻发音,常见于被肠道、泌尿道内容物污染的会阴部、腹部伤口,脓液恶臭。

(二)临床表现

临床症状因致病菌种类与毒性不同、感染原因与部位不同、患者情况不同而异。

1.皮下蜂窝织炎

致病菌以溶血性链球菌、金黄色葡萄球菌为多。患者可先有皮肤损伤或手、足等处的化脓性感染;继之患处肿胀疼痛、表皮发红,压之可稍褪色,红肿边缘界限不清楚,邻近病变部位的淋巴结常有肿痛。病变加重时皮肤部分呈褐色,可有水疱或破溃出脓。患者常有畏寒、发热等全身不适;严重时体温增高明显或过低,甚至出现意识改变。

2.产气性蜂窝织炎

致病菌为厌氧性链球菌、拟杆菌和多种肠道杆菌。下腹与会阴部比较多见,常在皮肤受损伤且污染较重的情况下发生。病变主要局限于皮下结缔组织,不侵及肌层。初期表现类似一般性蜂窝织炎,但病变发展快且可触感皮下捻发音,又称捻发音性蜂窝织炎,破溃后脓液恶臭。全身症状重。

3.新生儿皮下坏疽

致病菌多为金黄色葡萄球菌,好发于新生儿易受压的背部或腰骶部。新生儿的皮肤在组织学上发育不成熟,屏障作用和防御能力低,在冬季受压、受潮后容易发病。起病初期以发热、哭闹和拒食为主要表现,局部皮肤发红、质地较硬、稍有肿胀,界限不清,发红皮肤受压后颜色变白;在数小时至1天内病变即可迅速扩展,皮肤变软,中央部分颜色转为暗红,皮肤与皮下组织分离,触诊时有皮肤漂浮感,脓液积聚较多时可有波动感。晚期皮下组织和皮肤广泛坏死而脱落。严重者可并发支气管肺炎、肺脓肿和脓毒症,出现高热、呼吸困难、出血倾向,甚至昏迷。

4.口底、颌下和颈部急性蜂窝织炎

小儿多见。感染起源于口腔或面部,炎症水肿扩展迅速,可发生喉头水肿和气管压迫,病情危急。除口底、颌下和颈部局部肿胀疼痛外,患者可出现高热、吞咽困难、呼吸窘迫甚至窒息。

(三)诊断与鉴别诊断

根据病史、临床表现和体征,诊断多不困难。白细胞计数增多,有浆液性或脓性分泌物时可涂片检查细菌种类,病情较重时可做血或脓液细菌培养加药敏试验。

产气性皮下蜂窝织炎需与气性坏疽鉴别,后者发病前创伤常累及肌肉,病变以坏死性肌炎为主,X线摄片示肌肉间可见气体影。新生儿皮下坏疽初期皮肤质地变硬时应与硬皮病区别,后者皮肤不发红、体温不高。小儿颌下急性蜂窝织炎呼吸急促、不能进食时应与急性咽喉炎区别,后者颌下肿胀轻、口咽内红肿明显。

(四)治疗

1.局部治疗

早期局部治疗与痈相同。一旦脓肿形成,应及时切开引流。口底或颌下急性蜂窝织炎应早期切开减压,以防喉头水肿,引起窒息。产气性皮下蜂窝织炎亦应早期广泛切开引流,切除坏死组织并用3%过氧化氢液冲洗和湿敷伤口。

2.全身治疗

加强营养支持;合理应用抗生素控制感染;必要时做细菌培养加药敏试验,以利于选用敏感、有效的抗生素。

四、丹毒

丹毒是指皮肤或黏膜内网状淋巴管的急性感染,故亦称为网状淋巴管炎。好发于下肢及头面部。

(一)病因与病理

丹毒的致病菌为乙型溶血性链球菌,毒力很强,可从皮肤或黏膜细小伤口入侵皮内的网状淋巴管,并累及皮下组织,感染蔓延迅速,如无其他感染并存,一般不化脓,也很少有组织坏死。下肢丹毒常和足癣、丝虫病有关。

(二)临床表现

一般发病较急,患者多有畏寒、发热、头痛等全身不适症状,白细胞计数增高。局部表现呈片状红斑,颜色鲜红,中间较淡,边缘清楚,略微隆起;手指轻压可使红色消退,放手后红色即恢复;在红肿向周围蔓延时,中央红色逐渐消退、脱屑,变为棕黄色;红肿区有时可发生水疱,局部疼痛呈烧灼样;附近淋巴结常肿大、疼痛。足癣或丝虫感染可引起下肢丹毒反复发作,有时可导致淋巴肿,甚至发展为象皮肿。

(三)治疗

注意休息,抬高患处;局部及周围皮肤用50%硫酸镁溶液湿热敷或者用1‰依沙吖啶(雷佛奴尔)湿敷;全身应用抗生素,并在全身和局部症状消失后继续用药3~5天,以免复发;下肢丹毒伴有足癣者应积极治疗足癣,以减少丹毒复发。还应注意隔离,防止交叉感染。

五、急性淋巴管炎和淋巴结炎

急性淋巴管炎是致病菌从破损的皮肤黏膜侵入,或从其他感染灶经组织淋巴间隙进入淋巴管内,引起淋巴管及其周围的炎症。急性淋巴结炎是急性淋巴管炎继续扩散,经淋巴管蔓延到所属区域淋巴结引起的急性化脓性感染。

(一)病因与病理

急性淋巴管炎和淋巴结炎的致病菌多为金黄色葡萄球菌和溶血性链球菌。致病菌从损伤破裂的皮肤黏膜侵入,或从其他感染性病灶如疖、足癣等处侵入,经组织的淋巴间隙进入淋巴管内,引起淋巴管及其周围急性炎症,即急性淋巴管炎。淋巴管炎往往累及所属淋巴结,引起急性淋巴结炎。如头面部、口腔、颈部和肩部的感染可引起颌下及颈部的淋巴结炎,上肢、乳腺、胸壁、背部和脐以上腹壁的感染可引起腋部淋巴结炎。

(二)临床表现

急性淋巴管炎分为网状淋巴管炎和管状淋巴管炎。丹毒即为网状淋巴管炎。管状淋巴管炎常见于四肢,以下肢为多,常继发于足癣感染。

管状淋巴管炎可分为深、浅两种。浅层淋巴管受累时常在伤口近侧出现一条或多条"红线",硬而有压痛。深层淋巴管受累,不出现红线,但患肢出现肿胀、压痛。两种淋巴管炎都可有全身不适、畏寒、发热、头痛、乏力和食欲缺乏等临床表现,白细胞计数增高。

急性淋巴结炎,轻者仅有局部淋巴结肿大和压痛;较重者局部有红、肿、热、痛并伴有全身症状;炎症扩展至淋巴结周围可使几个淋巴结粘连成团,也可发展为脓肿;脓肿形成后局部疼痛加剧,皮肤转为暗红,压痛明显。

(三)治疗

主要是及时治疗原发病灶。注意休息、抬高患肢、早期应用抗菌药物等均有利于炎症的控制。脓肿形成后应切开引流。

六、脓肿

脓肿是急性感染后组织、器官或体腔内病变组织坏死、液化形成的局限性脓液积聚,并有一完整的脓壁。

(一)病因与病理

急性感染的致病菌多为金黄色葡萄球菌。脓肿常继发于各种化脓性感染,如急性蜂窝织炎、急性淋巴结炎、疖等,也可发生在局部损伤的血肿或异物存留处,还可从远处感染灶经血流转移而形成。

(二)临床表现

浅表脓肿可见局部隆起,具有红、肿、热、痛的典型症状,与正常组织分界清楚,压之剧痛,有波动感。深部脓肿则红肿和波动感不明显,但局部有疼痛和压痛,并在疼痛区某一部位可出现凹陷性水肿,患处常有功能障碍。在压痛或水肿最明显处用粗针头试行穿刺,可抽出脓液即可确诊。浅表小脓肿多无全身症状,大的或深部脓肿常有明显的全身症状,如发热、头痛、食欲减退、白细胞计数增高等。体腔内脓肿如膈下脓肿、肠间隙脓肿等大多有明显的毒血症症状。

(三)治疗

1.局部治疗

脓肿尚未形成时治疗与疖、痈相同;脓肿形成后应及时切开引流。大的脓肿切开时应防止休克发生,必要时补液、输血。脓肿切开引流的原则及注意事项如下。

(1)切口部位:应选在脓肿最低位,以利于体位引流。浅部脓肿在波动最明显处切开;深部脓肿应在穿刺抽得脓液后,保留穿刺针头,切开皮肤,沿穿刺针指引方向钝性进入脓腔,引导切开或置管引流。

(2)切口长度:切口要有足够长度,以利于引流通畅,但不可超过脓腔壁而达正常组织,以免感染扩散。对巨大脓肿,必要时可做对口切开引流。

(3)切口方向:一般要与皮纹、血管、神经和导管平行,以免伤及这些组织。亦不可做经关节区的纵向切口,以免瘢痕挛缩,影响关节功能。

(4)引流充分:脓肿切开后应用手指探查脓腔,并将脓腔内所有纤维间隔分开,尽量清除坏死组织和脓液,不宜用剪刀或血管钳在深部盲目撑剪;根据脓腔大小、深浅选择合适的引流物如凡士林纱条、橡皮管。

2.全身治疗

使用有效抗生素;症状较严重的深部脓肿、大脓肿应给予支持疗法;严重中毒症状如寒战、高热,甚至中毒性休克,应予相应处理,必要时在大剂量抗生素的配合下使用激素,以减轻中毒反应。

(张 波)

第二节 全身感染

当前,全身性外科感染是指脓毒症和菌血症。脓毒症是有全身性炎症反应表现,如体温、循环、呼吸等明显改变的外科感染的统称。菌血症是脓毒症中的一种,即血培养检出病原菌、有明显感染症状者。

一、诊断

(一)临床表现

骤起寒战,继以高热可达 40～41 ℃,或低温,起病急、病情重,发展迅速;头痛、头晕、恶心、呕吐、腹胀、面色苍白或潮红、出冷汗,神志淡漠或烦躁、谵妄和昏迷;心跳加快、脉搏细速,呼吸急促或困难;肝脾可肿大,严重者出现黄疸或皮下出血瘀斑等。

(二)实验室检查

白细胞计数明显增高,一般常可达 $20 \times 10^9 / L$ 以上,或降低、左移、幼稚型增多,出现毒性颗粒;可有不同程度的酸中毒、氮质血症、溶血、尿中出现蛋白、血细胞、酮体等,代谢失衡和肝、肾受损征象;寒战发热时抽血进行细菌培养,较易发现细菌。

二、治疗

应用综合性治疗,包括处理原发感染灶、抑制和杀灭致病菌和全身支持疗法。

(一)原发感染灶的处理

清除坏死组织和异物、消灭无效腔、脓肿引流等;解除病因,如血流障碍、梗阻等因素;注意潜在的感染源和感染途径,拔除静脉导管等。

(二)抗菌药物的应用

抗菌药物可先根据原发感染灶的性质及早联合应用估计有效的两种抗生素,再根据细菌培养及抗生素敏感试验结果,选用敏感抗菌药物;对真菌性脓毒症,应尽量停用广谱抗生素,使用有效的窄谱抗生素,并全身应用抗真菌药物。抗菌药物应足量、足够疗程,一般在体温下降、临床表现好转和局部病灶控制 2 周后停药。

(三)支持疗法

补充血容量、输注新鲜血、纠正低蛋白血症、补充维生素等。

(四)对症治疗

如控制高热、纠正电解质乱和维持酸碱平衡等;对心、肺、肝、肾等重要脏器受累,以及原有的合并症给予相应处理。

(五)其他疗法

冬眠疗法可用于病情严重者,但对伴有心血管疾病、血容量不足或呼吸功能不足者应慎用或不用;对危重患者早期应用肾上腺皮质激素有一定效果,应在短期内大剂量冲击用药,并和抗菌药物同时应用。

（张 波）

第五章　普通外科患者的营养支持与干预

第一节　营养治疗的意义

营养与健康关系非常密切,对术前或术后患者均重要。营养良好的健康人,在较轻度外伤或术后,因有较充分的营养储备,治疗能较顺利进行。如有营养缺乏,特别是长期营养状况较差,受到如严重创伤、休克及重大手术等损伤时,常因抵抗力下降而引起感染、创伤愈合延迟等并发症。手术、创伤及感染时,患者常伴有消化系统功能障碍,不能正常进食和摄取足够营养。同时,可能因发热、大量体液或渗出液丢失,对能量及蛋白质等营养需要增加。如患者长期得不到合理营养供应,则可发生严重营养不良,影响临床治疗效果,甚至危及生命。因此,营养治疗在外科患者治疗中的作用极为重要。

一、蛋白质缺乏的影响

蛋白质不仅是组织生长更新和修补所必需的材料,而且是保持血浆渗透压和维持正常代谢的重要物质。外科患者常因疾病及手术治疗所致代谢紊乱而有不同程度的蛋白质缺乏,使得蛋白质代谢呈负氮平衡。故蛋白质营养对外科患者有特别重要的意义,应保证其数量和质量。术后反应期,供给各种必需氨基酸时应特别考虑支链氨基酸的供给,以满足糖异生需要,以节省肌蛋白消耗。伤口愈合和康复阶段,应给予丰富的优质蛋白,因伤口愈合特别需要含硫氨基酸及甘氨酸、赖氨酸和脯氨酸,以合成胶原蛋白。

(一)血容量减少

蛋白质缺乏时多有血红蛋白和血浆蛋白减少。此时,机体多处于最低循环血容量状态。麻醉和手术时,因失血或血流动力学改变,使有效循环血量减少,原已处于低水平的患者,代偿能力很小,即使轻度变化也可能出现低血容量性休克。

(二)血浆蛋白减少

因蛋白质摄入不足,合成减少或丢失过多所致。血浆蛋白减少,特别是血浆清蛋白下降引起血浆渗透压下降,易出现细胞间水肿。术后切口水肿,影响愈合。如肠吻合,可引起吻合口水肿发生梗阻,并影响吻合口愈合,严重时可发生瘘。

(三)免疫功能减退

蛋白质缺乏者,单核-吞噬细胞系统功能减退,抗体形成少,易发生感染,一旦感染也难以控制。

(四)伤口愈合延迟

蛋白质是组织修复基本原料,营养良好者,术后机体处于负氮平衡期,伤口即开始愈合。而蛋白质缺乏,长期或严重营养不足者,伤口愈合能力减退而推迟愈合,可发生切口裂开、感染,甚至长期不愈合。

(五)肝功能障碍

肝脏是体内物质代谢最重要器官,又是内外源性毒物解毒及激素灭活场所。蛋白质-能量营养不良时,肝脏易发生脂肪浸润,影响肝功能及肝细胞再生。较大手术后,肝脏负担加重,常出现暂时性肝功能减退;而蛋白质缺乏会加重术后肝功能障碍。

二、术前营养不足原因

(一)摄入不足

消化系统疾病患者常有食欲缺乏、疼痛,且因禁食或限制某些食物供给及偏食等,造成某种营养素缺乏而引起营养不良。

(二)需要量增加

过度疲劳、发热、感染、甲状腺功能亢进等,能量、蛋白质及维生素需要量均增加,如不能及时补充,则可造成某种营养素缺乏。

(三)消化吸收障碍

患食管癌、胃癌、幽门狭窄、呕吐、腹泻及消化吸收功能低下或严重功能障碍。如慢性胰腺炎,可因胰酶缺乏而影响糖类、脂肪、蛋白质的消化吸收。

(四)丢失过多

消化系统恶性肿瘤、溃疡性结肠炎、胃十二指肠慢性溃疡等引起的慢性消化系统出血及肠瘘、创面渗出等,都会造成蛋白质丢失。

(张 波)

第二节 营养支持的方法

营养支持的方法可分为肠外与肠内两大类,选择的依据是:①患者的病情是否允许经胃肠道进食,当有胃肠道穿孔、肠道炎性疾病、胆道感染时,为了使消化道休息,禁食本身也是治疗方法之一;②胃肠道的供给量是否可以满足患者的需要;③患者的胃肠功能是否紊乱,腹腔内疾病常影响胃肠道功能而不能进食,但腹腔外疾病(如感染)也常致胃肠道功能紊乱,患者不能经胃肠道进食或进食量很少;④患者有无肠外营养支持的禁忌,如心力衰竭、肾功能障碍等。

肠内营养可以经口服,也可以经胃造口、鼻胃管、空肠造口等途径。如患者所需的全部营养素完全经胃肠道供给即称为完全肠内营养(TEN),适用于胃肠道功能正常或有部分功能的患者。若肠内营养补充量不足,可再从静脉补充。肠外营养可以是完全肠外营养(TPN),即患者所需要的全部能量与氮量从胃肠外供给,同时也含有供给患者全部营养素之意,可以采用腔静脉或周围静脉的途径。

目前临床上可按下列原则选择营养支持方法:①肠外营养与肠内营养两者之间应优先选择肠内营养;②周围静脉营养与中心静脉营养两者之间应优先选用周围静脉营养;③肠内营养不足时,可用肠外营养加强;④营养需要量较高或期望短期内改善营养状况时可用肠外营养;⑤营养支持时间较长应设法应用肠内营养。

一、肠外营养

(一)氮源的选择

复方氨基酸溶液是提供生理性氮源的制剂。其营养价值在于供给机体合成蛋白质及其他生物活性物质的氮源,而不是作为供给机体能量之用。直接输注完整的蛋白质来供给患者营养支持的氮源是不可取的。

含有血液中的各种氨基酸,且相互比例适当的氨基酸制剂,称为平衡型氨基酸液。目前国产的营养型氨基酸制剂有多种,在选择氨基酸制剂时,应考虑氨基酸溶液所提供的总氮量必须充分满足患者的需要,混合液中必须含有8种必需氨基酸和2种半必需氨基酸,同时制剂中应提供多种非必需氨基酸。混合液组成模式必须合理,经临床验证具有较高的生物值,输入人体后很少干扰正常血浆氨基酸谱,在尿中丢失量小。

给手术创伤后应激患者输注含较高支链氨基酸(BCAA)的复方氨基酸制剂有下述优点:①补充外源性BCAA,减少肌肉的分解;②促进肝与器官蛋白质的合成,有利于机体从手术创伤中恢复;③BCAA能在肝外组织中代谢供能,不增加肝的负担。由于平衡型氨基酸制剂中已有高达23%的BCAA,通常能较好地满足多数手术患者的需要,但对合并有肝功能不全的手术患者,应用的氨基酸制剂则宜在平衡的基础上增加BCAA的比例。

(二)能源的选择

1.葡萄糖

葡萄糖最符合人体生理上的要求,输入血液后,在酶和内分泌激素(如胰岛素)的作用下,很快被代谢成CO_2和H_2O,放出能量,剩余的以糖原形式贮存在肝或肌细胞内。有些器官和组织(如中枢神经细胞、红细胞等)必须依赖葡萄糖供能,每天需$100\sim150$ g,如不能自外源获得能量,体内以糖原形式储存的$300\sim400$ g葡萄糖很快耗竭,此时机体所必需的葡萄糖由生糖氨基酸的糖异生提供,这样将导致氨基酸利用率下降,加重机体负担。

葡萄糖是肠外营养主要的能量来源,但是葡萄糖的代谢必须依赖于胰岛素,对糖尿病和手术创伤所致胰岛素不足状态下的患者,必须补充外源性胰岛素。在严重应激状态时,体内存在胰岛素阻抗,即使供给外源性胰岛素,糖的利用仍较差。此时更需严密监测血糖并供给适当比例的胰岛素。胰岛素不仅促进葡萄糖的氧化供能,也是一种亲肝因子,有利于患者肝功能的改善。葡萄糖加外源性胰岛素是肠外营养常用的能量供给方式。但是对严重应激状况下的患者,特别是合并有多器官功能障碍或衰竭者,使用大量高渗葡萄糖作为单一的能源会产生某些有害的结果,包括:①静息能量消耗增加;②CO_2产生过多;③脂肪肝综合征;④高血糖及高渗性并发症;⑤去甲肾上腺素分泌增多及其所致的神经内分泌系统反应;⑥机体脂肪增多,而蛋白质持续分解消耗;⑦体内有限的糖异生抑制。因此,对高代谢器官衰竭者,葡萄糖的输注速度不应超过4 mg/(kg·min)。

2.脂肪

脂肪乳剂被认为是一种提供能量、生物合成碳原子及必需脂肪酸的较理想静脉制剂,其作用特点有:①所含热量高,氧化 1 g 脂肪提供 37.62 kJ 能量,因此在输入较少水分的情况下脂肪乳剂可供给较多的热量,对液体摄取量受限的患者尤为适用;②可提供机体必需脂肪酸和三酰甘油,维持机体脂肪组织的恒定,防止单用糖类进行肠外营养引起的必需脂肪酸缺乏症;③脂肪乳剂的渗克分子浓度与血液相似,对静脉壁无刺激,可经周围静脉输入,极少发生高渗综合征和血栓性静脉炎等不良反应;④脂肪作为脂溶性维生素的载体,有利于人体吸收利用脂溶性维生素,并可减少脂溶性维生素的氧化;⑤脂肪乳剂无利尿作用,亦不自尿和粪中失去。由于脂肪乳剂具有许多其他非蛋白能源所不及的优点,已在肠外营养中广为应用,成为不可缺少的非蛋白能源之一。

脂肪乳剂在血液中水解为脂肪酸和甘油,脂肪酸因碳链的长度而有所区别。目前临床上普遍应用的是以 LCT 为主的乳剂,肉毒碱是 LCT 进入线粒体氧化的辅助因子。创伤、感染等多种因素及其病理生理改变都限制组织肉毒碱水平,高代谢状态下肉毒碱的内源性合成不足以补偿尿中排泄量,引起血浆和组织的肉毒碱水平下降,导致 LCT 的代谢和利用障碍。同时,以 LCT 为主的脂肪乳剂可阻塞单核-吞噬细胞系统,影响白细胞活性,致机体免疫功能下降。而 MCT 进入线粒体无须肉毒碱,因此易于被全身大多数组织摄取和氧化,不会在血液内和肝内蓄积,故 MCT 是肝胆疾病患者更理想的脂肪乳剂。但 MCT 不含必需脂肪酸(亚油酸、亚麻酸),故提倡使用 1:1 的 LCT/MCT 混合液。

脂肪乳剂与葡萄糖同用可提供更多的能量并改善氮平衡,但全部依靠脂肪乳剂并不能达到节氮的作用,中枢神经细胞和红细胞等必须依赖葡萄糖供能,脂肪酸最后进入三羧酸循环彻底氧化时需要有一定量的草酰乙酸,后者由碳水化合物产生,故脂肪乳剂需要与葡萄糖同用,脂肪所供给的能量占总能量的30%～50%为合适。我国成人脂肪乳剂的常用量为每天 1～2 g/kg,高代谢状态下可适当增加。

二、肠内营养

(一)肠内营养的优点

肠内营养的营养物质经肠道和门静脉吸收,能很好地被机体利用。肠内营养可以维持肠黏膜细胞的正常结构、细胞间连接和绒毛高度,保持黏膜的机械屏障;保持肠道固有菌丛的正常生长,维护黏膜的生物屏障;有助于肠道细胞正常分泌 IgA,保持黏膜的免疫屏障;刺激胃酸及胃蛋白酶分泌,保持黏膜的化学屏障。总之,EN 可以改善和维持肠黏膜细胞结构和功能的完整性,维护肠道黏膜屏障,减少肠道细菌移位及肠源性感染的发生。另外,EN 刺激消化液和胃肠道激素的分泌,促进胆囊收缩、胃肠蠕动,增加内脏血流,使代谢更符合生理过程,减少了肝胆并发症的发生率。创伤、感染等应激患者易合并代谢受损,TPN 易使机体代谢偏离生理过程,代谢并发症增加,此时 EN 显得尤为重要,故临床医师应在肠道功能允许的条件下首选 EN。EN 可单独应用,亦可与经周围静脉或中心静脉的营养支持联合应用,以减少静脉营养的用量,减少并发症。同时 EN 对技术和设备的要求较低,临床易于管理,费用低廉。

(二)肠内营养制剂的分类

根据肠内营养的组成,可将其分为要素制剂、非要素制剂、组件制剂和特殊治疗用制剂等四类。①要素制剂,又称为化学成分明确制剂,源于 1957 年 Greenstein 等为开发宇航员的 EN 所研制的制剂,是由单体物质:氨基酸或蛋白水解物、葡萄糖、脂肪、多种维生素和矿物质、微量元素组成,既能为人体提供必需的热能和营养素,又无须消化即可直接或接近直接吸收和利用。②非要素制剂,该类制剂以整蛋白或游离大分子蛋白质为氮源,渗透压接近等渗,口感较好,适于口服,亦可管饲,具有使用方便、耐受性强的特点,适用于胃肠功能较好的患者。③组件制剂,也称为不完全制剂,是仅以某种或某类营养素为主的肠内营养制剂,它可对完全制剂补充或强化;也可用两种或两种以上组件构成配方,以适合患者的特殊需要。主要包括蛋白质组件、脂肪组件、糖类组件、维生素组件和矿物质组件。④特殊治疗用制剂,根据疾病的不同特点给予患者个体化的营养支持,如肝功能衰竭用制剂、肾病专用制剂、婴儿应用制剂等。

(三)肠内营养物质的选择

应考虑以下因素:①评定患者的营养状况,确定营养需要量,高代谢状态的患者应选择高能量类型的配方。②根据患者消化吸收能力,确定配方中营养物质的形式。消化功能受损(如胆道梗阻、胰腺炎)或吸收功能障碍(如广泛肠切除、放射性肠炎)的患者,可能需要简单、易吸收的配方(如水解蛋白、肽或氨基酸、低聚糖、低脂);如消化道功能完好,则可选择含完整蛋白质、多聚糖或较多脂肪的肠内营养配方。③应考虑肠内营养输入途径,直接输入小肠的营养液应尽可能选用等渗的配方。④应考虑患者对某些营养物质过敏或不能耐受,若患者出现恶心、呕吐、肠痉挛、腹胀等,又不能停止营养补充的患者,则宜改用肠外营养。

(四)肠内营养的输入途径

肠内营养的输入途径包括口服、咽造口、胃造口、鼻胃插管、空肠造口、经内镜胃(肠)造口等,临床上应用最多的是鼻胃插管和空肠造口两种途径。

(1)鼻胃插管喂养途径:其优点在于胃的容量大,对营养液的渗透浓度不敏感,适用于各种肠内营养液的输入,但缺点是有反流及吸入气管的危险,对容易产生这种情况的病例,宜用鼻肠管喂养。对预期管饲时间较长的患者,最好选用手术造口的喂养途径。早期采用粗硬的橡胶管或聚氯乙烯管,长期使用对鼻咽、食管黏膜有刺激,易引起炎症甚至局部压迫性坏死。现改用硅胶或聚氨酯的喂养管,由于其管细质软,患者感觉舒适,容易耐受。

(2)空肠造口喂养途径。其优点有:①较少发生液体饮食反流而引起的呕吐和误吸;②EN支持与胃十二指肠减压可同时进行,对胃十二指肠外瘘及胰腺疾病患者尤为适宜;③喂养管可长期放置,适用于需长期营养支持的患者;④患者能同时经口摄食;⑤患者无明显不适,机体和心理负担小,活动方便。

空肠造口有两种手术方法,即空肠穿刺插管造口与空肠切开插管造口,可在原发疾病手术的同时附加完成,亦可单独施行。考虑到手术后患者的恢复和营养需要,下述患者在原发疾病手术治疗的同时宜施行空肠造口:①手术时有营养不良的患者;②重大复杂的上腹部手术后早期肠道营养输注;③坏死性胰腺炎;④需要剖腹探查的多处创伤患者;⑤准备手术后行放疗或化疗的患者;⑥食管、胃及十二指肠手术后备用性空肠造口,在发生吻合口瘘等并发症时用以维持营养。

(张　波)

第三节　术前营养状况供给方案

术前营养状况较差的患者,应根据病因设法改善。能口服者应尽量用口服的方法予以补充,食欲缺乏或摄入量过少,应同时采取肠外营养,使营养状况得以改善。贫血患者可适当输血。低蛋白、低氨基酸血症者除输血外,可给予血浆、氨基酸、清蛋白等制剂。营养状况较差患者,术前营养改善尤为重要,关系到手术成败和疾病转归。通常术前最低标准为血红蛋白 90 g/L、血清总蛋白 60 g/L,能增加机体抵抗力和对手术的耐受力,减少术后并发症和感染,促进伤口愈合、早日康复。

一、术前营养

(一)高能量高糖类

高糖类饮食可供给充足能量,减少蛋白质消耗,促进肝糖原合成和储备,防止发生低血糖,保护肝细胞免受麻醉剂损害。此外,还能增强机体抵抗力,增加能量储备,以弥补术后因进食不足而造成的能量消耗。摄入能量不宜过多,以免引起肥胖,对手术和恢复产生不利影响。

(二)高蛋白质

外科手术患者必需供给充足蛋白质,供给量为 100～150 g/d,或按每天 1.5～2 g/kg 体重供给。应防止患者因食欲差,摄入量少,蛋白质缺乏使血浆蛋白下降,引起营养不良性水肿,对术后伤口愈合及病情恢复不利。给予高蛋白饮食,可纠正病程长引起的蛋白质过度消耗,减少术后并发症。

(三)高维生素

维生素 C 可降低毛细血管通透性,减少出血,促进组织再生及伤口愈合。维生素 K 主要参与凝血过程,可减少术中及术后出血。B 族维生素与糖类代谢关系密切,缺乏时代谢障碍,伤口愈合和失血耐受力均受到影响。维生素 A 能促进组织新生,加速伤口愈合。因此,应补充足够维生素。

二、特殊营养

(一)高血压

临床药物治疗的同时,应给予低盐、低胆固醇饮食,待血压稳定在安全水平时再手术,以防术中出血过多。

(二)低蛋白血症及腹水

有贫血、低蛋白血症及腹水时,除给予输血、血浆及清蛋白外,饮食应补充足够蛋白质及能量。

(三)糖尿病

除给予胰岛素外,术前应调整饮食供给,使血糖接近正常水平,尿糖定性转阴性。术后应激时糖尿病患者血糖更易升高,且容易引起伤口感染,影响愈合。

（四）胃肠手术

术前 2～3 天给予少渣半流质饮食，术前 1 天给予流质饮食。也可在术前 5 天给予要素饮食，既保证能量及各种营养素的供给、避免进食流质引起营养不足，又减少食物残渣及肠内粪便积聚和细菌数量，降低术后感染发生率。

（五）肝功能不全

术前给予高能量、高蛋白、低脂肪饮食，充分补给各种维生素，促进肝细胞再生，改善肝功能，增强抵抗力。

总之，凡需手术者，应按不同病情做好术前营养治疗，对手术成败及术后恢复均有益。

（张　波）

第四节　术后营养代谢及供给

手术对机体是一种创伤，其损伤程度与手术大小、部位深浅及患者身体素质有关。手术都可能有失血，术后有发热、感染、代谢紊乱、食欲减退、消化吸收功能下降、大便干燥等症状；有些还可能发生严重并发症，较大手术后可出现肠麻痹、腹胀及肾功能障碍。因术中失血或创面渗出，蛋白质丢失及术后分解代谢增加，常有负氮平衡。

一、代谢变化

因创伤后损伤部位疼痛刺激和精神因素，机体处于应激状态，儿茶酚胺、甲状腺素、生长激素、肾上腺皮质激素及抗利尿激素浓度均升高；抗利尿激素及盐皮质激素有保钠排钾的作用，可致水分潴留而发生水肿。

（一）蛋白质代谢

创伤后肌蛋白分解明显加强，以提供糖原异生原料，提供氨基酸以重新合成蛋白质，包括代谢所需的各种酶类、抗体、免疫球蛋白等。蛋白质分解代谢增加，尿氮排出量明显增多，蛋白质代谢为负氮平衡。创伤及大手术后氮损失持续时间较长，需要一定时间才能恢复，且创伤后总氮丢失量与创伤严重程度成正比，故创伤越重，负氮平衡程度越大，持续时间越长。

（二）糖类及脂肪代谢

创伤后，大量儿茶酚胺强烈地抑制胰岛素分泌和作用发挥，胰岛素相对或绝对缺乏。糖皮质激素、肾上腺素及生长激素可促使胰岛 α 细胞分泌胰高血糖素，促使肝糖原分解为葡萄糖。胰岛素缺乏，组织细胞对糖类利用均受到影响。其他激素促使糖原异生及分解，出现血糖增高及糖尿，临床上称为应激性糖尿病。损伤后因肾上腺素、胰高血糖素、糖皮质激素等的协同作用可加强脂肪动员，使脂肪组织分解代谢增强，血中游离脂肪酸及甘油浓度升高，甘油是糖异生原料，脂肪酸氧化供能，损伤后 70%～80% 的能量来源于脂肪。当机体处于正氮平衡后，营养供给充裕时，脂肪分解转变为积累，速度较慢，待脂肪量增加到术前体重时，患者基本或完全康复。

（三）钾钠变化

在较大手术及外伤后，尿氮丢失的同时尿钾排出明显增加，排出多少及持续时间长短，随创伤严重程度而异。术后康复阶段，补充蛋白质的同时应补钾，以维持钾和氮的正常比例。伤后初期尿钠显著减少，与氮和钾变化相反，为一时性正平衡，到利尿期为负平衡，但很快恢复为正平衡。

二、饥饿影响

饥饿时，机体发生多种代谢变化，以适应外源性营养物质缺乏，因机体需继续进行必要代谢和生理活动。特别是有些外科手术患者，如胃肠肿瘤患者，术前已饥饿数天、甚至数月，对机体影响很大。饥饿也会引起内分泌和代谢变化，但与创伤和手术相比，程度较轻、速率较慢。健康成人不限水完全饥饿时，约24小时糖原才耗竭，而创伤和手术后患者8~12小时即耗竭。健康人不限水饥饿1~2天，对机体影响不大，补充葡萄糖有明确的节氮作用，可减少蛋白质消耗。对营养状况良好、无内科疾病、接受常规手术的患者，术后1~2天，胃肠功能未恢复以前，给予葡萄糖盐水即能减轻机体消耗，进食后可迅速恢复。总之，对不能进食患者，不能任其饥饿。持续饥饿除引起内分泌及代谢变化外，还将导致营养不良，进而影响免疫功能和伤口愈合。

三、麻醉影响

麻醉剂及麻醉方法不同对机体内分泌和代谢影响不同。乙醚麻醉促使血浆儿茶酚胺含量升高，而巴比妥类药物则抑制肾上腺素分泌。芬太尼在某剂量范围时，血儿茶酚胺无明显变化。故目前临床上多以芬太尼为主，辅以安定剂和肌肉松弛剂进行静脉复合麻醉。不同麻醉方法对机体影响也不同。通常全身麻醉影响较大，而局部或区域性阻滞麻醉影响较小。病例观察发现，全身麻醉者血浆儿茶酚胺类、血糖均明显升高，而持续硬膜外麻醉无明显变化或变化轻微。目前，认为持续硬膜外麻醉和以芬太尼为主的安定镇痛麻醉，是减轻休克及危重患者术中代谢反应及术后负氮平衡的有效方法。

四、营养需要

（一）能量

手术或外伤均可导致机体能量消耗，患者必须增加能量供给，能量供给包括基础代谢、活动消耗能量及疾病应激时能量消耗。

基础能量的消耗（BEE）：

男性 $BEE = 66.47 + 13.75W + 5H - 6.76A$

女性 $BEE = 65.10 + 9.56W + 1.85H - 4.6A$

其中，W=体重（kg），H=身长（cm），A=年龄（岁）。

全天能量消耗=BEE×活动系数×应激系数

活动系数：卧床为1.2，轻度活动为1.3。此外，可根据营养补给方式，计算24小时能量需要。

完全胃肠外营养（合成代谢）=1.75×BEE

经口营养（合成代谢）=1.50×BEE

经口营养（维持）=1.20×BEE

（二）糖类

糖类是供给能量最经济、最有效的营养素，是能量的主要来源。体内某些组织如红细胞，周围神经及创伤愈合所必需的成纤维细胞和吞噬细胞，均利用葡萄糖作为主要能量来源，糖类供给占总能量的60%~70%。如果摄入糖类过低，则饮食蛋白质可作为燃料被消耗掉，既不经济，对患者恢复也不利。因此,术后患者应补充足够糖类。糖类易消化吸收,对术后消化功能欠佳者尤为适宜。此外,糖类有节省蛋白质作用,有利于机体转入正氮平衡和康复。

(三)脂肪

维生素 A、维生素 D、维生素 E、维生素 K 等脂溶性维生素,可随脂肪同时吸收,适量脂肪可改善食物风味,故饮食应含一定脂肪,以占总能量 20%～30% 为宜。但胃肠功能不好及肝胆胰疾病时,摄入量应降低,摄入量结合病情而定。但应考虑必需脂肪酸需要,特别是长时间依靠肠外营养患者。应选择 MCT,而不选 LCT;因前者较后者易于消化吸收,可直接进入门静脉,无须经乳糜管、淋巴管系统至肝,也易于氧化分解代谢。

(四)蛋白质

蛋白质是更新和修补创伤组织的原料。如缺乏可引起血容量减少,血浆蛋白降低,血浆渗透压下降,愈合能力减弱,免疫功能低下及肝功能障碍等。术后患者应给予高蛋白饮食,以150 g/d 左右为宜,并注意蛋白质的质和量。

(五)维生素

维生素与创伤、烧伤及术后愈合有密切关系。通常认为术前缺乏者,应立即补充。本来营养状况良好的患者,术后脂溶性维生素供给无须太多。水溶性维生素则以正常需要量的 2～3 倍较为合适。维生素 C 是合成胶原蛋白的原料,为伤口愈合所必需,术后每天补充 1～2 g。B 族维生素与糖类代谢有密切关系,对伤口愈合和失血耐受力都有影响。外伤和术后需要量均有所增加,每天需供给维生素 B_1 20～40 mg、维生素 B_2 20～40 mg、维生素 B_6 20～50 mg、维生素 B_{12} 0.5 mg。脂溶性维生素过多有毒性,并易在肝内储存。因此,营养状况良好者,术后不须做额外补充。骨折患者应适当补充维生素 D,以促进钙磷代谢,有利于骨折愈合。肝胆外科患者,有阻塞性黄疸或术前用抗生素改变肠内菌群,肠内细菌合成维生素 K 减少,引起缺乏,影响凝血酶原形成,应适当补充。

(六)矿物质

矿物质是维持正常生理功能和代谢不可缺少的物质。创伤或术后随着尿氮丢失,某些元素排出量增加,排出多少及持续时间长短,随创伤严重程度而异。术后及康复期应注意适当补充,应特别注意补充钾,因为缺钾常见于慢性消耗性疾病、营养不良及长期负氮平衡和胃肠液丢失者,应结合血生化测定进行补充。

(张　波)

第六章　甲状腺疾病

第一节　甲状腺功能亢进症

甲状腺功能亢进症简称甲亢，也称甲状腺毒症，是指由于各种原因导致的甲状腺呈高功能状态，引起甲状腺激素分泌增多，造成机体各系统兴奋性增高，以代谢亢进为主要表现的临床综合征。

一、病因及发病机制

据研究证明，甲亢是在遗传基础上，因感染、精神创伤等应激因素而诱发，属于抑制性 T 淋巴细胞功能缺陷所导致的一种器官特异性自身免疫性疾病，与自身免疫性甲状腺炎等同属自身免疫性甲状腺疾病。妊娠、碘化物过多、锂盐的治疗等因素也可能诱发甲亢。

(一)遗传因素

甲亢的发病与遗传显著相关，并与一定的 HLA 类型有关，家族中有甲亢病史者，其发病率明显高于非遗传病史者。本病发病与人白细胞抗原（HLA 二类抗原）有关。中国人发病与 HLA-B46 明显相关。

(二)自身免疫

Graves 病（GD）是免疫耐受、识别和调节功能减退，抗原特异或非特异性抑制性 T 淋巴细胞（Ts 细胞）功能缺陷，机体不能控制针对自身组织的免疫反应，减弱了 Ts 细胞对辅助性 T 淋巴细胞（Th 细胞）的抑制，特异 B 淋巴细胞在特异 Th 细胞辅助下，产生特异性免疫球蛋白（自身抗体）。甲状腺自身组织抗原或抗原成分主要有 TSH、TSH 受体、甲状腺球蛋白（Tg）、甲状腺过氧化物酶（TPO）及 Na^+/I^- 同向转运蛋白等。Graves 病患者血清中可检出甲状腺特异性抗体，即 TSH 受体抗体（TRAb）。TRAb 分为甲状腺兴奋性抗体（TSAb）和 TSH 阻断性抗体（TBAb）。TSAb 与 TSH 受体结合后，主要通过腺苷酸环化酶-cAMP 和磷脂酰肌醇-Ca^{2+} 两个级联反应途径产生与 TSH 一样的生物学效应，T_3、T_4 合成和分泌增加导致 Graves 病。Graves 病浸润性突眼主要与细胞免疫有关。血循环中针对甲状腺滤泡上皮细胞抗原的 T 细胞识别球后成纤维细胞或眼外肌细胞上的抗原，浸润眶部。被激活的 T 细胞与局部成纤维细胞或眼肌细胞表达免疫调节蛋白,增强眶部结缔组织的自身免疫反应,刺激成纤维细胞增殖,分泌大量的糖胺聚糖聚积于球后,继之水肿。

(三)环境因素

病毒或细菌感染、应激反应、皮质醇升高、性腺激素等方面的变化,可改变抑制或辅助性 T 淋巴细胞的功能,增强免疫反应,诱发甲亢的发病。

(四)其他

妊娠、碘化物过多、锂盐的治疗等因素可能激发 Graves 病的免疫反应。长期服用含碘药物如胺碘酮者可引起碘蓄积,导致甲亢。

二、病理生理

当甲状腺分泌过多的甲状腺激素时,甲状腺激素可以促进磷酸化,主要通过刺激细胞膜的 Na^+-K^+-ATP 酶(即 Na^+-K^+泵),后者在维持细胞内外的 Na^+-K^+ 梯度的过程中需要大量能量以促进 Na^+ 的主动转移,以致 ATP 水解增多,从而促进线粒体氧化磷酸化反应,结果氧耗和产热均增加。甲状腺激素的作用虽是多方面的,但主要体现在促进蛋白质的合成,促进产热作用,以及与儿茶酚胺具有相互促进作用,从而影响各种代谢和脏器的功能。如甲状腺激素能增加基础代谢率,加速多种营养物质、肌肉的消耗。甲状腺激素和儿茶酚胺的协同作用加强,使神经系统、心血管和胃肠道等脏器的兴奋性增加,导致交感神经兴奋性增加,患者出现怕热多汗,心率增快,胃肠蠕动加快及手颤和肌颤等。此外,由于甲亢的发生与自身免疫反应有关,部分患者可出现不同程度的突眼。

三、分类

(一)甲状腺性甲亢

由于甲状腺本身的病变所致的甲状腺功能亢进。有甲亢症状,血 T_3、T_4、FT_3、FT_4升高,TSH 降低。

1.弥漫性甲状腺肿伴甲亢

弥漫性甲状腺肿伴甲亢又称 Graves 病,弥漫性甲状腺肿大伴甲状腺功能亢进,本病发生的家庭聚集现象非常明显,与同卵双胎间的关系显著一致,与人类白细胞抗原显著相关,并且感染、应激和性腺激素等变化均可成为诱因。精神因素是一个常见的诱因,强烈的突发的精神刺激可使肾上腺皮质激素急剧升高,改变抑制或辅助性 T 淋巴细胞的功能,增强免疫功能,发生甲亢。患者可出现典型的甲亢症状,伴有甲状腺弥漫性肿大,部分伴有突眼,患者体内的 TSH 受体抗体(TRAb)、甲状腺刺激性抗体(TSAb)阳性。

2.甲状腺自主性高功能腺瘤

原因未明,结节可呈多个或单个,起病缓慢,无突眼。甲状腺扫描呈热结节,且不受 TSH 调节,故系自主性功能亢进,结节外甲状腺组织摄碘功能因垂体分泌 TSH 功能受甲状腺激素所抑制而减低,甚至消失。

3.多结节性甲状腺肿伴甲亢(毒性多结节性甲状腺肿)

病因不明。常于甲状腺呈结节性肿大多年后出现甲亢,甲状腺结节所具有结构上的异质性和功能上的自主性,开始时甲状腺功能处于正常状态,随着甲状腺结节的病程延长,自主功能的程度逐渐增加,使病情从功能正常逐渐发展至功能亢进,发生甲亢。患者有甲亢症状,但部分患者症状较轻,甲状腺超声检查示甲状腺呈结节样改变,甲状腺扫描特点为摄碘功能呈不均匀分布,并不浓集于结节。

4.慢性淋巴细胞性甲状腺炎伴甲亢

慢性淋巴细胞性甲状腺炎伴甲亢又称桥本甲亢,其发病原因可能是在自身免疫性甲状腺炎的情况下,由于病变对甲状腺腺体的破坏,使甲状腺激素的释放增多,同时也可能存在有兴奋甲状腺的受体抗体的作用,刺激腺体组织,使甲状腺激素分泌增多。患者的甲亢症状较轻,甲状腺质地韧,血中的抗体 TgAb、TPOAb 升高。

5.甲状腺癌伴甲亢

因甲状腺内功能自主性病灶产生过多甲状腺激素而引起甲亢。甲状腺肿大呈不规则性,质地硬,表面不光滑,可有结节,癌肿有转移者可出现甲状腺周围的淋巴结肿大。甲状腺 B 超、CT 及甲状腺扫描可示癌肿的改变,检测血甲状腺球蛋白、降钙素(CT)及 CEA 等肿瘤指标可有助于诊断。

(二)垂体性甲亢

垂体性甲亢少见,由于垂体瘤分泌促甲状腺激素(TSH)过多而致甲亢。血 TSH 升高,使 T_3、T_4、FT_3、FT_4 升高。

(三)异位 TSH 综合征

异位 TSH 综合征是因甲状腺外的肿瘤如肺、胃、肠、胰、绒毛膜等脏器的恶性肿瘤分泌 TSH 或类 TSH 物质,而促使甲状腺分泌甲状腺激素增多。

(四)绒毛膜促性腺激素相关性甲亢

如绒毛膜上皮癌、葡萄胎、侵蚀性葡萄胎、多胎妊娠等。卵巢皮样肿瘤中的毒性腺瘤可致甲亢,绒毛膜促性腺激素分泌增多也可致甲亢。

(五)碘甲亢

由于各种原因摄入了过多的甲状腺激素而引起甲亢。服用含碘药物和制剂等,如应用胺碘酮控制心律失常,可使血中的甲状腺激素水平升高;在治疗甲亢过程中加用的甲状腺激素量过大,导致甲亢病情反复;甲状腺功能减退症在应用甲状腺激素治疗的过程中,服用甲状腺素时间过长未及时调整剂量或服用量过大,可致血中甲状腺激素水平升高,部分患者出现甲亢症状。

四、病理

(一)甲状腺

甲状腺多呈不同程度的弥漫性肿大,病程长者可呈结节状,质地软或韧,甲状腺内血管增生、充血,滤泡增生明显,细胞核可有分裂象,高尔基器肥大,线粒体增多。

(二)浸润性突眼

浸润性突眼者的球后组织中常有脂肪浸润,纤维组织增生,黏多糖和糖胺聚糖沉积,透明质酸增多,可见淋巴细胞和浆细胞浸润。眼肌纤维增粗,肌纤维透明变性,肌细胞内黏多糖增多。

(三)胫前黏液性水肿

病变部位见黏蛋白样透明质酸沉积,伴肥大细胞、吞噬细胞和内质网粗大的成纤维细胞浸润。

(四)其他

骨骼肌、心肌可有类似眼肌的改变,久病者可有肝内脂肪浸润、坏死。少数患者可伴有骨质疏松。

五、临床表现

甲亢的临床表现可轻可重,有的表现为典型甲亢,有的为亚临床甲亢,有的甲亢患者长期得不到诊治,待发生甲状腺危象后才急症入院。甲亢多见于女性,男女发病之比为 1:(4～6),以 20～40 岁为多,但儿童及老年人均可发病。

(一)症状

典型的表现为甲状腺毒症表现以及各系统代谢亢进的表现。

1.高代谢综合征

典型的甲亢症状主要为高代谢综合征,由于甲状腺激素分泌增多导致交感神经兴奋性增高、新陈代谢亢进,患者出现乏力、怕热多汗,尤其在夏季,重症患者会大汗淋漓。患者经常有饥饿感,进食多反而体重减轻。

2.精神神经系统

患者烦躁易怒,有的出现性情改变,记忆力减退,睡眠差、失眠多梦,还可出现手颤或肌颤。

3.心血管系统

甲亢时高水平的甲状腺激素使患者出现心动过速、心悸气短,血压升高、头晕、胸闷等,剧烈活动后症状明显。

4.消化系统

由于肠蠕动增快,患者出现大便次数增加、稀便,严重者出现腹泻、黄疸、肝功能损害。有的患者既往便秘,患甲亢后便秘消失,大便每天 1 次,这也是大便次数增多的表现,应注意鉴别。

5.肌肉骨骼系统

主要表现为甲状腺毒症周期性瘫痪,好发于 20～40 岁的亚洲男性甲亢患者,也可能为甲亢首发的明显的症状,以此就诊而诊断甲亢。有低钾血症,主要累及下肢,出现肌无力,多在清晨起床时不能站立、跌倒,双下肢瘫痪,几十分钟至几小时后可恢复;有的反复发作。甲亢时少数患者还可出现甲亢性肌病、重症肌无力,胫前黏液性水肿,属于自身免疫性疾病。

6.生殖系统

女性患者常有月经减少或闭经,有的到妇产科就诊而发现为甲亢;男性常有阳痿。

7.造血系统

循环血中淋巴细胞比例增加,白细胞总数及粒细胞降低;偶有血小板计数减少。

(二)体征

查体可见皮肤温暖潮湿,少数患者出现低热。收缩压可升高,脉压增大,出现颈动脉搏动、水冲脉等周围血管征。可有手颤或舌颤,病情重者出现全身肌颤。部分患者有不同程度的甲状腺肿大及突眼。

1.眼征

部分患者出现突眼,出现上眼睑挛缩,睑裂增宽,眼球运动异常。突眼度＜19 mm 者为非浸润性突眼,突眼度＞19 mm 者为浸润性突眼。并可出现不同程度的眼征。

(1)Stellwag 征:瞬目减少,两眼炯炯发亮。

(2)Von Graefe 征:双眼向下看时,由于上眼睑不能随眼球下落,呈现白色巩膜。

(3)Joffroy 征:眼球向上看时,前额皮肤不能皱起。

（4）Mobius 征：双眼看近物时，眼球辐辏不良。

突眼严重者可出现眼内异物感、胀痛，畏光流泪，睡眠时眼睑不能闭合，导致角膜炎、复视、斜视等。

2.甲状腺肿

多数患者有不同程度的甲状腺肿大，尤其是在年轻患者，多呈弥漫性、对称性肿大，质地软，无压痛；久病者质地较韧，还可出现结节。桥本甲亢者的甲状腺质地韧；甲状腺癌者甲状腺质地硬，且伴有结节，边缘不规整，甲状腺周围可触及肿大的淋巴结。明显甲亢患者的甲状腺左右叶上下极可触及震颤，闻及血管杂音。

3.心脏体征

甲亢时心率快，第一心音亢进，少数患者，尤其是老年患者可出现房性心律失常或心房颤动。久病患者可出现心浊音界扩大，心尖区闻及收缩期杂音。

4.其他体征

有肠鸣音活跃或亢进；少数患者有胫前黏液性水肿，在双侧胫骨前皮肤呈非凹陷性水肿，皮肤增粗、增厚。有肌病者出现肌无力、肌腱反射减弱。

六、实验室检查

（一）甲状腺功能测定

1.总甲状腺激素测定

总甲状腺激素（TT_3、TT_4）仅能代表血中的总甲状腺激素水平，受甲状腺素结合球蛋白（TBG）的影响，在典型甲亢时可明显升高；在亚临床甲亢时可以表现升高不明显。临床有影响 TBG 的因素（如妊娠、服用雌激素、肝病、肾病、低蛋白血症、使用糖皮质激素等）存在时，应测定游离甲状腺激素。

2.游离甲状腺激素测定

游离甲状腺激素（FT_3、FT_4）不受 TBG 影响，较 TT_3、TT_4 测定能更准确地反映甲状腺的功能状态，是诊断甲亢的敏感指标。甲亢时明显升高，在亚临床甲亢时可有轻度升高，或在正常高限。

3.反 T_3 测定

反 T_3（$r\text{-}T_3$）是 T_4 在外周组织的降解产物，其浓度的变化与 T_3、T_4 维持一定比例，尤其与 T_4 一致，是反映甲状腺功能的一项指标。在甲亢及复发的早期，仅有 $r\text{-}T_3$ 的升高。

（二）超敏 TSH（sTSH）测定

超敏 TSH 测定采用免疫放射分析法（IRMA）。甲亢时 sTSH 降低。采用免疫放射分析法测定 TSH 优于放射免疫法，其灵敏度为 0.1～0.2 mU/L，能测定出低于正常的值。近年来，采用免疫化学发光法（ICMA）测定，其灵敏度更高，sTSH 成为筛查甲状腺性甲亢的一线指标，甲状腺性甲亢时 TSH 通常<0.1 mU/L，由于其灵敏度高，在甲状腺激素水平正常或在正常高限时，TSH 水平已经有改变，sTSH 是诊断甲状腺性甲亢、亚临床甲亢的敏感指标。但是在垂体性甲亢时不降低或升高。

（三）甲状腺自身抗体测定

促甲状腺激素受体抗体（TRAb）包括甲状腺刺激抗体（TSAb）和甲状腺刺激阻断抗体（TSBAb）。

1.TRAb

应用放射受体法测定，是鉴别甲亢病因、诊断 Graves 病的指标之一。因 TRAb 中包括 TSAb 和 TSBAb 两种抗体，而检测到的 TRAb 仅能有针对地反映 TSH 受体的自身抗体的存在，不能反映这种抗体的功能。但是当 Graves 病 TSAb 升高时，TRAb 也升高。

2.TSAb

TSAb 是 Graves 病的致病性抗体，该抗体阳性提示甲亢的病因是 Graves 病，是诊断 Graves 病的重要指标之一。Graves 病时 TSAb 升高，反映了这种抗体不仅与 TSH 受体结合，而且这种抗体产生了对甲状腺细胞的刺激功能。阳性率在 80%～100%，对 Graves 病，尤其是早期甲亢有诊断意义；并且对判断病情活动、是否复发有意义，是甲亢治疗后停药的重要指标。TSAb 可以通过胎盘导致新生儿甲亢，所以对新生儿甲亢有预测作用。

(四)甲状腺球蛋白抗体(TgAb)和甲状腺过氧化物酶抗体(TPOAb)测定

这两种抗体升高提示为自身免疫性甲状腺病。在桥本病时此抗体升高。甲亢患者这两种抗体升高时，提示桥本甲亢。如此抗体长期持续阳性，提示患者有进展为自身免疫性甲减的可能。

(五)甲状腺球蛋白和降钙素测定

对于甲亢患者合并有甲状腺结节者，甲状腺 B 超疑有甲状腺结节恶变者，需测定这些抗体，升高时提示甲状腺结节有恶变的可能，需进一步检查。甲状腺癌术后患者甲状腺球蛋白升高，提示有癌肿复发的可能；血降钙素升高提示应排除甲状腺髓样癌。

(六)甲状腺摄^{131}I率测定

^{131}I 摄取率是诊断甲亢的传统方法，甲亢时甲状腺摄^{131}I 率升高，且高峰前移，3 小时摄^{131}I 率>25%，24 小时>45%。做甲状腺摄^{131}I 率时应禁食含碘的食物和药物，孕妇和哺乳期妇女禁用此检查。目前由于甲状腺激素及 sTSH 测定技术的开展，大多数甲亢患者不需再做甲状腺摄^{131}I 率，但是在诊断亚急性甲状腺炎时甲状腺摄^{131}I 率测定具有重要的诊断意义。亚急性甲状腺炎伴甲亢时测定甲状腺激素水平升高但甲状腺摄^{131}I 率降低，是诊断亚急性甲状腺炎的特征性指标。

(七)甲状腺超声检查

可明确甲状腺肿大的性质，是弥漫性肿大，还是结节性肿大，还可明确甲状腺内有无肿瘤、出血、囊肿等情况。

(八)甲状腺核素静态显像

对甲状腺肿大呈多结节性、或呈单结节者、或甲状腺有压痛疑诊为甲状腺炎等情况者，可进行甲状腺核素静态显像，明确甲状腺结节为凉结节，还是热结节，对高功能腺瘤的诊断有帮助。根据甲状腺摄取锝的情况，还可判断是否有桥本甲状腺炎、亚急性甲状腺炎的可能。甲状腺核素静态显像有助于胸骨后甲状腺肿的诊断，还对甲状腺结节的性质有一定的诊断价值。

(九)甲状腺 CT 或 MRI 检查

有助于甲状腺肿、异位甲状腺、甲状腺结节和甲状腺癌的诊断；还可明确突眼的原因、球后病变的性质，评估眼外肌受累的情况。

(十)血常规检查

周围血循环中淋巴细胞绝对值和百分比及单核细胞增多，但白细胞总数偏低。血小板寿命较短，可显示轻度贫血。

(十一)血生化检查

甲亢时可有血糖的轻度升高,有的患者处于糖耐量异常阶段;少数患者出现低血钾、肝功能异常及电解质紊乱。

七、诊断和鉴别诊断

(一)诊断

典型病例经详细询问病史,依靠临床表现即可拟诊。不典型病例、小儿、老人及亚临床甲亢患者,往往症状不明显,易被漏诊或误诊。

1.临床甲亢的诊断

具有以下表现时,应考虑诊断为甲亢。

(1)具有高代谢的症状,并具有相关的体征,如体重减轻、乏力、怕热出汗、低热、大便次数增多、手抖和肌颤、心动过速等。

(2)甲状腺呈不同程度的肿大,部分患者伴有甲状腺结节,少数患者无甲状腺肿大。

(3)甲状腺功能测定示 T_3、T_4、FT_3、FT_4、$r-T_3$ 升高。甲状腺性甲亢时 TSH 降低(一般 <0.1 mU/L);下丘脑、垂体性甲亢时 TSH 升高。

2.Graves 病的诊断标准

(1)有临床甲亢的症状和体征。

(2)甲状腺呈弥漫性肿大,少数病例可无甲状腺肿大。

(3)测定甲状腺激素水平升高,TSH 降低。

(4)部分患者有不同程度的眼球突出和浸润性眼征。

(5)部分患者有胫前黏液性水肿。

(6)甲状腺 TSH 受体抗体(TRAb 或 TSAb)阳性。

以上标准中,前 3 项为诊断必备条件,后 3 项为诊断辅助条件。

3.其他类型甲亢

除了有甲亢的临床表现和甲状腺激素升高外,各种类型的甲亢具有其特点。

(1)桥本甲亢:甲状腺质地韧,TgAb、TPOAb 可明显升高。也有少数桥本甲状腺炎患者在早期因炎症破坏甲状腺滤泡,甲状腺激素漏出而呈一过性甲亢,可称为桥本假性甲亢或桥本一过性甲状腺毒症。此类患者虽然有甲亢的症状,TT_3、TT_4升高,但是甲状腺^{131}I 摄取率降低,甲亢症状通常在短期内消失,甲状腺穿刺活检呈典型的桥本甲状腺炎的病理改变。

(2)高功能腺瘤:触诊发现甲状腺的单一结节,甲状腺核素静态显像有显著特征,显示"热结节"。

(3)结节性甲状腺肿伴甲亢:甲状腺肿大伴多结节,也可以表现为 T_3 型甲亢,如果具有有功能的结节,甲状腺核素静态显像可呈"热结节",周围和对侧甲状腺组织受抑制或者不显像。

(4)甲状腺癌伴甲亢:甲状腺质地韧偏硬,可触及单一结节或多结节,且与周围组织有粘连,或伴有周围及颈部淋巴结肿大。有的查血降钙素升高,提示有甲状腺髓样癌的可能。甲状腺针吸活检有助于明确诊断。

在甲亢症状不典型或根据甲状腺功能结果不能确诊者,可做 TRH 兴奋试验:静脉应用 TRH 200 μg 后,TSH 不受 TRH 兴奋,提示为甲状腺性甲亢;还可做 T_3 抑制试验:试验前先做甲状腺摄^{131}I 率,然后服 T_3 片 20 μg,每天 3 次,共服 7 天,服药后的甲状腺摄^{131}I 率较服药前降低

50%以下考虑甲亢,>50%者可排除甲亢。

(二)鉴别诊断

1.甲状腺炎伴甲亢

(1)亚急性甲状腺炎伴甲亢:是在病毒等感染后发生了甲状腺炎,使甲状腺滤泡破坏,释放出甲状腺激素,出现一过性甲亢。患者出现发热、咽痛等上呼吸道感染的症状,甲状腺疼痛伴有局部压痛,检测甲状腺功能可升高,但甲状腺吸碘率降低,这是亚急性甲状腺炎伴甲亢的一个典型表现。在甲状腺毒症期过后可有一过性甲减,然后甲状腺功能逐渐恢复正常。

(2)安静型甲状腺炎:是自身免疫性甲状腺炎的一个亚型,甲状腺肿大不伴疼痛,大部分患者要经历一个由甲状腺毒症至甲减的过程,然后甲状腺功能恢复正常。

2.服用过多甲状腺激素所致甲亢

有服用过多甲状腺激素的病史,甲状腺可无肿大,测定甲状腺激素水平升高。通过测定甲状腺球蛋白可进行鉴别,外源甲状腺激素引起的甲状腺毒症甲状腺球蛋白水平很低或测不出,而甲状腺炎时甲状腺球蛋白水平明显升高。

3.神经症

此症患者多有精神受刺激史,睡眠差、多梦,重者失眠,可有精神障碍。由于长期睡眠少、食欲缺乏,可引起消化不良、体重减轻、消瘦,这些表现易与甲亢的症状相混淆,应及时检测甲状腺功能明确诊断。

4.嗜铬细胞瘤

由于肿瘤分泌肾上腺素、去甲肾上腺素增多,引起高代谢综合征如出汗、手抖、消瘦、乏力等,还可出现心动过速、神经精神症状,有时酷似甲亢,但嗜铬细胞瘤的主要表现为高血压,血压可呈阵发性升高,或呈持续性高血压阵发性加重,而无甲状腺肿及突眼。测甲状腺功能正常,血和尿儿茶酚胺升高,肾上腺影像学检查可以显示肾上腺肿瘤,以此可进行鉴别。

5.症状的鉴别

(1)消瘦:引起消瘦的原因很多,如恶性肿瘤、结核病、糖尿病、嗜铬细胞瘤等,应鉴别。

(2)低热:常见的伴有低热的疾病有结核病、恶性肿瘤晚期、风湿病、慢性感染等。

(3)腹泻:常见于溃疡性结肠炎、慢性肠炎、肠道激惹综合征等疾病。

(4)心律失常:应与冠心病、风湿性心脏病、高血压性心脏病、心肌病、肺心病等相鉴别。

6.体征的鉴别

(1)脉压增大:应与高血压、主动脉瓣关闭不全、贫血等鉴别。

(2)突眼:单侧突眼者应排除眶内肿瘤;双侧突眼应与肺心病等疾病相鉴别。

(3)甲状腺肿:应与单纯性甲状腺肿、结节性甲状腺肿、桥本甲状腺炎、甲状腺肿瘤等相鉴别。

八、治疗

包括一般治疗、抗甲状腺药物及辅助药物治疗、放射性^{131}I治疗及手术治疗。应根据患者的具体情况,选用适当的治疗方案。

(一)一般治疗

应予适当休息。饮食要补充足够热量和营养,包括糖、蛋白质和B族维生素等。精神紧张、不安或失眠者,可给予安定类镇静剂。禁食含碘食物如海带、紫菜等。

（二）药物治疗

1.抗甲状腺药物的治疗

(1)适应证:①病情轻、甲状腺轻中度肿大的甲亢患者;②年龄在 20 岁以下,妇女妊娠期、年迈体弱或合并严重心、肝、肾等疾病而不宜手术者;③重症甲亢、甲状腺危象的治疗;④甲亢的术前准备;⑤甲状腺次全切除后复发而不宜用^{131}I 治疗者;⑥作为放射性^{131}I 治疗前的辅助治疗;⑦经放射性^{131}I 治疗后甲亢复发者。

(2)常用药物有以下几种。①硫脲类:甲硫氧嘧啶(MTU)及丙硫氧嘧啶(PTU);②咪唑类:甲巯咪唑(MM)、卡比马唑(CMZ)。这些抗甲状腺药物都能抑制甲状腺素的合成,抑制甲状腺过氧化物酶活性,抑制碘化物形成活性碘,影响酪氨酸残基碘化,抑制碘化酪氨酸耦联形成碘甲状腺原氨酸;抗甲状腺药物还可抑制免疫球蛋白的生成,使甲状腺中淋巴细胞减少,TSAb 下降。PTU 还在外周组织抑制脱碘酶从而阻抑 T_4 向 T_3 的转换,所以在重症甲亢及甲状腺危象时首选应用。

(3)剂量与疗程:长程治疗分初治期、减量期及维持期,按病情轻重决定剂量。

初治期:MTU 或 PTU 300~450 mg/d 或 MM、CMZ 30~40 mg/d,分 2~3 次口服,妊娠期甲亢患者以选择 PTU 为宜。服药至症状减轻后酌情减量至常规剂量。初治期治疗至症状缓解或 T_3、T_4、FT_3、FT_4、$r\text{-}T_3$ 恢复正常或接近正常时即可减量,进入减量期。

减量期:根据病情及症状控制情况每 2~4 周减量 1 次。MTU 或 PTU 每次减 50~100 mg,MM 或 CMZ 每次减 5~10 mg。待症状完全消除,体征明显好转后根据甲状腺激素水平调整用药剂量,逐渐减量至最小维持量。

维持期:经逐渐减少药物剂量后,患者的病情比较稳定,药物剂量服用较长时间调整很小,此时则进入维持量期,MTU 或 PTU 50~100 mg/d,MM 或 CMZ 5~10 mg/d,如此治疗至甲状腺功能较长期稳定在正常水平,以至停药。

疗程中除非有较严重反应,一般不宜中断,并定期随访。

(4)不良反应及处理。

粒细胞计数减少:是常见的不良反应,发生率较高,所以在治疗过程中应经常检测血常规,如白细胞计数低于 $3.0×10^9$/L 或中性粒计数细胞低于 $1.5×10^9$/L 则应考虑停药,并应加强观察,试用升白细胞药物如维生素 B_4、鲨肝醇、利血生等,必要时给予泼尼松 30 mg/d 口服。粒细胞缺乏伴发热、咽痛、皮疹时,须即停药抢救,应用重组人粒细胞集落刺激因子(GRAN),使白细胞上升后再继续用药或改用另一种抗甲状腺药物,或改用其他治疗方案。

药疹:较常见,可用抗组胺药控制,不必停药,但应严密观察,如皮疹加重,则应立即停药,以免发生剥脱性皮炎。

中毒性肝病:其发生率 0.1%~0.2%,多在用药后 3 周左右发生,表现为变态反应性肝炎,转氨酶升高。用药所致的肝功能损害应与甲亢本身所致的转氨酶升高相鉴别,所以在应用抗甲状腺药物前应先检测肝功能,以区别肝功能损害是否为抗甲状腺药物所致。还有罕见的 MM 导致的胆汁淤积性肝病,在停药后可逐渐恢复正常。如出现重症肝炎,应立即停药抢救。

血管炎:罕见,由抗甲状腺药物引起的药物性狼疮,查抗中性粒细胞胞浆抗体(ANCA)阳性。多见于中年女性患者,表现为急性肾功能异常,关节炎,皮肤溃疡,血管炎性皮疹等。停药后多数患者可恢复;少数严重病例需要应用大剂量糖皮质激素、免疫抑制剂或血液透析治疗。

(5)停药的指征:甲亢经用药物治疗完全缓解后何时停药,应考虑以下指标:甲亢的症状消失,突眼、甲状腺肿等体征得到缓解;检测甲状腺功能已多次正常,T_3、T_4、FT_3、FT_4、r-T_3 等长期稳定在正常范围;sTSH 恢复正常且稳定;TSAb 下降至正常。

(6)甲亢复发:复发主要指甲亢经药物治疗后病情完全缓解,在停药后又有复发者。复发主要发生在停药后的第 1～2 年,3 年后复发率降低。甲亢复发后要寻找复发的诱因,以控制诱因,并可继续药物治疗。对药物治疗有不良反应者,或不能坚持服药者,应考虑改用放射性[131]I 治疗或手术等其他治疗。

达到以上指标后再停药,停药后复发率小。

2.其他药物治疗

(1)碘剂:能抑制甲状腺激素从甲状腺释放,能减少甲状腺充血,但作用属暂时性。于给药后 2～3 周症状逐渐减轻,但以后又可使甲亢症状加重,并影响抗甲状腺药物的疗效。所以仅适用于:①甲状腺手术前的准备;②甲状腺危象的治疗;③甲亢患者接受急诊外科手术。碘剂通常与抗甲状腺药物同时应用。控制甲亢的碘剂量大约为 6 mg/d;或复方碘溶液(Lugol 液)3～5 滴口服,每天 3 次。

(2)普萘洛尔:不仅作为 β 受体阻滞剂用于甲亢初治期(每次 10～20 mg,每天 3～4 次),而且还有阻抑 T_4 转换成 T_3 的作用,近期改善症状疗效显著。此药可与碘剂等合用于术前准备,也可用于[131]I 治疗前后及甲状腺危象时。哮喘患者禁用,可用阿替洛尔、美托洛尔。

(3)碳酸锂:可以抑制甲状腺激素分泌。但是与碘剂不同,不干扰甲状腺对放射性碘的摄取,主要用于对抗甲状腺药物和碘剂均过敏者,由于不良反应大,仅适于临时、短期应用控制甲亢。300～500 mg,每 8 小时 1 次。

(4)促进白细胞增生药:主要用于有白细胞计数减少的甲亢患者。常用的有以下几种。①维生素 B_4:是核酸的组成成分,参与 RNA 和 DNA 的合成,能促进白细胞的增生。口服每次 10～20 mg,每天 3 次。②鲨肝醇:有促进白细胞增生及抗放射作用,口服每次 50 mg,每天 3 次。③利血生:为半胱氨酸的衍生物,能促进骨髓内粒细胞的生长和成熟,刺激白细胞及血小板增生,每次 20 mg 口服,每天 3 次。④重组人粒细胞集落刺激因子:主要刺激粒细胞系造血祖细胞的增殖、分化、成熟与释放。作用迅速,一般用于白细胞计数少于 3.0×10^9/L 时,此时应停用抗甲状腺药物,每天 75 μg 皮下注射,有变态反应者禁用。用促进白细胞增生药应定期监测血常规。

(5)甲状腺激素:甲亢治疗过程中加用甲状腺素主要为预防药物性甲减,甲状腺素可反馈抑制 TSH 的分泌,防止甲状腺肿大和突眼,一般在抗甲状腺药物减量阶段应用。治疗中如症状缓解而甲状腺肿或突眼反而加重时,抗甲状腺药物可酌情减量,并可加用甲状腺片 40～60 mg/d 或 L-T_4 12.5～50 μg/d,以后根据患者的具体病情决定抗甲状腺药物和甲状腺素的剂量。有的患者在加用甲状腺素后突眼和甲状腺肿得到缓解,而有些患者则在甲状腺素用量过大后会导致心悸、出汗、甲亢症状加重等,此时需停用甲状腺素,调整抗甲状腺药物剂量。

(三)放射性[131]I 治疗

放射性[131]I 能被甲状腺高度摄取,[131]I 释放出 β 射线对甲状腺有毁损效应,使甲状腺滤泡上皮破坏而减少甲状腺素的分泌,同时还可抑制甲状腺内淋巴细胞的抗体生成,达到治疗甲亢的目的。

1.适应证

(1)成人 Graves 甲亢伴甲状腺肿大 Ⅱ 度以上。

(2)应用抗甲状腺药治疗失败或复发或对药物过敏者。

(3)甲亢手术治疗后复发者。

(4)伴有甲亢性心脏病或伴其他病因的心脏病的甲亢患者。

(5)甲亢合并白细胞计数减少或全血细胞计数减少者。

(6)老年甲亢。

(7)甲亢合并糖尿病。

(8)毒性多结节性甲状腺肿。

(9)自主功能性甲状腺结节合并甲亢。

2.相对适应证

(1)青少年和儿童甲亢,应用抗甲状腺药物治疗失败或复发,而不适宜手术者。

(2)甲亢合并肝、肾等脏器功能损害。

(3)轻度和稳定期的中度浸润性突眼的甲亢患者。

3.禁忌证

妊娠及哺乳期妇女禁用;严重心、肝、肾衰竭者;肺结核患者;重症浸润性突眼及甲状腺危象等患者禁用。

4.放射性[131]I治疗的并发症

主要的并发症为甲减,早期由于腺体破坏,后期由于自身免疫反应所致。一般在治疗后第1年的发生率为 $4\%\sim5\%$,以后每年递增 $1\%\sim2\%$。另外,可有放射性甲状腺炎等并发症。

5.注意事项

青少年甲亢患者在甲亢初治时,尽量不首先选用放射性[131]I治疗,防止导致永久性甲减。

由于采用放射性[131]I治疗较采用药物治疗简单、方便,减少了长期服药的麻烦,近年来采用放射性[131]I治疗的患者明显增多,治疗较安全,疗效明显。重症甲亢患者在行放射性[131]I治疗前需用抗甲状腺药物治疗,控制甲亢,防止在放射性[131]I治疗未显效前发生甲状腺危象。

(四)手术治疗

实行甲状腺次全切除术可使甲亢的治愈率达到 70% 左右。

1.适应证

(1)中、重度甲亢,长期服药效果不佳。

(2)停药后复发,或不能坚持长期服药,甲状腺明显肿大者。

(3)甲状腺巨大有压迫症状者。

(4)胸骨后甲状腺肿伴甲亢。

(5)多结节性甲状腺肿伴甲亢者。

(6)疑似与甲状腺癌并存者。

(7)儿童、青少年甲亢应用抗甲状腺药物治疗失败或效果差者。

2.禁忌证

伴有重症突眼的 Graves 病患者,严重心、肝、肾衰竭不能耐受手术者,妊娠早期及晚期以及轻症患者禁忌手术治疗。

3.术前准备

进行手术前必须用抗甲状腺药物充分治疗至症状控制,心率在 80 次/分左右,T_3、T_4、FT_3、FT_4、$r\text{-}T_3$ 在正常范围。手术前 2 周开始加服复方碘溶液,每次 $3\sim5$ 滴,每天 $1\sim3$ 次,术前 $1\sim2$ 天停药。

4.手术治疗的并发症

（1）永久性甲减：由于手术损伤、Graves 病本身的自身免疫性损伤所致。

（2）甲状旁腺功能减退：手术中甲状旁腺部分损伤或供应血管损伤可导致一过性甲状旁腺功能减退，以后可逐渐恢复；如为甲状旁腺误切或大部分损伤，则可导致永久性甲状旁腺功能减退。

（3）喉返神经损伤：单侧损伤表现为发音困难、声音嘶哑；双侧损伤可出现气道阻塞，需要紧急处理。

（4）手术创口出血、感染。

（5）甲状腺危象：多由于术前准备不充分所致。术后短时间内出现甲亢症状加重，还可出现肺水肿、心功能不全、休克等，需立即抢救。

（张　波）

第二节　急性甲状腺炎

急性甲状腺炎是甲状腺发生的急性化脓性感染，它是由细菌或真菌感染所致，细菌或真菌经血液循环、淋巴道或邻近化脓病变蔓延侵犯甲状腺引起急性化脓性炎症，使甲状腺组织发生变性、渗出、坏死、增生等炎症病理改变而导致的一系列临床病征。由于甲状腺血运极为丰富，淋巴回流良好，有完整的包膜，且甲状腺组织内碘浓度高，故其抗感染力强，因而受感染形成甲状腺炎的概率不高。

一、病因

常见的病原菌为金黄葡萄球菌、溶血性链球菌、肺炎链球菌、革兰阴性菌等。细菌可经血道、淋巴道、邻近组织器官感染蔓延或穿刺操作进入甲状腺。大部分病例继发于上呼吸道、口腔或颈部软组织化脓性感染的直接扩散，如急性咽炎、化脓性扁桃体炎等。少部分病例继发于败血症或颈部开放性创伤。营养不良的婴儿、糖尿病患者、身体虚弱的老人或免疫缺陷的患者易发。梨状窝瘘是引起儿童急性甲状腺炎的主要原因。Walfish 等报道 1 例癌性食管-甲状腺瘘并甲状腺需氧菌和厌氧菌混合感染的甲状腺炎。病毒感染非常罕见，但已有数例 AIDS 患者患甲状腺巨细胞病毒感染的报道。

二、病理

（一）肉眼所见

甲状腺呈弥漫性或局限性肿大，如发病前甲状腺正常，多呈弥漫型；如原有甲状腺腺瘤或结节，则多为局限型。炎症可累及单侧甲状腺或双侧甲状腺，有的仅限于峡部。炎症的后期可表现局部脓肿。

（二）镜检

典型的急性甲状腺炎的组织学变化是在甲状腺内有大量中性粒细胞浸润及组织坏死，呈急性化脓性炎或非化脓性炎改变，化脓性炎常见微脓肿形成，甲状腺滤泡破坏，血管扩张充血，有时可见细菌菌落。

三、临床表现

急性甲状腺炎多见于中年女性。发病前1～2周多有咽痛、鼻塞、头痛、全身酸痛等上呼吸道感染史。

(一)症状

突然发病,患者出现寒战高热、出汗及全身不适,甲状腺部位出现疼痛,疼痛可波及耳后、枕部,颈部后伸、吞咽时甲状腺疼痛加剧,疼痛可向两颊、两耳或枕部放射,若化脓则出现胀痛、跳痛。严重者可有声嘶、气促、吞咽困难等,并有邻近器官或组织感染的征象。

(二)体征

体温可在38～39 ℃或以上,急性病容,甲状腺肿大并出现局部肿块,局部皮肤发红、发热,甲状腺区有明显触痛,呈现红肿热痛的典型的炎症表现。成脓后局部可出现波动感。少数病例可发现搏动性肿物。患者可有心动过速等。

(三)急性甲状腺炎的并发症

较为罕见。

1.甲状腺功能减退

腺体组织的坏死和脓肿形成可引起甲状腺功能减退。主要因感染导致腺体的破坏,临床可出现暂时性甲状腺功能减退。

2.脓肿压迫症

甲状腺脓肿压迫神经和气管,可出现声带麻痹、气管阻塞、局部交感神经功能紊乱等表现。

3.感染局部蔓延

甲状腺脓肿破裂向周围组织和器官(如前纵隔、气管及食管)穿破及扩散,可引致颈内静脉血栓形成和气管穿孔等。

4.感染全身扩散

感染经血路全身扩散,患者可并发肺炎、纵隔炎、心包炎、脓毒血症等。若延误治疗常可导致死亡。

5.急性甲状腺炎复发

在复发性急性甲状腺炎中,80%是因为持续存在梨状窦-甲状腺瘘,其中的92%发生在甲状腺左叶,6%发生在右叶,2%为双侧甲状腺发生。

四、相关辅助检查

(一)实验室检查

1.血常规

周围血白细胞计数和中性粒细胞计数升高。

2.血沉及C反应蛋白

血沉加快;C反应蛋白增高。

3.甲状腺的功能检查

细菌感染的急性甲状腺炎患者,其甲状腺的功能大都正常;但在真菌感染的病例中,甲状腺功能大多偏低,而分枝杆菌感染的甲状腺激素水平常偏高。

4.细菌学检查

甲状腺局部穿刺抽吸脓液进行细菌培养、革兰染色有助于确定感染细菌;做药物敏感试验有助于抗菌药物的选择。

(二)甲状腺扫描

90％以上的细菌感染患者和78％的分枝杆菌感染的患者,可发现凉结节或冷结节。有甲状腺包块的部位呈放射性分布缺损。

(三)甲状腺 B 超检查

可发现甲状腺单叶肿胀或脓肿形成。

(四)影像学检查

1.X 线检查

可了解气管偏移或受压情况,有时可发现甲状腺及甲状腺周围组织中由产气杆菌产生的游离气体。

2.CT 或 MRI 检查

有助于纵隔脓肿的诊断。

五、治疗

对于急性甲状腺炎患者,由于有感染、高热、甲状腺局部的红肿热痛,治疗以控制感染为主,并给予甲状腺局部对症处理,补足液体和能量。

(一)抗菌药物应用

在甲状腺局部穿刺脓液细菌培养及药敏试验未出结果前,宜选用广谱抗生素。通常针对链球菌和金黄色葡萄球菌感染选用抗生素。病情轻者可采用口服耐青霉素酶的抗生素,如氯唑西林、双氯西林或联合青霉素及β内酰胺酶抑制剂。但是大多数患者有高热及甲状腺局部的红肿热痛,症状较重,应采用静脉给药。常用青霉素类、第二代头孢菌素类;对青霉素过敏者,可选用大环内酯类药物或氯霉素,有效抗生素的使用至少持续14天。如果伴有血行感染,有败血症、脓毒血症时,宜联合两种抗菌药物应用,如针对革兰阳性菌和革兰阴性菌的抗生素如红霉素或阿奇霉素与第三代头孢菌素联用。对于病情重者,要结合细菌培养和药敏结果选择抗菌药物,及时、有效地控制感染,防止炎症进一步发展和脓肿形成,防止病情恶化。

(二)局部处理

早期宜用冷敷,晚期宜用热敷。有脓肿形成时应早期行切开引流;或行 B 超或 CT 检查,可发现局部脓肿,或发现游离气体时,需切开引流,以免脓肿破入气管、食管、纵隔内。如有广泛组织坏死、或持续不愈的感染时,应行甲状腺切除手术,清除坏死组织,敞开伤口。

(三)营养支持疗法

对于感染性疾病有高热者,应补足液体量,输入葡萄糖注射液等液体。由于甲状腺部位的疼痛,可能影响患者的进食。根据患者每天的所需热量,如果通过进食不能达到的,可以经静脉补充能量。

(四)甲状腺激素替代治疗

在严重、广泛的急性甲状腺炎,或组织坏死导致暂时性或长期性甲减时,应行甲状腺激素替代治疗。如 $L-T_4$ 每天 $25\sim50\ \mu g$ 口服,根据甲状腺功能调整用量。

六、预后

本病的预后良好,可以自然缓解。一些患者在病情缓解后,数月内还可能再次或多次复发,反复发作虽不常见,在临床上也可能遇到,但最终甲状腺功能会正常。然而,甲状腺局部不适可持续存在几个月。通常,在病后数周或数月以后,大多数患者的甲状腺功能指标均恢复正常,而滤泡贮碘功能的恢复却很慢,可以长至临床完全缓解以后的 1 年以上。永久性甲状腺功能减退的发生率不到 10%,极少数病例可发展为慢性淋巴细胞性甲状腺炎或毒性弥漫性甲状腺肿。

(张　波)

第三节　亚急性甲状腺炎

亚急性甲状腺炎又称为亚急性肉芽肿性甲状腺炎、非感染性甲状腺炎、巨细胞甲状腺炎、移行性甲状腺炎、De Quervain 甲状腺炎等。本病 1904 年由 De Quervain 首先报告。可因季节或病毒流行而有人群发病的特点。本病呈自限性,是最常见的甲状腺疼痛疾病。

一、病因与发病机制

其病因尚未完全阐明,一般认为和病毒感染有关。本病多见于 HLA-BW35 的妇女。发病前 1～3 周患者常有上呼吸道感染史,发病常随季节变动、且具有一定的流行性。患者血中有病毒抗体存在(抗体的效价高度和病期相一致),最常见的是柯萨奇病毒抗体,其次是腺病毒抗体、流感病毒抗体、腮腺病毒抗体等。虽然已有报告,从亚急性甲状腺炎患者的甲状腺组织中分离出腮腺炎病毒,但亚急性甲状腺炎的原因是病毒的确实证据尚未找到。另外,中国人、日本人的亚急性甲状腺炎与 HLA-BW35 有关联,提示对病毒的易感性具有遗传因素,但也有患者与上述 HLA-BW35 无关。

有人认为本病属于自身免疫性疾病,因为有报道发现在 35.1%～42.0% 的亚急性甲状腺炎患者血循环中存在直接针对 TSH 受体抗体及甲状腺过氧化物酶抗体(TPOAb)和甲状腺球蛋白抗体(TgAb),这些为多克隆抗体,很可能继发于病毒感染致甲状腺滤泡破坏后的抗原释放。

二、病理改变

甲状腺通常为双侧肿大,但是不对称,质地较实。切面仍可见到透明的胶质,其中有散在的灰色病灶。显微镜下见病变甲状腺腺泡为肉芽肿组织替代,其中有大量慢性炎症细胞、组织细胞和吞噬胶性颗粒的巨细胞形成,病变与结核结节相似,故有肉芽肿性或巨细胞性甲状腺炎之称。

肉眼观:甲状腺呈不均匀结节状轻-中度增大,质实,橡皮样。切面病变呈灰白或淡黄色,可见坏死或瘢痕,常与周围组织有粘连。

光镜下:病变呈灶性分布,范围大小不一,发展不一致,部分滤泡被破坏,胶质外溢,引起类似结核结节的肉芽肿形成,并有多量的中性粒细胞及不等量的嗜酸性粒细胞、淋巴细胞和浆细胞浸润,可形成微小脓肿,伴异物巨细胞反应,但无干酪样坏死。愈复期巨噬细胞消失,滤泡上皮细胞再生、间质纤维化、瘢痕形成。

三、临床表现

多见于中年妇女,发病有季节性,如夏季是其发病的高峰期。起病时患者常有上呼吸道感染的症状。典型者整个病期可分为早期伴甲亢,中期伴甲减以及恢复期三期。

(一)早期

起病多急骤,有上呼吸道感染的前驱症状,呈发热,伴以怕冷、寒战、疲乏无力和食欲缺乏等。随之出现最为特征性的表现:甲状腺部位的疼痛和压痛。疼痛常向颌下、耳后或颈部等处放射,咀嚼和吞咽时疼痛加重。甲状腺病变范围不一,可先从一叶开始,以后扩大或转移到另一叶,或始终限于一叶。病变腺体肿大,坚硬,压痛显著。病变广泛时,泡内甲状腺激素以及碘化蛋白质一时性大量释放入血,因而除感染的一般表现外,尚可伴有甲亢的常见表现,如心慌、多汗等,但通常不超过2~4周。

(二)中期

当甲状腺腺泡的储备功能由于感染破坏而发生耗竭,甲状腺实质细胞尚未修复前,血清甲状腺激素浓度可降至甲状腺功能减退水平,临床上也可转变为甲减表现。本病临床上大部分患者不出现甲减期,经历甲亢期后,由过渡期直接进入恢复期。

(三)恢复期

症状渐好转,甲状腺肿及结节逐渐消失,也有不少病例遗留小结节,以后缓慢吸收。如果治疗及时,患者大多可得到完全恢复,只有极少数变成永久性甲状腺功能减退。

在轻症或不典型病例中,患者无明显发热或有低热,甲状腺略增大,有轻微疼痛和压痛,全身症状轻微,临床上也未必有甲亢或甲减的表现。本病病程长短不一,可自数星期至半年以上,一般为2~3个月,故称亚急性甲状腺炎。病情缓解后,尚可能复发。

四、实验室及相关辅助检查

(1)血沉明显增快,血白细胞计数一般正常或轻中度增高。

(2)甲状腺功能:在亚急性甲状腺炎早期,血清 TT_3、TT_4、FT_3、FT_4 可升高,TSH 降低;TgAb、TPOAb 部分患者可呈阳性。后期少数患者因甲状腺组织破坏,血清甲状腺激素水平可降低,TSH 升高。

(3)甲状腺摄[131]I 率明显降低,与早期血清甲状腺激素水平 增高呈现"分离"现象。甲状腺核素扫描示甲状腺显影不均匀或呈放射稀疏区,也可甲状腺不显影。

(4)彩色多普勒超声检查:在急性阶段,受累增大的甲状腺组织没有血运增加,超声示低回声区;而在恢复阶段,超声显示为伴轻微血运增加的等回声区。

(5)甲状腺细针穿刺和细胞学(FNAC)检查:可见特征性多核巨细胞或肉芽肿样改变。FNAC 检查不作为诊断本病的常规检查。

五、诊断与鉴别诊断

(一)诊断

患者如有发热并伴有上呼吸道感染史,短期内出现甲状腺部位的疼痛,查体示甲状腺肿大,或伴单个或多个结节,触之坚硬而有显著压痛,临床上可初步拟诊为本病。实验室检查早期血沉增快,血白细胞计数正常或增高。血 T_3、T_4、FT_3、FT_4 可增高,TSH 降低,而甲状腺摄[131]I 率可降至 10% 以下,甲状腺扫描甲状腺部位呈放射稀疏区或不显影,这一特征对诊断本病有重要意义。血甲状腺免疫球蛋白初期也可升高,其恢复正常也比甲状腺激素为晚。超声波检查在诊断和判断其活动期时是一个较好的检查方法。超声波显像压痛部位常呈低密度病灶。细胞穿刺或组织活检可证明巨核细胞的存在。

(二)鉴别诊断

诊断亚急性甲状腺炎时需要与下列疾病相鉴别。

(1)甲状腺囊肿或腺瘤样结节急性出血:常见于用力活动后骤然出现甲状腺部位的疼痛,甲状腺在短时间内肿大,查体示甲状腺不均匀性肿大,局部有包块且有波动感,有的伴有压痛。查血沉正常,血常规正常,甲状腺功能正常,甲状腺超声检查示包块内有液性暗区。

(2)慢性淋巴细胞性甲状腺炎:多数有多年甲状腺肿大的病史,甲状腺肿大,质地韧或偏硬,有橡皮样感,无压痛;病程长者呈结节样肿大。急性发病可伴有甲状腺疼痛及触痛。但腺体多是广泛受累,甲状腺功能正常或降低,血中 TGA、TMA 及 TPOAb 大多升高。病程长者可逐渐出现甲状腺功能减退。

(3)Graves 病:亚急性甲状腺炎伴有甲亢表现时,需要与 Graves 病相鉴别。Graves 病时甲状腺多呈弥漫性肿大,无压痛。甲状腺激素水平升高,甲状腺摄^{131}I 率也升高。

(4)急性化脓性甲状腺炎可见到身体其他部位有脓毒病灶,甲状腺的邻近组织存在明显的感染反应,白细胞计数明显升高,并有发热反应。急性化脓性甲状腺炎的放射性碘摄取功能仍然存在。

六、治疗

亚急性甲状腺炎属于自限性疾病,预后良好。对本病无特殊治疗,主要治疗包括两方面:减轻局部症状和针对甲状腺功能异常。一般来说,大多数患者仅行对症处理即可。

(1)轻症病例不需特殊处理,可适当休息,应用非甾体抗炎药,如阿司匹林、吲哚美辛、布洛芬等,疗程一般不超过 2 周。

(2)全身症状重,甲状腺肿大、压痛明显者及非甾体抗炎药治疗无效者可应用糖皮质激素治疗,可迅速缓解疼痛,减轻甲状腺毒症症状。一般初始给予泼尼松每天 20~40 mg,分 2~3 次服用,1~2 周后根据病情改善逐渐减量至停用,总疗程 6~8 周。停药后部分患者可能反复,再次用药仍然有效;过快减量、过早停药可使病情反复。也可以合用非甾体抗炎药,不但可以消除疼痛,还可以减少病情反复。在治疗中监测血沉改变,可指导用药。糖皮质激素并不会影响本病的自然过程,如果糖皮质激素用后撤减药量过多、过快,反而会使病情加重。也有人提出,如果糖皮质激素连续使用,所用剂量可使患者不出现症状直至其放射性碘摄取率恢复正常,可能避免病情复发。

(3)因本病伴甲亢是暂时的且甲状腺摄碘率低,不是放射性碘治疗的指征。硫脲类药物可破坏甲状腺激素的合成,但亚急性甲状腺炎血中过多的甲状腺激素是来源于被破坏了的滤泡释出的 T_4 和 T_3,而不是由于合成和分泌增多所致,大多数的病例无须使用抗甲状腺药物。如患者的心率快可给予小剂量普萘洛尔缓解症状,少数患者的甲亢症状明显,且有明显的高代谢综合征,也可以给予小剂量的抗甲状腺药物如丙硫氧嘧啶(100~150 mg/d)或甲巯咪唑(10~15 mg/d)治疗,但是疗程要短,及时监测甲状腺功能,防止出现甲减。

本病如出现甲减期也常是暂时的,通常甲减症状较轻,所以不需应用甲状腺激素替代治疗;

除非患者的甲减症状明显,TSH升高,可用甲状腺制剂如 L-T_4 50～100 $\mu g/d$,可防止由 TSH 升高引起的病情再度加重。病情较重者,可用甲状腺激素替代一段时间。约有10%的患者可发生永久性甲状腺功能减退,需要长期应用甲状腺素替代治疗。有报道称中药对本病的急性期有较好的治疗效果。

七、预后及预防

本病的预后良好,可以自然缓解。一些患者在病情缓解后,数月内还可能再次或多次复发,反复发作虽不常见,在临床上也可能遇到,但最终甲状腺功能恢复至正常。然而,甲状腺局部不适可持续存在几个月。通常,在病后数周或数月以后,大多数患者甲状腺功能指标均恢复正常,而滤泡贮碘功能的恢复却很慢,可以长至临床完全缓解以后的1年以上。永久性甲状腺功能低减的发生率不到10%。

防止亚急性甲状腺炎的发生,主要在于增强机体免疫力,避免感冒、上呼吸道感染、咽炎等细菌或病毒感染,对预防本病的发生有重要意义。

（张　波）

第四节　慢性淋巴细胞性甲状腺炎

慢性淋巴细胞性甲状腺炎又称自身免疫性甲状腺炎,为自身免疫性疾病。包括两种类型:①甲状腺肿型,即桥本甲状腺炎;②甲状腺萎缩型,即萎缩性甲状腺炎。两者有相同的甲状腺自身抗体和变化的甲状腺功能,而部分萎缩性甲状腺炎伴有阻滞性的 TSH 受体抗体,后者可能为前者的终末期。桥本甲状腺炎多见于30～50岁女性,起病隐匿,发展缓慢病程较长,主要表现为甲状腺肿大,多数为弥漫性,少数可为局限性,部分以颜面、四肢肿胀感起病。

一、病因与发病机制

本病为遗传因素和多种内外环境因素影响的自身免疫性甲状腺病。其病因和发病机制尚不完全清楚,目前认为与下列因素有关。

（一）遗传因素

本病的发生与自身免疫的发病机制密切相关。本病有家族簇集现象,约10%的患者有家族史,且女性多发。国外在 HLA 遗传因子研究中发现,欧美白人与 HLA-DR3 和 HLA-DR5 有关;中国人 HLA 与桥本甲状腺炎关联的研究发现 HLA-DR9 与 HLA-BW64 抗原频率都显著高于正常;而日本人则是 HLA-BW53 出现频率较高。临床上常见到桥本甲状腺炎的多发家系,可见遗传因素在其发病中起了重要作用。

（二）自身免疫反应

本病为自身免疫性疾病的佐证包括在本病患者的血清中抗甲状腺抗体明显升高,如甲状腺球蛋白抗体(TgAb)与甲状腺过氧化物酶抗体(TPOAb)常明显升高。部分患者血清甲状腺刺激阻断抗体值升高。

(三)细胞免疫

细胞免疫的证据是甲状腺组织中有大量浆细胞和淋巴细胞浸润和淋巴滤泡形成。有母细胞形成,移动抑制因子和淋巴毒素的产生,本病患者的 T 淋巴细胞是有致敏活性的,相应的抗原主要是甲状腺细胞膜。

(四)与其他自身免疫性病并存

有的患者同时伴随其他自身免疫疾病如恶性贫血、播散性红斑狼疮、类风湿性关节炎、干燥综合征、1 型糖尿病、慢性活动性肝炎等。

本病后期甲状腺功能明显低下时,临床上呈黏液性水肿。患者的抑制性 T 淋巴细胞遗传性缺陷导致甲状腺自身抗体产生。结合本病中尚有 K 细胞介导免疫,释放出包括淋巴毒素在内的可溶细胞,导致甲状腺细胞损害。

二、病理表现

甲状腺腺体大多呈弥漫性肿大,质地坚实,表面苍白,切面均匀呈分叶状,无坏死或钙化。初期甲状腺腺泡上皮呈炎症性破坏、基膜断裂,胞浆呈现不同程度的伊红着色,表示细胞功能正常,并有甲状腺腺泡增生等变化,为本病的特征性病理。后期甲状腺明显萎缩,腺泡变小和数目减少,空腔中含极少胶样物质。残余的滤泡上皮细胞增大,胞浆嗜酸性染色,称为 Askanazy 细胞,这些细胞代表损伤性上皮细胞的一种特征。最具特征的改变为间质各处有大量浆细胞和淋巴细胞浸润及淋巴滤泡形成,其中偶可找到异物巨细胞。此外尚有中等度的结缔组织增生。

三、临床表现

本病多见于中年女性,表现为甲状腺肿,起病缓慢,常在无意中发现,甲状腺体积为正常甲状腺的2～3倍,表面光滑,质地坚韧有弹性如橡皮样感,明显结节则少见,无压痛,与四周无粘连,可随吞咽运动活动。晚期少数可出现轻度局部压迫症状。萎缩性甲状腺炎患者的甲状腺缩小、萎缩,并可出现甲减。

本病发展缓慢,有时甲状腺肿在几年内无明显变化。初期时甲状腺功能正常。病程中有时与甲亢并存,称为桥本甲状腺毒症,甲亢症状较轻,需正规抗甲状腺治疗,但是在治疗中易发生甲减。也可逐渐出现甲减,或甲状腺功能再正常;其过程类似于亚急性甲状腺炎,但不伴疼痛、发热等,故称此状态为无痛性甲状腺炎,产后发病则称为产后甲状腺炎。但当甲状腺破坏到一定程度,许多患者逐渐出现甲状腺功能减退,少数呈黏液性水肿。

本病有时可合并恶性贫血,此因患者体内存在胃壁细胞的自身抗体。桥本甲状腺炎和萎缩性甲状腺炎也可同时伴有其他自身免疫性疾病,可成为内分泌多腺体自身免疫综合征 II 型的一个组成成分,即甲减、1 型糖尿病、肾上腺皮质功能减退症。近年来还发现与本病相关的自身免疫性甲状腺炎相关性脑炎(桥本脑病)、甲状腺淀粉样变和淋巴细胞性间质性肺炎。

四、实验室及相关辅助检查

(一)甲状腺功能

检查结果取决于疾病阶段,少数患者在起病初期可有一过性甲状腺功能亢进表现时,血 T_3、T_4、FT_3、FT_4 可增高。大部分患者早期甲状腺功能可完全正常。以后可有 T_3、T_4 正常,但促甲状腺激素(TSH)升高,或促甲状腺激素释放激素(TRH)兴奋试验 TSH 呈高反应,此时甲状腺

^{131}I摄取率也可升高,但可被 T_3 抑制试验所抑制,此点可与 Graves 病鉴别。本病后期出现甲减时,FT_4、T_4、FT_3、T_3 降低,TSH 升高,甲状腺^{131}I 摄取率减低。

(二)甲状腺自身抗体测定

患者血中的抗甲状腺球蛋白抗体(TgAb)、甲状腺过氧化物酶抗体(TPOAb)滴度明显升高,两者均>50%(放射免疫双抗法)时有诊断意义,可持续数年或十余年。这两项抗体是诊断本病的唯一依据。有文献报道,本病 TgAb 阳性率为 80%,TPOAb 阳性率 97%。

(三)甲状腺超声检查

桥本甲状腺炎显示甲状腺肿,回声不均,可伴多发性低回声区域或甲状腺结节。萎缩性甲状腺炎则呈现甲状腺萎缩的特征。

(四)甲状腺核素扫描

显示甲状腺部位分布均匀或不均匀,可表现为"冷结节"。

(五)病理学检查

对于临床表现不典型,抗体滴度不高或阴性者,可做细针穿刺细胞学检查或组织活检以确诊。

五、诊断与鉴别诊断

(一)诊断

中年女性,甲状腺呈弥漫性肿大,质地坚韧有橡皮样感,不论甲状腺功能如何均应考虑本病。血清 TgAb、TPOAb 滴度明显升高(>50%),可基本确诊。如临床表现不典型者,需抗体滴度连续二次>60%,同时有甲亢表现者需抗体滴度>60%持续半年以上。本病时甲状腺放射性核素显像有不规则浓集或稀疏区,少数表现为"冷结节"。甲状腺穿刺示有大量淋巴细胞浸润。

本病可伴有以下情况。

(1)桥本甲亢:患者有典型甲亢症状及阳性实验室检查结果,甲亢与桥本病可同时存在或先后发生,相互并存,相互转化。

(2)假性甲亢:少数患者可有甲亢的症状,但甲状腺功能检查无甲亢证据,甲状腺自身抗体阳性。

(3)突眼型:眼球突出,甲状腺功能可正常、亢进或减退。

(4)类亚急性甲状腺炎型:发病较急,甲状腺肿痛,伴发热,血沉加快,但摄^{131}I 率正常或增高,甲状腺抗体滴度阳性。

(5)青少年型:占青少年甲状腺肿约 40%,甲状腺功能正常,抗体滴度较低。

(6)纤维化型:病程较长,可出现甲状腺广泛或部分纤维化,甲状腺萎缩,甲状腺功能减退。

(7)伴甲状腺腺瘤或癌:常为孤立性结节,抗体滴度较高。

(8)伴发其他自身免疫性疾病。

(二)鉴别诊断

慢性淋巴细胞性甲状腺炎需要与下列一些疾病相鉴别。

1.Graves 病或突眼性甲状腺肿

Graves 病或突眼性甲状腺肿是涉及多系统的自身免疫性疾病,其特点为弥漫性甲状腺肿伴甲亢、浸润性突眼及胫前黏液性水肿,多见于女性,也可有甲状腺抗体阳性,它与慢性淋巴细胞性甲状腺炎甲亢型类似,但 Graves 病主要由甲状腺刺激免疫球蛋白所引起,TSI 封闭抗体阻止甲状腺对增加的垂体 TSH 起反应,而慢性淋巴细胞性甲状腺炎除了足量的免疫细胞浸润甲状腺外,其甲状腺增生的主要刺激物是 TSH 本身,而没有 TSI 封闭抗体。本病与 Graves 病两者是密切相关的。

2.变型性慢性淋巴细胞性甲状腺炎

这可能是本病的另一种不同类型,如原发性萎缩性甲状腺炎、不对称性自身免疫性甲状腺炎、青少年型淋巴细胞性甲状腺炎、纤维化型甲状腺炎和产后桥本甲状腺炎,这些甲状腺炎多见于女性,组织学上见到腺体被淋巴细胞浸润,有不同程度的纤维化和萎缩,使甲状腺功能减退。产后甲状腺炎多发生在产后 3～5 个月,多数在几个月内好转。

3.其他自身免疫性疾病

在同一患者身上可以发生甲状腺炎、重症肌无力、原发性胆管硬化、红斑狼疮、自身免疫性肝病或干燥综合征。极少数慢性淋巴细胞性甲状腺炎可类同 De Quervain 甲状腺炎,表现有发热、颈部疼痛和甲状腺肿大,甲状腺抗体阳性,这可能是本病的亚急性发作。

六、治疗

目前无特殊治疗方法,原则上一般不宜手术治疗,临床确诊后,应视甲状腺大小及有无压迫症状及甲状腺功能而决定是否治疗。如甲状腺较小,又无明显压迫症状者,甲状腺功能正常者,可暂不治疗而随访观察;甲状腺肿大明显并伴有压迫症状时,采用 L-T_4 制剂治疗可减轻甲状腺肿;如有甲减者,则需采用甲状腺素替代治疗。

(一)甲状腺激素治疗

甲状腺肿大明显或伴有甲减时,可给予甲状腺素治疗,可用 L-T_4,一般从小剂量开始,L-T_4 $25～50$ $\mu g/d$,根据病情逐渐增加剂量,一般剂量 $50～100$ $\mu g/d$,直至腺体开始缩小,TSH 水平降至正常。此后,因人而异逐渐调整剂量,根据甲状腺功能和 TSH 水平减少剂量至维持量,疗程一般 1～2 年。甲状腺肿大情况好转,甲状腺功能恢复正常后可停药。一般而言,甲状腺肿大越明显时,治疗效果越显著。部分患者停药后几年内,又有可能复发,可再次给予甲状腺素治疗。患者大多有发展为甲减趋势,因而应注意随访复查,发生甲减时,应予治疗。

(二)桥本甲亢的治疗

桥本甲亢时应给予抗甲状腺药物治疗,可用甲巯咪唑或丙硫氧嘧啶治疗,但剂量应小于治疗 Graves 病时的剂量,而且服药时间不宜过长,如甲巯咪唑 $10～20$ mg/d 或丙硫氧嘧啶 $100～200$ mg/d。如为一过性甲亢,甲亢为症状性,可仅用 β 受体阻滞剂,如普萘洛尔或美托洛尔进行对症治疗。

(三)类亚急性甲状腺炎的治疗

有些桥本甲状腺炎亚急性起病,甲状腺肿大并伴有疼痛时,如有血沉快、甲状腺激素水平偏高、甲状腺吸 ^{131}I 率降低,有类似亚急性甲状腺炎的表现时,可用泼尼松 $15～30$ mg/d 治疗,待症状好转后逐渐减量,用药 1～2 个月。糖皮质激素可通过抑制自身免疫反应而提高 T_3、T_4 水平。但泼尼松疗效不持久,停药后常易复发,如复发疼痛可再次使用泼尼松。

多数患者经非手术治疗后,肿大的甲状腺可逐渐恢复正常,原来体检时触及的甲状腺结节可消失和缩小,质韧的甲状腺可能变软,但甲状腺抗体滴度却可能长期保持较高的水平。

(四)手术治疗

慢性淋巴细胞性甲状腺炎确诊后,很少需要手术治疗。许多手术都是临床误诊为其他甲状腺疾病而进行的。有报道研究手术治疗的效果,发现手术组临床甲减和亚临床甲减发生率为

93.6%,而非手术组的发生率为30.8%,表明手术加重了甲状腺组织破坏,促进了甲减发生,因此,应严格掌握手术指征。

1.手术指征

(1)甲状腺弥漫性肿大,合并单发结节,且有压迫症状者。

(2)单发结节为冷结节,可疑恶性变者。

(3)颈部淋巴结肿大并有粘连,FNAC或组织活检证实为恶性病变者。

(4)甲状腺明显肿大,病史长,药物治疗效果不佳,本人要求手术者。

(5)甲状腺素治疗2~3个月无效,甲状腺缩小不明显并有压迫者。

2.术式选择

术中应常规行冷冻切片组织活检,如证实为本病,应只行甲状腺叶部分切除或峡部切除手术,主要目的是去除较大的单发结节,以解除压迫。应尽量保留可修复性的甲状腺组织。如经病理确诊合并了恶性肿瘤时,应按甲状腺癌的处理原则治疗,行全甲状腺切除或近全甲状腺切除。近年许多人主张慢性淋巴细胞性甲状腺炎合并甲状腺癌时,可行甲状腺次全切除术,即甲状腺癌患侧叶全切除,加对侧叶次全切除和峡部切除术。如发现并证实有颈部淋巴结转移时,可行改良式颈部淋巴结清扫术。如无颈部淋巴结转移,不必行预防性颈部淋巴结清扫术。由于慢性淋巴细胞性甲状腺炎的冷冻切片易发生误诊,如术中冷冻切片未发现恶性肿瘤,应结束手术等待石蜡切片结果。如石蜡切片报道为甲状腺癌,可二期再行范围更大的手术。术后应常规用甲状腺素继续治疗,防止甲减发生。

七、预后与预防

慢性淋巴细胞性甲状腺炎的大多数患者预后良好,本病有自然发展为甲状腺功能减退的趋势,其演变过程很缓慢。发生甲减以后,应用甲状腺制剂替代可得到很好的矫正。有文献介绍,慢性淋巴细胞性甲状腺炎患者有发展为甲状腺癌的危险。这虽不常见,但在用$L-T_4$治疗时,甲状腺仍在增大,要排除恶性病变。

(张 波)

第五节 单纯性甲状腺肿

单纯性甲状腺肿是指非炎症和非肿瘤原因所致的、不伴有临床甲状腺功能异常的甲状腺肿。单纯性甲状腺肿患病率约占人群的5%,可由多种因素所致。常见的外源性因素包括机体缺碘、存在致甲状腺肿物质、某些药物所致;常见的内源性因素包括儿童先天性甲状腺激素合成障碍,以及甲状腺激素合成酶缺陷而引起的代偿性甲状腺增生肿大,一般无甲状腺功能异常。根据发病的流行情况分为3类。①地方性甲状腺肿:主要由缺碘所致,呈地方性分布。流行于离海较远,海拔较高的山区,是一种多见于世界各地的地方性多发病,我国西南、西北、华北等地均有分布。②散发性甲状腺肿:主要由先天性甲状腺激素合成障碍或致甲状腺肿物质所引起,散发于全国各地。③高碘性甲状腺肿:是由长期摄入超过生理需求量的高碘水或高碘食物所引起。

单纯性甲状腺肿在任何年龄均可患病,但以青少年患病率高,女性多于男性,男女发病率之比为1：(1.5～3)。

一、病因

(一)缺碘

缺碘是地方性甲状腺肿最常见的原因。国内主要见于西南、西北、华北等地区。主要由于土壤、水源、食物中含碘很低，特别在生长发育、妊娠、哺乳时，不能满足机体对碘的需要，因而影响甲状腺激素的合成。有些地区由于摄入碘过多，也可引起甲状腺肿，可能由于碘过多可抑制甲状腺有机碘形成，因而甲状腺激素合成发生障碍。

(二)致甲状腺肿物质

某些物质可阻碍甲状腺激素合成，从而引起甲状腺肿，称为致甲状腺肿物质。常见者有硫氰酸盐、保泰松、碳酸锂等。硫脲类药物用于治疗甲状腺功能亢进症(甲亢)，如剂量过大，常可过分抑制甲状腺激素的合成而引起甲状腺肿大。长期服用含碘药物可阻碍甲状腺内碘的有机化，可引起甲状腺肿。木薯中含有氰基，在肠道内分解形成硫氰酸盐，抑制甲状腺摄碘。致甲状腺肿物质所引起的甲状腺肿常呈散发性，但也可呈地方性或加重地方性甲状腺肿。

(三)高碘

在自然界含碘丰富的地区也有地方性甲状腺肿流行，主要是因为摄入碘过多，从而阻碍了甲状腺内碘的有机化过程抑制 T_4 的合成，促使 TSH 分泌增加而产生甲状腺肿，称为高碘性地方性甲状腺肿。

(四)先天性甲状腺激素合成障碍

甲状腺激素生物合成的过程包括下列各步骤：将碘运输入甲状腺，碘和甲状腺球蛋白中的酪氨酸相结合，碘化酪氨酸的耦联，甲状腺球蛋白水解释放出碘化酪氨酸及甲状腺激素，甲状腺内碘化酪氨酸的脱碘作用及其碘的再利用，甲状腺激素释入血循环。在上述进程的各个步骤中可因一些特殊的酶的缺陷而引起甲状腺激素合成的障碍，迄今已知至少有五种不同的激素生成缺陷，可导致 TSH 的分泌亢进，引起甲状腺肿。有些病例由于存在的缺陷是部分性的，故可通过组织的增生肥大而使甲状腺功能得到代偿，因此临床上只有甲状腺肿大而甲状腺功能仍正常；另一些病例虽然通过甲状腺增生肥大，仍不能产生足够的甲状腺激素以适应生理需要，就同时出现甲状腺肿和甲状腺功能减退症(甲减)。

1.甲状腺摄取碘的缺陷

在这些患者，甲状腺难于从血浆中浓集碘，除甲状腺外，碘也不能运输入唾液及胃液。给正常人示踪剂量的放射性碘后2小时测定唾液碘浓度和血浆中碘浓度的比值为10～100，而患者的比值为1。这种缺陷病因不明，可能是碘进入甲状腺细胞所需能量不足，也可能是甲状腺细胞碘受体或载体异常。

2.碘的有机化缺陷

在这些患者，碘能运输入甲状腺，但不能和酪氨酸结合入甲状腺球蛋白而形成有机复合物，系缺少过氧化物酶所致。放射性碘可迅速聚集在甲状腺内，但由于甲状腺内碘未能进行有机结合而是处于游离状态，所以在给过氯酸钾或硫氰酸盐后可使碘迅速地自甲状腺释出。当血浆中碘逐渐由尿中排出，甲状腺内的碘随即回入血浆。这些患者的碘摄取率在刚给放射性碘后是高的，而在24小时后却是低的。甲状腺内含碘量显著减少，没有含碘有机复合物形成，血清蛋白结合碘浓度低。在给予放射性碘追踪剂量后2小时，给予1g过氯酸钾或硫氰酸盐能使患者甲状

71

腺内存在的游离碘释入血浆,2 小时后若 20％以上的碘被释出,试验即为阳性。

3.碘化酪氨酸耦联缺陷

在此缺陷中,碘化酪氨酸不能缩合成具有激素活力的碘化甲腺原氨酸(主要为甲状腺素和三碘甲腺原氨酸)。甲状腺内有大量的碘化酪氨酸,但很少有碘化甲腺原氨酸,甲状腺球蛋白内有大量的一碘酪氨酸(MIT)及二碘酪氨酸(DIT),血浆中甲状腺激素含量低。此缺陷与耦联过程的酶缺乏或者甲状腺球蛋白结构异常,不利于碘化酪氨酸耦联有关。

4.碘化酪氨酸脱碘作用的缺陷

此缺陷在于碘一旦结合成一碘酪氨酸或二碘酪氨酸后,不能被再利用。正常甲状腺能对碘化酪氨酸进行脱碘作用,将碘再利用。脱碘作用的缺陷系由于缺乏脱卤素酶,因而一碘酪氨酸及二碘酪氨酸直接由甲状腺释入血循环,由尿液排出,造成内生性的碘损耗,临床出现甲状腺肿大及功能降低。对这些患者可予放射性碘后测定血浆及尿中放射标记的碘化酪氨酸而获得诊断。

5.异常碘化蛋白质的形成和释放

正常人血清酸化至很低 pH 时,正丁醇能提出它的全部碘(即甲状腺激素所含碘)。在有此缺陷患者的血清中,正丁醇仅能提出部分的血清碘,余下的为一种异常的有机复合物,它和甲状腺球蛋白不同,没有代谢作用,也不能抑制 TSH 的产生和释放,这种碘蛋白质主要含有一碘酪氨酸及二碘酪氨酸,而没有甲状腺素和三碘甲腺原氨酸。本病的基本缺陷尚未弄清,可能为甲状腺球蛋白分子结构的改变,也可能为甲状腺内蛋白分解酶的异常,使碘化而未成熟完备的甲状腺球蛋白释入血循环,也可能是正常甲状腺球蛋白产生不足,有时其他蛋白质进入甲状腺被碘化。

(五)肾脏碘清除率增高

引起肾脏碘清除率增高的原因较多,常受内分泌激素和代谢因素的影响。青春发育期和妊娠期碘清除率均增高,造成碘的过量丧失,使机体处于相对缺碘状态,诱发单纯性甲状腺肿。碘清除率增高可表现为家族性,患者常伴有皮质功能亢进症状。艾迪生病及腺垂体功能减退症使碘清除率降低,甲状腺激素 TSH 和雄激素对碘清除率影响较小。

二、发病机制

(一)甲状腺合成、分泌甲状腺激素减少

传统的观点认为,不同病因引起的甲状腺肿反映了共同的发病机制,即一个或几个因素造成甲状腺合成、分泌甲状腺激素减少,继而 TSH 分泌增多,高水平的 TSH 刺激甲状腺生长和甲状腺激素合成,最终甲状腺激素分泌速率恢复正常,患者代谢水平正常,但甲状腺肿大。当疾病严重时,包括 TSH 分泌增多的代偿性反应仍不能使分泌甲状腺激素适应生理需要时,此时患者既有甲状腺肿又有甲减。因此,单纯性甲状腺肿与具有甲状腺肿的甲减仅是程度上的不同,在发病机制方面不能完全分开,单纯性甲状腺肿的特殊原因可能与甲减一起存在或分别存在。与上述观点不一致的是,临床发现大多数单纯性甲状腺肿患者的血清 TSH 水平并不增高。然而,给予抑制剂量的甲状腺激素后,甲状腺肿缩小。这一事实说明 TSH 对甲状腺肿的发生和维持确有作用。对这种矛盾现象的解释有以下三种。①第一种可能的机制是如果存在某些因素使甲状腺对碘的利用发生障碍,即使 TSH 水平正常,甲状腺肿仍可在其刺激下逐渐发生。对此观点最有力支持的动物实验是,切除大鼠垂体,观察其甲状腺重量对标准剂量的外源 TSH 的反应。结果显示,凡实验前存在有碘耗竭的甲状腺,给予 TSH 后其甲状腺增生显著。②第二种可能性为血清 TSH 浓度仅有轻度增加,目前所使用的放射免疫测定方法难以检测出来。③第三种推测为检测患者血清 TSH 时,甲状腺肿已经形成,当初造成甲状腺肿的刺激——高浓度的 TSH 已不再存在,此时已降至正常的 TSH,即可维持甲状腺肿。

(二)甲状腺生长免疫球蛋白

近年对单纯性甲状腺肿中甲状腺增大的机制提出了一种新的观点,认为在一些患者中可能存在一种"甲状腺生长免疫球蛋白"(TGI),它具有 TSH 样的能刺激甲状腺生长的作用,但又不具有 TSH 或 TRAb 能促进甲状腺功能的作用,因此患者无甲状腺功能亢进。这种自身免疫机制所致的单纯性甲状腺肿患者及其亲属易患自身免疫疾病。另外,患者行甲状腺次全切除术后,甲状腺肿易复发。不过,对此观点支持的资料不多,尚需进一步研究证实。对单纯性甲状腺肿中多结节性甲状腺肿发生机制的认识,单纯性甲状腺肿早期为弥漫性甲状腺肿,以后变为多结节性甲状腺肿。多结节性甲状腺肿具有解剖结构和功能上的不均一性,且倾向于发生功能自主性区域。目前对多结节性甲状腺肿发生机制的认识主要有两种意见,一种观点认为长期的 TSH 刺激或高度刺激与复旧的反复循环,造成了多结节性甲状腺肿的发生,同时也导致了某些增生区域的功能自主性。局部的出血、坏死、纤维化及钙化,更加重了结构和功能上的不均一性。另一种观点主要依据对多结节性甲状腺肿的放射自显影和临床研究的结果,认为在疾病开始时甲状腺内就已经存在解剖和功能上的不均一性的基础,后来由于受到长期刺激而变得更趋明显。由于多结节性甲状腺肿存在有自主性的高功能区域,因此当患者接受碘负荷时,易发生甲状腺毒症。为此,对单纯性多结节性甲状腺肿患者,应避免使用含碘药物;在必需使用含碘造影剂的放射学检查后,应密切观察,甚至有人提出应给予抗甲状腺药物(尤其在缺碘地区),以防甲亢发生。

三、病理改变

早期由于甲状腺激素合成和分泌减少,使垂体促甲状腺激素分泌增多,刺激甲状腺滤泡上皮增生,甲状腺呈对称性肿大,表面光滑,重量为 $60 \sim 80$ g。切面可见结节、出血、纤维化或钙化。镜下滤泡上皮轻度或高度增生。病变进一步发展,滤泡发生复旧。此时上皮细胞变成矮立方型或扁平型。滤泡腔由于胶质蓄积而高度扩张,称为胶性甲状腺肿或单纯性甲状腺肿。由于长期反复增生与复旧,则形成结节性甲状腺肿。

肉眼及镜下可见直径几毫米至数厘米大小不等的结节形成,结节间是散在的正常甲状腺组织。结节表面有时可见明显的纤维组织包膜。结节结构极不一致,滤泡呈实心或含丰富的胶质,滤泡上皮矮立方型。部分上皮增生形成乳头状突起伸入滤泡腔内,间质结缔组织增生、透明性变及钙盐沉着,也可有淋巴细胞浸润,有时可见新鲜或陈旧性出血及坏死所引起的机化、胆固醇结晶沉着、巨噬细胞及异物巨细胞浸润等改变。

四、临床表现

单纯性甲状腺肿多见于女性,本病常发生于青春期和妊娠期内,根据国外资料,约 1% 的男孩和 4% 的女孩在 12 岁时有单纯性甲状腺肿。一般人群发病率约 4%。还有些患者主诉其甲状腺肿见于情感应激时或月经期,但这尚未证实。

(一)症状

单纯性甲状腺肿患者早期常无任何症状,偶然被家人或同事发现,或体格检查时发现甲状腺肿大。病程长者,随着病情的发展,甲状腺可逐渐增大,发展至重度肿大时可引起压迫症状。压迫气管可引起咳嗽与呼吸困难、咽下困难、声音嘶哑;压迫血管致血液回流障碍可出现面部青紫、水肿,颈部与胸部浅表静脉扩张。患者还可有头晕,甚至晕厥发生,但均较少见。

(二)体征

甲状腺一般呈弥漫性的轻、中度肿大,质地软,早期无结节,几年后可有大小不等、质地不一的结节,大多数无血管杂音,少数可闻及血管杂音。有多年的单纯性甲状腺肿病史者,甲状腺肿大常不对称,表面不光滑,呈小叶状或结节状。结节为多发性,边界常不清楚。当甲状腺肿发展成较大时,可造成食管和/或气管的受压、移位。胸廓入口处狭窄可影响头、颈和上肢的静脉回流,造成静脉充血,当患者上臂举起时,这种阻塞表现加重(Pemberton征)。

(三)并发症

甲状腺内出血可造成伴有疼痛的急性甲状腺肿大,常可引起或加重阻塞、压迫症状。单纯性甲状腺肿多年后可以发生一个或几个结节的结节性甲状腺肿,并可导致甲状腺功能亢进或甲状腺功能减退。结节性甲状腺肿的另一并发症为癌变,如果甲状腺肿的一部分突然增大,质地坚硬,患者出现喉返神经受压所致的声音嘶哑,或在甲状腺旁出现淋巴结肿大,应注意除外甲状腺癌的可能。

五、实验室检查

(一)甲状腺激素及抗体测定

甲状腺功能检查一般是正常的,部分患者 TT_4 正常低值或轻度下降,但 T_3/T_4 比值常增高,这可能是患者甲状腺球蛋白的碘化作用有缺陷所致。弥漫性甲状腺肿患者血清 TSH 和 TRH 兴奋试验正常,甲状腺素抑制试验阳性。病程较长的单纯性多结节性甲状腺肿患者,其功能自主性的倾向可表现为基础 TSH 水平降低或 TRH 兴奋试验时 TSH 反应减弱或缺乏。部分患者甲状腺素抑制试验可不受抑制。病程长者还可有甲状腺激素水平的降低。抗甲状腺球蛋白抗体和抗微粒体抗体阴性。大多数单纯性甲状腺肿患者的血清甲状腺球蛋白(Tg)水平增高,增高的程度与甲状腺肿的体积呈正相关。

(二)甲状腺摄碘率

放射性碘摄取率一般正常,但部分患者由于轻度碘缺乏或甲状腺激素生物合成缺陷,甲状腺摄碘率增高,但高峰不提前,可被 T_3 所抑制,但当甲状腺结节有自主性功能时,可不被其抑制。

(三)甲状腺 B 超

可示甲状腺弥漫性肿大,部分血流丰富;病程长者,可见有结节。

(四)甲状腺扫描

甲状腺放射性核素显像可见甲状腺弥漫性肿大,放射性分布均匀,如为结节性甲状腺肿,放射性分布不均,可呈现有功能的或无功能的结节。

六、诊断

(一)初步诊断

根据甲状腺肿大及实验室检查、影像学检查特点,基本可以确定诊断。

(1)在非地方性甲状腺肿地区,甲状腺肿大无明显症状者,首先应考虑散发性甲状腺肿。

(2)血清 T_3 和 T_4 水平正常,TSH 水平正常或稍低,TRH 兴奋试验 TSH 反应正常或减弱。为明确是否伴有功能亢进,还是由于缺乏甲状腺激素或缺碘引起,还可做甲状腺素抑制试验。TRAb、TPOAb 阴性。

（3）放射性碘摄取率一般正常，少数患者可呈现^{131}I摄取率增高，但高峰无前移。

（4）影像学检查显示甲状腺弥漫性肿大，结节性患者质地常不均匀。

（二）病因诊断

在诊断了甲状腺肿后，还要根据病史、临床检查等特点，明确甲状腺肿的病因。

有长期服用抑制甲状腺激素合成的药物史者，考虑为药物性甲状腺肿。青春期、妊娠期、哺乳期、外伤及慢性消耗性疾病所致者，常有明显的生理、病理特征。对一些代谢缺陷引起的甲状腺肿，则需行进一步的实验室检查才能确诊为何种缺陷。如碘摄取缺陷时，做放射性碘摄取率检查，发现甲状腺不能浓集碘，唾液中也缺乏碘的浓集；过氧化物酶缺陷时，过氯酸钾释放试验为阳性，血中甲状腺激素水平降低；耦联缺陷时，层析测定甲状腺组织标本可发现甲状腺内大量碘化酪氨酸；碘化酪氨酸脱卤素酶缺陷时，在给患者示踪剂量的放射性碘后，用层析法可显示血浆及尿中碘化酪氨酸；正丁醇不溶性蛋白缺陷时，血清蛋白结合碘及正丁醇提取碘，或蛋白结合碘及血清甲状腺激素碘间差别超过20%；碘和异常蛋白质结合时，可在给放射性碘后于血浆及尿中测得碘和异常蛋白结合的复合物。

七、鉴别诊断

（一）慢性淋巴细胞性甲状腺炎

慢性淋巴细胞性甲状腺炎也称为桥本病，表现为甲状腺弥漫性肿大，但是质地较韧，查甲状腺过氧化物酶抗体和球蛋白抗体常明显增高，提示是一种自身免疫性的甲状腺炎。特别是儿童患者，当抗甲状腺球蛋白抗体和抗微粒体抗体阳性者，应考虑慢性淋巴细胞性甲状腺炎。

（二）甲状腺癌

甲状腺癌时甲状腺肿大，质地韧或偏硬，表面不光滑，有结节，且结节活动度差，周围可有肿大的淋巴结。查B超可示多个不规则结节，甲状腺扫描显示冷结节，查血甲状腺球蛋白、降钙素可升高，甲状腺针吸活检有助于诊断。

（三）亚急性甲状腺炎

多在病毒、细菌感染后引发了自身免疫反应。患者可有发热、咽痛，甲状腺肿大，质地韧或偏硬，压痛明显。查甲状腺功能可以升高，而甲状腺扫描示甲状腺区域显影差，摄碘率降低，这是诊断亚急性甲状腺炎的重要依据。亚急性甲状腺炎时血沉快，合并感染时血常规可升高。

（四）结节性甲状腺肿

病史多较长，甲状腺呈结节样肿大，可以发生T_3型甲亢，也可以出现甲减。单纯性甲状腺肿随着病程延长，进展至多结节阶段时，自主性功能的病灶可出现，部分患者可从临床甲状腺功能正常逐渐发展为甲状腺功能亢进（毒性多结节性甲状腺肿）。

（五）Graves病

单纯性甲状腺肿的弥漫性肿大阶段类似于Graves病或桥本病的甲状腺特点。如果Graves病未处于活动的甲状腺毒症阶段和缺乏眼征表现，单纯性甲状腺肿很难与其区分开，后者TRAb多升高。

八、治疗

（一）内科治疗

大多数单纯性甲状腺肿患者无明确病因可寻，但无论何因，其共同发病机制是甲状腺素合成减少，所以甲状腺激素是最为有效的药物治疗。治疗前必须检测 TSH 基础水平或 TRH 兴奋试验，只有无血清 TSH 浓度降低，或 TSH 对 TRH 反应良好时，才可以用甲状腺激素治疗。较年轻的单纯性弥漫性甲状腺肿患者的血清 TSH 水平多正常或稍增高，是使用甲状腺激素治疗的指征。常用左甲状腺素（$L\text{-}T_4$）治疗，根据病情选择用药剂量，如每天 $50\sim100\ \mu g$，能取得较好效果，使甲状腺逐渐缩小。病程长的多结节性甲状腺肿患者，血清基础 TSH 浓度常 $<0.5\ mU/L$，应做 TRH 兴奋试验，如 TSH 反应降低或无反应，表示甲状腺已有自主性功能，不宜用甲状腺激素治疗。

使用甲状腺激素替代治疗，所给予的剂量应不使 TSH 浓度降低至与甲状腺毒症者相似为宜，即稍小于 TSH 完全抑制的剂量（$<0.1\ mU/L$）。早期单纯性弥漫性甲状腺肿阶段的年轻患者，可每天用 $50\sim100\ \mu g$ 的 $L\text{-}T_4$ 治疗。对老年患者，每天 $50\ \mu g$ 的 $L\text{-}T_4$ 足以使 TSH 抑制到适宜的程度（$0.2\sim0.5\ mU/L$）。

对有明确病因者，应针对病因治疗。如对缺碘或使用致甲状腺肿物质者，应补充碘或停用致甲状腺肿物质，甲状腺肿自然消失。对单纯性甲状腺肿患者补碘应慎重，对无明确证据证实为碘缺乏者，补碘不但无效，而且还有可能引起甲状腺毒症。治疗结果极多样化。早期较小弥漫性增生的甲状腺肿反应良好，3～6 个月消退或者消失。晚期，较大的多结节性甲状腺肿，自主性生长的滤泡细胞比例较高，故药物治疗反应较差，仅约 1/3 的病例腺体体积明显缩小；而其他 2/3 病例中，抑制治疗可防止腺体进一步生长。结节间组织退化，比结节本身的退化更为常见。因此，在治疗期间结节可显现得似乎更为突出。甲状腺最大限度地恢复后，抑制药物可减少到最小剂量，长期维持或有时停止服用。甲状腺肿可保持缩小，也可以复发，难以预测。如复发，应重新开始并无限期地进行抑制性治疗。对甲状腺功能正常的多结节性甲状腺肿患者，至少应每年复查甲状腺功能，并做全面体检，根据需要行影像学检查。

（二）放射性 ^{131}I 治疗

对于血清 TSH 浓度降低的、甲状腺激素水平偏高的单纯性甲状腺肿可给予小剂量放射性 ^{131}I 治疗。治疗前除测定甲状腺的 ^{131}I 摄取率外，还应做甲状腺扫描，以估计甲状腺的功能情况，有放射性 ^{131}I 治疗适应证者方可进行治疗。单纯性甲状腺肿一般不需快速治疗，因此可采取小剂量给予放射碘。由于患者多为老年人，故应警惕放射性碘所引起的甲状腺激素急剧释放这一少见但可能发生的治疗并发症。如患者有冠心病等不能耐受一时性甲亢的疾病，可于放射性碘治疗前先给予抗甲状腺药物。

（三）外科治疗

对单纯性甲状腺肿的外科治疗无生理学依据，一般而言，不应行外科手术治疗，因为甲状腺的部分切除将更进一步限制甲状腺对激素需要增多的适应能力。但若出现压迫阻塞症状，且给予甲状腺激素治疗无效时，手术是指征。有些患者有肿瘤迹象时，应做相应检查，怀疑有恶变时有手术适应证。术后应给予甲状腺激素替代治疗。替代剂量为 $L\text{-}T_4$ 约 $1.8\ \mu g/kg$，以抑制再生性增生和进一步的致甲状腺肿作用。

九、单纯性甲状腺肿的预防

减少单纯性甲状腺肿发生的根本在于预防。多年来，我国为了降低缺碘地区甲状腺肿的发生率，提倡食用碘盐。通过补碘，使缺碘性甲状腺肿的发病率明显降低。少部分患者是由高碘引起的甲状腺肿，在明确病因后可得到较好的预防。如由缺碘引起者，尤其在青春期、妊娠期、哺乳期等生理性需碘量增加时应注意碘的补充,多吃一些海带、紫菜等含碘的食物,防止在这些时期发生甲状腺肿。服用的药物应避免对甲状腺摄碘的影响。

（孙　燕）

第六节　结节性甲状腺肿

结节性甲状腺肿是一种常见的甲状腺病症,又称腺瘤样甲状腺肿,发病率很高,有学者报道可达人群中的 4%,以中年女性多见。多数患者在发现结节性甲状腺肿时,已有多年的病史;部分是由单纯性甲状腺肿发展而来,患者可能无不适感觉,仅少数患者诉说有颈部胀感,待甲状腺肿大至一定程度时才发现。部分是地方性甲状腺肿和散发性甲状腺肿晚期所形成的多发结节。临床表现为甲状腺肿大,并可见到或触及大小不等的多个结节,结节的质地多为中等硬度。临床症状不多,仅为颈前区不适。甲状腺功能多数正常。甲状腺扫描,甲状腺 B 超可以明确诊断。

一、病因与发病机制

结节性甲状腺肿是一种良性疾病,由于机体内甲状腺激素相对不足,致使垂体 TSH 分泌增多,在这种增多的 TSH 长期的刺激下,甲状腺反复增生,伴有各种退行性变,最终形成结节。甲状腺结节的发病机制与病因目前仍不明了,很可能系多因素所致,如遗传、放射、免疫、地理环境因素、致甲状腺肿因素、碘缺乏、化学物质刺激及内分泌变化等多方面综合刺激所致。

致甲状腺肿物质包括某些食物、药物、水源污染、土壤污染及环境污染等;碘缺乏地区有甲状腺肿伴结节性甲状腺肿流行;放射性损伤可以致癌,但应用 ^{131}I 治疗后数十年经验与统计证明,放射性 ^{131}I 治疗的主要不良反应不是致癌,而是甲状腺功能减退,尤其是远期功能低下。在某些多结节性甲状腺肿患者的 TGA 及 TMA 检测中发现有 54.7% 的阳性率,单结节阳性率为16.9%。结节性甲状腺肿患者有先天性代谢性缺陷,导致甲状腺肿代偿性增生过度。环境中缺少硒、氟、钙、氯及镁等微量元素的摄入等。

有人提出"触发因子-促进因子"理论,是由于甲状腺本身在致甲状腺肿物质与放射性损伤或致癌物质促进下,引起患者甲状腺组织细胞内 DNA 性质变化,促使 TSH 或其他免疫球蛋白物质基因突变,不断发展变化,可导致甲状腺组织增生,甚至癌变。早期未发生自主性功能变化以前,经过治疗可获良效,增生的甲状腺结节可以消退,晚期由于自主性功能结节形成或发生其他变化,则用药物治疗难以取效,必须手术切除结节为宜。总之,结节性甲状腺肿发病机制比较复杂,目前仍不确切,有待研究。

二、临床表现

(1)患者有长期单纯性甲状腺肿的病史,发病年龄一般>30 岁。女性多于男性。甲状腺肿大程度不一,多不对称。结节数目及大小不等,一般为多发性结节,早期也可能只有一个结节。结节质软或稍硬,光滑,无触痛。有时结节境界不清,触摸甲状腺表面仅有不规则或分叶状感觉。病情进展缓慢,多数患者无症状。较大的结节性甲状腺肿可引起压迫症状,出现呼吸困难、吞咽困难和声音嘶哑等。结节内急性出血可致肿块突然增大及疼痛,症状可于几天内消退,增大的肿块可在几周或更长时间内减小。主要表现为甲状腺肿大,并可触及大小不等的多个结节,结节的质地多为中等硬度,活动度好,无压痛;少数患者仅能扣及单个结节。

（2）结节性甲状腺肿出现甲状腺功能亢进（Plummer 病），患者有乏力、体重下降、心悸、心律失常、怕热多汗、易激动等症状，但甲状腺局部无血管杂音及震颤，突眼少见，手指震颤亦少见。老年患者症状常不典型。

（3）注意患者有无接受放射线史，口服药物史及家族史，患者来自地区是否为地方性甲状腺肿流行区等。一般结节性甲状腺肿病史较长，无压迫症状，无甲状腺功能亢进症状，患者多不在意，无意中发现甲状腺结节而来就诊检查。

（4）如为热结节又称毒性结节时，患者年龄多在 50 岁以上，结节性质为中等硬度，有甲亢症状，甚至发生心房纤维性颤动及其他心律失常表现，如有出血时可有痛感，甚至发热。结节较大时可出现压迫症状，如发音障碍，呼吸不畅，胸闷、气短及刺激性咳嗽等症状。

（5）如来自碘缺乏地区的结节性甲状腺肿患者，其甲状腺功能可有低下表现，临床上也可发生心率减慢，水肿与皮肤粗糙及贫血表现等。少数患者也可癌变。结节性质为温结节者比较多见，可用甲状腺制剂治疗，肿大的腺体可呈缩小。冷结节比较少见，有临床甲减者可用甲状腺制剂治疗，但往往需要手术治疗。

三、辅助检查

发现甲状腺呈结节性肿大时，需做以下检查。

（一）甲状腺 B 超

可显示甲状腺肿大，有多个低回声区，还可显示甲状腺结节的大小，有无钙化等。甲状腺 B 超可以明确甲状腺结节为实质性或囊肿性，诊断率达 95%。伴有囊肿的甲状腺结节多为良性结节，可用抽吸治愈或缩小结节。实质性结节者还应进行甲状腺扫描或穿刺病理检查等。具有高分辨力的超声图像检查可以分析结节至 1 mm 病灶，临床上认为单结节者，常可发现为多结节，接近于尸检所见，大多数囊肿病变并非真正囊性，而是具有实性组织的病变，并能显示混合性回声波群。

（二）甲状腺扫描

常用的甲状腺扫描有放射性核素[131]I 和[99m]Tc，即[131]I 扫描、[99m]Tc 扫描。甲状腺结节因对碘的摄取能力不同而图像不同，[99m]Tc 可像碘一样被甲状腺所摄取，但不能转化。甲状腺扫描可显示甲状腺的吸碘率，有利于判断甲状腺功能；结节性甲状腺肿时可显示有多个稀疏区，稍大的结节可呈凉结节或冷结节。恶性结节不能摄取碘，恶变区将出现放射稀疏区，根据其摄碘能力，可分为无功能的冷结节，正常功能的温结节和高功能的热结节。放射性核素或[99m]Tc 扫描的缺点是不能完全区分良性或恶性结节，而仅是一个初步判断分析。

（三）甲状腺功能

测定甲状腺功能大多正常。但是要注意 TSH，如升高提示甲状腺功能偏低，需要补充甲状腺激素治疗；如降低需排除合并甲亢的可能。如甲状腺球蛋白抗体（TGA）或甲状腺过氧化物酶抗体（TPOAb）升高，提示有桥本病的可能。

（四）血甲状腺球蛋白和降钙素测定

这两项指标有助于排除甲状腺癌。当甲状腺有结节时，需进行测定。甲状腺癌时甲状腺球蛋白可升高；降钙素升高是甲状腺髓样癌的特异性指标。

(五)甲状腺 CT 或 MRI

当怀疑有甲状腺癌的可能时,需做甲状腺 CT 或 MRI 辅助诊断。

(六)甲状腺吸^{131}I 率

结节性甲状腺肿吸^{131}I 率正常或增高,但无高峰前移。出现 Plummer 病时,吸^{131}I 率升高,或虽在正常范围内而高峰前移。

(七)甲状腺穿刺组织病理检查

应用细针针吸活检术检查,对甲状腺结节的诊断有一定价值,比较安全。穿刺结果有助于手术治疗指征,其细胞学准确度达 50%~97%。但也可取样有误,特别是有囊性变患者及结节较小者,如<1 cm 的病变,穿刺准确度可有困难。细针活检不能确定,还可用粗针再穿刺活检,其结果可能更加准确。但穿刺针进入恶性结节癌肿以后,可将癌细胞扩散为其害处,应特别注意。为了术前明确结节性质,也可采用开放性甲状腺组织活检,以利全面分析。

四、鉴别诊断

(一)甲状腺腺瘤

尤其是与多发性腺瘤鉴别。结节性甲状腺肿患者年龄较大,病史较长,甲状腺肿大呈分叶状或多个大小不等的结节,边界不清,甲状腺激素治疗,腺体呈对称性缩小。多发甲状腺腺瘤甲状腺肿大不对称,可触及多个孤立性结节,如合并单纯性甲状腺肿,腺瘤结节边界亦较清楚,质地较周围组织略坚韧,甲状腺激素治疗,腺体组织缩小,结节更加突出。

(二)结节性甲状腺肿伴甲亢

与 Graves 病鉴别。前者地方性甲状腺肿流行区多见,年龄一般较大,多在 40 岁以上,常在出现结节多年后发病,甲状腺功能亢进症状较轻而不典型。Graves 病发病年龄多在 20~40 岁,两侧甲状腺弥漫肿大,眼球突出,手指震颤,甲状腺局部可触及震颤及听到血管杂音。甲状腺扫描发现一个或数个"热结节"。

(三)其他

1.甲状腺囊肿

甲状腺扫描为"冷结节",B 超检查为囊性结节,细针穿刺可明确诊断。

2.甲状腺腺瘤

多数为单发,生长缓慢,无症状。甲状腺扫描为"温结节"。若为毒性腺瘤表现为"热结节"。腺瘤也可发生出血、坏死液化呈"冷结节"。

3.甲状腺癌

甲状腺癌早期除甲状腺结节外可无任何症状,此时与结节性甲状腺肿鉴别困难。可做针刺活组织检查,尤其粗针穿刺诊断意义很大。

4.毒性结节性甲状腺肿

老年人多见,无突眼,心脏异常多见。甲状腺扫描可见多个摄碘功能增强的结节,夹杂不规则的浅淡显影区。

5.甲状腺肿瘤

滤泡性甲状腺癌分泌甲状腺激素引起甲亢。局部可扪及肿块,核素扫描、超声检查及细针穿刺细胞学检查可协助诊断。

五、治疗

(一)甲状腺激素抑制治疗

TSH 是甲状腺细胞生长增殖的主要刺激因子。甲状腺激素治疗可以抑制垂体 TSH 的分泌,减少对甲状腺的刺激,使结节性甲状腺肿停止发展并缩小。一般单纯性结节性甲状腺肿,无论是单结节及多发性结节,如果是温结节或冷结节都可使用甲状腺制剂进行治疗。给甲状腺粉(片)每天 40～80 mg 口服;或用 $L-T_4$,每天 50～100 μg 口服。治疗后肿大的结节缩小者可继续使用至完全消失,有效的甲状腺激素治疗应能抑制 TSH 的分泌,使其维持在正常范围的低限为宜,但不宜过度抑制引起甲亢。对老年人特别是有心脏病者应适当减量。治疗至少 3～6 个月。实质性甲状腺结节用甲状腺素治疗效果尚不理想,仅有 30%～40% 的患者有效,结节缩小。如治疗过程中结节变大应考虑手术治疗。

(二)手术治疗

当结节性甲状腺肿经做相应鉴别诊断的检查,或做甲状腺针吸活检怀疑有恶变时,目前主张手术治疗。

手术指征:①结节性甲状腺肿较大,有压迫症状者;②结节迅速增大,或有颈淋巴结肿大,疑恶变者。尽管诊断手段不断改进,多数手术治疗的甲状腺结节均为良性病变。因手术的并发症随手术范围扩大而增加,病变恶性程度的估计在计划手术范围中起主要作用。经细针穿刺、病理检查诊断为恶性者,应进行甲状腺全切;如穿刺结果为良性、而临床疑为恶性者可进行甲状腺叶切除。穿刺结果可疑者根据手术中冷冻切片结果决定手术范围。

(三)毒性结节性甲状腺肿治疗

主要用手术治疗和放射性碘治疗。手术治疗效果好,不易复发。手术前需用抗甲状腺药物治疗控制甲亢病情后再行手术治疗。该类甲状腺肿患者因只有结节具有较高的摄^{131}I 功能,结节以外的甲状腺处于抑制状态,所以放射性碘治疗不会造成结节以外的甲状腺组织损伤。可用于老年患者,特别是有心脏病者。对于老年患者或有其他严重疾病而不能耐受手术者,可用抗甲状腺药物治疗。

(缪姗姗)

第七节　甲状腺腺瘤

甲状腺腺瘤是起源于甲状腺滤泡细胞的良性肿瘤,目前认为本病多为单克隆性,是由与甲状腺癌相似的刺激所致。临床分滤泡状和乳头状实性腺瘤两种,前者多见。常为甲状腺囊内单个边界清楚的结节,有完整的包膜。

一、病因及发病机制

甲状腺腺瘤的病因未明,可能与性别、遗传因素、射线照射、TSH 过度刺激有关,也可能与地方性甲状腺肿疾病有关。

（一）性别

甲状腺腺瘤在女性的发病率为男性的 5～6 倍,提示可能性别因素与发病有关,但目前没有发现雌激素刺激肿瘤细胞生长的证据。

（二）癌基因

甲状腺腺瘤中可发现癌基因 *c-myc* 的表达。腺瘤中还可发现癌基因 *H-ras* 第 12、13、61 密码子的活化突变和过度表达。高功能腺瘤中还可发现 TSH-G 蛋白腺嘌呤环化酶信号传导通路所涉及蛋白的突变,包括 TSH 受体跨膜功能区的胞外和跨膜段的突变和刺激型 GTP 结合蛋白的突变。上述发现均表明腺瘤的发病可能与癌基因有关,但上述基因突变仅见于少部分腺瘤中。

（三）家族性肿瘤

甲状腺腺瘤可见于一些家族性肿瘤综合征中,包括 Cowden 病和 Catney 联合体病等。

（四）外部射线照射

幼年时期头、颈、胸部曾经进行过 X 线照射治疗的人群,其甲状腺癌发病率约增高 100 倍,而甲状腺腺瘤的发病率也明显增高。

（五）TSH 过度刺激

在部分甲状腺腺瘤患者可发现其血 TSH 水平增高,可能与其发病有关。实验发现,TSH 可刺激正常甲状腺细胞表达前癌基因 *c-myc*,从而促使细胞增生。

二、病理类型

（一）滤泡状腺瘤

滤泡状腺瘤是最常见的一种甲状腺良性肿瘤,根据其腺瘤实质组织的构成分为以下几种。

1.胚胎型腺瘤

由实体性细胞巢和细胞条索构成,无明显的滤泡和胶体形成。瘤细胞多为立方形,体积不大,细胞大小一致。胞浆少,嗜碱性,边界不甚清;胞核大,染色质多,位于细胞中央。间质很少,多有水肿。包膜和血管不受侵犯。

2.胎儿型腺瘤

胎儿型腺瘤主要由体积较小而均匀一致的小滤泡构成。滤泡可含或不含胶质。滤泡细胞较小,呈立方形,胞核染色深,其形态、大小和染色可有变异。滤泡分散于疏松水肿的结缔组织中,间质内有丰富的薄壁血管,常见出血和囊性变。

3.胶性腺瘤

胶性腺瘤又称巨滤泡性腺瘤,最多见,瘤组织由成熟滤泡构成,其细胞形态和胶质含量皆和正常甲状腺相似。但滤泡大小悬殊,排列紧密,亦可融合成囊。

4.单纯性腺瘤

滤泡形态和胶质含量与正常甲状腺相似。但滤泡排列较紧密,呈多角形,间质很少。

5.嗜酸性腺瘤

嗜酸性腺瘤又称 Hurthle 细胞瘤。瘤细胞大,呈多角形,胞浆内含嗜酸颗粒,排列成条或成簇,偶呈滤泡或乳头状。

（二）乳头状腺瘤

良性乳头状腺瘤少见,多呈囊性,故又称乳头状囊腺病。甲状腺腺瘤中,具有乳头状结构者有较大的恶性倾向,良性乳头状腺瘤少见,多呈囊性,故又称乳头状囊腺瘤。乳头由单层立方或低柱状细胞覆于血管及结缔组织而构成,细胞形态和正常静止期的甲状腺上皮相似,乳头较短,分支较少,有时见乳头中含有胶质细胞。乳头突入大小不等的囊腔内,腔内有丰富的胶质。瘤细胞较小,形态一致,无明显多形性和核分裂象。甲状腺腺瘤中,具有乳头状结构者有较大的恶性倾向。

(三)不典型腺瘤

不典型腺瘤比较少见,腺瘤包膜完整,质地坚韧,切面细腻而无胶质光泽。镜下细胞丰富,密集,常呈片块状、巢状排列,结构不规则,多不形成滤泡。间质甚少。细胞具有明显的异形性,形状、大小不一致,可呈长方形、梭形;胞核也不规则,染色较深,亦可见有丝分裂象,故常疑为癌变,但无包膜、血管及淋巴管浸润。

(四)甲状腺囊肿

根据内容物不同可分为胶性囊肿、浆液性囊肿、坏死性囊肿、出血性囊肿。

(五)功能自主性甲状腺腺瘤

瘤实质区可见陈旧性出血、坏死、囊性变、玻璃样变、纤维化、钙化。瘤组织边界清楚,周围甲状腺组织常萎缩。

三、临床表现

甲状腺腺瘤可发生于任何年龄,但以青年女性多见;多数无自觉症状,往往在无意中发现颈前区肿块;大多为单个,无痛;包膜感明显,可随吞咽移动。肿瘤增长缓慢,一旦肿瘤内出血或囊变,体积可突然增大,且伴有疼痛和压痛,但过一时期又会缩小,甚至消失。少数增大的肿瘤逐渐压迫周围组织,引起气管移位,但气管狭窄罕见;患者会感到呼吸不畅,特别是平卧时为甚。胸骨后的甲状腺腺瘤压迫气管和大血管后可引起呼吸困难和上腔静脉压迫症。少数腺瘤可因钙化斑块使瘤体变得坚硬。典型的甲状腺腺瘤很容易做出临床诊断,甲状腺功能检查一般正常;核素扫描常显示温结节,但如有囊变或出血就显示冷结节。自主性高功能甲状腺腺瘤可表现不同程度的甲亢症状。

四、实验室及相关辅助检查

(一)甲状腺功能检查

血清 TT_3、FT_3、TT_4、FT_4、TSH 均正常。自主性高功能甲状腺腺瘤患者血清 TT_3、FT_3、TT_4、FT_4 增高,TSH 降低。

(二)X 线检查

如腺瘤较大,颈胸部 X 线检查可见气管受压移位,部分患者可见瘤体内钙化等。

(三)核素扫描

90%的腺瘤不能聚集放射性锝或碘,核素扫描多显示为"冷结节",少数腺瘤有聚集放射性碘的能力,核素扫描示"温结节";自主性高功能腺瘤表现为放射性浓聚的"热结节";腺瘤发生出血、坏死等囊性变时则均呈"冷结节"。

(四)B 型超声检查

对诊断甲状腺腺瘤有较大价值,超声波下腺瘤和周围组织有明显界限,有助于辨别单发或多发,囊性或实性。

（五）甲状腺穿刺活检

有助于诊断，特别在区分良恶性病变时有较大价值，但属创伤性检查，不易常规进行。

五、诊断与鉴别诊断

甲状腺腺瘤的诊断可参考以下要点：①颈前单发结节，少数亦可为多发的圆形或椭圆形结节，表面光滑、质韧，随吞咽活动，多无自觉症状；②甲状腺功能检查正常；③颈部淋巴结无肿大；④服用甲状腺激素3～6个月后，肿块不缩小或更明显突出。

甲状腺腺瘤需要与以下疾病相鉴别。

（一）结节性甲状腺肿

甲状腺腺瘤主要与结节性甲状腺肿相鉴别。后者虽有单发结节，但甲状腺多呈普遍肿大，在此情况下易于鉴别。一般来说，腺瘤的单发结节长期病程之间仍属单发，而结节性甲状腺肿经长期病程之后多成为多发结节。另外，甲状腺肿流行地区多诊断为结节性甲状腺肿，非流行地区多诊断为甲状腺腺瘤。在病理上，甲状腺腺瘤的单发结节有完整包膜，界限清楚。而结节性甲状腺肿的单发结节无完整包膜，界限也不清楚。

（二）甲状腺癌

甲状腺腺瘤还应与甲状腺癌相鉴别，后者可表现为甲状腺质硬，结节表面凹凸不平，边界不清，颈淋巴结肿大，并可伴有声嘶、霍纳综合征等。

六、治疗

（一）甲状腺激素治疗

能抑制垂体 TSH 的分泌，减少 TSH 对甲状腺腺瘤的刺激，从而使腺瘤逐渐缩小，甚至消失。从小剂量开始，逐渐加量。可用左甲状腺素 50～150 μg/d 或干甲状腺片 40～120 mg/d，治疗 3～4 个月。适于多发性结节或温结节、热结节等单结节患者。如效果不佳，应考虑手术治疗。

（二）手术治疗

甲状腺腺瘤有癌变可能的患者、或引起甲亢者，应行手术切除腺瘤。伴有甲亢的高功能腺瘤，需要先用抗甲状腺药物控制甲亢，待甲状腺功能正常后，行腺瘤切除术，可使甲亢得到治愈。

对于甲状腺腺瘤，手术切除是最有效的治疗方法，无论肿瘤大小，目前多主张做患侧腺叶切除或腺叶次全切除而不宜行腺瘤摘除术。其原因是临床上甲状腺腺瘤和某些甲状腺癌特别是早期甲状腺癌难以区别。另外约 25% 的甲状腺腺瘤为多发，临床上往往仅能查到较大的腺瘤，单纯腺瘤摘除会遗留小的腺瘤，日后造成复发。因甲状腺腺瘤有引起甲亢（发生率约为 20%）和恶变（发生率约为 10%）的可能，故应早期行包括腺瘤的患侧，甲状腺大部或部分（腺瘤小）切除。切除标本必须立即行冷冻切片检查，以判定有无恶变。

（缪姗姗）

第八节　甲状腺癌

甲状腺癌是最常见的内分泌恶性肿瘤。按照组织学特征，起源于甲状腺滤泡细胞可以分为分化型甲状腺癌和未分化甲状腺癌,占所有甲状腺癌的95%以上。分化型甲状腺癌包括乳头状甲状腺癌和滤泡型甲状腺癌,这类甲状腺癌通常是可治愈的。相反,未分化甲状腺癌来势凶猛,预后很差。近年来,甲状腺癌发病率逐年上升。年龄是一个影响甲状腺癌的重要因素,>45岁的患者预后较差。甲状腺癌多见于女性,但男性患者预后较差。另外的危险因素包括颈部放疗史,直径>4 cm的肿瘤,原发灶外侵,淋巴结及远处转移。

起源于甲状腺滤泡旁C细胞的恶性肿瘤称为甲状腺髓样癌,占所有甲状腺癌的3%左右,其分为散发性髓样癌、家族性髓样癌、MEN综合征。

一、概述

(一)甲状腺癌分期

甲状腺癌UICC分期如下。

1.TNM分期

(1)T分期。

T_x:无法对原发肿瘤做出估计。

T_0:未发现原发肿瘤。

T_1:原发肿瘤≤2 cm,局限于甲状腺内。

T_2:2 cm<原发肿瘤≤4 cm,局限于甲状腺内。

T_3:肿瘤>4 cm,肿瘤局限在甲状腺内或有少量延伸到甲状腺外。

T_{4a}:肿瘤蔓延至甲状腺包膜以外,并侵犯皮下软组织、喉、气管、食管或喉返神经。

T_{4b}:肿瘤侵犯椎前筋膜,或包绕颈动脉或纵隔血管。

未分化癌均为T_4。

T_{4a}:未分化癌,肿瘤限于甲状腺内,尚可外科切除。

T_{4b}:未分化癌,肿瘤已侵出包膜,外科难以切除。

(2)N分期。

N_0:无淋巴结转移。

N_{1a}:肿瘤转移至Ⅵ区(气管前、气管旁和喉前淋巴结)。

N_{1b}:肿瘤转移至单侧、双侧、对侧颈部或上纵隔淋巴结。

(3)M分期。

M_0:无远处转移。

M_1:远处有转移。

2.不同甲状腺癌的临床分期

(1)甲状腺乳头状腺癌或滤泡状腺癌(45岁以下)。

Ⅰ期:任何T,任何NM_0。

Ⅱ期:任何T,任何NM_1。

(2)甲状腺乳头状腺癌或滤泡状腺癌(45岁以上)及髓样癌(任何年龄)。

Ⅰ期:$T_1N_0M_0$。

Ⅱ期:$T_2N_0M_0$。

Ⅲ期:$T_3N_0M_0$,$T_{1\sim3}N_{1a}M_0$。

ⅣA期:$T_{1\sim3}N_{1b}M_0$,$T_{4a}N_{0\sim1}M_0$。

ⅣB期：T_{4b}任何NM_0

ⅣC期：任何T任何NM_1。

（3）未分化癌（全部归Ⅳ期）。

ⅣA期：T_{4a}任何NM_0。

ⅣB期：T_{4b}任何NM_0。

ⅣC期：任何T任何NM_1。

（二）甲状腺癌危险因素

放射接触史，碘的不适当摄入，淋巴性甲状腺炎，激素原因和家族史都是可能引起甲状腺癌的危险因素。

1.放射接触史

放射接触史能够增加甲状腺乳头状癌的发生。这一现象，在广岛和长崎的原子弹爆炸，马绍尔群岛和内华达的核试验失误，以及切尔诺贝利核泄漏（后被观察及证实）出现。尤其在切尔诺贝利核泄漏后，受到核辐射的儿童发生了更多的乳头状甲状腺癌，这可能与儿童甲状腺更易受放射线影响，或者儿童食用了更多受核污染的牛奶有关。儿童时期因头颈部肿瘤接受过放射治疗，也会导致乳头状甲状腺癌发生风险的增加。

2.缺碘

碘是合成甲状腺激素的必需原料。缺碘引起甲状腺滤泡细胞代偿性增生，导致甲状腺肿。在缺碘地区，甲状腺滤泡性肿瘤发病率升高；而在碘摄入过多的地区，乳头状甲状腺癌则更易发生。在动物实验中，碘的过量摄入，能导致甲状腺癌由滤泡型向乳头状表型转换。但是碘的不适量摄入如何导致甲状腺癌发生依旧不明。

3.免疫因素

乳头状甲状腺癌中通常可见淋巴细胞浸润，这一现象可能提示免疫因子可能参与恶性肿瘤的发生发展。分子生物学分析提示淋巴细胞甲状腺炎可能是甲状腺恶性肿瘤的早期表现。但其确切机制依旧不明。

4.年龄因素

大多数分化型甲状腺癌发生于20～50岁患者，女性患者为男性患者的2～4倍。这一现象可能提示女性激素可能参与甲状腺癌的发生。并且，雌激素受体在甲状腺滤泡细胞膜上表达，雌激素可导致滤泡细胞的增殖。同样并没有明确的动物模型能够复制，甲状腺癌与妊娠或外源性雌激素使用的关系。

5.遗传因素

遗传性因素对于甲状腺癌的发生也是同样重要的。若父母患有甲状腺癌，则患肿瘤风险增加3.2倍；若同胞兄妹患有甲状腺癌，则患肿瘤风险增加6.2倍。非家族性髓样癌发生率为3.5%～6.2%。

二、乳头状甲状腺癌

乳头状甲状腺癌（PTC）是最常见的甲状腺癌，占所有甲状腺癌的70%～90%。乳头状癌有着其特征的组织学表现："砂粒体"和"营养不良性钙化"。甲状腺乳头状癌以淋巴结转移为主，常以颈部肿大淋巴结为首发症状。

（一）临床表现

患者以女性为多，男与女之比为 1∶2.7，年龄 6～72 岁，20 岁以后明显增多，31～40 岁组患病最多，占 30%，50 岁以后明显减少。乳头状癌淋巴结转移机会多，临床触不到淋巴结的患者，经选择性颈清扫术后，病理检查结果有 46%～72% 的病例有淋巴结转移。有些患者以颈部淋巴结肿大来就诊，甲状腺内肿物可能已经数月或数年。因甲状腺内肿物发展较慢，且无特殊体征，常被误诊为良性，肿物可以很小，仅 0.5～1.0 cm。晚期可以明显肿大，直径可达 10 cm 以上。呈囊性或部分呈囊性，侵犯气管或其他周围器官时肿物固定。侵犯喉返神经出现声音嘶哑，压迫气管移位或肿瘤侵入气管内出现呼吸困难。淋巴结转移多至颈深中组及颈深下组，晚期可转移至上纵隔。血行转移较少，有 4%～8%，多见于肺或骨。

（二）辅助检查

1.原发病变的诊断

无淋巴结转移的情况下，对甲状腺肿物的性质难以判断，在治疗前应进行如下的检查以明确病变的范围、与周围器官的关系、甲状腺功能的损伤程度、TSH 的分泌状况等。

（1）甲状腺核素扫描：大多数滤泡型腺癌和乳头状腺癌有吸碘功能，以往为术前主要手段，目前随着其他临床检查的发展已少用。

（2）B 超检查：可发现甲状腺内肿物是多发或单发、有无囊性变、颈部有无淋巴结转移、颈部血管受侵情况等。

（3）CT 检查：显示甲状腺内肿瘤的位置、内部结构情况、钙化情况，无包膜恶性可能性大。虽不能做出定性诊断但对医师手术操作很有帮助，CT 能显示肿物距大血管的远近，距喉返神经、甲状旁腺、颈段食管的远近，肿瘤是否侵犯气管壁及侵入气管内、向胸骨后及上纵隔延伸情况，纵隔内淋巴转移情况。使外科医师术前心中有数，减少盲目性，能制三维成像的 CT 更好。

（4）磁共振成像（MRI）：在无碘过敏患者中，不推荐使用。

（5）PET/CT：可判断肿瘤代谢情况，主要判断远处转移情况。

（6）针吸细胞学检查：近年来由于针吸细胞学诊断的进步，广泛应用于临床，但应用于甲状腺肿物的诊断有一定限度。

2.颈淋巴结转移的诊断

（1）临床触不到淋巴结而甲状腺内肿物高度怀疑癌，此为 N_0 病例，这类患者不一定没有淋巴结转移，应做 B 超或 CT 检查以发现手摸不到的肿大淋巴结。因有些患者脂肪厚，肌肉发达，淋巴结虽已很大且呈串也不易触及，如 B 超及 CT 检查怀疑转移，且甲状腺内肿物证实为癌应按联合根治术准备。

（2）甲状腺肿物合并颈淋巴结肿大时，淋巴结位于中、下颈深较多，位于胸锁乳突肌前缘或被覆盖，活动或固定，大致可判断为甲状腺癌颈转移，以乳头状癌为多见。如针吸细胞学阳性则可确诊。

（三）治疗

1.放射治疗

分化型甲状腺癌对放射治疗敏感性差，以手术治疗为主要手段，单纯体外放射治疗对甲状腺癌的治疗并无好处。[131]I 治疗：用于手术不能切除的分化型甲状腺癌或远处转移的甲状腺癌。

2.手术治疗

（1）原发癌的处理：①一侧腺叶切除加峡部切除加Ⅵ区淋巴结清扫为单侧甲状腺癌治疗的最

小手术方式;②全甲状腺切除当病变涉及两侧腺叶时行全甲状腺切除术,考虑到甲状腺多灶性癌的存在,应注意同侧腺叶多灶肿瘤,易出现对侧甲状腺内微小病灶的发生;③高分化侵袭性甲状腺癌,应积极地予以手术治疗,治疗越早,预后越好;④微小癌的治疗目前甲状腺乳头状微癌的治疗方式尚不统一。

（2）淋巴结转移癌的处理:不论是传统式的颈清扫术还是保留功能的改良根治术都应将各区淋巴结不论大小彻底切除。

三、甲状腺滤泡型腺癌

滤泡型癌较乳头状癌发病率低,占甲状腺癌的 10％～15％,较乳头状癌发病年龄大,常见于中年人,平均年龄 45～50 岁,男女之比为 1∶3。其恶性程度介于乳头状癌和未分化癌之间,易出现血行转移,如肺、骨、肝、脑等处。很少出现淋巴结转移。转移的组织,很像正常甲状腺,因此有人称为"异位甲状腺"。

临床表现大多数是单发的,少数也可是多发的。容易误诊为甲状腺腺瘤。预后较乳头状癌差。影响预后的决定因素是远处转移,不是甲状腺包膜的侵犯。

四、甲状腺未分化癌

甲状腺未分化癌（ATC）在甲状腺癌中比例较少,占 3％～8％。

（一）临床表现

本病发病年龄较高,男性发病较高。病情发展较快,出现颈部肿物后增长迅速,1～2 周内肿物固定,声音嘶哑,呼吸困难。有 1/3 患者颈部肿物多年,近几个月来迅速增大,因此有学者认为此部分病例是在原有分化型甲状腺癌或良性肿物基础上的恶变。

（二）辅助检查

CT 及颈部 X 线片常见气管受压,或前后径变窄或左右径变窄,或气管受压移位,偏于一侧,椎前软组织增厚,表明肿瘤从食管后椎前包绕了气管、食管。常有颈淋巴结转移,有时颈部转移淋巴结和甲状腺的原发灶融合在一起。根据肿物形态及硬度常可确诊。

（三）治疗

大多数患者来诊较晚,失去根治性治疗机会。有时手术目的是为了解决呼吸道梗阻,仅做气管切开。对少部分原发肿瘤较小的病例,尽量给予切除,然后行气管切开或气管造瘘,术后给予放疗及化疗,有的患者有一定疗效,有 40％的患者可获完全缓解。

五、甲状腺髓样癌

甲状腺髓样癌（MTC）起源于甲状腺滤泡旁细胞或称 C 细胞。癌细胞可分泌多种胺类和多肽类激素,降钙素等,此外还有 5-羟色胺、组胺、前列腺素及 ACTH 样物质,导致部分患者出现顽固性腹泻,多为水样泄,但肠吸收障碍不严重,常伴有面部潮红。当肿瘤切除后腹泻即可消失,癌复发或转移时腹泻又可出现。

甲状腺髓样癌可分为散发性及家族性两种,前者约占 80％,不伴有其他内分泌腺部位的肿瘤,没有特殊的临床表现,后者占 20％,有明显家族史,分为两种类型:一类叫多发内分泌肿瘤 ⅡA 型,此型包括甲状腺髓样癌、嗜铬细胞瘤和甲状旁腺功能亢进,因是三十年前 Sipple 首先描述,被称为 Sipple 综合征。另一类叫多发内分泌肿瘤 ⅡB 型,此型包括甲状腺髓样癌、嗜铬细胞瘤及伴有多发性黏膜神经瘤,并有特征性的面部表现(嘴唇肥厚、宽鼻梁、脸外翻等)。

(一)临床表现

甲状腺髓样癌占甲状腺恶性肿瘤的 6%～8%。除少数合并内分泌综合征外,大多数与其他类型的甲状腺癌相似,主要是甲状腺区肿块,有时有淋巴结肿大,可出现双侧颈转移,多数生长缓慢,病程长达 10～20 年,大多数 1 年左右。

(二)辅助检查

血清降钙素升高伴甲状腺结节患者,首先考虑甲状腺髓样癌,若无其他内分泌综合征及肿瘤可确诊。部分甲状腺髓样癌患者可有血清 CEA 升高。

(三)治疗

手术是治疗的有效手段。有淋巴结转移时行颈清扫手术,对于是否行预防性颈清扫术,目前有一定争议。目前有靶向药物针对甲状腺髓样癌,但疗效不明确。

六、甲状腺其他恶性肿瘤

甲状腺还有其他恶性肿瘤,如血管肉瘤、纤维肉瘤、癌肉瘤、骨肉瘤、恶性纤维组织细胞瘤等,均少见。其中值得注意的是恶性淋巴瘤,近年来文献报道有增多趋势。

恶性淋巴瘤少见,占所有甲状腺恶性肿瘤的 0.6%～5%,占所有淋巴瘤的 2.2%～2.5%。文献报道甲状腺恶性淋巴瘤合并慢性淋巴细胞性甲状腺炎高达 95%～100%。所以细针穿刺应多方、多点穿刺。可疑者应做诊断性探查手术,术中制冷冻切片检查,确诊后根据情况行峡部切除或一叶切除,以免将来病变进一步发展压迫气管造成呼吸困难。

甲状腺恶性淋巴瘤是以放疗为主的综合治疗,配合以化疗。有低度恶性及高度恶性两种。其治疗效果优于甲状腺未分癌。

(孙　燕)

第七章　乳腺疾病

第一节　乳房湿疹

乳房湿疹多发生在乳头及乳晕处,是皮肤的一种非特异性过敏性炎症。男女均可发生,但以哺乳期妇女多见,有时可与身体其他部位皮肤损害同时伴发。皮疹为多形性,常有皲裂、瘙痒,易复发。

一、病因及发病机制

病因较复杂,多由于一些外界或体内因素的相互作用所致。

(一)外界因素

如日光、寒冷、炎热、多汗、摩擦,以及各种动物皮毛、植物、化学物质、化妆品、肥皂、人造纤维、染料、塑料制品等均可诱发湿疹,有些食物如蛋类、鱼虾、蟹、牛奶等异性蛋白,尤其在哺乳期过食各种不新鲜的异性蛋白食物可使一些乳房湿疹加重。

(二)内在因素

如过敏性体质、代谢、内分泌或消化道功能紊乱、神经精神功能障碍、过度疲劳、精神紧张、病灶感染、肠寄生虫病等。

从发病机制上看,本病主要是由复杂的内外因素激发引起的一种迟发型变态反应。患者可能是具有一定的湿疹体质,在一些因素激发下发病。本病常涉及多方面因素,病因复杂,且有些还不太清楚,尚待进一步研究。

二、临床表现

多见于哺乳期妇女,病变多发生于乳头、乳晕特别是乳房下部,常反复发作而转慢性,急性期常出现多数密集粟粒大的小丘疹、疱疹或小水疱、基底潮红、有点状渗出及糜烂面、有浆液不断渗出,可伴有结痂、脱屑等。皮损易转为亚急性或慢性而经久不愈,此时临床表现为皮肤表面粗糙、肥厚、乳头皲裂,一般双侧乳房受累,自觉瘙痒。婴儿吸吮时可有剧烈疼痛。停止哺乳后多易治愈。

三、诊断和鉴别诊断

根据患者多为哺乳期妇女,对称发生于乳头、乳晕红斑处,有糜烂、渗出及皲裂、瘙痒、易反复发作等特点,诊断不难。一般应与湿疹样癌、接触性皮炎等疾病鉴别。

(一)湿疹样癌

湿疹样癌又称 Paget 病,是一种特殊类型的乳腺癌,多发生于中老年女性,偶可发生于男性乳房及其他富有大汗腺的部位。一般多见于女性单侧乳头、乳晕及其周围,呈湿疹样外观,但为境界清楚的红色斑疹,常有浸润结痂,逐渐向外扩大。一般无自觉症状,抗湿疹药物无效,细胞学检查可以协助诊断。

(二)接触性皮炎

本病有明显的接触一些物品史。较常见的局部外涂正红花油、风油精、花露水或其他药品以及橡皮膏等。其皮损特点为单一性的皮疹,如丘疹或小疱,边界清楚,非对称性。去除诱因,皮损很快减轻或消失。

四、治疗

(一)一般防治原则

(1)尽可能寻找该病发生的原因,对患者的生活环境、饮食习惯等做深入了解,并对全身情况进行全面检查,有无慢性病灶及内脏器官疾病,以排除可能的致病因素。

(2)避免各种外界刺激,如热水烫洗、剧烈搔抓、过度洗拭及接触其他患者敏感的物质如皮毛制品等。

(3)避免使用易致敏和刺激食物,如鱼、虾、蟹、羊肉、酒类等。

(4)对局部糜烂渗出或皲裂较重的患者,应适当减少哺乳的次数,可采取方法将乳汁挤入奶瓶给婴儿喂服,以缓解局部炎性渗出。另外要外用或内服抗湿疹药物。

(二)外用疗法

局部皮肤有渗出时,可用 0.05％小檗碱水(用 2 000 mL 开水冲 10 片小檗碱溶解放凉即可)或 1∶8 000 高锰酸钾水湿敷;轻度糜烂时可外用氧化锌丁香油酚糊剂(酚锌油)、曲咪新乳膏(皮康霜)、复方康纳乐或健疗霜外涂;对慢性湿疹可外用丙酸氯倍他索软膏(恩肤霜)、复方醋酸地塞米松乳膏(皮炎平)或曲安西龙尿素软膏外涂,有皲裂时可外涂肝素软膏。

(三)内用疗法

患者在哺乳期一般不给予口服抗组胺药物治疗,皮损较重时可服氯苯那敏 4 mg,每天 3 次;或赛庚啶 2 mg,每天 3 次;也可给予唯尔本注射液 0.5 mg,隔天 1 次肌内注射,或胸腺素 5~10 mg,每天 1 次肌内注射;较重者也可口服转移因子口服液 10 mL,每天 1 次,也可口服中药肤痒冲剂 8 g,每天 3 次。

(四)半导体激光照射治疗

可用于哺乳期患者,半导体激光照射前先给予患者生理盐水纱布冷湿敷患处 30 分钟,清除患处分泌物与痂屑,期间每隔 3~5 分钟浸湿纱布 1 次,湿敷完毕后进行激光照射治疗。患者取仰卧位,激光输出功率设定为 510 mW,激光探头距患处约 1 cm,每次照射15分钟,照射完毕后外涂适量甘油,每天 2 次,7 次为 1 个疗程。

(孙 燕)

第二节 乳 头 皲 裂

乳头皲裂是哺乳期乳头发生的浅表溃疡,初产妇多于经产妇。

一、病因

常见的原因是乳头发育不良(内陷、过小),哺乳困难,婴儿吸乳用力过大发生损伤;其次是乳汁分泌过多,外溢侵蚀乳头及周围皮肤,引起糜烂或湿疹;乳头外伤、婴儿口腔有炎症,哺乳过程中将乳头咬破也可造成乳头皲裂。

二、临床表现

首先是乳头表面有小裂口和溃疡,哺乳时有剧烈疼痛;其次,因哺乳疼痛减少哺乳时间和次数,造成乳汁淤积或细菌感染而出现乳腺炎。

三、预防及治疗

(一)预防保护
在妊娠期要注意乳头的清洁卫生,乳头内陷时可轻轻牵拉矫正。

(二)哺乳习惯
养成良好的哺乳习惯,勿让婴儿含乳头睡觉,同时要养成哺乳前后清洗乳头、注意婴儿口腔卫生的习惯。

(三)治疗方法
已出现皲裂者可清洗乳头周围后涂用红柳膏、红霉素油膏等药物;也可用食物油使皲裂处软化,使之易于愈合、减轻疼痛。乳头皲裂较严重者可暂停哺乳 1～2 天,用吸乳器吸出乳汁,坚持外用药治疗,另外应避免刺激性食物。

(孙 燕)

第三节 急性乳腺炎

急性乳腺炎是由细菌感染所致的乳腺的急性炎症,大多数发生在产后哺乳期的 3～4 周,尤以初产妇多见。病原菌大多为金黄色葡萄球菌,少数是由链球菌引起。病菌一般从乳头破口或皲裂处侵入,也可直接侵入乳管,进而扩散至乳腺实质。一般来讲,急性乳腺炎病程较短,预后良好,但若治疗不当,也会使病程迁延,甚至可并发全身性化脓性感染。

一、病因和病理

(一)乳汁淤积

乳汁的淤积有利于入侵的细菌的繁殖。原因是乳头过小或内陷,妨碍哺乳,孕妇产前未能及时纠正乳头内陷;婴儿吸乳困难;乳汁过多,排空不完全,产妇未能将乳房内的乳汁及时排空;乳管不通或乳管本身炎症或肿瘤及外在的压迫;胸罩脱落的纤维也可以堵塞乳管引起乳腺炎。

(二)细菌入侵

急性乳腺炎的感染途径是致病菌直接侵入乳管,上行到腺小叶,腺小叶中央有乳汁潴留,使细菌容易在局部繁殖,继而扩散到乳腺的实质引起炎症反应;金黄色葡萄球菌感染常常引起乳腺的脓肿,感染可沿乳腺纤维间隔蔓延,形成多房性的脓肿;致病菌直接由乳头表面的破损、皲裂侵入,沿着淋巴管迅速蔓延到腺叶或小叶间的脂肪、纤维组织,引起蜂窝织炎。金黄色葡萄球菌常常引起深部的脓肿,链球菌感染往往引起弥漫性的蜂窝组织炎。

二、临床表现

(一)急性单纯性乳腺炎

发病初期阶段,常有乳头皲裂现象,哺乳时感觉乳头有刺痛,伴有乳汁淤积不畅或乳腺扪及有包块,继而乳房出现局部肿胀、触痛,患乳触及痛性肿块,界限不清,质地略硬,进一步发展则出现畏寒、发热、体温骤升、食欲缺乏、疲乏无力、感觉不适等全身症状。

(二)急性化脓性乳腺炎

患乳的局部皮肤红、肿、热、痛,出现较明显的结节,触痛明显,同时患者可出现寒战、高热、头痛、无力、脉快等全身症状。此时在患侧腋窝下可出现肿大的淋巴结,有触痛,严重时可合并败血症。

(三)脓肿形成

由于治疗措施不得力或病情进一步加重,局部组织发生坏死、液化,大小不等的感染灶相互融合形成脓肿。浅表的脓肿极易发现,而较深的脓肿波动感不明显,不易发现。脓肿的临床表现与脓肿位置的深浅有关。位置浅时,早期可有局部红肿、隆起,皮温高;深部脓肿早期局部表现常不明显,以局部疼痛和全身症状为主。脓肿形成后,浅部可扪及有波动感。脓肿可以是单房性或多房性,可以先后或同时形成;浅部脓肿破溃后自皮肤破溃口排出脓液,深部脓肿则可通过乳头排出,也可侵入乳腺后间隙中的疏松组织,形成乳腺后脓肿。如果乳腺炎患者的全身症状不明显、局部和全身性的治疗效果不明显时,可行疼痛部位穿刺,抽出脓液即可确诊。

三、辅助检查

血常规检查白细胞计数升高,中性粒细胞计数升高。影像学超声检查可探及乳腺包块,形成脓肿患者可探及有液性暗区。

四、诊断

急性乳腺炎多发生于初产妇的哺乳期,起病急,早期乳腺内出现一包块,有红、肿、热、痛,严重者可有畏寒、发热等全身中毒症状。病情如未得到及时的控制,数天后可在局部形成脓肿,有波动感,穿刺抽出脓液。

急性乳腺炎的包块注意与乳腺癌的肿块相鉴别。炎性乳腺癌患者乳房内可扪及肿块,皮肤红肿范围广,局部压痛及全身炎症反应轻,细胞学检查可鉴别。

五、治疗

(一)早期治疗

注意休息,暂停患侧乳房哺乳,清洁乳头、乳晕,促进乳汁排泄(用吸乳器或吸吮),凡需切开引流者应终止哺乳。局部热敷或用鱼石脂软膏外敷,应用头孢或青霉素类广谱抗生素预防感染。

(二)手术治疗

对已有脓肿形成者,应及时切开引流。对深部脓肿波动感不明显者,可先B超探查,针头穿刺定位后再行切开引流,手术切口可沿乳管方向做放射状切口,避免乳管损伤引起乳瘘,乳晕周围的脓肿可沿乳晕做弧形切开引流。如果有数个脓腔,则应分开脓腔的间隔,充分引流,必要时可做对口或几个切口引流。深部脓肿或乳腺后脓肿,可以在乳腺下皱褶处做弧形切开,在乳腺后隙与胸肌筋膜间分离,直达脓腔,可避免损伤乳管。

1.手术适应证

乳头周围或乳腺周围的炎性肿块开始软化并出现波动感,且B超检查有深部脓肿或脓液穿破乳腺纤维囊进入乳房后蜂窝组织内者,需及时切开引流。

2.术前准备

应用广谱抗生素治疗感染,局部热敷促进脓肿局限化。

3.麻醉与体位

多采用局麻或硬膜外麻醉,患者取仰卧位或侧卧位,有利于彻底引流。局部麻醉镇痛效果差,适于浅表的脓肿引流。

4.手术步骤

(1)乳头平面以上部位的脓肿多做弧形切口,也可做放射状切口。乳头平面以下的脓肿多做放射状切口,切口两端不超过脓肿的边界,否则可引起乳瘘。乳头或乳晕周围的脓肿多做沿乳晕的弧形切口。深部的脓肿可做乳房皱襞下的胸部切口,引流畅通,疤痕少。

(2)针头穿刺,抽出脓液后在脓腔顶部切开,适当分离皮下组织,插入血管钳直达脓腔,放出脓液。

(3)从切口伸入手指分离脓腔间隔,使小间隔完全贯通,排出分离的坏死组织。

(4)等渗盐水或过氧化氢冲洗脓腔,凡士林纱布或橡皮片引流。若脓肿较大,切口较高,则应在重力最佳位置再做切口,便于对口引流或放置引流管引流。

(5)脓液做细菌培养,对慢性乳房脓肿反复发作者应切取脓腔壁做病理检查,排除其他病变。

5.术后处理

伤口覆盖消毒敷料后,应用宽胸带或乳罩将乳腺托起以减轻坠痛感,继续给予抗生素等抗感染治疗,控制感染至患者体温正常。术后第2天更换纱布敷料和引流物。若放置引流管可每天换药时用等渗温盐水冲洗脓腔。引流量逐渐减少,直到仅有少量分泌物时拔出引流物。术后可热敷或理疗促进炎症浸润块吸收。

6.注意

手术后伤口要及时换药,每1~2天更换1次敷料,保证有效引流,防止残留脓腔、经久不愈或切口闭合过早。脓腔可用过氧化氢、生理盐水等冲洗,排出的脓液要送细菌培养,确定是何种细菌感染,指导临床用药。哺乳期应暂停吮吸哺乳,改用吸乳器时吸尽乳汁。如有漏乳或自愿断乳者,可口服乙底酚5 mg每天3次,3～5天即可。对感染严重伴全身中毒症状者,应积极控制感染,给予全身支持疗法。

六、乳腺炎的预防

要防止乳头破裂,乳头破裂既容易导致乳汁淤积,又有可能因伤口而发生细菌感染。怀孕6个月以后,每天用毛巾蘸水擦洗乳头。不要让小儿养成含乳头睡眠的习惯。哺乳后,用水洗净乳头,用细软的布衬在乳头衣服之间,避免擦伤。要积极治疗乳头破裂,防止出现并发症。轻度乳头破裂仍可哺乳,但在哺乳后局部涂敷10%复方苯甲酸酊或10%鱼肝油铋剂,下次哺乳前清洗。重度乳头破裂,哺乳时疼痛剧烈,可用乳头罩间接哺乳或用吸奶器吸出后,用奶瓶哺食小儿。对乳头上的痂皮,不要强行撕去,可用植物油涂抹,待其变软,慢慢撕掉。防止乳汁淤积,产后应尽早哺乳。哺乳前热敷乳房以促进乳汁通畅。如果产妇感到乳房胀痛更要及时热敷,热敷后用手按捏乳房,提拔乳头。婴儿吸吮能力不足或婴儿食量小而乳汁分泌多者,要用吸奶器吸尽乳汁。宜常做自我按摩。产妇要养成自我按摩乳房的习惯。方法为一手用热毛巾托住乳房,另一手放在乳房的上侧,以顺时针方向转向按摩。如果乳房感到胀痛,或者乳房上有肿块时,手法可以重一些。

(孙　燕)

第四节　肉芽肿性乳腺炎

肉芽肿性乳腺炎又称肉芽肿性小叶性乳腺炎或特发性肉芽肿性乳腺炎,简称"肉芽肿",病理特征是以小叶为中心的肉芽肿性炎症,主要细胞成分是上皮样细胞、多核巨细胞、中性粒细胞等,微脓肿形成和非干酪样坏死,是多种肉芽肿性乳腺炎的一种。1972年Kessler首次提出,1986年国内才有8例报道,至今历史不长,以往发病率不高,所以目前还有较多乳腺科医师对该病缺乏认识,经常误诊为乳腺增生症、乳腺癌、化脓性乳腺炎或浆细胞性乳腺炎,导致治疗延误。该病好发于生育年龄,尤以经产妇多见。

一、病因

肉芽肿性乳腺炎的确切病因尚不明确,多数学者认为是自身免疫性疾病,是对积存变质的乳汁发生的Ⅳ型迟发型超敏反应。但究竟是什么原因触发了这种自身免疫性炎症反应,尚不能确定,催乳素可能是发病的触发器,并与哺乳障碍、饮食污染、避孕药或某些药物有关。Brown等认为应用雌激素可诱发、加重本病的发生。

大体观察:肿块无包膜,边界不清,质较硬韧,切面灰白间杂淡棕黄色,弥漫分布粟粒至黄豆大小不等的暗红色结节,部分结节中心可见小脓腔。

二、临床表现

(1)多为年轻的经产妇,多在产后6年内发病,平均病程4.5个月,平均年龄33岁,未婚育的患者多与药物或垂体催乳素瘤有关。

（2）临床表现以乳腺肿块为主，肿块突然出现，常在一夜之间出现巨大肿块或全乳房肿块，或原有较小的肿块迅速增大，实发部位一般距乳晕较远，但很快波及乳晕。肿块呈明显的多形性，或为伪足样延伸，或通过乳晕向对应部位横向蔓延。

（3）多数伴有疼痛，甚至是剧痛，有人甚至是以疼痛为首发症状，数天至 1 个月后才发现肿块。

（4）病情进展呈间歇性和阶段性，可有数月的缓解期，最长可达 3 年。病情的自限和缓解，经常被误认为是疗效或治愈，以后在月经前、生气或劳累后突然发作。

（5）切开引流后黄脓不多，多流淌黄色水样或米汤样物、血性脓液或出血多于出脓，有别于急性化脓性乳腺炎。

本病主要表现为乳晕区以外的乳腺其他部位肿块，生长较快，可伴有疼痛，肿块多为单发、质地较硬、活动、边界清楚，有的表面皮肤红肿，少数可以破溃。

三、诊断

本病临床上易误诊为恶性肿瘤，要根据病史及乳房肿块有触痛等情况进行细胞学检查，有助于诊断，彩超和 X 线钼靶检查缺乏特异性，必要时行空心针或麦默通活检，可明确诊断。

四、鉴别诊断

（一）乳腺导管扩张症

乳腺导管扩张症病变在小叶内，无大量浆细胞浸润，不可见扩张的导管，乳头溢液不常见。

（二）乳腺结核病

乳腺结核病肿块为无干酪样坏死，抗酸染色找不到结核杆菌，病灶中部常见小脓肿。

（三）乳腺癌

肉芽肿性乳腺炎与乳腺癌极相似，但仔细检查，肉芽肿性乳腺炎之肿块触之不适，皮肤可有红肿，细胞学检查找不到癌细胞。

五、治疗

本病与乳腺癌难鉴别，易发生误诊，因此发现乳房结节均应手术切除送病理检查，明确诊断后可行区段切除。

（孙　燕）

第五节　浆细胞性乳腺炎

浆细胞性乳腺炎不是细菌感染所致，而是导管内的脂肪性物质堆积、外溢，引起导管周围的化学性刺激和免疫性反应，导致大量浆细胞浸润，故本病称浆细胞性乳腺炎。本病反复发作，破溃后形成瘘管，可以继发细菌感染，长久不愈，所以说是一种特殊的乳腺炎症。

一、病因及病理

浆细胞性乳腺炎其发生与乳头发育不良有关,像乳头内翻、乳头分裂等。内翻的乳头成为藏污纳垢的地方,常有粉刺样东西,有时还会有异味。乳头畸形也必然造成乳腺导管的扭曲、变形,导管容易堵塞。导管内容物为脂性物质,侵蚀管壁造成外溢,引起化学性炎症,大量淋巴细胞、浆细胞反应,形成小的炎性包块。

病灶多在乳晕附近,局部红肿、疼痛,一般不发热。过几天可以自行消退,当劳累、感冒等造成抵抗力低下时再次发作,但一次比一次重,肿块逐渐变大、红肿,容易误认为是小脓肿,或用抗生素治疗,导致最后切开引流形成瘘管,难以愈合。有时红肿也可自行破溃,长久不愈。发生于中老年妇女的浆细胞性乳腺炎,多是导管扩张、导管壁退行性改变所致。病灶还可多处发生,形成多个瘘管,甚至彼此相通,乳房千疮百孔,很像乳腺结核。肿块如果离乳头较远,与皮肤发生粘连,很容易误诊为乳腺癌。

二、临床表现

浆细胞性乳腺炎发病突然,发展快。患者感乳房局部疼痛不适,并可触及肿块。肿块位于乳晕下或向某一象限伸展。肿块质硬、韧,表面呈结节样,边界欠清,与胸壁无粘连。有的乳房皮肤有水肿,可呈橘皮样改变,一般无发热等全身症状。乳头常有粉渣样物泌出,有臭味。少数患者伴乳头溢液,为血性或水样液体,还可伴患侧腋下淋巴结肿大。晚期肿块发生软化,形成脓肿。脓肿破溃后流出混有粉渣样的脓汁,并形成瘘管,创口反复发作形成瘢痕,使乳头内陷。浆细胞性乳腺炎的临床表现多种多样,有的患者仅仅表现为长期乳头溢液,或仅仅表现为乳头内陷,少数患者表现为局部肿块,持续达数年之久。

三、诊断

本病多发生于30～40岁的非哺乳期妇女,早期可有一侧或两侧乳头浆液性排液,患者感乳房局部疼痛不适,在乳头或乳晕下扪及边界不清的小结节,肿块质硬、韧,表面呈结节样,与胸壁无粘连,病变局部可有红、肿、痛等症状,一般无发热等全身症状。也有的患者乳头常有粉渣样物泌出,有臭味。少数患者伴有血性溢液。乳晕周围或乳腺实质内的包块可与皮肤粘连,致乳头回缩、局部水肿以及腋淋巴结肿大等征象,易误诊为乳腺癌。本病逐渐发展,肿块破溃,形成瘘管,经久不愈。

四、辅助检查

(一)彩色 B 超检查

可探及乳晕区低回声肿块影,内部不均匀,无包膜,无恶性特征,导管呈囊状或串珠样扩张。

(二)X 线钼靶检查

显示乳晕区密度不均匀团块,其间夹杂有条状或蜂窝状、囊状透亮影,可出现粗颗粒圆形钙化,但有别于乳癌集束沙粒样钙化。

(三)CT 检查

炎症早期显示乳晕区皮肤增厚,主乳管区软组织阴影;后期病变周围有类圆形小结节且结节间有桥样连接,为浆细胞性乳腺炎的特有征象。

（四）纤维乳管内视镜检查

可见各级乳管扩张，管腔内充满棉絮样、网织状沉积物或黄金样炎性结晶体，部分病例可见合并有乳管内乳头状瘤。该检查可用于发现早期乳癌。

（五）细针穿刺细胞学、乳头溢液细胞学检查

可见坏死组织、炎性细胞、浆细胞、淋巴细胞、脓细胞等，但阳性率不高，缺乏特异性。

（六）术中快速冰冻切片和术后石蜡切片病理学检查

术中快速冰冻切片和术后石蜡切片病理学检查是诊断该病的可靠依据。

五、鉴别诊断

本病需要与以下疾病鉴别。

（一）乳腺增生症

乳腺增生症是女性最常见的乳房疾病，其发病率占乳腺疾病的首位，其临床表现如下。

1.乳房疼痛

乳房疼痛常为胀痛或刺痛，可累及一侧或两侧乳房，以一侧偏重多见。疼痛严重者不可触碰，甚至影响日常生活及工作。疼痛可向同侧腋窝或肩背部放射，常于月经前数天出现或加重，行经后疼痛明显减轻或消失；疼痛亦可随情绪变化、劳累、天气变化而波动。这种与月经周期及情绪变化有关的疼痛是乳腺增生病临床表现的主要特点。

2.乳房肿块

肿块可发于单侧或双侧乳房内，单个或多个，一般好发于乳房外上象限。表现为大小不一的片状、结节状、条索状等，其中以片状为多见。边界不明显，质地中等或稍硬，与周围组织无粘连，常有触痛。大部分乳房肿块也有随月经周期而变化的特点，月经前肿块增大变硬，月经来潮后肿块缩小变软。

3.乳头溢液

少数患者可出现乳头溢液，为自发溢液，多为淡黄色或淡乳白色，也有少数患者经挤压乳头可见溢出溢液。如果出现血性或咖啡色溢液需要谨慎。

乳腺B超及X线钼靶检查对鉴别诊断有一定的帮助。穿刺活检或局部切取活检可确诊。

（二）乳腺纤维腺瘤

乳腺纤维腺瘤是乳腺疾病中最常见的良性肿瘤，可发生于青春期后的任何年龄，多为20～30岁。乳房肿块是本病的唯一症状，多为患者无意间摸到或体检才检查出来，一般不伴有疼痛感，亦不随月经周期而发生变化。好发于乳房的外上象限，腺瘤常为单发，亦有多发者，呈圆形或卵圆形，直径以1～3 cm者较为多见，偶可见巨大者。表面光滑，质地坚韧，边界清楚，与皮肤和周围组织无粘连，活动度大。腋下淋巴结无肿大。B超及钼靶检查可发现边界清楚的包块，不伴有浸润现象，切除活检可确诊。

（三）乳腺癌

乳腺癌是女性排名第一的常见恶性肿瘤。乳房肿块是乳腺癌最常见的表现，其次是乳头溢液。乳头溢液多为良性改变，但对50岁以上有单侧乳头溢液者应警惕发生乳癌的可能性。乳头凹陷、瘙痒、脱屑、糜烂、溃疡、结痂等湿疹样改变常为乳腺湿疹样癌（Paget病）的临床表现。肿瘤侵犯皮肤的Cooper韧带，可形成"酒窝征"。肿瘤细胞堵塞皮下毛细淋巴管，造成皮肤水肿，而毛囊处凹陷形成"橘皮征"。当皮肤广泛受侵时，可在表皮形成多数坚硬小结节或小条索，甚至融

合成片,如病变延伸至背部和对侧胸壁可限制呼吸,形成铠甲状癌。炎性乳腺癌会出现乳房明显增大,皮肤充血红肿、局部皮温增高。另外,晚期乳腺癌会出现皮肤破溃,形成癌性溃疡。本病还可有腋窝淋巴结肿大:同侧腋窝淋巴结可肿大,晚期乳腺癌可向对侧腋窝淋巴结转移引起肿大;另外,有些情况下还可触到同侧和/或对侧锁骨上肿大淋巴结。X 线钼靶检查:乳腺癌在 X 线片中病灶表现形式常见有较规则或类圆形肿块、不规则或模糊肿块、毛刺肿块、透亮环肿块四类。乳腺钼靶对于细小的钙化敏感度较高,能够早期发现一些特征性钙化(如簇状沙粒样钙化等)。乳腺 B 超检查:B 超扫描能够鉴别乳腺的囊性与实性病变。乳腺癌 B 超扫描多表现为形态不规则、内部回声不均匀的低回声肿块,彩色超声检查可显示肿块内部及周边的血流信号。B 超扫描可发现腋窝淋巴结肿大。动态增强核磁共振检查:核磁检查是软组织分辨率最高的影像检查手段,较 X 线和 B 超检查有很多优势,可以旋转或进行任意平面的切割,可以清晰显示微小肿瘤。肿瘤微血管分布数据可以提供更多肿瘤功能参数和治疗反应。

六、治疗

(一)非手术治疗

1.适应证

(1)年龄 30 岁以下或 55 岁以上者。

(2)红肿、疼痛明显的急性阶段患者。

(3)肿块不明显、病程短于 3 周者。

(4)暂不愿意接受手术治疗者。

2.非手术治疗方法

(1)抗感染治疗:因为本病不是细菌引起的,所以不必用抗生素,但患者有红肿、疼痛等炎症反应时,可予以有效抗生素如头孢类广谱抗生素静脉滴注,每天 2 次。

(2)局部理疗:用红外线乳腺治疗仪局部治疗,每天 2 次,每次 30 分钟。

(3)乳管冲洗:对于能找到乳管开口者(有条件者可在纤维乳管内视镜引导下),用地塞米松、α-糜蛋白酶、庆大霉素、甲硝唑等做乳管冲洗,2 天 1 次。

(4)中药治疗:如用金黄散加生理盐水调至糊状敷在红肿部位上,每天更换 2 次。一般情况下,治疗2～3 天即可见病情好转表现,炎症减轻,范围缩小,乳管疏通,肿块缩小,质地变软,可继续治疗直至痊愈。若治疗 7～10 天仍无明显好转,应采取手术治疗。对于肿块与肿瘤难于鉴别者,不宜采用局部理疗和按摩,以免发生肿瘤细胞扩散。

(二)手术治疗

应根据具体情况选择相应的手术方式。

1.乳腺小叶切除术

乳腺小叶切除术是治疗本病的主要术式,适用于肿块较大或超出乳晕区以外及反复发作者,应切除病变所累及的整个乳腺小叶。手术开始前,可从病灶远端向乳头方向轻轻按压肿块,观察乳头有无溢液,沿溢液的乳管口向管腔内缓慢、低压注入少量亚甲蓝,使病变乳腺小叶着色,便于完整切除又不伤及邻近正常腺叶组织。近端乳管应从乳头根部切断,以避免复发和未发现乳管内微小肿瘤残留。此外,切面如有小导管少量点状牙膏样脂性溢液不影响疾病的治愈,乳头内陷者可加行乳头成形术。

2.病灶局部楔形切除术

对于肿块较小、仅位于乳晕区深部的年轻患者,可行病变乳管、肿块、连同周围部分乳腺组织楔形切除。

3.乳房单纯切除术

肿块较大,累及多个乳腺小叶,或与皮肤广泛粘连,已有乳房形态改变,年龄较大者,在征得患者的同意后,可行乳房单纯切除术。

4.脓肿切开引流术

对于已经形成乳房脓肿者,可先行脓肿切开引流,待炎症完全消退后再行病变小叶切除术。

5.慢性窦道及瘘管切除术

对于久治不愈的慢性窦道及瘘管,应行窦道、瘘管及病变组织全部切除。应当注意的是,除急性乳房脓肿切开引流术外,施行其他任何手术,都必须常规进行术中快速冰冻切片和术后石蜡切片病理检查,以明确诊断,避免漏诊和误诊。

发作间期,即伤口愈合期是最佳手术时机,手术成功的关键是翻转乳晕,彻底清除病灶,清洁所有创面。手术的技术关键是保持外形的完美,必须做乳头内翻的整形术。

(1)手术步骤:①术前病灶定位;②麻醉后消毒、铺巾;③乳房下皱褶处做弧形切口或沿乳房外侧缘做纵向弧形切口;④切开皮肤和皮下组织,找到病灶部位;⑤从皮下脂肪组织开始,锐性游离病灶;⑥组织钳提起病灶,切除病变的乳腺组织,连同周围 0.5～1.0 cm 的正常组织一并切除;⑦创口仔细止血,残腔内无活动性出血,用 0 号丝线将乳腺残面对合,注意缝闭创腔底部,不留无效腔,尽可能避免局部出现凹陷,缝合皮下脂肪层和皮下组织,应使切口满意对合,覆盖敷料,绷带适当加压包扎伤口;⑧术后 8～10 天拆线。

(2)术后处理:①为防止伤口渗血,局部纱布加压包扎 24～48 小时;②病变组织切除后常规送病理检查,排除恶性病变;③创面较大、术后遗留残腔较大时可放置橡皮片引流,并注意缝闭创腔底部。

（缪姗姗）

第六节 乳腺脂肪坏死

乳腺脂肪坏死多发生在乳房较大、脂肪丰富、下垂型乳腺的患者,常有外伤病史,多见于 30 岁以上的患者。

一、病因

外伤是造成乳腺脂肪坏死的主要原因,多数病例有明确的外伤史,如撞击、跌跤、挤压、手术和穿刺等病史,但有少数病例外伤轻微,以致患者无法回忆起外伤史。根据脂肪组织本身结构的特点,如细嫩而脆弱、血供较少等,均使脂肪组织在经受外伤后出现血供障碍及脂肪细胞的破裂与坏死。此外,现代人的活动范围的扩大、劳作、运动的增加等,均可增加体表软组织包括乳房脂肪组织的外伤可能性。

二、临床表现

起病常较急，患者常有外伤，伤后早期局部皮肤略红或有瘀斑，轻度压痛。坏死广泛或外伤累及较大的血管者，可以出现大片瘀斑，随后有微痛或无痛的肿块于伤处皮下出现，肿块中央液化后可出现柔软区或有波动。局部切开或穿刺后可见暗红色或血性颗粒状坏死脂肪组织。病变靠近乳房皮肤及皮下浅层者，常可扪及皮下结节。皮肤粘连及病变靠近乳头、乳晕者，可以有乳头内陷等表现。坏死脂肪在乳腺实质内者，常扪及边界不清的结节，质地较硬，有压痛，部分病例还可有腋淋巴结肿大。

三、诊断

乳腺外伤后，局部皮肤先出现瘀斑，随后出现结节，可做出诊断。

但是凡有乳房肿块与皮肤粘连、乳头内陷、腋淋巴结肿大而外伤史不明确者，应与乳腺癌做鉴别。后者年龄常较大，病程进行性发展，无外伤及皮肤瘀斑。细针穿刺活检及病理切片检查可以确诊。在活检中或细针抽吸中，常可见有脂质细胞，无异形细胞，可以排除乳腺癌。X线辅助检查有助于诊断。少数病例于病区可见含脂囊肿或片状钙化，其与乳腺癌的沙粒状钙化不同。

四、治疗

早期局部可热敷、理疗，促进吸收，局部可外敷活血化瘀的散剂。局部手术切除是乳腺脂肪坏死最有效的治疗方法。局部包块明显，可切除活检。切除的坏死组织切面呈白色，镜检在早期可见脂肪细胞结构模糊。广泛坏死时可见慢性炎症反应，病变中心有异形巨细胞和淋巴细胞浸润，周围有巨噬细胞和新生的结缔组织包围。进一步发展，肿块中央液化，出现波动或有继发感染者，应切开引流，手术方法同上。无明确外伤史者，不能排除乳腺癌的可能，需要局部切除后活检。

（孙 燕）

第七节 乳腺单纯性增生症

乳腺单纯性增生症属于乳腺结构不良的早期病变。1922年Bloodgood首先描述，1928年Semb注意到此病表现为乳房疼痛并有肿块，称为单纯性纤维瘤病。1931年Beatle称为乳腺单纯性、脱皮性上皮增生症；1948年Gescnickter称为乳痛症，一直沿用至今。

一、发病情况

乳痛症为育龄妇女常见病，可发生于青年期后至绝经期的任何年龄组，尤其以未婚女性或已婚未育或已育未哺乳的性功能旺盛的女性多见，该病的发病高峰年龄为30～40岁。在临床上50%女性有乳腺增生症的表现；在组织学上则有90%女性可见乳腺结构不良的表现。

二、病因

该病的发生、发展与卵巢内分泌状态密切相关。大量资料表明,当卵巢内分泌失调、雌激素分泌过多,而孕酮相对减少时,不仅刺激乳腺实质增生,而且使末梢导管上皮呈不规则增生,引起导管扩张和囊肿形成,也因失去孕酮对雌激素的抑制作用而导致间质结缔组织过度增生与胶原化及淋巴细胞浸润。

三、临床表现

临床表现为双侧乳房胀痛和乳房肿块,并且有自限性。

(一)乳房胀痛

因个体差异及病变的轻重程度不一样,所以乳腺胀痛程度亦不尽相同。但患者的共有特点为疼痛的周期性,即疼痛始于月经前期,经期及经后一段时间明显减轻,甚至毫无症状。疼痛呈弥漫性钝痛或为局限性刺痛,触动和颠簸加重,并向双上肢放射,重者可致双上肢上举受限。

(二)乳房肿块

常常双侧乳房对称性发生,可分散于整个乳腺内,亦可局限于乳腺的一部分,尤以双乳外上象限多见。触诊呈结节状、大小不一、变硬,经后缩小、变软。部分患者伴有乳头溢液。

(三)疾病的自限性和重复性

该病可不治自愈。尤其结婚后妊娠及哺乳时症状自行消失,但时有反复;绝经后能自愈。

四、辅助检查

(一)针吸细胞学检查

针吸肿块内少许组织做涂片检查,可见细胞稀疏;除有少许淋巴细胞外,尚可见分化良好的腺上皮细胞及纤维细胞。

(二)乳腺 X 线摄影检查

乳腺 X 线摄影检查可见弥漫散在的直径＞1 cm、数目不定、边界不清的肿块影;如果密度均匀增高,失去正常结构、不见锐利边缘说明病变广泛。

(三)红外线透照检查

双侧乳腺出现虫蚀样或雾状的灰色影,浅静脉模糊。

五、诊断

(1)育龄期女性与月经相关的一侧或双侧乳房周期性疼痛及肿块。
(2)查体可触及颗粒状小肿物,质地不硬。
(3)疾病发展过程中具自限性特点。

六、鉴别诊断

(一)乳腺癌

有些乳腺癌可有类似增生症的表现,但乳腺癌的肿块多为单侧,肿块固定不变,且有生长趋势,在月经周期变化中表现增大,而无缩小趋势。针吸即可明确诊断。

（二）乳腺脂肪坏死

该病好发于外伤后、体质较肥胖的妇女,其肿块较表浅,未深入乳腺实质,肿块不随月经周期变化。针吸细胞学检查和组织活检可明确诊断。

七、治疗

本病有自限性,属于生理性变化的范畴,可以在结婚、生育、哺乳后症状明显改善或消失。因此,只要做好患者的思想工作,消除恐癌症,可不治自愈。对于临床症状重者,可采用中、西药治疗。

（一）中医治疗

青年女性患者,一侧或两侧乳房出现肿块和疼痛,并随月经周期变化,同时伴经前心烦易怒、胸闷、嗳气、两肋胀痛者,可用逍遥散合四物汤加减:柴胡 9 g,香附 9 g,八月札 12 g,青皮、陈皮各 6 g,当归 12 g,白芍 12 g,川芎 9 g,橘叶络各 4.5 g,益母草 30 g,生甘草 3 g。

中年已婚妇女,以乳房肿块为主症,疼痛稍轻,并且随月经周期变化小;伴随月经不调、耳鸣目眩、神疲乏力,可用二仙汤合四物汤加减:仙茅 9 g,淫羊藿 9 g,软柴胡 9 g,当归 12 g,熟地黄 12 g,锁阳 12 g,鹿角 9 g,巴戟天 9 g,香附 9 g,青皮 6 g。

（二）激素治疗

1.己烯雌酚

第 1 个月经期间,每周口服 2 次,每次 1 mg,连服 3 周;第 2 个月经期间,每周给药 1 次,每次 1 mg;第 3 个月经期间仅给药 1 次,每次 1 mg。

2.黄体酮

月经前两周,每周 2 次,每次 5 mg,总量为 20～40 mg。

3.睾酮

月经后 10 天开始用药,每天 5～15 mg,月经来潮时停药,每个月经周期不超过 100 mg。

4.溴隐亭

多巴胺受体激活剂,作用于垂体催乳细胞上的多巴胺受体,抑制催乳素的合成与释放。每天 5 mg,疗程 3 个月。

5.丹那唑

雌激素衍生物,通过抑制某些酶来阻碍卵巢产生甾体类物质,从而调整激素平衡达到治疗作用。每天 200～400 mg,连用 2～6 个月。

6.他莫昔芬

雌激素拮抗剂,月经干净后第 5 天口服,每天 2 次,每次 10 mg,连用 15 天停药;保持月经来潮后重复。该药物治疗效果好,不良反应小,是目前治疗乳痛症的一个好办法。

（孙　燕）

第八节　乳腺囊性增生症

乳腺囊性增生症是妇女常见的乳腺疾病。本病的特点是以乳腺小叶、小导管及末端导管高度扩张形成的囊肿,乳腺组成成分的增生,在结构、数量及组织形态上表现出异常。本病与单纯性乳腺增生相比较,乳腺增生与不典型增生共存,存在恶变的危险,应视为癌前病变。

一、病因

本病的发生与卵巢内分泌的刺激有关。早在1930年就有学者证明切除卵巢的家鼠注射雌激素后能产生乳腺囊性病。在人类中,雌激素不仅能刺激乳腺上皮增生,也能导致腺管扩张,形成囊肿。新近研究说明高催乳素血症是乳腺囊性增生症的重要原因,国外学者报道绝经后妇女患乳腺囊性增生症常是不恰当应用雌激素替代治疗的结果。

二、病理

(一)大体形态

一侧或双侧乳腺组织内有大小不等、软硬不均的囊性结节或肿块。囊肿大小不一,大囊肿直径可达5cm,呈灰白色或蓝色,又称蓝色圆顶囊肿或蓝顶囊肿。小囊肿多见于大囊肿周围,直径仅2mm,甚至肉眼见不到,只有在显微镜下可见。切开大囊肿可见囊肿内容物为清亮无色、浆液性或棕黄色液体,有时为血性液体。其中含有蛋白质、激素(催乳素、雌激素、雄激素、人绒毛膜促性腺激素、生长激素、卵泡刺激素、黄体化激素等)、糖类、矿物质及胆固醇。切面似蜂窝状,囊壁较厚,失去光泽,可有颗粒状或乳头状瘤样物向囊腔内突出。

(二)组织学形态

组织学形态可见5种不同的病变。

1.囊肿

末端导管和腺泡增生,小导管扩张和伸展,末端导管囊肿形成。末端导管上皮异常增殖,形成多层,从管壁向管腔作乳头状生长,占据管腔大部分,以致管腔受阻,分泌物潴留而扩张,而形成囊肿。一种囊肿为单纯性囊肿,只有囊性扩张,而无上皮增生;另一种为乳头状囊肿,囊肿上皮增生,呈乳头状。

2.乳管上皮增生

扩张的导管及囊肿内上皮呈不同程度的增生,轻者上皮层次增多,重者呈乳头状突起,或彼此相连,呈网状或筛状、实体状、腺样。若囊肿上皮增生活跃,常见不典型增生或间变,有可能发展为癌。

3.乳头状瘤病

乳头状瘤病即在乳头状囊肿的囊性扩张基础上,囊壁上皮细胞多处呈乳头状增生,形成乳头状瘤病。根据乳头状瘤病受累范围、乳头密度及上皮细胞增生程度,可把乳头状瘤病分为轻度、中度及重度,临床上有实用意义。

4.腺管型腺病

小叶导管或腺泡导管化生并增生,增生的上皮细胞呈实性团块,纤维组织有不同程度的增生,而导管扩张及囊肿形成不明显,称为腺病形成。

5.大汗腺样化生

囊肿壁被覆上皮化生呈高柱状,胞浆丰富,其中有嗜酸性颗粒,似大汗腺细胞。此种细胞的出现,常是良性标志。此外,囊壁、导管、腺泡周围纤维组织增生,并形成纤维条索,挤压周围导管,产生阻塞,导致分泌物潴留,再引起导管扭曲或扩张。标本切面呈黄白色,质韧,无包膜。切面有时可见散在的小囊,实际是扩张的小导管。囊壁光滑,内有黄绿色或棕褐色黏稠的液体,有时可见黄白色乳酪样物质自乳管口溢出。

(三)病理诊断标准

乳腺囊性增生症具以上5种病变,它们并不同时存在。其中乳头状瘤病、腺管型腺病和囊肿是主要病变。各种病变的出现率与组织取材的部位、取材量的多少有关。如果切片中能见到5种病变中的3种,或3种主要病变的2种,即可诊断。在5种病变中囊肿性乳管上皮增生、乳头状瘤病、腺管型腺病所致的不典型增生,易导致癌变。

三、临床表现

(一)乳腺肿块

乳腺内肿块常为主要症状,可发生于一侧乳腺,也可发生于两侧乳腺,但以左侧乳腺较为显著。肿块可单发,也可为多个,其形状不一,可为单一结节,亦可为多个结节状。单一结节常呈球形,边界不甚清楚,可自由推动,有囊性感。多个结节者常累及双乳或全乳,结节大小不等,囊肿活动往往受限,硬度中等且有韧性,其中较大的囊肿位于近表面时常可触及囊性感。有的尚呈条索状沿乳管分布,直径多在0.5~3 cm。

根据肿块分布的范围可分为弥漫型(即肿块分布于整个乳腺内)、混合型(即几种不同形态的肿块,如片状、结节状、条索状、颗粒状散在于全乳)。

(二)乳腺疼痛

本病乳痛多不明显,且与月经周期的关系也不密切,偶有多种表现的疼痛,如隐痛、刺痛、胸背痛和上肢痛。有的患者常有一侧或两侧乳房胀痛,如针刺样,可累及肩部、上肢或胸背部。一般在月经来潮前明显,来潮后疼痛减轻或消失,临床经验提示有此变化者多为良性。肿块增大迅速且质地坚硬者提示恶变可能。

(三)乳头溢液

本病5%~15%的患者可有乳头溢液,多为自发性乳头排液。常为草黄色浆液、棕色浆液、浆液血性或血性溢液。如果溢液为浆液血性或血性,往往标志着有乳管内乳头状瘤。

四、诊断

乳腺胀痛,轻者如针刺样,可累及肩部、上肢或胸背部。检查时在乳腺内有散在的圆形结节,大小不等,质韧,有时有触痛。结节与周围组织界限不清,不与皮肤或胸肌粘连,有时表现为边界不清的增厚区。病灶位于乳腺的外上象限较多,也可累及整个乳房。有的患者仅表现为乳头有溢液,常为棕色、浆液性或血性液体。根据病史、临床症状及体征所见,一般能做出临床诊断。如诊断困难可结合辅助检查,协助诊断。

五、辅助检查

(一)肿物细针吸取细胞学检查

乳腺囊性增生症肿物多呈两侧性、多肿块性,各肿块病变的进展情况不一。采取多点细针吸取细胞学检查常能全面反映各肿块的病变情况或性质。特别疑为癌的病例,能提供早期诊断意见。最后确诊还应取决于病理活检。

（二）乳头溢液细胞学检查

少数患者有乳头溢液，肉眼所见多为浆液性、浆液血性。涂片镜检可见导管上皮泡沫细胞、红细胞、少许炎症细胞及脂肪蛋白质等无形物。

（三）乳腺 X 线摄影检查

乳腺 X 线片上显示病变部位呈现棉花团或毛玻璃状边缘模糊不清的密度增高影或见条索状结缔组织穿越其间。伴有囊性时，可见不规则增强阴影中有圆形透亮阴影。乳腺囊性增生症肿块，需和乳腺癌的肿块鉴别，前者无血运增加、皮肤增厚和毛刺等恶性征象；若有钙化也多散在，不像乳腺癌那样密集。

（四）B 超检查

B 超诊断技术发展很快，诊断率不断提高。对本病检查时常显示增生部位呈不均匀低回声区和无肿块的回声囊肿区。

（五）近红外线乳腺扫描检查

本病在近红外线乳腺扫描屏幕上显示为散在点、片状灰影或条索状、云雾状灰影，血管增多、增粗，呈网状、树枝状等改变基础上常见蜂窝状不均匀透光区。

（六）磁共振成像（MRI）检查

典型的 MRI 图像表现为乳腺导管扩张，形态不规则，边界不清楚，扩张导管的信号强度在 T_1 权像上低于正常腺体组织；病变局限于某一区，也可弥漫分布于整个区域或在整个乳腺。本病的 MRI 图像特点通常为对称性改变。

六、鉴别诊断

（一）乳痛症

乳痛症多见于 20～30 岁年轻妇女。大龄未婚或已婚未育发育差的小乳房，双侧乳腺周期性胀痛，乳腺内肿块多不明显或仅局限性增厚或呈细颗粒状，又称细颗粒状小乳腺。

（二）乳腺增生症

乳腺增生症多见于 30～35 岁女性。乳痛及肿块多随月经的变化呈周期性，肿块多呈结节状多个散在，大小较一致，无囊性感，一般无乳头溢液。

（三）乳腺纤维腺瘤

乳腺纤维腺瘤多见于青年女性，常为无痛性肿块，多为单发，少数为多发。肿块边界明显，移动良好无触痛，但有时乳腺囊性增生症可与纤维腺瘤并存，不易区别。

（四）乳腺导管内乳头状瘤

乳腺导管内乳头状瘤多见于中年女性。临床上常见乳头单孔溢液，肿块常位于乳晕部，压之有溢液。X 线乳腺导管造影显示充盈缺损，常可确诊。

（五）乳腺癌

乳腺癌常见于中老年妇女，乳腺内常为单一无痛性肿块。肿块细针吸取细胞学检查，多能找到癌细胞。乳腺囊性增生症伴有不典型增生、癌变时，常不易区别，需病理活检确诊。

七、治疗

囊性增生病多数可用非手术治疗。

(一)药物治疗

1.中药治疗

对疼痛明显、增生弥漫者,可服中药治疗。疏肝理气、活血化瘀、软坚化结、调和冲任等方法可缓解疼痛。

2.激素治疗

中药治疗效果不佳,可考虑激素治疗。通过激素水平的调整,达到治疗的目的。常用的药物有黄体酮 5～10 mg/d,月经来潮前 5～10 天服用;丹他唑 200～400 mg/d,服 2～6 个月;溴隐亭 5 mg/d,疗程 3 个月;其中增生腺体病理检测雌激素受体阳性者,口服他莫昔芬(三苯氧胺) 20 mg/d,2～3 个月。激素疗法不宜长期应用,以免造成月经失调等不良反应。绝经前期疼痛明显时,可在月经来潮前服用甲睾酮,每次 5 mg,每天 3 次,也可口服黄体酮,每天 5～10 mg,在月经前 7～10 天服用。近来应用维生素 E 治疗也可缓解疼痛。

(二)手术治疗

1.手术目的

明确诊断,避免乳癌漏诊和延误诊断。

2.适应证

患者经过药物治疗后疗效不明显,肿块增多、增大、质地坚实者;肿物针吸细胞学检查见导管上皮细胞增生活跃,并有不典型增生者;年龄在 40 岁以上,有乳癌家族史者,宜选择手术治疗。

3.手术方案选择

根据病变范围大小、肿块多少采用不同的手术方法。

(1)单纯肿块切除:患者不属于癌高发家庭成员者,肿块直径<3 cm 者,均可行包括部分正常组织在内的肿块切除。

(2)乳腺区段切除术:病变仅限于某局部,病理结果显示有上皮细胞高度增生、间变,年龄在 40 岁以上者,可行乳腺区段切除。

(3)经皮下乳腺单纯切除术:有高度上皮细胞增生,且家族中有同类病史,尤其是一级亲属有乳腺癌,年龄在 45 岁以上者,应行乳腺单纯切除术。

(4)乳腺根治术:35 岁以下的不同类型的中等硬度的孤立肿块,长期治疗时好时坏,应行多点细针穿刺细胞学检查,阳性者应行乳腺癌根治术。阴性者可行肿块切除送病理,根据病理结果追加手术范围。

(5)乳腺腺叶区段切除术。

麻醉方法与体位:局部浸润麻醉或硬膜外麻醉,仰卧位,患侧肩胛下垫小枕,患侧上肢外展 70°～80°,有利于显露病变部位。

手术切口:手术切口的长度取决于肿瘤的部位及体积大小。乳腺上半部多采用弧形切口;乳腺下半部多采用放射状切口;乳房下半部位置深的可在乳腺下皱襞做弧形切口;当肿块与皮肤有较紧的粘连时,须做梭形切口,切除粘连的皮肤。

手术步骤:①消毒、铺无菌巾;②切开皮肤、皮下组织,确定肿块的范围;③组织钳夹持、牵引肿块,用电刀或手术刀在距离病变两侧 0.5～1 cm 处梭形切除乳腺组织;④彻底止血,缝合乳腺创缘,避免残留无效腔;缝合皮下组织及皮肤切开,覆盖敷料,加压包扎伤口。

注意事项:①梭形切除乳腺组织时,必须防止切入病变组织内;②创缘避免遗留无效腔;③创口较大时可放置引流片引流。

（6）全乳房切除术。

麻醉方法和体位：采用硬膜外麻醉或全麻，取仰卧位，患侧肩胛下垫小枕，有利于乳腺肿块的暴露，患侧上肢外展 80°，固定于壁板上。

手术切口：根治肿块的位置选择以乳头为中心的环绕乳头的梭形切口，可选用横向或斜向切口。横切口形成的瘢痕较纤细，适用于乳腺较大且下垂的患者，斜向切口有利于术后创口的引流。

手术步骤：①消毒，铺无菌巾。②确定切口。③切开皮肤、皮下组织。④提起皮瓣边缘，沿皮下组织深面潜行锐性游离皮瓣，直到乳房边缘；若为恶性肿瘤，则皮瓣不保留脂肪，游离范围上起第 2 或第 3 肋骨，下至第 6 或第 7 肋骨水平，内侧至胸骨缘，外侧达腋前线。⑤自上而下，由内而外，将整个乳房及周围脂肪组织自胸大肌筋膜表面切除。如为恶性肿瘤，应将乳房连同胸大肌筋膜一并切除。⑥创口止血，冲洗伤口，放置引流，按层缝合伤口，覆盖敷料。⑦加压包扎伤口。

注意事项：①术后 2～3 天，引流液减少至 10 mL 以下时拔引流管，再继续适当加压包扎；②隔天换药，术后 8～10 天拆线；③术后常规送病理检查。若为恶性肿瘤，则要行乳腺改良根治术，最迟不超过两周。

八、预防

乳腺囊性增生和乳腺癌的关系尚不明确，流行病学调查研究提示囊性增生病的患者以后发生乳腺癌的机会为正常人群的 2～4 倍。乳腺囊性增生症是癌前病变，在诊断和治疗后应给予严密的监测：每月 1 次的乳房自我检查；每年 1 次的乳腺 X 线摄影；每 4～6 个月 1 次的临床乳房检查等。对每个患者建立一套完整的随访监测计划，在临床实践中，努力探索更有价值的诊治技术，提高对癌前疾病恶性倾向的预测，以利早期发现乳腺癌。

（缪姗姗）

第九节 积乳囊肿

积乳囊肿又称为乳汁淤积症，是哺乳期因一个腺叶的乳汁排出不畅，致使乳汁在乳腺内积存而成。因临床上发现主要是乳内肿物，常被误诊为乳腺肿瘤，故应引起重视。

一、病因与病理

引起积乳囊肿的原因很多，但临床上较常见的原因有以下几点：①原发性乳腺结构不良或畸形导致泌乳不畅，逐步发展成乳汁潴留，形成囊肿；②乳腺肿瘤、炎症、外伤或手术因素，引起正常乳腺结构破坏，输乳管部分或完全阻塞，引起乳汁潴留；③不良哺乳习惯或不正确的哺乳体位；④生理性或机械性的牵拉。哺乳期妇女乳房充盈，体积大，乳房上部长期在重力作用下受牵拉，引起乳腺上象限乳汁潴留。

积乳囊肿可继发感染导致急性乳腺炎或乳腺脓肿，如不继发感染可长期存在，囊内容物变稠，随时间的延长可使囊内水分被吸收而使囊肿变硬。

积乳囊肿病理：囊肿壁由薄层纤维组织构成，内面附以很薄的上皮细胞层，有些地方甚至脱落，囊内为淡红色无定型结构物质及吞噬乳汁的泡沫样细胞，囊肿周围间质内可见多量的单核细胞、类上皮细胞、多核巨细胞、淋巴细胞浸润，还可见小导管扩张及哺乳期腺小叶组织，病程长者囊壁还可以发生沙砾样钙化从而形成硬性肿块。

二、临床表现

乳腺肿物为最初症状，单侧多见，肿物多位于乳晕区以外的乳腺周边部位。呈圆形或椭圆形、边界清楚、表面光滑、稍活动、触之囊性感、有轻度触痛，直径常在 2～3 cm。腋下淋巴结一般不大。

三、诊断

年轻妇女在哺乳期或之后发现乳房边界较清的肿物，并主诉在哺乳期中曾经患过乳腺炎，检查在乳晕区以外的边缘部位触到边界清楚、活动、表面光滑的肿物，应想到积乳囊肿的可能。

(一)X 线检查

多呈圆形或椭圆形的透亮区，多数直径在 1～3 cm，可见于乳腺任何部分，早期周围尚无纤维囊壁形成时、继发感染或囊肿破裂后，X 线图像显示形成局限浸润阴影，边缘模糊不清。

(二)彩色多普勒超声检查

肿块轮廓明显，边界清楚，表面光滑，探头加压时有一定弹性感，水分较少，时而见有乳酪样、均匀细密的强回声光点漂浮。当乳汁内水脂分离时，水分吸收，乳汁稠厚，可表现均质的回声反射，类似实性肿物。

(三)针吸细胞学检查

病史较短，穿刺液为白色乳汁，病史长的穿刺为黏稠黄白色奶酪样物，穿刺肿物可缩小而不消失，细胞学特点：可见大量肿胀变性乳汁分泌细胞等。

四、鉴别诊断

(1)乳腺囊肿病常为多囊性，囊内容物为淡黄色液体或棕褐色血性液体。未切开囊肿顶部多呈蓝色。

(2)积乳囊肿与乳腺纤维腺瘤两者的临床表现相似，但乳腺纤维腺瘤多发生在卵巢功能旺盛时期(18～25 岁)，而积乳囊肿多为哺乳期及以后；乳腺纤维腺瘤开始即为实性感，而积乳囊肿早期囊性感，后期质地较硬，穿刺细胞学检查可以协助诊断。

(3)乳腺癌患者发病年龄偏大，肿块和周围组织边界不清，而积乳囊肿早期囊性感，多见于哺乳期，且边界清楚。如不继发感染，积乳囊肿患者腋下淋巴结不大，虽然到后期积乳囊肿质地硬，但在细胞学检查过程中还是可以鉴别的。

五、治疗

本病属于乳腺的良性疾病，如发现应考虑手术切除。手术只需肿物单纯切除，如在哺乳期，同时有继发感染时，应先控制感染并回奶，然后行肿物切除并送病理检查。

（缪姗姗）

第十节　乳腺纤维腺瘤

乳腺纤维腺瘤是乳腺疾病中最常见的良性肿瘤,可发生于青春期后的任何年龄,多在20～30岁。其发生与雌激素刺激有关,所以很少发生在月经来潮前或绝经期后的妇女,为乳腺良性肿瘤,少数可发生恶变。一般为单发,但有15％～20％的病例可以多发。单侧或双侧均可发生。一般为圆形、卵圆形,大的可呈分叶状。初期如黄豆大小,生长比较缓慢,可以数年无变化,因为无明显不适,因此很少引起患者的注意。肿块在不知不觉中逐渐长大,还有患者由于怕羞不愿找医师检查,直到肿块长得较大时,才不得不去医院诊治,耽误诊治。

一、病因和病理

乳腺纤维腺瘤的病因及发病机制尚不十分清楚,但多数学者认为与以下因素有关。

(一)雌激素水平失衡

多数患者有雌激素水平相对或绝对升高,雌激素水平的过度刺激可导致乳腺导管上皮和间质成分异常增生形成肿瘤。

(二)局部乳腺组织对雌激素过度敏感

正常乳腺的各部组织对雌激素敏感性高低不一,敏感性高的组织易患病,不同妇女乳腺组织对雌激素刺激的敏感性不同,对雌激素刺激敏感的妇女患病概率大大增加。

(三)饮食及身体因素

高脂肪、高能量饮食、肥胖、肝功能障碍等使体内雌激素增多,进而刺激乳腺导管上皮及间质纤维组织增生引起本病。

(四)遗传倾向

该病提示有一定的遗传倾向。

二、临床表现

乳腺纤维腺瘤最主要的临床表现就是乳房肿块,而且多数情况下,乳房肿块是本病的唯一症状。乳腺纤维腺瘤的肿块多为患者无意间摸到或查体检查出来,一般不伴有疼痛感,亦不随月经周期而发生变化。少部分病例乳腺纤维腺瘤同时伴有乳腺增生,此时则可有经前乳房胀痛不适等症状。乳腺纤维腺瘤在乳腺的各个象限均可发生,尤其好发于乳房的外上象限。腺瘤常为单发,亦有多发者。腺瘤呈圆形或卵圆形,直径以1～3 cm者较为多见,偶可见巨大者表面光滑,质地坚韧,边界清楚,与皮肤和周围组织无粘连,活动度大。腋下淋巴结无肿大。腺瘤多无痛感,亦无触痛。通常生长缓慢,可以数年无变化,但在妊娠哺乳期可迅速增大,个别的可发生肉瘤样变。乳腺纤维腺瘤与乳腺癌的关系不大,其恶变的概率不大。

临床上见到的乳腺纤维瘤常有两种情况,一种是单纯的腺纤维瘤,另一种是乳腺增生伴发的腺纤维瘤。前者表面光滑,边缘清楚,质中等,活动度大,能在扪诊的手指下滑脱;后者则仅可扪及部分露在增生乳腺组织外的光滑瘤体,边缘不清,有一定的自限性,其活动性则随增生组织的活动而活动。

根据临床表现乳腺纤维腺瘤可分为 3 型。

（一）普通型纤维腺瘤

本型最常见，瘤体直径常在 1～3 cm，生长缓慢。

（二）青春型纤维腺瘤

本型较少见，月经初潮前发生，肿瘤生长速度快，瘤体较大，可致皮肤紧张变薄，皮肤静脉怒张。

（三）巨纤维腺瘤

本型亦称分叶型纤维腺瘤，多见于 15～18 岁青春期及 40 岁以上绝经前妇女。瘤体常超过 7 cm，甚至可达 20 cm，形状常呈分叶状。

三、诊断

乳腺纤维腺瘤最主要的临床表现就是乳房肿块，而且多数情况下，乳房肿块是本病的唯一症状，多为患者无意间发现，一般不伴有疼痛感，亦不随月经周期而发生变化。少部分病例乳腺纤维腺瘤与乳腺增生病共同存在，此时则可有经前乳房胀痛，肿块好发于乳房的外上象限。腺瘤常为单发（75% 单发），亦有多发者。腺瘤呈圆形或卵圆形，直径以 1～3 cm 者较为多见，亦有巨大者。乳腺纤维瘤表面光滑，质地坚韧，边界清楚，与皮肤和周围组织无粘连，活动度大，触之有滑动感，表面皮肤无改变；腋下淋巴结无肿大。腺瘤多无痛感，亦无触痛。肿瘤大小、性状一般不随月经周期而变化。肿块通常生长缓慢，可以数年无变化，但在妊娠哺乳期可迅速增大，个别的可于此时发生肉瘤变。对于诊断困难者，借助乳腺的特殊检查，常可明确诊断。

四、辅助检查

（一）超声检查

B 超检查能显示乳腺各层次软组织结构及肿块的形态、大小和密度。纤维腺瘤的瘤体多为圆形或椭圆形低回声区，边界清晰整齐，内部回声分布均匀，呈弱光点，后壁线完整，有侧方声影。肿瘤后方回声增强，如有钙化时，钙化点后方可出现声影。近年，使用彩色 Doppler 超声检测乳腺肿瘤的供血状况判断肿瘤的良、恶性，对诊断本病甚有帮助。

（二）乳腺 X 线摄影检查

乳腺内脂肪较丰富者，纤维腺瘤表现为边缘光滑、锐利的圆形阴影，密度均匀，有的在瘤体周围见一层薄的透亮晕。无血管增多现象。致密型乳腺中，由于肿瘤与乳腺组织密度相似，在 X 线下显示不清。有的肿瘤发生钙化，可为片状或轮廓不规则的粗颗粒钙化灶，大小 1～25 mm 不等，与乳腺恶性肿瘤的细沙粒样钙化完全不同。

（三）细针穿刺细胞学检查

针感介于韧与脆之间，针吸细胞量常较多。导管上皮细胞分布多呈团片排列整齐，不重叠，如铺砖状，有较多双极裸核细胞。诊断符合率达 90% 以上，少数胞核较大，有明显异形性，染色质粗糙，细胞大小不等，可被误诊为癌，造成假阳性，应特别留意。

（四）红外线扫描检查

肿瘤与周围乳腺组织透光度基本一致，或呈相对边缘锐利的灰色阴影，无周围血管改变的暗影。

(五)局部组织切除病理组织学检查

1.大体标本

纤维腺瘤的巨体态极具特征,甚至肉眼下即可诊断。肿块大致呈圆形或椭圆形,直径一般为1～3 cm,但有时可达 10 cm 以上,巨大者多出现于青春期前后少女中。表面光滑、结节状,质韧、有弹性,边界清楚,有完整包膜,易于剥出。切面质地均匀,呈灰白或淡粉色。导管型(管内型)及分叶型纤维腺瘤的切面常呈黏液样,并有大小不等裂隙。围管型纤维腺瘤切面呈颗粒状。病程长的纤维腺瘤的间质呈编织状而致密,有时还可见钙化或骨化区。囊性增生型纤维腺瘤的切面可见小囊肿。

2.镜下特点

根据肿瘤中的纤维组织和腺管结构的互相关系,分为导管型(管内型)纤维腺瘤、围管型(管周型)纤维腺瘤、混合型纤维腺瘤、囊性增生型腺纤维瘤和分叶型腺纤维瘤(巨腺纤维瘤)5 型。

五、鉴别诊断

(一)乳腺增生

两者均可摸到乳腺内肿块,单发或多发,质地韧。乳腺纤维腺瘤的肿块以单侧单发者较为多见,多呈圆形或卵圆形,边界清楚,活动度大,肿块无痛感及触痛,与月经周期无明显关系,发病年龄以30 岁以下者多见。乳腺增生的肿块以双侧多发者较为常见,可呈结节状、片块状或串珠颗粒状,质地略韧,肿块常有触痛,可随月经周期而发生变化,月经前整个乳腺常有胀感,经后可缓解,发病年龄以 30 岁以上者多见。必要时可行有关辅助检查予以鉴别,如乳腺 X 线摄片,乳腺纤维腺瘤常可见到圆形或卵圆形密度均匀的阴影,其周围可见有圈环形的透明晕,据此可与乳腺增生病相鉴别。

(二)乳腺囊肿

两者均为无痛性的乳腺肿块,多为单侧单发,边界清楚,表面光滑。但乳腺纤维腺瘤的肿块质地较囊肿稍硬韧,活动度较囊肿为大,发病年龄以 18～25 岁最为多见;乳腺积乳囊肿的肿块有囊性感,活动度不似腺瘤那样大,且多发于妊娠哺乳期,乳腺单纯囊肿则除囊肿外尚有乳腺增生的临床特征。可行超声检查,超声检查对于囊性肿物和实性肿物的鉴别有很大的优势。

(三)乳腺癌

两者均可见到无痛性乳腺肿块,多为单发。乳腺纤维腺瘤的肿块呈圆形或卵圆形,质地韧实,表面光滑,边界清楚,活动度大。肿块生长缓慢,一般以 1～3 cm 大者较常见,超过 5 cm 者少见。同侧腋窝淋巴结无肿大,发病年龄以 30 岁以下者为多见。乳腺癌的乳腺肿块可呈圆形或卵圆形,亦可呈不规则形,质地较硬,肿块表面欠光滑,活动度差,易与皮肤及周围组织发生粘连。肿块可迅速生长,同侧腋窝淋巴结常有肿大。发病年龄多见于 35 岁以上者,尤以中老年妇女多见。乳腺 X 线摄片,纤维腺瘤可见圆形或卵圆形密度均匀的阴影及其周围的环行透明晕;而乳腺癌可见肿块影、细小钙化点、异常血管影及毛刺、皮肤有凹陷、乳头内陷等。必要时活组织病理检查可提供组织学证据进行鉴别。

六、治疗

乳腺纤维腺瘤虽属良性肿瘤,但极少数有恶变的可能性,而且这种恶变的危险性为累积性增加。故多数学者主张,一旦诊断,原则上均应手术切除。各类药物治疗,效果多不可靠。妊娠、哺乳期内分泌环境急骤变化时,有的乳腺纤维瘤会加速生长,故应早期切除。乳腺纤维瘤如完整切除,多可治愈。由于致病的内分泌环境持续存在,10%~25%的患者可同时多发,也可先后多发,不应将这种多发性倾向视为复发。

乳腺纤维腺瘤最有效的治疗方法就是手术,但并不是一发现腺瘤就需立即手术,而是应严格掌握手术时机及手术适应证:20岁左右的未婚女性,如果腺瘤不大,约1 cm,甚至更小,则不宜立即手术,因腺瘤体积过小,且活动度较大,手术时不容易找到;未婚的年轻女性,因小的腺瘤手术使乳房部皮肤留下了疤痕,影响了美观;如果在观察过程中,乳腺纤维瘤不停地在缓慢增长,已长至1.5 cm左右,采用保守法治疗无效者,则宜考虑手术切除,以免腺瘤长得较大后,手术创伤较大,疤痕亦较明显,而且如果继续长大亦有发生恶变的可能;如果腺瘤刚发现时就较大,超过2 cm,或患者年龄较大超过35岁,则主张一发现就立即手术,因为往往在妊娠哺乳期,由于体内雌性激素的大幅度增加,可能刺激腺瘤迅速增长,甚至可能诱发肉瘤变;如果乳腺纤维瘤为多发性,可同时多个切除;除诊断为乳腺纤维瘤外,乳房有乳管内乳头状瘤、乳腺囊肿、乳腺小叶增生、乳腺脂肪瘤、寄生虫性囊肿,因性质未明确而怀疑乳腺纤维瘤时均可做切除术。

乳腺纤维瘤手术切除的禁忌证:乳房及其周围皮肤上有急性感染者暂不做手术;乳腺纤维瘤的诊断不明确时,可穿刺诊断,暂不立即手术;乳腺纤维瘤的疗效判定标准有变化时暂不手术。

(一)乳腺纤维腺瘤手术方法

1.乳房纤维瘤摘除术

乳房纤维瘤摘除术传统的方法是在瘤体表面做放射状切口,目的是避免损伤乳腺管,但势必会留有疤痕。将传统的放射切口选择性地改良为乳晕切口,效果满意。

(1)传统手术切除:手术切口的设计应考虑美学与功能的需要。如需要哺乳者,应做以乳头为中心的放射状切口。若以后不需要哺乳者,可沿乳晕边缘行弧形切口。如是多发者可行乳腺下缘与胸壁交界处切口或沿乳晕切口。①在瘤体表面用美兰画一个瘤体大小的圆圈,然后由圆圈的中点至乳头用美兰画一直线,用细长针注射0.5%利多卡因做局部浸润麻醉,始为乳晕部做半月形浸润麻醉,而后自乳晕部进针,沿美兰直线浸润麻醉至瘤体周围。②沿所画切口切开皮肤、皮下组织,分离浅筋膜,用血管钳或爱力斯夹住切口外侧筋膜,用血管钳沿乳腺组织表面分离至瘤体部位,爱力斯或缝线将瘤体牵引至直视下分离切除瘤体。③彻底止血,瘤体创面乳腺组织间断缝合数针。④皮内缝合或间断缝合乳晕切口。乳房表面用绷带适当加压包扎24~48小时,切除的肿块常规应做病理检查。⑤注意事项。手术时最好将整个肿瘤及其周围部分正常乳腺组织一并切除,在被切除的肿瘤以外的乳腺内,或对侧乳腺内术后再发生同样的肿瘤,不应认为复发,严格地说应为多发倾向。在原位又重新出现此种肿瘤者为复发,反复复发应警惕叶状肿瘤的可能。这种术式会在乳腺上留下疤痕,影响美观,对于乳腺多个象限内的多个肿物不能完全切除。

(2)微创手术切除:是在腋下或乳晕等隐蔽的地方戳孔(约3 mm),在超声或钼靶引导下应用旋切针将肿物旋切出来,痛苦小,术后只留下一个3 mm左右大小的印痕,恢复快,不需住院,不用拆线。而且可以通过一个切口一次性同时切除多个肿瘤,多发肿物或临床触摸不到的微小肿物的患者特别适合采用这种手术。微创旋切的技术优势还体现在对于性质不明的肿块可以在B超定位下进行活检和病理检查,对3 mm微小的肿瘤也可精确切除,这对于乳腺癌的早期诊断和治疗无疑也是一种非常好的方法。缺点是费用高,对于接近乳头、皮肤、乳腺边缘的肿物无法保证完全切除,易有残留等。

2.多发性乳腺纤维腺瘤的处理

多发性乳腺纤维腺瘤是指乳房部有 2 个以上的纤维腺瘤者,其发生的比例约为 15％。因为多发的乳腺纤维腺瘤可相互临近而彼此融合,亦可散布于一侧或两侧的多个部位,手术全部切除有一定的困难,所以对于那些腺瘤体积不太大的多发腺瘤,临床可予以观察,腺瘤体积有所缩小,继续观察;如肿物继续生长,体积较大,超过 2 cm 的腺瘤,则可考虑将其切除。切除时如果附近尚有 1 cm 左右的纤维腺瘤亦可一并切除,而距离较远且腺瘤体积较小者,则可以继续对其进行观察。由于多发性乳腺纤维腺瘤切除后,有些仍可于原部位再发,或于其他部位继续有新发的纤维腺瘤出现,因此,可在腺瘤手术切除后,即服用一段时间的中药,防止其再发。

（二）中医辨证治疗

中医称乳腺纤维瘤为乳核。多因情志内伤,肝气郁结,或忧思伤脾,运化失司,痰湿内生;或冲任失调,气滞血瘀痰凝,积聚乳腺而成。乳房纤维瘤属于中医"乳癖"范畴,其主要病因多为情志内伤,多虑善感、肝气郁结、气滞痰凝或忧思伤脾、运化失职、痰浊积聚,导致气血、痰浊凝聚而成。现代医学认为本病的发生与内分泌激素水平失调有关,是雌激素相对或绝对升高引起,因此治疗本病应根据患者不同症状表现,以疏肝解郁,活血化痰,从根本上调整机体内分泌系统。

（1）辨证论治:肝气郁结,肿块小,发展缓慢,不红、不热、不痛,推之可移,可有乳腺不适,胸闷叹气。舌苔薄白,脉弦。

（2）药用:复方夏枯草膏、小金丹、乳结散。

（3）用药注意事项:诊断明确的小纤维瘤可服药治疗,2 月无效者可行手术切除;较大的或妊娠前的纤维瘤应行手术切除。

（4）疗效标准如下。①痊愈:乳房肿块消散,乳房疼痛消失。②显效:乳房肿块缩小 1/2,乳房疼痛消失。③有效:乳房肿块缩小不足 1/2,乳房疼痛减轻。④无效:肿块无缩小或增长,疼痛未缓解。

（三）其他治疗

还有激素疗法等病因治疗。

七、预防

（1）保持良好的心态和健康的生活节奏,克服不良的饮食习惯和嗜好,有规律的工作、生活是预防乳腺疾病发生的有效方法。

（2）少穿束胸或紧身衣,合理使用文胸。型号合适的文胸对乳房健康很重要,最好能选用柔软、透气、吸水性强的棉制文胸。平时能不戴文胸时尽量不戴,不要戴文胸睡觉。

（3）慎用含雌激素类药物和保健品,慎用丰胸产品。

（4）洗澡时避免长时间用热水刺激乳房,更不要在热水中长时间浸泡,洗澡时的水温以 27 ℃左右为宜。规律的性生活能促进乳房的血液循环、性激素分泌的增加,有利于女性乳房的健康。

（5）保持适量的运动。运动不仅有助于乳房健美,还能降低乳腺疾病的发病率。

（6）每月进行乳房自检,每年进行专业检查。一般月经后的1周到两周是检查的最佳时期。如果发现乳房有肿块、乳房局部皮肤或乳头凹陷、腋窝淋巴结肿大,一定要及时就诊。

（缪姗姗）

第十一节　乳腺导管内乳头状瘤

乳腺导管内乳头状瘤是指发生于乳腺导管上皮的良性乳头状瘤,发生于青春期后任何年龄的女性,经产妇多见,尤多发于40～50岁妇女。根据其病灶的多少及发生的部位,可将其分为单发性大导管内乳头状瘤及多发性中、小导管内乳头状瘤两种。前者源于输乳管的壶腹部内,多为单发,位于乳晕下区,恶变者较少见;后者源于乳腺的末梢导管,常为多发,位于乳腺的周边区,此类较易发生恶变。本病恶变率达5％～10％,被称为癌前病变,临床上应予足够重视。

一、病因和病理

导管内乳头状瘤是发生于导管上皮的良性乳头状瘤。根据病灶的多少或发生的部位,可分为大导管内乳头状瘤(发生于输乳管壶部内)和多发性导管内乳头状瘤(多发生在中、小导管内)。本病的发生是雌激素过度刺激导致的。

二、临床表现

导管内乳头状瘤以乳头溢液为主要的临床表现。本病病灶不同,表现症状各异。

(一)单发性大导管内乳头状瘤

单发性大导管内乳头状瘤可在乳晕下或乳晕边缘部位扪及到长约1 cm的索状肿块,或扪及枣核大小的结节。由于肿瘤所在的导管内积血积液,按压肿块即有血样、奶样或咖啡样分泌物从乳头溢出,但溢液口固定。本病常为间歇性自发溢液,或挤压、碰撞后溢液。溢液排出,瘤体变小,疼痛不明显,偶尔有压痛、隐痛,恶变较少见。

(二)多发性中、小导管内乳头状瘤

多发性中、小导管内乳头状瘤源于末梢导管,位于周边区,是由于中、小导管内的腺上皮增生形成的。多在患侧外上象限有多个结节、颗粒,成串珠状,边界不清,质地不均,部分有溢液症状,也有部分无溢液者,溢液呈血样、黄水样、咖啡样。本病恶变可达10％,被称为"癌前期病变"。

三、诊断

本病临床主要表现为乳头溢出浆液、血性或咖啡色的液体,呈间歇或持续性,行经期间有量增加。部分患者在乳头附近可触及小的圆形肿物,质较软,与皮肤无粘连,可推动。本病确诊困难,要对肿块行针吸细胞学检查或活体组织病理检查方可确诊。

四、鉴别诊断

乳腺导管内乳头状瘤需与乳腺导管内乳头状癌及乳腺导管扩张综合征相鉴别。

(一)乳腺导管内乳头状癌

两者均可见到自发的、无痛性乳头血性溢液,均可扪及乳晕部肿块,且按压该肿块时可自乳管开口处溢出血性液体。由于两者的临床表现及形态学特征都非常相似,故两者的鉴别诊断十分困难。一般认为,乳腺导管内乳头状瘤的溢液可为血性,亦可为浆液血性或浆液性;而乳头状

癌的溢液则以血性者为多见,且多为单侧单孔。乳头状瘤的肿块多位于乳晕区,质地较软,肿块一般≤1 cm,同侧腋窝淋巴结无肿大;而乳头状癌的肿块多位于乳晕区以外,质地硬,表面不光滑,活动度差,易与皮肤粘连,肿块一般＞1 cm,同侧腋窝可见肿大的淋巴结。乳腺导管造影显示导管突然中断,断端呈光滑杯口状,近侧导管显示明显扩张,有时为圆形或卵圆形充盈缺损,导管柔软、光整者,多为导管内乳头状瘤;若断端不整齐,近侧导管轻度扩张、扭曲、排列紊乱、充盈缺损或完全性阻塞,导管失去自然柔软度而变得僵硬等,则多为导管内癌。溢液涂片细胞学检查乳头状癌可找到癌细胞。最终确立诊断则以病理诊断为准,而且应做石蜡切片,避免因冰冻切片的局限性造成假阴性或假阳性结果。

(二)乳腺导管扩张综合征

导管内乳头状瘤与导管扩张综合征的溢液期均可以乳头溢液为主要症状,但导管扩张综合征常伴有先天性乳头凹陷,溢液多为双侧多孔,性状可呈水样、乳汁样、浆液样、脓血性或血性;乳头状瘤与导管扩张综合征的肿块期均可见到乳晕下肿块,但后者的肿块常较前者为大,且肿块形状不规则,质地硬韧,可与皮肤粘连,常发生红肿疼痛,后期可发生溃破而流脓。导管扩张综合征还可见患侧腋窝淋巴结肿大、压痛。乳腺导管造影显示导管突然中断,有规则的充盈缺损者,多为乳头状瘤;若较大导管呈明显扩张,导管粗细不均匀,失去正常规则的树枝状外形者,则多为导管扩张综合征。必要时可行肿块针吸细胞学检查或活组织病理检查。

五、治疗

乳腺导管内乳头状瘤最有效的方法是手术治疗,药物治疗通常只能减轻症状。

本病的首选治疗方法是手术治疗。术前均应行乳导管造影检查,以明确病变的性质及定位。术后宜做石蜡切片检查,因为冰冻切片检查在辨别乳腺导管内乳头状瘤和乳头状癌时最困难,两者常易发生混淆,故不宜以冰冻切片表现为恶性依据而行乳房根治术。如果为单发的乳腺导管内乳头状瘤,手术时将病变的导管系统切除即可;如果为多发的乳腺导管内乳头状瘤,因其较易发生恶变,则宜行乳腺区段切除,即将病变导管及其周围的乳腺组织一并切除。对于那些年龄在50岁以上、造影显示为多发的乳腺导管内乳头状瘤或经病理检查发现有导管上皮增生活跃甚至已有上皮不典型性改变者,则宜行乳房单纯切除,以防癌变。

(一)术前准备

纤维乳管镜确定乳管内乳头状瘤与乳头的距离、深度和乳房皮肤的体表投影。

(二)麻醉方法和体位

局部浸润麻醉或硬膜外麻醉,患者取仰卧位。

(三)手术切口

从乳头根部向乳晕外方做放射状切口,也可沿乳晕边缘做弧形切口。

(四)手术步骤

(1)术前乳管镜确定病变部位,并在体表做标记及手术切口方案,必要时在病变乳管内保留探针,或在乳头处找到血性液体溢口,将细软的探针涂上液状石蜡后,注入 0.2~0.5 mL 亚甲蓝,作为寻找病变乳管的引导。

(2)消毒、铺巾。

(3)切口皮肤、皮下组织,止血钳钝性分离,暴露病变乳管。

(4)分离、切除病变乳管。

（5）0 号丝线将残腔缝合，彻底止血后逐层缝合乳腺组织及皮肤切开，覆盖敷料，加压包扎。

（五）对病变限定在某一区段的乳腺囊性增生患者，可做乳腺区段的切除

（1）病变位于乳腺上半部者，按病变的长轴做弧形切口或放射状切口，位于乳腺下半部者，做放射状切口或乳房下皱褶纹的弧形切口。

（2）切开皮肤及皮下组织，潜行分离皮瓣，使肿块全部显露。

（3）仔细检查确定肿块的范围后，在其中心缝置一根粗不吸收线或用鼠齿钳夹持牵引。

（4）沿肿块两侧，距病变处 0.5～1 cm 做楔形切口，然后自胸大肌筋膜前将肿块切除。

（5）严密止血后，用不吸收线间断缝合乳腺组织创口，避免出现残腔，逐层间断缝合浅筋膜、皮下组织和皮肤。如有较多渗血可放置橡皮片或橡皮管引流，加压包扎，也可放置多空负压引流管。

（六）病变广泛者可行经皮下乳腺全切或乳腺单纯性切除术

（1）以乳头为中心，在第 2～6 肋，从外上到内下做一斜行梭形切口或以乳头为中心做横行梭形切口。

（2）选择切口时，将乳房尽量上提，在乳晕下方用亚甲蓝液画一水平线；再将乳房尽量下位，同样在乳晕（肿瘤）上方画一水平线。这两条线可根据病变位置而上下移动，待乳房恢复原位后，即表示横行梭形切口线。

（3）顺切口线切开皮肤、皮下脂肪组织，切除与否及范围取决于病变的性质。

（4）分离范围上起第 2～3 肋骨，下至第 6～7 肋骨，内达胸骨旁，外抵腋前线。当一侧皮肤分离后，用热盐水纱布填塞止血，再分离另一侧皮肤。然后沿着乳房上缘，围绕乳房基底部边切边止血，直切到胸大肌筋膜缘止。

（5）用组织钳将乳房拉下，用锐刀将整个乳房及周围脂肪组织从胸大肌筋膜上切除。

（6）乳房组织切除后，清创创口，清除残留的血凝块、脱落的脂肪组织，在切口最低位或切开外侧方戳孔置入有侧孔的引流管或橡皮卷，妥善固定在皮肤上或用安全针固定于引流物上以免脱位。

（7）按层缝合皮下组织和皮肤，切口用纱布垫适当加压包扎。

（七）术后处理

（1）术后 2～3 天拔出引流物，乳房全切者要加压包扎 3～5 天。

（2）术后 7～9 天拆线。

（3）乳房全切者容易发生局部皮瓣坏死、皮下积液，处理方法是术后 24 小时检查创口，积血者改善引流，48 小时后仍有积血者，应局部穿刺洗净血清或置负压引流管引流，适当加压包扎。

（张　波）

第十二节　乳房其他良性肿瘤

一、脂肪瘤

乳房脂肪瘤是由脂肪细胞增生形成的一种良性肿瘤。脂肪瘤是最常见的一种体表良性肿瘤,它可发生于体表任何部位,多见于肩背部、四肢,发生于乳腺者少见。

脂肪瘤肉眼观察与正常脂肪组织相似,但色泽较黄。有一薄层完整的纤维包膜,肿瘤呈圆形或扁圆形,表面呈分叶状。有的肿瘤富含血管及结缔组织,为血管脂肪瘤。镜下观察,肿瘤由分化成熟的脂肪细胞组成,其间有纤维组织间隔,外有薄层纤维组织包膜。瘤细胞较大,呈圆形,细胞质内充满脂滴,细胞核被挤到近包膜处。

临床表现同其他一般体表脂肪瘤。本病好发于中年以上妇女,乳房较丰满、肥胖,常为无意中发现,无疼痛,无乳头溢液及其他不适症状。检查:肿瘤多为单发,圆形或椭圆形,分叶状,一般3~5 cm,大者亦可达 10 cm 以上,质软,边界清楚,活动,肿瘤不与皮肤及胸壁粘连。发生于皮下脂肪层者较表浅,发生于腺体内脂肪组织者较深在。肿瘤生长缓慢。

关于本病的治疗,对较大者或生长较快者可行手术切除,一般切除后不复发。对生长较缓慢、较小的脂肪瘤允许观察。

二、平滑肌瘤

乳房平滑肌瘤是一种少见的乳房良性肿瘤。本瘤可来自乳头、乳晕的平滑肌组织及乳腺本身的血管平滑肌组织。根据生长部位、细胞来源的不同,病理分为 3 型:来源于乳晕区皮肤平滑肌者称浅表平滑肌瘤;来源于乳腺本身血管平滑肌者为血管平滑肌瘤;来源于乳腺本身血管平滑肌和腺上皮共同构成腺样平滑肌瘤。

大体观察:肿瘤呈圆形或椭圆形,边界清楚或有包膜、实性、质韧,一般直径 0.3~0.5 cm,切面灰白或淡红色,稍隆起,呈编织状。镜下可见肿瘤由分化成熟的平滑肌细胞组成。瘤细胞呈梭形、细胞质丰富、粉染、边界清楚,并可见肌原纤维。细胞核呈杆状,两端钝圆,位于细胞中央,无核分裂。瘤细胞排列呈束状、编织状或栅栏状,间质有少量的纤维组织。血管平滑肌由平滑肌和厚壁血管构成。腺样平滑肌瘤在平滑肌瘤细胞之间夹杂着数量不等的乳腺小管状结构。

临床上,肿瘤可位于真皮亦可在乳腺实质内。位于真皮者表面皮肤隆起,略呈红色,局部有痛感或有压痛。位于乳腺实质内者,位置深在,多为血管平滑肌瘤或腺样平滑肌瘤,肿瘤有包膜,易推动,生长缓慢。

本病发生于真皮者,诊断较易确定,可行手术治疗,手术时,连同受累皮肤一并切除。对于发生于乳腺实质内者,与纤维瘤较难鉴别,有时需待手术后病理切片方可证实。本病一般不恶变,手术后不复发。

三、神经纤维瘤

乳房神经纤维瘤少见,常为神经纤维瘤的一部分。好发于皮肤及皮下的神经纤维,神经纤维瘤多位于乳头及乳头附近,可为单发或多发,肿瘤直径 1~2 cm,生长缓慢,一般不恶变,无疼痛及其他症状。单发者手术切除后一般不复发,多发者可致乳头变形,可考虑切除病变皮肤,并进行乳房整形。

四、汗腺腺瘤

乳腺汗腺腺瘤罕见,是发生于乳腺皮肤汗腺上的良性肿瘤。肿瘤在真皮内由无数小囊形管构成,管腔内充满胶样物质,管壁的两层细胞受压变扁平。

临床上,本病开始时是在皮肤上发现透明而散在的结节,软且有压缩性。结节位于真皮内,一般 2 cm 大小,有时高出皮肤,肿瘤可逐渐增大呈乳头状,并发生破溃。一般不恶变,手术切除可治愈。

五、错构瘤

乳房错构瘤又称腺脂肪瘤。本病临床较少见,好发于中青年妇女,一般为单发、生长缓慢、无症状、肿物边界清楚、质软、活动度好,与周围无粘连。在乳腺 X 线摄片上,本病表现为圆形或椭圆形肿块阴影,中央密度不均匀,边缘光滑,且有一圈透亮带。病因为胚芽迷走或异位,或胚胎期乳腺发育异常,造成乳腺正常结构成分比例紊乱。

肉眼观察:肿瘤呈实性,圆形或椭圆形,有一层薄而完整的包膜,直径 1～17 cm,质软。切面脂肪成分较多时呈淡黄色;腺体成分较多时呈淡粉红色,纤维组织为主者呈灰白色。

镜下观察:肿瘤为数量不等、杂乱无章的乳腺导管、小叶和成熟的脂肪组织、纤维组织混杂而成,包膜完整。小叶和导管上皮可正常,亦可增生。有时可见导管扩张及分泌物潴留。当脂肪组织占肿瘤大部分时,称腺脂肪瘤。

本病需经手术切除后病理切片确诊,预后好,手术后不复发。

六、海绵状血管瘤

乳房海绵状血管瘤临床极为少见,是由血管组织构成的一种良性血管畸形。本病一般多发于乳腺皮下组织内,肿瘤体积不定,质地柔软,边界清楚。切面呈暗红色,可见多数大小不等的腔隙。腔壁厚薄不均,腔内充满血液。镜下见肿瘤组织由大量充满血液的扩张的腔隙及血管构成,腔壁上有单层内皮细胞,无平滑肌。腔隙之间由很薄的纤维组织条索构成间隔,状如海绵,可有完整包膜,亦可境界不清。本病可发生于任何年龄,一般为单发,也可多发。肿瘤境界清楚、质软、有压缩性,或呈囊性感。常无任何不适,生长缓慢。局部肿瘤穿刺抽出血性液体时,可明确诊断。较小的血管瘤可局部手术切除,范围较大者,可考虑行乳房单纯切除术。

七、淋巴管瘤

乳房淋巴管瘤临床极罕见。由淋巴管和结缔组织构成,是一种先天性良性肿瘤。淋巴管瘤多见于锁骨上区及颈部,乳房淋巴管瘤生长缓慢,无不适表现。瘤体大小不一、触之无压痛、质软,有囊性感或波动感,透光试验阳性,局部穿刺可抽出淡黄色清亮液体。临床上,肿瘤较小者行肿瘤切除,较大者行乳房单纯切除术。

八、颗粒细胞瘤

乳房颗粒细胞瘤亦称颗粒性肌母细胞瘤,是一种少见的乳腺良性肿瘤。颗粒细胞瘤可发生于身体任何部位,好发于舌、皮下及软组织,乳腺也是本病常见的发病部位之一。

颗粒细胞瘤并非发生于乳腺组织本身,而是来源于乳腺神经鞘细胞。大体观察:肿瘤无包膜,与周围组织分界不清,直径 0.5～4 cm,质硬,切面灰白或灰黄,均质状,表面受累皮肤可发生凹陷。镜下:肿瘤无明确分界,瘤体体积大,呈多边形或卵圆形。细胞质丰富,内含均匀分布的嗜酸性颗粒;细胞核小而圆。瘤细胞呈松散的巢状或条索状排列,其间有多少不等的纤维组织包绕。受累皮肤呈假上皮瘤样增生。

临床上,本病好发于 20～50 岁女性。主要为无痛性肿块,质硬,呈结节状,边界不清,活动度差,且常与皮肤粘连,致受累皮肤凹陷,故易与乳腺癌混淆。依靠镜下瘤细胞核小而圆、规则、细胞质丰富呈嗜酸性颗粒状与乳腺癌鉴别。

本病手术切除预后良好。

九、软骨瘤和骨瘤

乳房软骨瘤和骨瘤极少见,可见于老年妇女的乳房纤维腺瘤内。肉眼见该瘤表面呈颗粒状突起、色淡黄、质硬、无明显包膜,但境界清楚。镜下可见骨膜、断续的骨板及排列紊乱的骨小梁,小梁之间可见疏松纤维组织。一般认为它是由成纤维细胞化生而成,另一部分由纤维瘤内纤维成分组成而来。

临床上,患者一般无自觉症状,肿瘤质硬、无触痛、可活动,与周围组织无粘连。

手术切除后一般无复发。

十、腺肌上皮瘤

乳腺腺肌上皮瘤临床少见,术前多易误诊为乳腺纤维腺瘤。本病好发于50岁以上女性,亦有年轻女性及男性腺肌上皮瘤报道。常因无痛性肿块就诊、边界清楚、质地韧实、表面光滑、生长缓慢、无痛。

肉眼观察,肿瘤可有或无包膜,切面灰白或灰黄,质脆或鱼肉状,少数为囊实性或囊性。镜下肿瘤组织由增生的腺上皮和肌上皮组成,以肌上皮增生为主。腺上皮可有乳头状增生;肌上皮呈巢状、片状、小梁状分布,细胞呈梭形或为透明细胞。Tavassoli根据肿瘤结构及肌上皮形态不同,将其分为3型。①梭形细胞型:由巢状和片状分布的梭形肌上皮细胞和少量腺腔组成。②腺管形(经典腺肌上皮瘤):主要由大小不等的腺管组成,内覆腺上皮细胞,外围为肌上皮细胞。③小叶型:增生的上皮细胞呈巢状,围绕并挤压腺腔,肿瘤周围纤维组织向瘤内生长,分隔肿瘤呈小叶状。当核分裂象超过5个/10个高倍视野、细胞有明显异型性、肿瘤呈浸润性生长以及肿瘤出现坏死时,考虑有恶性可能。

本病治疗方法为手术切除,应切除肿瘤周围部分正常腺体组织,否则易复发。反复复发则有恶性可能。考虑为恶性时,宜行乳房切除或改良根治术。

十一、乳头腺瘤

乳头腺瘤又称乳头导管腺瘤,是发生于乳头内的导管即乳窦部,是一种局限于集合管内或其周围的良性上皮增生。好发于40～50岁女性,偶有男性,发病率不到乳腺良性肿瘤的1%,病程长,生长缓慢,肿瘤体积小,直径一般不超过2 cm。

(一)临床表现

乳头腺瘤单侧多见,罕见双侧患者。乳头溢液为主要表现,约占2/3患者,其次可有乳头增粗、变硬、糜烂、溃疡、结痂出血,乳头内或其底部扪及结节等症状,切除的结节质硬,边界可清或不清楚,呈灰白色,此结节有时不在导管内。

(二)诊断与鉴别诊断

乳头腺瘤是一种少见病,对临床上有乳头溢液伴有乳头内或乳窦部有硬结节或肿块者,同时若有乳头糜烂、溃疡、出血、结痂者应高度重视,影像学检查方法,乳腺X线摄影通常不把乳头包括在内,所以影像学不易发现,临床上对可疑者,申请加拍乳头在内的头尾位和内外侧斜内,有时可见乳头及乳晕区有高密度肿块影。彩色B超可显示乳头内有实性肿块影,可协助诊断,但最终需靠病理学确诊。

乳头腺瘤多因临床表现不典型,医师经验不足,术前诊断较困难,临床检查常有漏诊或误诊,必须与乳头慢性炎症、良性肿瘤、Paget病、乳头状癌等进行鉴别。

1.湿疹样癌(Paget病)

初期表现为一侧乳头瘙痒、变红,继而皮肤增厚,粗糙、糜烂、出血、结痂,可见乳头变形或破坏,病理检查乳头、乳晕表皮基底层内可查到Paget细胞,乳头下导管内可见管内癌。即可确诊。而乳头腺瘤是导管上皮细胞增生改变、表皮内无Paget细胞。

2.导管内乳头状瘤

临床表现主要是以乳头溢液为主,半数左右为血性,在乳晕附近可扪及圆形肿物,乳导管造影和乳管镜检查加上取病理活检,一般可以确诊。

3.乳腺管状腺瘤

乳腺管状腺瘤是由密集增生的管状结构构成的圆形结节状良性病变,多见于年轻妇女,多为无意中发现皮肤触及包块,系为卵圆形,可单发、多发,生长较快,活动度较好,界限较清,质地中等、压痛,无皮肤及乳头改变,疼痛随月经期前后变化明显。影像学检查通常为边界清晰,偶含微钙化的肿物,乳腺管状腺瘤是良性病变,切除后无复发,预后较好,主要靠切除后行组织学检查以确诊。

4.乳头汗腺样瘤

乳头汗腺样瘤发生部位与乳头腺瘤相似,但无乳头糜烂及乳头溢液,检查无Paget细胞,病理检查以乳头大导管的乳头状增生为主,该病罕见,临床检查不易确诊,而病理检查确诊不困难。

(三)治疗与预后

本病应尽量行乳头结节局部完整切除保留乳头,一般不主张行乳房单切术,术后常见复发,未见癌变报告。

十二、乳腺结节性筋膜炎

发生于乳腺的结节性筋膜炎又称假肉瘤性筋膜炎,是乳腺深、浅筋膜的成纤维细胞/肌成纤维细胞的瘤样增生性病变。由于增生的成纤维细胞数量丰富,具有一定的异型性,可见核分裂象,周边无包膜形成,生长较迅速,极易误诊为恶性肿瘤而过度治疗。

大体观察:病变位于乳腺筋膜处,向上可长入皮下,向下可长入乳腺间质。通常体积较小,平均直径2 cm,多不超过3 cm,病灶较局限,呈单一梭形或圆形结节,有时在主结节周围可有小的卫星结节。切面灰白、淡红或棕褐色,可有胶冻状或黏液样区域,切面呈实性,质地中等或较韧,有时较软。显微镜下可见,增生的成纤维细胞呈短束状或车辐状排列,分布于黏液样基质中,常伴有小血管增生和炎症细胞浸润。成纤维细胞的密度随病程发展变化较大。早期细胞丰富,形态多样,似肉瘤样改变,细胞呈梭形,较肥胖,核圆或卵圆形,空泡状,相对一致或轻度异性,核仁明显,核分裂象比较常见(<1个/高倍视野),有时可较多,但均为生理性。部分病例可见多核巨细胞钙化与骨化,周边组织间隙中常见红细胞外渗。免疫组化染色Vimentin强阳性,肌源性标记常阳性,actin可局灶阳性,偶尔可有Desmin表达。

本病为一反应性、自限性病变,可发生于任何年龄,以20~40岁多见。最常见部位为上肢,特别是前臂屈侧、躯干和颈部,乳腺结节性筋膜炎可发生于乳房皮下组织,亦见于乳腺实质,临床表现为快速生长和局部肿块,一般为 1～2 周,通常不超过 3 个月,局部有肿胀或触疼(约 50％),数月后可自行消退。如病史超过 6 个月,或肿块＞5 cm,应排除其他病变。由于本病的临床、大体及显微镜下均易与恶性肿瘤相混淆,故临床病理诊断须通过病史、病理所见,免疫组化检查等与乳腺的梭形细胞肿瘤及病变相鉴别,如恶性纤维组织细胞瘤、纤维肉瘤、黏液性脂肪瘤、平滑肌肿瘤、神经纤维瘤、纤维瘤病、叶状肿瘤、增生性肌炎,术后梭形细胞结节,放射治疗后成纤维细胞不典型增生等。

尽管该病变可自行消退,但其特别的临床表现往往导致需进行活检或手术切除,因其具有浸润性生长方式,切除后仍可有 1‰～2‰病例复发,故局部切除仍不失为较适当的治疗方法。

十三、乳腺结节病

乳腺结节病又称乳腺 Boeck 肉样瘤,类肉瘤病。一般是全身性结节病累及乳腺组织,也有少部分病例原发于乳腺。因本病可同时累及全身较多器官,起病隐匿,临床缺乏特异性,虽然少见,一旦发生,临床易误诊为肿瘤性疾病。

结节病是一种全身性肉芽肿病,病程长而隐蔽,不同阶段病理改变有所不同。急性期一般无皮肤及组织学改变,慢性期约 30％可出现皮肤斑块,丘疹或皮下结节。典型的乳腺结节病肉眼观察为乳腺皮下或实质中灰白、灰褐色形态大小较一致,境界较清楚的圆形结节,实性,中等硬度。显微镜下早期可见灶性上皮样细胞增生,散在少量 Langhans 多核巨细胞,较后期病灶扩大,形成大小相对一致,分布均匀的非坏死性结核样的肉芽肿结节,主要由上皮样细胞构成,中央无干酪样坏死,偶见纤维素样坏死,周边可有少量淋巴细胞浸润,即所谓"裸结节"。其中可有多少不等的多核巨细胞,多核巨细胞内、外可见到星状包涵体,层状小体(钙化小体),有时结节周边可有蜡样小体(巨大的溶酶体)。晚期上皮样细胞消失,结节逐渐纤维化。

本病原因不明,近年来认为与自身免疫性反应有关,特别是 T 细胞介导的免疫反应,有些病例与遗传因素有关。主要发生于 20～40 岁青壮年,其累及部位除淋巴结和肺以外,还可累及骨、软组织、眼、涎腺和纵隔,尤其是肺部及支气管旁淋巴结占 60％～90％,肉芽肿病变可出现在很多疾病之中,如结核病、分枝杆菌感染、麻风、真菌、异物,甚至霍奇金淋巴瘤等,故本病是一个排除性诊断,除临床大体观察和显微镜观察之外,需通过多种实验室检查慎重鉴别才能确诊。

本病原则上以内科治疗为主,单纯皮肤及淋巴结病变常能自然缓解,不需治疗。部分病例特别是单纯性乳腺结节病因形成明显肿块,术前难以确诊,常以手术切除为主,配以内科治疗,预后良好。

十四、乳腺囊肿

乳腺囊肿在临床很常见,由于乳腺囊肿为乳房触摸明显肿物,往往引起患者的负担和恐惧,有时,一夜之间,小的囊肿即可增大明显。囊肿多发或周围组织有炎症表现,积乳囊肿、外伤性囊肿、单纯性乳腺囊肿为乳腺良性病变,是女性常见病和多发病,占所有女性病的 7％左右,其发生与内分泌功能紊乱密切相关。

(一)病因

大多数学者认为乳腺囊肿发生与内分泌紊乱密切相关。本病好发于中年妇女,此期的妇女由于生理因素易出现内分泌紊乱,当孕酮分泌减少或缺乏,雌激素水平相对增高,刺激乳腺导管上皮增生,致使导管延伸、折叠、迂曲,大量上皮细胞脱落及伴有部分导管细胞坏死,造成管腔堵塞,其分泌物大量在管腔内积聚,管内压增高而形成囊肿。乳腺囊肿病在病理上表现为一种以上皮组织增生和囊肿形成的非炎非瘤病变。乳腺囊肿一般不会恶变,只有少数不典型导管上皮增生和重度乳头状瘤、乳头状增生,才有恶变可能。

有研究显示,患乳腺囊肿的女性患者约为其他乳腺病女性患者的腋臭发病率的 8 倍。根据统计欧美人士有腋臭者高达 80%,而东方人较少约 10%。行腋臭手术切除术后 5～10 年是乳腺囊肿高发期,呈多发性,乳晕区多见,部分患者伴有乳头溢液。

究其原因,乳腺组织由汗腺演化而来,腋臭是由腋部增生的大汗腺所产生的油脂、蛋白质经细菌分解形成特殊气味所形成的。同源性可能为二者紧密相关的基础。两者均来源于胚胎外胚层,表皮生发层深入到真皮部分,分化为汗腺和哺乳动物的乳腺。当乳腺受到刺激时,乳腺导管上皮出现再生,新生的幼稚细胞往往向着其同源和形态类似的汗腺上皮方向生长分化。

随着乳腺彩超及磁共振等检查的临床普及,越来越多的乳腺囊肿被早期发现。生活水平的提高而腋臭手术切除术的增加,乳腺囊肿疾病亦同时得到发现和治疗。腋臭患者与乳腺囊肿之间是否还存在其他内在关系,有待进一步观察和研究。

积乳囊肿又称为乳汁淤积症,或乳汁潴留样囊肿,较单纯囊肿少见。主要由于泌乳期乳导管阻塞,引起乳汁淤积而形成囊肿。如哺乳期患有乳腺增生、炎症或肿瘤压迫、小叶增生,可造成乳腺的 1 个腺叶或小叶导管填塞。另外,因哺乳期习惯不当,乳汁淤积于导管内,致使导管扩张形成囊肿,细菌入侵继发感染,导致急性乳腺炎或乳腺囊肿。

(二)病理

囊肿大小不等,体积可以很大,直径>3 mm 者称为肉眼可见囊肿,对囊肿直径在 3～5 mm 之间称为囊肿早期阶段,>7 mm 称为囊肿晚期阶段,直径在 5～7 mm 称为过渡阶段。

囊肿常常含有混浊或清亮液体。有的囊肿外观呈蓝色,又称蓝顶囊肿,大囊肿周围可见多个小囊肿,囊壁较薄。显微镜下大多数囊肿被覆扁平上皮,上皮可以缺如,囊肿内充满多量泡沫细胞和胆固醇结晶,称为脂性囊肿。

囊肿也可破裂,内容物溢出,引起周围间质炎症反应,也可见多量泡沫细胞和胆固醇结晶,本病常同时伴有其他增生性病变,临床病例可见孤立性的大囊,也可见大囊附近又有多个小囊,囊内常含有流黄色液体或棕褐色血性液体。

单纯囊肿镜下特点:乳腺腺管增大,扩张形成小囊肿,被覆立方上皮。

乳头囊肿镜下特点:囊肿上皮乳头状增生,细胞较轻度异型性,同时有单纯囊肿。

脂性囊肿镜下特点:囊肿壁上皮呈泡沫细胞样,囊内为大量脂性物质,并有胆固醇结晶。

大汗腺乳头状囊肿:囊肿上皮乳头状增生,上皮由大汗腺细胞生成。

(三)辅助检查

1.乳腺 X 线摄影

大多可见圆形或椭圆形边缘光整,密度均匀的致密阴影,囊肿因挤压周围腺体脂肪组织,在其周围可见透明晕,囊内有出血的,因含铁血黄素与正常组织相比较,密度较高,大的囊肿挤压皮下组织,但皮肤并不增厚,囊壁内偶可见蛋壳样或斑点样钙化。单发囊肿常为圆形,多发囊肿常为椭圆形高密度影,以两侧者多见。X 线片中很难区分囊实性肿块。

2.典型的乳腺囊肿彩超图像表现

内部无回声区,伴有后方回声增强;形状为圆形或椭圆形;边界清晰、边缘光整、囊壁薄而均匀。不典型者多为结节状囊肿及小囊肿,伴有扁平状的囊肿多不伴后方回声增强。有些病例囊壁可见钙化。

3.针吸细胞学检查

细针穿刺检查即可做出诊断,囊肿较大者可抽出液体注入气体,行囊肿充气X线造影,这样可了解囊内有无隐藏的肿瘤,乳头状瘤或囊内上皮增生的存在,细胞涂片除了能见到腺上皮细胞外,还可见较多的泡沫细胞,其细胞大小不一,圆形边界清楚,核小、细胞质极为丰富,充满大小不等的空泡而呈泡沫状。

穿刺抽完囊液后,注入碘水造影剂,刺激囊壁,使囊腔自行封闭,约有95%的患者可以自行封闭。故穿刺还有一定的治疗意义。

(四)临床表现

患者多无明显临床症状。常因肿物而就诊,经常为多发。触诊肿物质中或韧,边界尚清,活动度可,大小不一。较小肿物触诊不明显。大而单发的囊肿多数为圆形,小而多发的囊肿多数为椭圆形,边界清楚,活动,月经来潮前胀痛,而乳房大小无变化,肿块逐渐增大、增多,多发囊肿及双侧乳房多见。有时触诊肿物质硬,不活动,边界欠清,疑似乳腺癌,细针穿刺或彩超检查可协助诊断。部分患者伴有明显的多孔乳头溢液。

单发囊肿一般无血性液体,如有则为囊内肿瘤,临床行常规穿刺检查,单发囊肿内多为浆液性或淡黄色液体,也有囊内坏死,有棕褐色血性液体。

不典型者多为结节状囊肿,个别绝经期妇女的单纯囊肿,可自行缩小或消失,这就需要临床医师密切观察。囊肿手术后容易复发,囊肿随着月经周期的改变而逐渐增大,由于某些原因,短期内囊肿分泌较多液体,张力明显升高,囊肿临床触诊硬韧感较强。

(五)诊断

(1)病史数月或数年,乳房内触及多发囊性肿物,常位于外上象限。

(2)圆形或椭圆形肿物边界清楚,触及弹性感,张力大,活动差。

(3)彩超引导下的穿刺有液体。

(六)鉴别诊断

1.乳腺脂肪瘤

乳腺脂肪瘤常见于大乳房内,也可见中年及绝经后妇女,单纯囊肿绝经后较少见,脂肪瘤触之无囊性感,伸张缓慢。

2.乳腺纤维腺瘤

两者的临床表现相似,但乳腺纤维腺瘤多发生在卵巢功能旺盛时期(18~25岁),囊肿多发生在哺乳期及以后,早期有囊性感,后期质地较硬,彩超及穿刺细胞学检查可以协助诊断。

3.外伤性乳房血性囊肿

各种原因引起乳房血管的断裂出血,形成局部血性囊肿,外伤史穿刺血液即可确诊,临床表现有外伤病史,乳房疼痛,局部皮肤青紫色瘀斑表现,少量血肿可自行吸收,大的血肿不能够吸收,逐渐形成纤维性硬化,有个别患者表现为腋窝淋巴结肿大,X线检查有阴影较高的肿物,周围有透明环带,有时易与乳腺癌混淆,切除病理检查即可确诊。早期小血肿行理疗、热敷即可吸收。大的血肿穿刺,抽完后流入适量抗生素,如果血肿处理不当,可引起乳房炎症反应,后期应用活血化瘀类中药进行治疗。

4.大汗腺囊肿

实际大多数妇女都有大汗腺囊肿,只是体积小而未被发现。

5.分泌型囊肿

分泌型囊肿不常见,含脓液,可与单纯囊肿相鉴别。

6.蓝顶囊肿

乳房囊性增生形成较大的囊肿,由于液体色蓝而得名,多恶变(10%左右),上述囊肿均行常规手术切除。

7.乳腺癌

乳腺癌患者发病年龄偏大,肿块和周围组织边界不清,质硬、活动差、腋下淋巴结可有转移肿大。一般针吸细胞学检查或粗针穿刺可明确诊断。积乳囊肿多见于哺乳期,且边界清楚。如不继发感染,患者腋下淋巴结不大。

(七)治疗

单纯囊肿切除术及多发囊肿区段切除术,预后良好。近年来,采用微创旋切术治疗亦取得良好效果,因其创伤小、不留瘢痕,患者易于接受,具有良好的发展前景。

(张　波)

第十三节　乳　腺　癌

乳腺癌是女性常见的恶性肿瘤之一,发病率位居女性恶性肿瘤的首位。发病原因不明,雌激素为主的内分泌激素与乳腺癌的发病密切相关。目前,通过采用综合治疗手段,乳腺癌已成为疗效最好的实体肿瘤之一。

一、病因

乳腺癌的病因尚不清楚。乳腺是多种内分泌激素的靶器官,如雌激素、孕激素及催乳素等,其中雌酮及雌二醇对乳腺癌的发病有直接关系。20岁前本病少见,20岁以后发病率迅速上升,45~50岁较高,绝经后发病率继续上升,可能与年老者雌酮含量提高相关。月经初潮年龄早、绝经年龄晚、不孕及初次足月产的年龄与乳腺癌发病均有关。一级亲属中有乳腺癌病史者,发病危险性是普通人群的2~3倍。乳腺良性疾病与乳腺癌的关系尚有争论,多数认为乳腺小叶有上皮高度增生或不典型增生者可能与乳腺癌发病有关。另外,营养过剩、肥胖、高脂肪饮食,可加强或延长雌激素对乳腺上皮细胞的刺激,从而增加发病机会。北美、北欧地区乳腺癌发病率约为亚、非、拉美地区的4倍,而低发地区居民移居至高发地区后,第二、三代移民的乳腺癌发病率逐渐升高,提示环境因素及生活方式与乳腺癌的发病有一定关系。

二、病理类型

乳腺癌有多种分型方法,目前国内多采用以下病理分型。

(1)非浸润性癌:包括导管内癌(癌细胞未突破导管壁基底膜)、小叶原位癌(癌细胞未突破末梢乳管或腺泡基底膜)及乳头湿疹样乳腺癌。此型属早期,预后较好。

(2)早期浸润性癌:早期浸润是指癌的浸润成分<10%。包括早期浸润性导管癌(癌细胞突破管壁基底膜开始向间质浸润)、早期浸润性小叶癌(癌细胞突破末梢乳管或腺泡基底膜开始向

间质浸润,但仍局限于小叶内)。此型仍属早期,预后较好。

(3)浸润性特殊癌:包括乳头状癌、髓样癌(伴大量淋巴细胞浸润)、小管癌(高分化腺癌)、腺样囊性癌、粘液腺癌、大汗腺样癌、鳞状细胞癌等。此型分化一般较高,预后尚好。

(4)浸润性非特殊癌:包括浸润性小叶癌、浸润性导管癌、硬癌、髓样癌(无大量淋巴细胞浸润)、单纯癌、腺癌等。此型一般分化低,预后较上述类型差,且是乳腺癌中最常见的类型,占80%,但判断预后尚需结合疾病分期等因素。

(5)其他罕见癌。

三、转移途径

(一)局部扩展

癌细胞沿导管或筋膜间隙蔓延,继而侵及 Cooper 韧带和皮肤。

(二)淋巴转移

主要途径有:①癌细胞经胸大肌外侧缘淋巴管侵入同侧腋窝淋巴结,然后侵入锁骨下淋巴结以至锁骨上淋巴结,进而可经胸导管(左)或右淋巴管侵入静脉血流而向远处转移;②癌细胞向内侧淋巴管,沿着乳内血管的肋间穿支引流到胸骨旁淋巴结,继而达到锁骨上淋巴结,并可通过同样途径侵入血流。一般途径①为多数,根据我国各地乳腺癌扩大根治术后病理检查结果,腋窝淋巴结转移约60%,胸骨旁淋巴结转移率为20%~30%。后者原发灶大多数在乳房内侧和中央区。癌细胞也可通过逆行途径转移到对侧腋窝或腹股沟淋巴结。

(三)血运转移

以往认为血运转移多发生在晚期,这一概念已被否定,因为现在一致认为乳腺癌是一个全身性疾病。研究发现有些早期乳腺癌已有血运转移。癌细胞可经淋巴途径进入静脉,也可直接侵入血循环而致远处转移。最常见的远处转移依次为肺、骨、肝。

四、临床表现

早期乳腺癌不具备典型症状和体征,不易引起患者重视,常通过体检或乳腺癌筛查发现。

(一)临床症状、体征

1.乳腺肿块

80%的乳腺癌患者以乳腺肿块首诊。患者常无意中发现肿块,多为单发,质硬,边缘不规则,表面欠光滑。大多数乳腺癌为无痛性肿块,仅少数伴有不同程度的隐痛或刺痛。

2.乳头溢液

非妊娠期从乳头流出血液、浆液、乳汁、脓液,或停止哺乳半年以上仍有乳汁流出者,称为乳头溢液。引起乳头溢液的原因很多,常见的疾病有导管内乳头状瘤、乳腺增生、乳腺导管扩张症和乳腺癌。单侧单孔的血性溢液应进一步检查,若伴有乳腺肿块更应重视。

3.皮肤改变

乳腺癌引起皮肤改变可出现多种体征,最常见的是肿瘤侵犯 Cooper 韧带后与皮肤粘连,出现"酒窝征"。若癌细胞阻塞了淋巴管,则会出现"橘皮样改变"。乳腺癌晚期,癌细胞沿淋巴管、腺管或纤维组织浸润到皮内并生长,形成"皮肤卫星结节"。

4.乳头、乳晕异常

肿瘤位于或接近乳头深部,可引起乳头回缩。肿瘤距乳头较远,乳腺内的大导管受到侵犯而短缩时,也可引起乳头回缩或抬高。乳头湿疹样癌即乳头 Paget 病,表现为乳头皮肤瘙痒、糜烂、破溃、结痂、脱屑,伴灼痛,至乳头回缩。

5.腋窝淋巴结肿大

隐匿性乳腺癌乳腺体检摸不到肿块,常以腋窝淋巴结肿大为首发症状。医院收治的乳腺癌患者 1/3 以上有腋窝淋巴结转移。初期可出现同侧腋窝淋巴结肿大,肿大的淋巴结质硬、散在、可推动。随着病情发展,淋巴结逐渐融合,并与皮肤和周围组织粘连、固定。晚期可在锁骨上和对侧腋窝摸到转移的淋巴结。

(二)乳腺触诊

(1)方法:遵循先视诊后触诊,先健侧后患侧的原则。触诊时应采用手指指腹侧,按一定顺序,不遗漏乳头、乳晕区及腋窝部位,可双手结合。

(2)大多数乳腺癌触诊时可以触到肿块,查体时应重视乳腺局部腺体增厚变硬、乳头糜烂、乳头溢液,以及乳头轻度回缩、乳房皮肤轻度凹陷等,必要时可活检行细胞学诊断。

五、诊断

详细询问病史及临床检查后,大多数乳房肿块可得出诊断。但乳腺组织在不同年龄及月经周期中可出现多种变化,因而应注意查体方法及检查时距月经期的时间。乳腺有明确的肿块时诊断一般不困难,但不能忽视一些早期乳腺癌的体征,如局部乳腺腺体增厚、乳头溢液、乳头糜烂、局部皮肤内陷等,以及对有高危因素的妇女,可应用一些辅助检查。诊断时应与下列疾病鉴别。

(一)纤维腺瘤

纤维腺瘤常见于青年妇女,肿瘤大多为圆形或椭圆形,边界清楚,活动度大,发展缓慢,一般易于诊断。但 40 岁以后的妇女不要轻易诊断为纤维腺瘤,必须排除恶性肿瘤的可能。

(二)乳腺囊生增生病

乳腺囊生增生病多见于中年妇女,特点是乳房胀痛、肿块可呈周期性,与月经周期有关。肿块或局部乳腺增厚与周围乳腺组织分界不明显。可观察一至数个月经周期,若月经来潮后肿块缩小、变软,则可继续观察,如无明显消退,可考虑做手术切除及活检。

(三)浆细胞性乳腺炎

浆细胞性乳腺炎是乳腺组织的无菌性炎症,炎性细胞中以浆细胞为主。临床上 60% 呈急性炎症表现,肿块大时皮肤可呈橘皮样改变。40% 的患者开始即为慢性炎症,表现为乳晕旁肿块,边界不清,可有皮肤粘连和乳头凹陷。急性期应予抗感染治疗,炎症消退后若肿块仍存在,则需手术切除,作包括周围部分正常乳腺组织的肿块切除术。

(四)乳腺结核

乳腺结核是由结核分枝杆菌所致乳腺组织的慢性炎症。好发于中、青年女性。病程较长,发展较缓慢。局部表现为乳房内肿块,肿块质硬偏韧,部分区域可有囊性感。肿块境界有时不清楚,活动度可受限,可有疼痛,但无周期性。治疗包括全身治疗及局部治疗,可做包括周围正常乳腺组织在内的乳腺区段切除。

六、临床分期

由于分期是依据疾病的严重程度,所以肿瘤的分期是最重要的预后指标之一。美国癌症委员会和癌症国际联合中心已制订了一个统一的乳癌分类系统:TNM 分期系统。在一个原位及浸润混合性病灶,肿瘤的大小取决于浸润成分的大小。微浸润乳腺癌指的是浸润成分<2 mm。小浸润乳癌通常指<1 cm 的病灶($T_{1a,b}$),而早期乳腺癌指的是 Ⅰ 和 Ⅱ 期的病灶。生存率与分期呈负相关:Ⅰ 期乳腺癌 5 年生存率大约为 90%,而 Ⅳ 期患者诊断后很少能活过 5 年。

TNM 分期系统。

原发灶(T)。

T_X:原发灶无法评价。

T_0:无原发灶。

T_{is}:原位癌:导管内癌,小叶原位癌,或未发现肿块的 Paget 病[①]。

T_1:肿瘤最大径≤2 cm。

T_{1mic}:最大径≤0.1 cm 的微浸润。

T_{1a}:肿瘤最大径>0.1 cm,但≤0.5 cm。

T_{1b}:肿瘤最大径>0.5 cm,但≤1 cm。

T_{1c}:肿瘤最大径>1 cm,但≤2 cm。

T_2:肿瘤最大径>2 cm,但≤5 cm。

T_3:肿瘤最大径>5 cm。

T_4:肿瘤大小不计,直接侵犯(a)胸壁或(b)皮肤,如下。

T_{4a}:侵犯胸壁。

T_{4b}:水肿(包括橘皮样改变)或乳腺皮肤溃疡或限于同侧乳腺的卫星结节。

T_{4c}:两者都有(T_{4a} 和 T_{4b})。

T_{4d}:炎性乳癌。

区域淋巴结(N)。

N_X:区域淋巴结无法评价(如已切除)。

N_0:无区域淋巴结转移。

N_1:同侧腋窝淋巴结转移但可推动。

N_2:同侧腋窝淋巴结转移,彼此或与其他结构固定。

N_3:对侧乳腺淋巴结转移。

病理分类(PN)。

PN_X:区域淋巴结无法评价(如已切除或未切取供病理分析)。

PN_0:无区域淋巴结转移。

PN_1:同侧腋窝淋巴结转移,但可推动。

PN_{1a}:仅有微转移(≤0.2 cm)。

PN_{1b}:任何超过 0.2 cm 的淋巴结转移。

$PN_{1bⅠ}$:1~3 个淋巴结转移,最大径>0.2 cm,但≤2 cm。

$PN_{1bⅡ}$:>4 个淋巴结转移,最大径>0.2 cm,但<2 cm。

$PN_{1bⅢ}$:肿瘤扩散超出淋巴结包膜,最大径<2 cm。

$PN_{1bⅣ}$:有淋巴结转移,最大径≥2 cm。

PN_2:同侧腋窝淋巴结转移,彼此或与其他结构固定。

PN_3:同侧内乳淋巴结转移。

远处转移(M)。

M_X:远处转移无法评价。

M_0:无远处转移。

M_1:有远处转移(包括同侧锁骨上淋巴结转移)。

临床分期。

0 期:$T_{is}N_0M_0$。

Ⅰ期:$T_1N_0M_0$。

ⅡA 期:$T_0N_1M_0$,$T_1^②N_1^③M_0$,$T_2N_0M_0$。

ⅡB 期:$T_2N_1M_0$,$T_3N_0M_0$。

ⅢA 期:$T_0N_2M_0$,$T_1^②N_2M_0$,$T_2N_2M_0$,$T_3N_1M_0$,$T_3N_2M_0$。

ⅢB 期:T_4任何 NM_0,任何 TN_3M_0。

Ⅳ期:任何 T 任何 NM_1。

注:①有肿块的 Paget's 病分类根据肿瘤大小;②包括 T_{1mic};③N_{1a}患者预后同 PN_0患者。

以上分期以临床检查为依据,实际上并不精确,还应结合术后病理检查结果进行校正。

七、预防

乳腺癌病因尚不清楚,目前尚难以提出确切的病因学预防(一级预防)。但重视乳腺癌的早期发现(二级预防),经普查检出病例,将提高乳腺癌患者的生存率。不过乳腺癌普查是一项复杂的工作,要有周密的设计、实施计划及随访,才能收到效果。目前一般认为乳腺 X 线摄影是最有效的检出方法。

八、治疗

乳腺癌是一种全身性疾病,其治疗原则是采取以手术为主的局部治疗和全身治疗相结合的综合治疗,局部治疗包括手术和放射等治疗,全身治疗主要是化疗、内分泌治疗和生物治疗。

(一)手术治疗

外科手术是乳腺癌的主要治疗手段。1894 年 Halsted 建立了经典乳腺癌根治术(称为 Halsted 或 Halsted-Meyer 乳腺癌根治性),给乳腺癌和其他肿瘤的治疗带来了一场革命。但随着对乳腺癌认识的深入,以及早期诊断和辅助治疗技术的提高,该术式现已少用。乳腺癌根治切除的手术方式较多,对不能根治的晚期乳腺癌也可行姑息性手术,以改善患者的生活质量。

1.保留乳房手术

保留乳房手术即对病灶较小的乳腺癌行局部扩大切除,保留大部分乳房,是否行腋窝清扫视腋窝转移情况而定。该术式已成为西方发达国家的主要手术方式,国内应用也越来越多。主要适应证为:单个肿瘤、最大径≤3 cm、腋窝淋巴结转移少或无转移、且残留乳房无其他病变。如肿瘤距乳晕边缘距离≥2 cm,可保留乳头乳晕;位于乳头乳晕区的乳腺癌,如病灶小,也可行中央区局部扩大切除,保留剩余乳房。对肿瘤直径>3 cm者,经术前化疗缩小后也可考虑保留乳房。循证医学证明,如手术指征选择恰当,切缘距肿瘤边缘1 cm以上,保留乳房手术能获得与改良根治术相同的疗效,但术中必须对所有切缘进行病检以保证无癌残留,且术后需行全乳放疗。

2.单纯乳房切除术

单纯乳房切除术又名全乳切除术,即只切除整个乳房而不行腋窝清扫。适用于前哨淋巴结活检(SNB)无转移者、年老体弱不能耐受根治手术者及晚期乳腺癌姑息性切除。

前哨淋巴结(SLN/SN)是指最先接受原发肿瘤的淋巴引流并最早发生癌转移的特定区域淋巴结。前哨淋巴结无转移时,其所在的区域淋巴结一般无转移。因此,通过行腋窝前哨淋巴结活检可以判断腋窝淋巴结有无转移,进而确定腋窝清扫是否必要。如前哨淋巴结阴性,通常不必清扫腋窝,反之应行腋窝清扫。临床上,一般采用染料法和核素示踪法结合显示前哨淋巴结,其准确性在95%以上,假阴性率低于5%。

3.乳腺癌改良根治术

乳腺癌改良根治术亦称简化根治术,是指在全乳切除的同时行腋窝清扫,其与乳腺癌根治术的不同之处在于保留胸大小肌。又分两种术式:一种是胸大、小肌均保留(Auchincloss手术),另一种是保留胸大肌,切除胸小肌(Patey手术)。适用于胸大肌无侵犯的乳腺癌。随着保留乳房手术的兴起,该术式逐渐减少。

4.Halsted乳腺癌根治术

手术切除整个乳房,胸大、小肌,腋窝和锁骨下淋巴结。切除范围上至锁骨下,下到肋缘,外至背阔肌前缘,内达胸骨旁。根据病变的部位可选择纵或横梭形切口。该手术适用于肿瘤较大、已侵犯胸大肌或腋窝、锁骨下淋巴结转移较多的乳腺癌患者。

5.乳腺癌扩大根治术

在乳腺癌根治术的同时切除2、3、4肋软骨,清扫内乳淋巴结即为扩大根治术。适用于有内乳淋巴结转移的乳腺癌患者。根据是否切除局部胸膜又分为胸膜外扩大根治术(Margotini手术)和胸膜内扩大根治术(Urban手术),前者不切胸膜,不进胸腔,创伤相对要小,故应用多于后者。

乳腺癌的手术方式还有保留胸大小肌同时清扫内乳淋巴结的改良扩大根治术、皮下乳腺切除及腔镜乳腺癌手术等。手术完毕应找出切除的全部淋巴结,按部位分别送病检,以便确定淋巴结转移状况和分期,合理制订治疗计划。

(二)化学治疗

乳腺癌是对化疗敏感的肿瘤之一,因此,化疗是乳腺癌的重要治疗手段。一般认为,除原位癌、微浸润癌及部分低危的乳腺癌外,年龄在70岁以下的浸润性乳腺癌术后都应化疗。在用药上,主张联合或序贯给药,其效果较单一药物好。

对乳腺癌疗效较好的常用化疗药物有环磷酰胺、氟尿嘧啶、氨甲蝶呤、表柔比星或多柔比星、紫杉醇和多希紫杉醇、吉西他滨、去甲长春碱(长春瑞滨)、卡培他滨等。常用的化疗方案有:环磷酰胺+氨甲蝶呤+氟尿嘧啶(CMF)、氟尿嘧啶+表柔比星+环磷酰胺(FEC)、紫杉醇或多希紫杉醇+表柔比星(TE)或再加环磷酰胺(TEC)等,一般每3周为一周期,对体质较好的高危患者也可采用剂量或强度密度化疗,通常连用6个周期。化疗期间应经常检查肝功能和白细胞计数。如白细胞计数低于正常,可注射粒细胞刺激因子,白细胞严重减少时应停药。

对局部晚期乳腺癌及具备其他保留乳房的条件但肿瘤偏大的患者,可采用新辅助化疗,即在术前先予化疗数个周期,待肿瘤缩小和分期下降后进行手术,术后再行化疗。新辅助化疗可增加保留乳房的概率,变不可手术为可手术,或使难切除的肿瘤变得容易切除,并可减少术后复发。

(三)放射治疗

主要用于手术后辅助治疗及晚期患者的转移灶放疗。术后辅助放疗一般在全部化疗结束后进行,其指征有:原发病变≥5 cm;有局部皮肤或深部肌肉浸润;手术证实腋窝淋巴结转移≥4个或超过切除淋巴结数的一半;锁骨下或内乳淋巴结转移;保留乳房手术后等。对早期乳腺癌确无淋巴转移的患者,不必常规进行放射治疗,以免对人体造成损害。

(四)内分泌治疗

内分泌治疗又称激素治疗。50%~70%的乳腺癌属激素依赖性肿瘤,雌激素可刺激其生长和增殖。内分泌治疗的机制在于减少雌激素的来源、阻断雌激素受体,对抗雌激素对乳腺癌的促生长作用,其特点是不良反应较轻,疗效较持久,但起效慢。内分泌治疗适用于雌激素受体(ER)或孕激素受体(PR)阳性的乳腺癌患者,术后内分泌治疗一般在全部放、化疗结束后开始,常规使用 5 年,如出现复发等耐药现象,应及时换药。在绝经前,女性体内的雌激素主要来自卵巢的分泌,绝经后,卵巢功能消退,雌激素主要来源于肾上腺皮质分泌的雄激素转化而来,在转化过程中需要芳香酶的参与。据此,内分泌治疗可采用不同的方法。卵巢去势适用于绝经前 ER 阳性的乳腺癌,对骨、肺转移效果较好,对肝、脑转移效果差,现已少用。也可用深部 X 线照射毁坏卵巢,达到去势的效果,但起效慢,8 周后才见效果。促黄体生成激素释放激素(LHRH)类似物(如诺雷德)能抑制垂体前叶促性腺激素的分泌,从而达到卵巢抑制的效果,称为药物性去势,适用于绝经前 ER 阳性或 PR 阳性的患者。抗雌激素治疗是利用选择性雌激素受体调节剂(SERM)或拮抗剂竞争性结合雌激素受体,从而阻断雌激素与受体结合发挥作用,适用于绝经前或绝经后 ER 阳性或 PR 阳性者,最常用的药物是他莫昔芬(三苯氧胺),一般 10~20 mg,2 次/天。芳香酶(环氧化酶)抑制剂(AI)如莱曲唑和阿那曲唑能抑制芳香酶活性,从而阻断雄激素转化为雌激素,减少雌激素的来源,适用于绝经后 ER 阳性或 PR 阳性者;芳香酶抑制剂也可同 LHRH 类似物联合用于绝经前 ER 阳性或 PR 阳性者。孕激素和雄激素用于晚期乳腺癌的治疗,可以改善患者的骨转移性疼痛和恶病质,对 ER 阳性者更有效。

(五)生物治疗

Her2 是表皮生长因子家族的成员,有近 40%的乳腺癌呈 Her2 强阳性,Her2 强阳性提示预后较差。赫赛汀(Herceptin)是抗 Her2 的人源化单克隆抗体,与 Her2 结合后可抑制乳腺癌的增殖。

(六)核素治疗

用于晚期乳腺癌骨转移,能抑制肿瘤生长,缓解疼痛,可与双磷酸盐结合使用。

九、预后

乳腺癌的预后与患者年龄、肿瘤大小、淋巴结转移情况、组织学类型、病理分级和 ER、PR 状况有关,ER、PR 阳性对内分泌治疗有效,预后相对较好。其他可能有意义的预后指标包括 Her2、p53、肿瘤血管侵犯和血管生成等。早期乳腺癌手术后 5 年生存率可达 90%以上,因此,早期发现对乳腺癌的预后有重要意义。

(张 波)

第八章　胸　部　疾　病

第一节　食　管　狭　窄

多数食管狭窄的患者为后天获得性,少数为先天性。食管良性狭窄多是由于患者误服强酸、强碱造成食管腐蚀性损伤,导致瘢痕性狭窄。这类损伤在临床中并不少见,儿童及成人均可发生。在儿童,主要是将家用化学剂误认为是饮料或药品而自服或由他人给予误服。但这种类型所致食管损伤多不甚严重。在成人常因企图自杀而吞服腐蚀剂,因而吞服量较多,治疗也很困难。我国对食管烧伤的发生率尚无精确统计,各地区均有病例报道,城市以吞服碱性腐蚀剂居多,而农村常因吞服酸性农药所致。其他原因有反流性食管炎及食管损伤合并感染。

一、病理生理

一般引起食管烧伤的腐蚀剂分为强酸和强碱两类,酸和碱浓度较高时均可造成食管及胃的严重损伤。强碱可使蛋白溶解、脂肪皂化、水分吸收而致脱水,并在溶解过程中产生大量热量,对组织也有损伤。若灼伤面积广而深,容易发生食管壁坏死及穿孔。而酸性腐蚀剂则产生蛋白凝固性坏死,通常较为浅表。较少侵蚀肌层。但酸性腐蚀剂不像碱性腐蚀剂可被胃酸中和,因而可引起胃的严重损伤。腐蚀剂被吞服后可迅速引起食管的变化。引起病变的严重程度与吞入腐蚀剂的剂量、浓度和性质密切相关,固态物质易黏附于黏膜表面,烧伤面积较小,液态物质进入食管,接触面积广,破坏也严重。轻型病例仅是食管黏膜充血、水肿,数天即可消退。较严重的病例,表层组织坏死,形成类似白喉样的假膜,食管黏膜可能发生剥脱及溃疡形成,并有纤维素渗出。如果没有其他因素影响,这类病变可以逐渐愈合,严重食管烧伤则可引起波及食管全层的深部溃疡,甚至引起穿孔,形成纵隔炎,或穿入邻近的大血管引起致命性的大出血,这种深部溃疡愈合后形成的瘢痕,可引起不同程度的食管狭窄。临床上以胸中段瘢痕狭窄为最多见,其次为胸上段和下段。服化学剂量大者,可致全食管瘢痕狭窄甚至累及口咽部。一组 1 682 例食管烧伤后瘢痕狭窄部位的统计中,上段占 36.9%,中段占 45.8%,下段占 15.1%,多发性狭窄为 20%～25%,全食管狭窄占 4%～5%。

二、诊断

根据患者有吞服腐蚀剂病史，口唇、舌、口腔及咽部有灼烧伤，主诉咽部、胸部等疼痛，吞咽痛或吞咽困难，诊断并不困难，但需要对烧灼伤的范围及严重程度进行了解。对吞服腐蚀剂的剂量、浓度、性质（酸或碱）及原因（误服或企图自杀）等的了解对诊断或治疗均有帮助，尤其应注意企图自杀的患者，吞服腐蚀剂的量较多，损伤较为广泛，病情也甚严重。应注意神志、呼吸、血压、脉搏及中毒可能出现的症状及体征，有液气胸及腹部的体征均为食管、胃烧伤最严重的表现。一般情况食管吞钡检查是安全的，检查时可见黏膜不规整、局部痉挛、充盈缺损或狭窄，如有穿孔则可见钡剂外溢。纤维食管镜检查可及早提供有价值的资料，同时尚可进行治疗。早期行食管镜检查尚有不同意见，但近来不少人认为，有经验的内镜专家进行这项检查并无多大危险，而且能早期明确损伤的严重程度，对处理做出比较正确的对策，主张24～28小时，甚至在3小时内就可行纤维食管镜检查。

三、病史

吞服强酸、强碱后，食管黏膜出现广泛充血、水肿，继之脱落坏死，腐蚀严重区域出现溃疡、肉芽组织形成、成纤维细胞沉积。此时患者疼痛甚重，不能进食，时间为3～4周。由于食管组织的反复脱落、感染及肉芽组织增生，成纤维细胞变为纤维细胞，食管组织渐被纤维结缔组织所替代，管腔变窄，但患者疼痛减轻，可进流质或半流质饮食，此时为食管灼伤后5～6周。随着食管组织的进一步修复，肉芽组织增生，瘢痕形成，管腔失去扩张功能，而变得挛缩、僵硬，严重狭窄，患者出现严重吞咽困难，有的连唾液都难以咽下，因而引起严重营养缺乏及脱水、酸中毒。食管狭窄的程度和范围需5～6个月才能稳定。因此，为维持患者的营养，应及早行空肠或胃造瘘术，以防患者营养缺乏。

四、早期处理

此病一旦确诊，就应给予积极的早期处理，因早期处理的好坏可直接影响患者的预后。在食管化学灼伤的早期，首先应确定患者有无酸中毒、脱水、电解质紊乱及休克，是否合并胃或食管穿孔及纵隔炎。此时应保证正常血容量，维持体内酸碱平衡。如患者无食管及胃穿孔，应行食管灌洗，并吞服与化学剂相反的药液以中和、稀释吞服的腐蚀剂，减少其对组织的损害。服用强酸者，可用肥皂水、氧化镁等弱碱性液体冲洗；服用强碱者，可给予稀醋酸或枸橼酸等弱酸中和。服用的药液性质不定者，可给予生理盐水冲洗。能吞咽者，可给予蛋白水、色拉油口服，以保护食管及胃黏膜，减轻灼伤程度。同时，静脉除给予胶体及晶体液外，还应给予高效抗生素，以减轻食管黏膜组织的坏死及感染，减轻食管腔瘢痕狭窄程度。能进食者，应口服氢氧化铝凝胶，以保护食管及胃黏膜。同时给予高热量、高蛋白饮食，口服抗生素盐水及0.5％丁卡因溶液，以减轻食管黏膜的刺激性疼痛。妥善的早期处理可显著减轻食管灼伤后的并发症，如食管胃穿孔、纵隔炎、败血症，减轻食管腔瘢痕狭窄，使一些患者避免食管重建术。

五、手术适应证

(1)广泛性食管狭窄，广泛而坚硬的瘢痕狭窄，考虑扩张治疗危险较大而效果不好的。

(2)食管化学灼伤后短而硬的狭窄，经反复扩张治疗效果不佳者。

（3）有的学者认为，食管化学灼伤后2～4周即可行手术治疗，因此时患者消耗轻微，食管已开始瘢痕狭窄，是手术的最佳时机。而大多数学者认为，化学灼伤后2～4周其瘢痕范围尚未完全确定，瘢痕狭窄程度尚不稳定，术后残余食管有再狭窄的可能，并有术后再狭窄的经验教训，故认为灼伤后5～6个月是手术的最佳时机，此时病变已较稳定，便于判定切除和吻合的部位。

六、手术方法

除个别非常短的食管狭窄可采取纵切横缝的食管成形术外，绝大多数的患者需要进行食管重建。胃、结肠、空肠，甚至肌皮瓣均可用于食管重建。常用食管良性狭窄的手术方法有胃代食管术及结肠代食管术，但必须注意，行胃代食管术要求胃基本正常，如胃长度受限，就应行结肠代食管术。

（魏　琪）

第二节　先天性胸壁畸形

由于先天性发育异常，造成胸壁的外形及解剖结构发生变化，会形成胸壁各种畸形。肋骨的单根缺如、分叉、融合、发育不全等，因无临床意义而不需要手术治疗。但有些胸壁畸形如漏斗胸、鸡胸、扁平胸、胸骨裂、心脏异位、胸大肌缺损-短指-并指综合征，以及非对称性先天性肋骨畸形所致右胸塌陷等，均对呼吸、循环功能有不同程度的影响，且因胸廓畸形而致体形异常，造成患者精神、心理负担，因此均应及时采取矫治手术。

一、漏斗胸

漏斗胸又称胸骨凹陷畸形，为小儿最常见的一种先天性胸壁畸形，其发病率为新生儿的1/400～1/300。亚洲发病率高于欧美国家，男女发病比例为（4～5）：1。主要病变为以胸骨体下端及剑突为中心，胸骨和相连的肋软骨向内凹陷形成前胸壁漏斗状畸形。最常累及第3～7肋软骨，有时胸骨偏向一侧，故可形成对称性或非对称性畸形。该畸形虽在出生时已存在，少数病例可晚至青春期发生，但多数病例随年龄的增长，病变呈进行性发展，可由轻度发展到重度。青春期开始累及脊柱，形成脊柱侧弯畸形，其发病率约为20%。

（一）病因

病因不明，可能与胸骨和肋软骨发育障碍、结缔组织异常、膈肌发育异常、呼吸道梗阻、骨碱性磷酸酶异常及微量元素异常等有关。近年来研究表明遗传因素是重要的病因之一。虽然佝偻病可以引起漏斗胸，但绝大多数漏斗胸是先天性发育异常所致。子宫内发育障碍学说认为在胎儿期胸骨体发育畸形，膈肌纤维发育不良，中央腱短缩，出生后随着呼吸运动反方向牵引抵止点，以致胸骨下端逐渐形成漏斗状凹陷。这也解释了漏斗胸在患者出生后早期不明显，约90%在1年后才被发现的现象。内分泌因素而致骨与软骨生成障碍学说认为雌二醇对骨的生长和成熟起重要作用，肋软骨过度生长，形成凹陷并引起胸骨下压而致畸形。

（二）病理生理

由于胸骨凹陷畸形，胸廓的前后径缩小，造成纵隔和胸腔内脏器受压，影响心肺功能。影响心功能的主要原因为心脏受压和推移,不能充分舒张,心排血量减少;又因心脏紧贴前胸壁,压迫造成心肌局部缺血,可致束支传导阻滞、心律失常和心肌损害等。手术矫正后心脏舒张末容量较术前明显增加,回心血量增多,每搏量增加,可显著改善心功能。影响肺功能的研究和术后长期随访的结论为肺活量、用力肺活量、第 1 秒用力呼气容积和用力呼出 25％肺活量的呼气流量均比术前明显改善,术后呼吸道感染明显减少,提示肺淤血消失,也是心脏功能改善的佐证。从肺功能提示,术前限制性通气障碍消失与临床症状的改善和消失相符。

(三)临床表现、诊断及评估

漏斗胸表现为胸骨和下肋软骨(通常是第 3 肋～第 7 肋)由前到后向脊柱方向的下陷,形成向前开口的漏斗状畸形(图 8-1)。86％左右的漏斗胸患者在 1 岁内即可被发现,仅不到 5％的患者到青春期后才被发现。随着畸形程度的进展,患者可出现易疲劳、轻度活动后呼吸困难、持久力下降、前胸疼痛、心动过速等。临床症状在儿童早期少见,但青春期加剧。临床资料表明 50％左右的漏斗胸患者除胸廓外形改变外并无任何临床症状,常因胸廓畸形影响美观而就诊,漏斗胸畸形对患者心理的影响逐渐引起了重视。

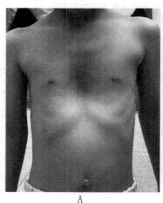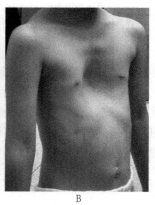

A   B

图 8-1　漏斗胸患者的外形

胸片或胸部 CT、肺功能、心电图、超声心动图可协助术前评估,并根据其严重程度作为是否进行手术的指征。一项大样本临床资料显示,62.9％漏斗胸患者心电图显示心轴右偏或异常复极,59.0％漏斗胸患者超声心动图显示二尖瓣脱垂,38.6％漏斗胸患者肺功能检查显示限制性肺功能障碍。由于 CT 不仅可以精确地用来计算胸廓畸形程度以作为手术指征之一,同时可以观察评估肺及心脏受压和移位程度,并及时发现胸腔潜在的问题如肺膨胀不全等,已逐渐成为漏斗胸术前的常规检查之一。

(四)手术适应证

凡有明显的胸骨凹陷畸形的小儿及成人,尤其是凹陷畸形有进行性发展者均应手术矫治。手术不但可矫正畸形,改善外观体形,更重要的是恢复正常的呼吸和循环功能,并可达到消除其病态心理的目的。手术时间取决于就诊年龄,部分 1 岁小儿在深呼吸时前胸可呈现不同程度的下陷,多在 3 岁以前自行好转,为"假性漏斗胸",因此漏斗胸手术应在 3 岁以后施行。常规手术年龄为 5～12 岁。由于非对称性漏斗胸随病情加重可能继发脊柱侧弯畸形,故获得最佳效果的手术年龄为 6～8 岁,因为该时期畸形通常局限于肋软骨,肋骨受累少,且导致继发性脊椎侧突的胸源性应力尚未发生。3 岁以内的重度漏斗胸畸形是否应该手术尚有争论,因小年龄儿童在术后成长过程中有发生再凹陷的可能,故要慎重。

(五)手术方法

最近一个世纪,漏斗胸的手术发展经历了几个重要的阶段。1911—1920 年 Sauerbruch 首先将畸形的肋骨和胸骨整块切除治疗漏斗胸;1920—1940 年,外部牵引联合肋软骨切除和胸骨截骨术被采用;1944 年 Nissen 开始了胸骨翻转法治疗的尝试,其改良术式也得到了较长时间的应用;1949 年 Ravitch 提出胸骨抬举术,以及各种改良术式得到了广泛的应用,一度成为漏斗胸的金标准术式;1998 年 Nuss 等报道了一种不需要切开或切除肋软骨的微创矫正术,成为近年来漏斗胸手术治疗的主流及首选术式。

1.肋骨成形＋胸骨抬举术

做前胸正中切口或沿乳房下做弧形切口,将胸大肌自中线切开,游离并推向两侧,暴露畸形肋骨,在骨膜下切除两侧畸形的肋软骨段 2～4 cm,一般切除第 4～6 根,常扩大至第 3～7 根,同时切除剑突。在胸骨柄下作楔形截骨,将凹陷的胸骨抬举,以粗线缝合胸骨截骨端和肋软骨断端,胸骨后置引流管。术后胸带包扎固定胸部,可预防术后反常呼吸。也有同时应用克氏钢针或接骨板支架做胸骨体内固定手术的。

2.胸骨翻转术

切口同前,暴露畸形胸廓,沿畸形外侧缘自下而上在骨膜下切断肋软骨,完全横断胸骨,使整块胸骨软组织游离。取下胸肋复合体,翻转后,削平胸骨特别凸出部分,胸骨柄与翻转胸肋复合体用粗线或钢丝固定。肋软骨切除过长段后与相对应的肋骨缘缝合固定,间断缝合骨膜,胸壁分层缝合,胸骨后置引流管。

带腹直肌蒂胸骨翻转术是在游离的胸肋复合体下端将腹直肌蒂适当游离,注意保护腹壁上动脉和胸廓内动脉,保证胸肌翻转腹直肌旋转 180°后无血供受阻,其余操作同前。术后对这种手术患者做血管造影检查,见造影剂自腹壁下动脉经腹壁上动脉进入胸廓内动脉,证实此术式即使腹直肌蒂 180°交叉扭转,但并不造成血供受阻。

3.Nuss 术

Nuss 首先报道了在胸腔镜辅助下的微创漏斗胸矫正术,由于该术式不游离胸大肌皮瓣、不切除肋软骨和不做胸骨截骨;切口小而隐蔽、手术时间短、出血少、恢复快;最重要的是能长期保持胸部的伸展性、扩张性、柔韧性和弹性。并且因为该手术操作简单、易于掌握,达到了微创手术矫形,从而迅速地被世界各国医师所接受。

操作方法:根据患儿胸廓大小选择合适长度的 Nuss 接骨板并调整弧度备用,然后在胸骨凹陷最低点的同一水平处两侧胸壁腋前线和腋中线之间各做 2～3 cm 横切口,皮下潜行至胸廓最高点。并在右侧切口下 1～2 肋间置入胸腔镜,在胸腔镜监视下于右侧胸廓最高点将导引器穿入胸壁,紧贴胸骨后,在心包上方行进,从左侧肋间最高点穿出胸壁。然后在导引器的引导下将 Nuss 接骨板凸面朝下从左往右经过胸骨最低点到达右侧肋间最高点穿出肋间隙,将 Nuss 接骨板翻转 180°,顶起凹陷的胸壁呈现出预期的外形,在两侧或单侧(右侧)插入固定片与 Nuss 接骨板固定。Nuss 接骨板固定 3 年后由原切口手术取出。随着手术经验的积累和手术技术的不断改良,Nuss 手术已经适用于各种类型漏斗胸的矫正,并成为目前漏斗胸矫正的标准术式。

(六)并发症

早期并发症包括心包及心脏损伤、气胸、胸腔积液、切口感染、肺炎等;晚期并发症包括接骨板移位、获得性脊柱侧弯、切口无菌性囊肿、接骨板过敏排斥等。并发症发生率不高,但是心包及心脏损伤、接骨板移位、获得性脊柱侧弯等严重并发症在一定程度上增加了手术风险、影响了手术效果，需要积极预防并及时处理。

二、鸡胸

鸡胸又称胸骨前突畸形，胸骨向前突出，邻近胸骨的部分肋软骨向前隆起，形似鸡胸而命名。鸡胸发病率明显低于漏斗胸，两者比例为1∶（6～10）。临床分为三种类型。①Ⅰ型：对称型，最为常见，胸骨向前突出，两侧肋软骨呈对称性凹陷，胸骨纵断面呈弓形；②Ⅱ型：又称复合型，胸骨柄，胸骨体上部及肋软骨向上向前突出，胸骨体中部向后屈曲，胸骨下部又突向前方，胸骨纵断面呈"Z"形，少见；③Ⅲ型：又称不对称型，胸骨位置正常，一侧肋软骨前突而对侧肋软骨正常或凹陷。

（一）病因学

鸡胸的病因与漏斗胸一样尚不十分清楚，可能是肋软骨过度向前凸出生长及胸骨向前移位所形成。有明显家族史，提示和遗传基因有关。

（二）病理生理

鸡胸与漏斗胸不同，并不影响心肺功能，临床仅见前胸向前隆起畸形，外观不美，不能俯卧睡眠。

（三）手术适应证

轻度鸡胸畸形不需要手术矫治，小儿可积极做扩胸锻炼，有望在生长发育过程中有所改善。重度鸡胸畸形可手术矫治，手术年龄与漏斗胸相同，也有主张在青春期或成年期手术。

（四）手术方法

鸡胸可采用单纯胸骨翻转术或带腹直肌蒂胸骨翻转术，手术切口及操作与漏斗胸基本相同。胸骨翻转后根据胸骨柄、胸骨体、肋软骨的具体畸形情况作适当削平，切开修剪，再做胸骨后板横行楔状截骨，剪除过长的肋软骨，再原位缝合固定。如作带腹直肌蒂时操作同前。

胸骨下降术的手术方法与漏斗胸胸骨抬举术基本相同，利用肋床紧缩及肋软骨拼拢的牵引力，将胸骨下降到正常位置。不对称型鸡胸仅做一侧局限性突起的肋软骨切除即可。

近年来，国内部分学者利用Nuss手术的原理设计了反Nuss术，即将弧形接骨板置于鸡胸患者的皮下胸骨前，接骨板两端连接固定片缝合固定在肋骨上，利用接骨板的下压力量使得鸡胸得以矫正，术后1～2年取出接骨板。该术式微创有效，但是对于特殊外形的鸡胸有一定的局限性，长期疗效仍需观察。

（五）预后

鸡胸、漏斗胸早期矫治的优点是可以尽量减少病理生理损害，以及进入青春发育期后由于胸廓畸形导致的心理影响。缺点是早期矫治（3岁以内）后由于患儿继续生长发育其肋骨和肋软骨可导致严重畸形，使复发率增高。待到青春期生长发育后尽管手术创伤较大，但效果要好，复发率低。

三、扁平胸

扁平胸多见于大龄儿童及瘦长型青年，因胸骨柄向后平行下陷，造成整个前胸廓扁平，以致前后径明显缩短，影响外观及肺活量，有对称性及不对称性两种，也见与漏斗胸并存，也有学者认为扁平胸就是一种特殊类型的漏斗胸。治疗方法采用Nuss术。

四、胸骨裂

(一)病因学

在胚胎发育过程中,胸骨胸大肌起源于同一中胚叶侧板,在胚胎第 6 周时胸骨分离为两侧胸骨索,在第 7～10 周时,两侧胸骨索中线自上而下互相融合成骨软骨。出生后该软骨有多个骨化中心,发展成为数块胸骨节,最终融合成为胸骨。若胸骨中线在融合过程中发生障碍,即形成胸骨裂。

(二)病理生理

病理生理因各种胸骨裂类型而异。由于胸廓稳定性破坏而致严重的反常呼吸,可导致 PaO_2 下降,$PaCO_2$ 上升和酸中毒,低氧血症,最终导致呼吸、循环衰竭。胸骨下裂患儿,常伴膈疝以致胃肠道疝入胸内,加重呼吸、循环障碍及出现消化道梗阻症状。

(三)诊断

临床少见,胸骨裂可分为三类。

1.胸骨上裂

临床大多数病例属此种类型。胸骨上部未融合,胸骨裂隙呈 U 形或 V 形,向下延伸到第 4 肋软骨,纵隔前上部无骨覆盖,可见心脏搏动,在患儿哭吵时更为明显,过去曾被误诊为颈部异位心。

2.胸骨全裂

此种罕见。一种是胸骨全裂剑突不分离,很少伴发其他畸形,另一种是胸骨与剑突全部裂开,常伴胸肌缺损、心包缺如及脐膨出等多发畸形。

3.胸骨下裂

胸骨下裂常有 5 种畸形同时存在,故有 Cantrell 五联症之称:①胸骨下部裂或缺损;②膈肌前部缺损;③心包壁层缺失,心包腔与腹腔相通;④脐上腹壁中线缺如伴分开或连续存在的脐膨出;⑤多发心血管畸形。1958 年 Cantrell 首先描述了该病的这些畸形组合。

这是一种罕见的先天性复杂畸形,国内外均少见报道。但是在心脏异位类型中最为常见,可以存活到儿童或成年。图示为一例 8 岁男孩,表现为典型的 Cantrell 五联症:心脏暴露在胸腹部,有胸骨下端缺损、心包部分缺损、小型室间隔缺损、心脏憩室、脐膨出、腹直肌分裂和白线疝等畸形(图 8-2)。

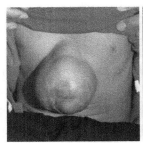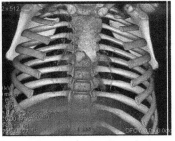

图 8-2　Cantrell 五联症外观及胸骨三维重建示意图

本病病因不明,目前认为基本缺陷在于中胚层未能在腹中线连合牢固融合,致使心脏发育异常,并与心包、横膈、胸骨及上腹壁融合不全并存。

临床表现:于出生后即见在上腹部有圆形肿块,位于薄弱的皮下,有心脏搏动感,常伴胸骨下缘分离、剑突缺如及前腹壁缺如、脐膨出。一旦小儿哭吵、屏气、咳嗽、叫喊或剧烈活动时,肿块增大并跳动剧烈。平时在饱食后极易呕吐,反复发生呼吸道感染、肺炎等。生长发育情况明显落后于同龄儿童,因惧怕损伤外露的皮下心脏,因此小儿不敢进行户外活动及上学。

(四)治疗

根据各类畸形而定,治疗原则是先将脱出内脏复位,再合拢裂开的胸骨。出生 1 个月内的婴儿有望将胸骨直接合拢,>1 个月需用自体骨移植或人工材料做胸壁重建,伴有心血管畸形则施行体外循环心内直视术矫治。胸骨裂修补方法有肋骨桥重建、大块髂骨移植重建和人工材料替代等方法。手术治疗要达到以下要求:①使心脏复位到胸腔正常位置;②纠正伴发的心血管畸形;③胸骨缺损修补;④膈肌缺如修补;⑤腹直肌修复和脐膨出或脐疝的修补。图示为胸骨部分裂缺的矫治方法(图 8-3)。

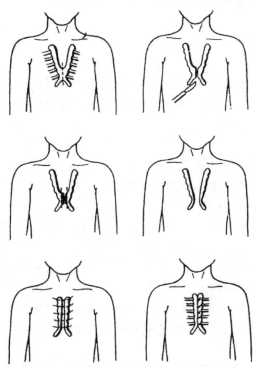

图 8-3　胸骨部分裂缺修补方法

一例 8 岁的 Cantrell 五联症患儿手术:胸腹部正中直切口长约 12 cm,分离胸大小肌在左右胸骨上附着点,显露胸骨裂的缺损。缺损长 7～8 cm,宽 6～7cm,部分心脏外露。将胸大肌向两侧游离分别达两侧锁骨中线。术中除见胸骨畸形外,肋软骨明显发育不良和两侧发育不对称,肋间肌萎缩。将右侧第 3～6 肋骨及左侧第 4～6 肋骨骨膜切开,在肋软骨交界处切断,将分离的胸肋骨片合拢,覆盖在裸露的心脏前面,证实心脏无受压征象,用 3 根钢丝间断缝合固定。将膈肌折叠修补,以隔开胸膜腔。将大网膜、横结肠回纳腹腔,将两侧分离的腹直肌缝合,修补脐膨出,使重建的胸骨表面覆以胸大肌、软组织、皮肤。在胸骨后置引流管一根,最后重建脐孔(图 8-4)。

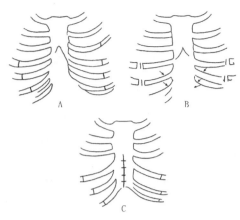

图 8-4 一例 Cantrell 五联症胸骨修复示意图

（五）预后

胸骨上裂不伴发心血管畸形者预后较好。合并存在的心血管畸是影响术后生存率的关键因素。原发心脏畸形的发生率包括室间隔缺损 100%，房间隔缺损 53%，法洛四联症 20%，心室憩室 20% 和右位心 7% 等。

五、胸大肌缺损-短指-并指综合征

胸大肌缺损-短指-并指综合征又称 Poland 综合征，由 Alfred Poland 首先发现这种先天性多发畸形。进一步发现这种疾病由一组症状组成，常伴胸壁、乳房畸形，胸壁畸形有胸大肌、胸小肌、胸骨以及肋骨发育不全，甚至第 2～4 前肋及肋软骨完全缺如；手畸形可见发育不全、短指、并指、融合指以及四指融合仅拇指分开，以及爪形手和缺指畸形等。手、胸壁、乳房畸形程度之间无相关性。

（一）病因

病因不明，发病率约 0.05%，为先天性疾病，非家族遗传病。在胚胎发育第 5 周后，胚体发出 4 对肢芽，相应形成肢体的肌肉，第 7 周时出现手指。故在此发育阶段，若锁骨下动脉供血不足或缺如，即可引起同侧一系列组织、器官的发育障碍，出现肢体多发性畸形。

（二）临床表现及诊断

男性多于女性 3 倍。出生后不易发现，随年龄增长出现一侧胸廓塌陷才发现胸大肌、胸小肌缺损，肋间隙增宽或部分肋骨缺如以致局部胸壁随呼吸运动而起伏。患侧乳头，乳晕发育不全。常伴同侧上肢发育不全或畸形，其中并指畸形最常见，约占 80%。出现短指，手腕发育不全多累及第 3～5 指；拇指一般正常。其他可为缺指骨、掌骨；前臂发育不良如手短小、前臂短缩、尺桡骨融合；常伴脊柱侧弯、半椎体、高肩胛骨；耳郭畸形、先天性心脏病、泌尿系统畸形等多种先天性畸形。但生长发育及智力不受影响。X 线摄片能明确畸形的诊断。

（三）治疗

根据具体畸形情况作矫形重建手术，提高肢体能力，以及手术纠正其他系统的先天性畸形。

（魏 琪）

第三节 自发性气胸

胸膜腔为脏层胸膜与壁层胸膜之间不含空气,且呈现负压的密闭腔隙。当空气进入胸膜腔造成胸腔积气状态称为气胸。气胸可分为自发性气胸、外伤性气胸和医源性气胸。

由诊断或治疗引起的气胸称医源性气胸;由胸壁直接或间接外伤引起的气胸为外伤性气胸;在没有创伤或人为的因素下出现的气胸为自发性气胸。自发性气胸可分为原发性和继发性,前者发生在无基础疾病的健康人,后者发生在有基础疾病的患者,如 COPD、肺结核等。现讨论自发性气胸。

一、病因与发病机制

原发性气胸多数为脏层胸膜下肺泡先天发育缺陷或炎症瘢痕形成的肺大疱引起肺表面细小气肿疱破裂所致。多见于<40 岁的瘦高体型男性、吸烟青壮年。继发性气胸常继发于肺或胸膜疾病,如慢性阻塞性肺疾病、肺结核、肺尘埃沉着症(尘肺)、肺癌、肺脓肿等疾病形成肺大疱或直接损伤胸膜所致。金黄色葡萄球菌、厌氧菌、革兰阴性杆菌等引起的肺化脓性炎症破溃入胸腔,形成脓气胸。

有时胸膜上具有异位的子宫内膜,在月经期可以破裂而发生气胸,称为月经性气胸。航空、潜水作业而无适当防护措施,从高压环境忽然进入低压环境,或正压机械通气加压过高等,均可发生气胸,气压骤变、剧烈咳嗽、喷嚏、屏气或高喊大笑、举手欢呼、抬举重物等用力过度常为气胸的诱因。

二、临床类型

根据胸膜破口的情况及发生气胸后对胸膜腔内压力的影响,将自发性气胸分为以下几种类型。

(一)闭合性(单纯性)气胸

随着呼气时肺回缩及浆液渗出物的作用,脏层胸膜破口自行封闭,不再有空气进入胸膜腔。抽气后胸腔压力下降并不再回升,残余气体可自行吸收,肺逐渐完全复张。

(二)交通性(开放性)气胸

胸膜破口较大或脏、壁胸膜间因粘连而形成牵拉,使破口持续开放,空气在吸气和呼气时自由进出胸膜腔,使患侧胸腔压保持在零上下。此型气胸在呼吸周期中产生纵隔摆动,严重影响呼吸循环生理。

(三)张力性(高压性)气胸

其为内科急症。胸膜破口形成活瓣,吸气时开放,呼气时破口关闭,使胸腔内气体越积越多,形成高压。由于胸腔内高压可使肺明显萎陷、纵隔移位、纵隔气肿、静脉回流受阻等而引起急性心肺衰竭,甚至休克。

上述三种类型气胸在病程中可以相互转变。

三、临床表现

(一)症状

自发性气胸与病情的轻重与气胸发生的缓急、肺萎缩程度、肺部基础病变及有无并发症有关。

1.胸痛

常在持重物、屏气、咳嗽、剧烈运动时发生,呈尖锐、持续性刺痛或刀割样痛,吸气时加剧。

2.呼吸困难

呼吸困难为气胸的典型症状,呼吸困难程度与气胸的类型、肺萎陷程度及气胸发生前基础肺功能有密切关系。如基础肺功能良好,肺萎陷20%,患者可无明显症状;而张力性气胸或原有阻塞性肺气肿的老年人,即使肺萎陷仅10%,患者亦有明显的呼吸困难。张力性气胸者,表现出烦躁不安,因呼吸困难被迫坐起,发绀、四肢厥冷、大汗、脉搏细速、心律失常、意识不清等呼吸循环障碍的表现;血气胸患者如失血过多会出现血压下降,甚至休克。出血与发生气胸时脏层胸膜或胸膜粘连中的血管撕裂有关。

3.刺激性干咳

由气体刺激胸膜产生。

(二)体征

呼吸增快、发绀多见于张力性气胸。主要的胸部体征包括气管健侧移位,患侧呼吸运动和语颤减弱、肋间隙饱满、叩诊呈鼓音,左侧气胸可使心脏浊音界消失,右侧气胸时肝浊音界下移,听诊呼吸音明显减弱或消失,有液气胸时可闻胸内振水音。并发纵隔气肿可在左胸骨缘闻及与心跳一致的咔嗒音或高调金属音(Hamman征);皮下气肿时有皮下握雪感。

气胸常见的并发症为脓气胸、血气胸、纵隔气肿、皮下气肿及呼吸衰竭等。

四、辅助检查

(一)X线检查

X线检查是诊断气胸的重要方法,能显示组织萎陷的程度、肺内病变的情况。气胸部分透亮度增加,无肺纹理,肺脏向肺门收缩,其边缘可见发线状阴影,如并发胸腔积液,可见液平面。根据X线检查还可判断肺压缩面积的大小。

(二)血气分析

显示 PaO_2 降低; $PaCO_2$ 多为正常。呼吸加快可使 $PaCO_2$ 升高或降低。

(三)肺功能检查

急性气胸者肺萎缩>20%时,肺容量和肺活量减低,出现限制性通气功能障碍。慢性气胸主要表现为肺容量和肺活量减低,肺顺应性下降。

五、诊断

(1)突然发生的胸痛、呼吸困难和刺激性干咳。

(2)有气胸的体征。

(3)X线检查显示胸腔积气和肺萎陷。

六、治疗

治疗原则在于排除气体、缓解症状、促使肺复张、防止复发。

(一)一般治疗

气胸患者应绝对卧床休息,少讲话,减少肺活动,有利于破裂口愈合和气体吸收;气急、发绀者可吸氧;支气管痉挛者使用支气管扩张剂;剧烈咳嗽且痰量少者可给予可待因糖浆口服。

(二)排气治疗

排气治疗是否抽气及怎样抽气主要取决于气胸的类型和积气的多少。单纯性气胸,少量积气(肺萎陷<20%)可继续观察,不必抽气,一般空气可自行吸收。肺萎陷>20%或症状明显者需进行排气治疗。

1.紧急排气

张力性气胸病情严重可危及生命,必须尽快排气。张力性气胸在没有任何准备的情况下,可用小刀或粗针(以硅胶管与插入胸膜腔的针头连接)刺破胸壁,胸腔内高压气体排出体外,以挽救生命。也可用50 mL或100 mL注射器进行抽气。胸腔抽气常用的穿刺部位在患侧锁骨中线外侧第2肋间或腋前线第4~5肋间。

2.胸腔闭式引流术或连续负压吸引

胸腔闭式引流术适用于经反复抽气疗效不佳的气胸或张力性气胸。肺复张不满意时采用连续负压吸引。

胸腔置管部位一般与穿刺部位相同。置管应维持至肺完全复张、无气体溢出后24小时,再夹管24小时,若X线检查未发现气胸复发方可拔管。

(三)胸膜粘连术

胸膜粘连术适用于反复发作的气胸。将化学粘连剂(如滑石粉、红霉素、四环素粉针剂)、生物刺激剂(如支气管炎菌苗、卡介苗)或50%葡萄糖注射液等注入或喷洒在胸膜腔,引起无菌性变态反应性胸膜炎症,局部炎症渗出,使脏层和壁层胸膜增厚、粘连,减少其破裂的可能,从而达到防治气胸的目的。

(四)手术治疗

慢性气胸(病程>3个月);反复发作的气胸;张力性气胸闭式引流失败者;双侧性气胸,尤其是同时发生者;大量血气胸;胸膜肥厚所致肺膨胀不全者;特殊类型气胸,如月经伴随气胸等;支气管胸膜瘘伴胸膜增厚者,均应考虑手术治疗。

(五)原发病及并发症的处理

治疗原发病及诱因,积极预防或处理继发的细菌感染(如脓气胸);严重血气胸除进行抽气排液和适当输血外,应考虑开胸结扎出血的血管;严重纵隔气肿应做胸骨上窝穿刺或切开排气。

(魏 琪)

第四节 肺 大 疱

肺大疱是由于肺泡组织破坏引起的肺实质内充满气体的空腔,其内有纤维壁和残余的肺泡间隔构成的分隔。往往由于引起自发性气胸或体积巨大需要外科手术以减轻气急症状,改善肺功能。但至今尚无一种术前检查可以精确评估手术对肺功能的改善程度。另外,未被切除的肺大疱的自然病程目前尚不明了,因为有些患者病情发展迅速,而有些患者可以长时间无变化。

一、病理分型

(一)肺小疱

小疱是在脏层胸膜下,由于肺泡破裂引起的胸膜下气体聚集,包裹在脏层胸膜中,气体通过间质进入到胸膜薄弱的纤维层中,逐渐扩大形成一个小疱,此种小疱在临床上很容易发生破裂导致气胸,手术中多见于肺脏层胸膜下<0.3 cm甚至更小的疱性病变。肺小疱通常位于肺尖部,少数可发生在下叶上缘。肺小疱可融合成较大乃至巨大的肺大疱。

(二)肺大疱

肺大疱又称大疱性肺气肿,是由于肺泡组织破坏引起的肺实质内充满气体的空腔,其内有纤维壁和残余的肺泡间隔构成的分隔,几乎都是多发,但多局限在一个肺段或肺叶。肺大疱的病理结构分内外两层,内层由气肿的肺泡退变形成,外层则是脏层胸膜形成的纤维层。肺大疱里面有由残余肺泡及其间隔形成的纤维小梁,小血管贯穿其内,数根细支气管开口于其基部。

Davies等建议将肺大疱分成三型,第1型为小部分肺过度膨胀所形成的肺大疱,特征是有一狭窄的颈部并与胸膜有明显界限;第2型肺大疱浅埋于薄层肺内;第3型肺大疱基底宽大并延伸到肺组织的深部。

然而,绝大多数学者倾向根据无大疱区肺组织有无明显阻塞性肺病对肺大疱进行分类,第1型约占20%,肺组织正常或接近正常,此型患者基本无症状,肺功能接近正常。从病理学角度看,此型有不同程度间隔旁型肺气肿,巨大的肺大疱常常占据一侧胸腔至少1/2的容量。

第2、3型占80%,肺组织有弥漫性肺气肿。第2型事实上是弥漫性全小叶型肺气肿的局限性加重,多为双侧多发,大小不一;第3型为毁损肺,肺间质被多发性小肺大疱所取代,常伴有严重的呼吸困难、呼吸衰竭和肺心病。

二、病因和发病机制

经典的对肺大疱的起因及其生物学行为的理解都基于Baldwin和Cooke的早期观察得出的球瓣学说,他们认为支气管的炎性损坏导致其远端肺泡内气体只进不出,肺大疱因其内压的不断增高而进行性增大并压迫其周围的肺组织使之萎陷,即病变组织压迫正常功能的肺组织。

Fitzgerald进一步认为肺气肿引起的正常肺容量的减少及肺弹性回缩力的下降,将使其周围细小支气管受压变窄,而造成相对正常肺组织出现呼气性阻塞。

Morgan通过动态CT扫描观察、大疱内压测定及手术标本的病理学研究否定了上述理论,他认为肺大疱周围的肺组织其顺应性低于肺大疱,即肺大疱所需的膨胀压低于其周围肺组织,因而在同等的胸腔负压下肺大疱常常比其周围的肺组织优先完全膨胀。因此当某一部位的薄弱肺间质达到一定大小时,其周围肺组织的弹性回缩力将使其形成肺大疱并使之逐渐增大。根据这一理论,外科治疗的目的应更注重于恢复肺组织的结构和弹性,而不是单纯切除肺大疱病变。

尽管有大量报道认为肺大疱的病因与吸烟和α_1抗胰蛋白酶缺陷有关,但目前引起大疱性肺气肿的确切病因尚不详。

此外,原发性肺癌伴发于肺大疱较为常见,可能的机制是:①肺癌好发于诱发肺大疱的瘢痕;

②被肺大疱压缩的肺间质易于癌变;③肺大疱通气差,致癌物质滞留诱发肺癌。因此预防性肺大疱切除可能减少肺癌发生率。

三、临床表现

肺大疱可并发自发性气胸、感染、咯血、胸痛。

(一)自发性气胸

自发性气胸是大疱性肺气肿常见的并发症,由于限制性通气功能障碍,这类患者往往不能耐受少量的气胸,肺大疱引起的气胸复发率高达 50% 以上,明显高于肺小疱病变(12%~15%),而且这类气胸自然愈合时间长,易继发感染,因此常常需早期手术治疗。

(二)感染

事实上肺大疱本身的感染少见,多为大疱旁肺组织继发感染造成肺大疱内反应性积液,胸片显示液平,绝大多数的积液无菌,吸收后肺大疱可能自然消失。因而,肺大疱继发感染宜选择保守治疗。

(三)咯血

肺大疱继发咯血比感染少见,因此当肺大疱患者出现咯血时应排除伴发肿瘤及支气管扩张可能,术前对出血部位也应作出评估。

(四)胸痛

胸痛是肺大疱的主要临床症状之一,多在胸骨后且疼痛性质类似心绞痛,手术切除肺大疱后疼痛即缓解。

四、诊断要点

较小的单发肺大疱可无任何症状,体积较大或多发的肺大疱可有气急、胸痛、胸闷、呼吸困难等症状,与慢性阻塞性肺病难以鉴别。当出现并发症时可有相应的症状。

诊断肺大疱主要靠影像学检查。胸片显示无肺纹理的薄壁空腔,可占据一个肺叶或整个胸腔,有时难以与气胸鉴别。CT 检查有助于明确诊断。

五、治疗

(一)手术适应证

1.无症状的肺大疱

预防性手术可定义为切除无症状的肺大疱。尽管治疗并发症比预防手术难度要大,但由于肺大疱的自然转归的不确定性,导致目前对预防性手术尚存有争论。巨大的无症状肺大疱可突发并发症如气胸(尤其是张力性气胸)、肺或大疱感染、呼吸衰竭及肺心病而导致患者死亡,绝大多数外科医师同意,当肺大疱占据胸腔容积 50% 或以上、正常肺组织受压或短期增大明显时应视为手术指征。

2.慢性呼吸困难及活动能力下降

慢性呼吸困难及活动能力下降是主要的肺大疱切除指征。切除肺大疱可减轻限制性通气功能障碍,使大疱旁肺组织的弹性回复力得以恢复,改善通气血流比,减少生理无效腔以达到减小呼吸做功的目的。另外,切除肺大疱使胸腔内压下降,将纠正因高胸腔内压对肺动脉和体静脉回流的影响(气体压塞综合征)所造成的血流动力学失常,而这也是呼吸困难的主要原因之一。切除肺大疱还可恢复重要呼吸肌如膈肌、肋间肌等的长度、张力及收缩力的关系以改善其功能。

(二)术前评估

由于大疱性肺气肿与慢性阻塞性肺病的特殊关系,目前尚无检查手段精确评估肺大疱对其临床症状所产生的比例,因此切除肺大疱对肺功能的改善程度是无法预见的。

手术前至少应对下述三方面进行仔细分析评估。

1.临床评估

临床上有明确慢性支气管炎、支气管痉挛或反复感染发作史的患者手术风险大而手术效果也差。极度呼吸困难者,不管有无缺氧和/或低氧血症,都非手术禁忌,甚至有的学者认为是最佳手术适应证。是否对呼吸机支持的患者进行手术尚存争论。

有证据表明戒烟可增进手术疗效,而继续吸烟将加速肺大疱切除术后肺功能的恶化。术后体重的下降往往是手术效果良好的标志。

2.解剖学评估

影像学检查可以较准确反映肺大疱的大小、部位以及周边肺组织的受压情况。当单个肺大疱占据一侧胸腔容积的 40%～50%,与周边肺组织有明确界限,且短期增大明显或病情恶化时,手术效果好。而弥漫性肺气肿患者即使切除较小肺大疱也可使其肺功能和症状得到明显改善。而影像学检查显示肺大疱旁肺组织无明显受压受限时,手术切除肺大疱可能使肺功能进一步受损并形成新的肺大疱。尽管标准胸片可对肺大疱作出较准确的诊断,但胸部 CT 可更为精确了解肺大疱情况。CT 可以对肺气肿进行分型,了解肺大疱数量、大小、位置,胸片不能显示的较小肺大疱以及肺部其他病变如肺癌等。

3.肺功能评估

肺功能检查可以了解肺大疱以外肺组织功能情况、判断肺气肿严重程度,用力肺活量和 FEV_1(一秒用力呼气容积)可以粗略估计肺大疱切除后的临床效果,因此尤为重要。当 FEV_1 低于预计值的 35% 时手术效果明显下降;呼气流率下降,呼吸道阻力增高往往提示支气管树受肺大疱压迫,术后肺功能会明显改善。

慢性阻塞性肺病患者弥散功能障碍与肺气肿程度正相关,这类患者静息状态氧分压可能正常,运动耐量试验时氧分压将明显下降;有些重度肺动脉高压可能与肺大疱压迫血管床有关,因此这些患者并非绝对手术禁忌,应从多方面考虑。

(三)术前准备

这类患者术前准备极其重要,包括指导患者正确的咳嗽方法、深呼吸、呼吸功能锻炼器的正确使用、胸部理疗(CPT)等;戒烟;肺部感染的控制;停用阿司匹林及甾体激素;术前皮下注射小剂量肝素及10～15 天的营养支持。

(四)手术方法

肺大疱切除手术的术式选择应遵循的原则是保护所有的血管和尽可能地保留有功能的肺组织。肺大疱局部切除可最大限度地改善肺功能。胸膜下肺大疱可电凝去除,窄基底的肺大疱可于基底部结扎、切除、基底宽的肺大疱可缝扎或折叠缝合,基底宽而巨大的肺大疱,要切开肺大疱,沿其正常边缘切除肺大疱壁。因肺大疱并不局限于解剖段内,故段切除很少采用。因肺叶切除可导致严重的肺功能损害,所以很少行肺叶切除术。

(五)术后处理

术后处理包括 ICU 密切监护,及时发现并处理并发症,早期下床活动,胸部理疗,合理用药,新法镇痛(如硬膜外阻滞等),纤维支气管镜或环甲膜穿刺吸痰等。与肺大疱切除直接相关的并发症包括肺膨胀不全、长时间漏气、胸腔肺感染及呼吸衰竭。如果病例选择得当,呼吸衰竭并发症并不常见,膨胀不全与漏气经过一段时间多能获痊愈。

(魏 琪)

第五节 肺 脓 肿

一、概述

肺脓肿是肺组织因化脓菌感染引起组织炎症坏死,化脓性物质在坏死的空腔内积聚。这一定义需除外肺大疱或肺囊肿继发感染,但肺大疱或肺囊肿继发感染在诊断和处理上与真正的肺脓肿有共性。虽然,肺脓肿多数为单一的,但也可以见到在原发细菌感染和继发免疫缺陷的患者发生多发性脓肿。肺脓肿可以在任何年龄段发病,多发生于青壮年,男性多于女性。婴幼儿时期的肺脓肿大都继发于化脓性肺炎之后,特别是在耐药性金黄色葡萄球菌肺炎病程中最易发生,成为该病的特征之一。近年来,由于广谱抗生素的广泛应用,急性期肺脓肿逐渐减少,需要外科治疗的病例,也在逐年减少。但起病隐匿、临床症状不典型的肺脓肿发病者仍不少见。

临床上将 1.5 个月以内的肺脓肿划归为急性期肺脓肿,病程超过 1.5 个月而短于 3 个月为亚急性期肺脓肿,病程在 3 个月以上的为慢性肺脓肿。

1942 年 Brock 及其同事详细描述了肺脓肿的临床特征,并假设其病原是由于吸入咽喉部感染性分泌物所致,他们观察到大多数肺脓肿发生在右肺上叶后段、右肺下叶背段和左下肺叶。1936 年 Neuhoff 等就报道了采用外科引流方法治疗肺脓肿的临床经验,认为绝大多数肺脓肿需要外科手术处理。随着1938 年磺胺和 1941 年青霉素的问世,彻底改变了临床医师治疗肺脓肿的思路。由于抗生素的应用,许多肺炎得到有效控制,肺部感染很少会发展到肺脓肿阶段,需要外科手术治疗的肺脓肿很少。近年来,癌症化疗、器官移植后应用免疫抑制剂、自身免疫性疾病、HIV 感染等使非寻常的条件致病菌引起的肺脓肿的发生有所增加。

二、病因及发病机制

急性期肺脓肿的病因常来自上呼吸道、口腔细菌或分泌物的感染。致病菌以厌氧菌为主,占85%~94%,而单纯厌氧菌感染者约58%,同时合并需氧及兼性厌氧菌者约42%,需氧菌中又以革兰阴性杆菌最多见。

根据感染途径肺脓肿分以下四种类型。

(一)吸入性肺脓肿

吸入性肺脓肿是最常见的类型,约占 60%,病原体经口腔、上呼吸道吸入致病,误吸是常见病因。正常情况下,约 50% 健康成年人在睡眠时可将口咽部的分泌物吸入下呼吸道,但因咳嗽反射和其他呼吸道防御机制如支气管黏膜纤毛运动、肺泡巨噬细胞对细菌的吞噬作用而不致引起肺部感染。但在意识障碍、咽部神经功能障碍和吞咽障碍的患者,正常机械性屏障受破坏(气管切开或鼻饲者)易发生误吸。通常是由于扁桃体炎、鼻窦炎、齿槽溢脓等;口腔、鼻、咽部手术后的血块;齿垢或呕吐物等,在神志不清、全身麻醉等情况下,经气管被吸入肺内,造成细支气管阻塞,致病细菌繁殖形成化脓性炎症,小血管炎性栓塞,中心部位缺血,炎性坏死,液化后排出,脓腔形成。此外,有一些患者未能发现明显诱因,国内和国外报道的病例分别为 29.3% 和 23%。可能由于受寒、极度疲劳等诱因的影响,全身免疫状态与呼吸道防御功能减低,在深睡眠时吸入口腔的污染分泌物而发病。

本型常为单发型。其发生与解剖结构及体位有关。由于右总支气管走行较陡直,且管径较粗,吸入性分泌物易吸入右肺,故右肺发病多于左肺。在仰卧时,好发于上叶后段或下叶背段;在坐位时,好发于下叶后基底段。右侧位时,好发于右上叶前段和后段。

(二)继发性肺脓肿

(1)细菌性肺炎、支气管扩张症、支气管囊肿、支气管肺癌、肺结核空洞等,常见细菌为克雷伯杆菌属、星形诺卡菌、结核分枝杆菌等。

(2)邻近部位化脓性病变穿破至肺,如膈下脓肿、肾周围脓肿、脊柱脓肿或食管病变穿破至肺,常见细菌为大肠埃希菌、粪链球菌等。

(3)支气管异物气道阻塞,是引起肺脓肿特别是小儿肺脓肿的重要因素。

(三)血源性肺脓肿

肺外部位感染病灶的细菌或脓毒性栓子经血行途径播散至肺部,导致小血管栓塞,肺组织化脓性炎症坏死而形成肺脓肿。病原菌以金黄色葡萄球菌多见,其肺外病灶多为皮肤创伤感染、疖肿、化脓性骨髓炎等。泌尿系统、腹腔或盆腔感染产生败血症所致肺脓肿的病原菌常为革兰阴性杆菌或少数为厌氧菌。病变常为多发性,无一定分布,常发生于两肺的外周边缘部。

(四)阿米巴肺脓肿

多继发于阿米巴肝脓肿。由于肝脓肿好发于肝右叶的顶部,易穿破膈肌至右肺下叶,形成阿米巴肺脓肿。

三、病理改变

早期细支气管阻塞,肺组织发炎,小血管栓塞,肺组织化脓、坏死,终至形成脓肿。急性期肺脓肿镜检示有大量中性粒细胞浸润,伴有不同程度的大单核细胞。病变可向周围扩展,甚至超越叶间裂侵犯邻接的肺段。菌栓使局部组织缺血,助长厌氧菌感染,加重组织坏死。液化的脓液,积聚在脓腔内引起张力增高,最后破溃到支气管内,咳出大量脓痰。若空气进入脓腔,脓肿内出现液平面。有时炎症向周围肺组织扩展,可形成一个至数个脓腔。若脓肿靠近胸膜,可发生局限性纤维蛋白性胸膜炎,引起胸膜粘连。位于肺脏边缘部的张力性脓肿,若破溃到胸膜腔,则可形成脓气胸。若支气管引流不畅,坏死组织残留在脓腔内,炎症持续存在,则转为慢性肺脓肿。脓腔周围纤维组织增生,脓腔壁增厚,周围的细支气管受累,致变形或扩张。

四、临床表现

(一)急性期肺脓肿

急性期肺脓肿占 70%~90%,临床表现为高热、寒战、咳嗽、胸痛、气短、心跳加快、出汗、食欲缺乏。在脓肿破入支气管后,则有大量脓痰,每天可达数百毫升,咯出脓痰静置后分层,有时为血性痰,如为厌氧菌感染,则痰有臭味。

此时如支气管引流通畅,脓液顺利排出,加上药物治疗,病变可逐渐愈合,留下少量纤维组织。如细菌毒力强,治疗不适当,支气管引流不畅,则病变扩大,病变可侵及邻近肺段或肺叶,甚至侵及全肺。支气管内如有活瓣性堵塞,则可形成张力性空洞,且易破入胸膜腔。

体征:体征与病变大小有关,病变小,部位深,多无异常体征;病变较大,可有叩诊浊音、呼吸音减弱或湿啰音,如空洞较大、接近胸壁,则可闻及支气管呼吸音。因胸膜表面多有纤维渗出,常可听到胸膜摩擦音。如出现突发的气急、胸痛,提示脓肿破溃至胸腔,可查到液气胸体征。

(二)慢性肺脓肿

急性期肺脓肿未能及时控制,病程在12周后,则成为慢性肺脓肿。反复发热、咳嗽、咳脓血痰,常有中、大量咯血,甚至是致命性咯血;可伴贫血、消瘦、营养不良与水肿。有时发热、感染中毒性症状加重,排痰量却明显减少,提示引流支气管阻塞。

体检可见胸膜肥厚体征,杵状指(趾)较急性期者常见。一些患者可在患侧胸壁闻及血管杂音。

(三)血源性肺脓肿

多有原发病灶引起的畏寒、高热等全身脓毒血症症状明显,呼吸道症状相对较轻,极少咯血,肺一般无异常体征。多能查到皮肤创伤感染、疖痈等原发灶。

五、实验室和其他检查

(一)血常规

急性期肺脓肿白细胞总数达$(20\sim30)\times10^9/L$,中性粒细胞达90%以上。核左移明显,常见中毒颗粒;慢性者血白细胞数可稍升高或正常,红细胞和血红蛋白减少。

(二)X线及CT检查

肺脓肿的X线及CT表现因病变类型时期不同而有所不同。

吸入性肺脓肿早期、急性期肺脓肿早期X线及CT表现为大片状实变,中心密度较浓,边缘模糊。坏死组织从支气管排出后,则在致密实变中出现含有气液平面的厚壁空洞,是急性期肺脓肿较为特征性的X线表现。病情严重者可侵犯胸膜导致脓胸或脓气胸。

慢性肺脓肿在急性期肺脓肿的基础上,为周围炎性浸润吸收、纤维组织增生所致X线表现为不规则厚壁空洞,伴有索条或片索状阴影,脓腔壁增厚内壁不整齐,常有周围纤维组织广泛增生和程度不同的支气管扩张,可有局部胸膜增厚和纵隔向患侧移位;病变范围较广泛者可形成多个脓腔,邻近健康肺易有代偿性肺气肿。

血源性肺脓肿,早期多表现为两侧肺周围散在多发性周边模糊的炎症性云团样阴影或边缘较清楚的球形阴影,进而可见小脓腔及液平面,其特点为易形成张力性薄壁气囊肿,短期内阴影变化大,发展快和多变、易变。炎症吸收后可见局灶性纤维化或小气囊形成阴影。

继发性肺脓肿可见原发疾病的表现,如支气管扩张、支气管肺癌等阴影的基础上伴发肺脓肿的阴影。并发脓胸时,患侧胸部呈大片状密度增高的阴影,其上缘呈倒抛物线状的胸腔积液征象。

(三)细菌检查

有助于合理选择有效的抗生素。行痰培养时,为避免痰受口腔常存菌污染,应采合格痰标本送检,且可做痰细菌定量培养或经环甲膜穿刺,经纤支镜双塞保护法采痰进行检查。并发脓胸时,抽取胸液培养,血源性肺脓肿采血培养意义较大。

(四)纤支镜检查

有助于病因、病原学诊断和治疗。如为异物,可取出异物;疑为肿瘤阻塞,可作病理活检诊断;并可吸引脓液、解除阻塞、局部注药,提高疗效缩短疗程。

六、诊断与鉴别诊断

(一)诊断

1.急性期肺脓肿

在鼻咽、口腔手术,醉酒、昏迷、呕吐后,突发畏寒、高热、咳嗽、咳大量脓臭痰,白细胞总数和中性粒细胞数显著增高者即应考虑,X线检查示炎性阴影中见伴有液平的空洞,即可确定。

2.血源性肺脓肿

有皮肤创口感染,疖、痈等化脓性病灶者,出现持续发热、咳嗽、咳痰,X线见两肺有多发片影及空洞,即可诊断。

(二)鉴别诊断

1.细菌性肺炎

早期肺脓肿与细菌性肺炎在症状和胸部X线片上表现很相似,但常见肺炎球菌肺炎多伴有口唇疱疹、咳铁锈色痰、唇周疱疹,而无大量脓痰,大剂量抗生素治疗迅速出现良好反应,无空洞形成。胸部X线片上显示肺叶或段性病变,呈薄片状密度增高影,边缘不清,当应用抗生素治疗高热不退、咳嗽、咳痰加剧,并咳出大量脓痰时,应考虑为肺脓肿。

2.空洞型肺结核继发感染

当空洞型肺结核合并急性肺部感染时出现咳脓痰,痰中不易查见结核菌时极似肺脓肿。但空洞型肺结核通常伴有午后低热、乏力、盗汗等结核中毒症状,大部分患者有结核病史,胸部X线片可见在空洞周围有纤维化、硬结病变,或播散病灶;如一时难以分辨,则按肺脓肿积极抗感染治疗,待感染控制后,不但痰结核菌阳转,且X线重现结核原有特点,不难鉴别。

3.支气管肺癌

两种情况需要鉴别:一是肺癌阻塞引起远端肺化脓性感染,亦有脓痰与空洞形成;但若发病年龄在40岁以上,起病缓慢、渐进,脓痰量较少,抗生素规则治疗效果不佳,即应疑诊肺癌致阻塞性肺炎;二是肺鳞癌,当病灶较大时,中心部可因缺血坏死液化形成空洞,极似肺脓肿,但若注意病灶特点是空洞偏心、壁厚薄不均、内壁凹凸不平,空洞周围亦少炎性浸润,并伴有经常咯血、缺少脓痰与明显发热等症状,应疑肺癌,注意肺门淋巴结肿大情况,痰细胞学检查与CT检查,进而纤支镜检查可确诊。

4.肺囊肿继发感染

两者X线均见伴有液平面的空腔病变,但肺囊肿的囊壁较薄,并伴有液平面,囊肿周围无炎性病变或较轻,如与既往胸片对比更容易分辨;如经抗生素抗感染治疗后,复现光洁整齐的囊肿壁,即可明确诊断。临床表现上肺囊肿一般症状轻,中毒症状不明显。

七、治疗

(一)内科保守治疗

1.抗感染治疗

当高度怀疑肺脓肿时,早期选用广谱抗生素,待有痰培养结果时,可以根据培养结果选用敏感抗生素。停药指征：体温正常、脓痰消失、X线和CT显示空洞和炎症消失或仅留少许纤维条索影。

2.纤维支气管镜局部冲洗治疗

由于血支气管屏障、组织包裹、脓液的理化性质及局部解剖结构的改变，黏膜水肿及脓性分泌物增加，脓腔外纤维组织形成，抗生素不易进入脓腔。同时由于炎症刺激肺脓肿所在支气管开口均有不同程度狭窄，脓栓阻塞支气管，使大量脓性分泌物引流不畅，即使体位引流，排脓效果仍差，再者由于耐药菌株的增加造成肺脓肿的治疗效果不满意，所以肺脓肿的局部治疗受到临床医师的重视，在纤维支气管镜直视下吸痰，可以起到非常有效而彻底的排痰，促进支气管内脓液分泌物排出，同时应用有效抗生素冲洗局部支气管内病灶，直接起到杀菌作用，取得了满意的疗效。

3.支持治疗

包括营养支持、胸部物理治疗等。

（二）外科治疗

1.脓腔引流

外科施行的脓腔引流包括经皮穿刺置管引流和胸腔造口脓腔引流。其指征是：患者持续发热超过10天至2周，经内科保守治疗6～8周胸片上无改善的征象，或在治疗中出现某些合并症，如咯血、脓胸或支气管胸膜瘘，则需要外科引流处理。

经皮穿刺引流是一种微创的外科治疗方法，包括CT和超声引导下的穿刺引流，引流管为专用的胸腔引流管，前端呈弧状，不易发生堵塞，置管后可以彻底冲洗脓腔，还可向脓腔内注入敏感的抗生素。冲洗过程中注意注入量小于抽出量，注入生理盐水或抗生素时压力不宜过大，否则容易造成脓腔破裂引起感染扩散。临床经验显示：经皮穿刺引流一般不会造成脓胸，即便是在正压通气的情况下，经皮穿刺引流也可获得成功，而无并发症。

在7岁以下儿童患者对保守治疗反应很差，经皮穿刺引流应及早进行。巨大肺脓肿亦应进行早期引流。

外科胸壁造口直接进行肺脓肿引流，是治疗急性期肺脓肿的有效方法。在操作过程中要注意定位准确，可以采用正侧位胸部X线片、胸部CT和B超定位脓肿，找到胸壁距脓肿最近的部位；另外，需要确定脓肿近胸壁的肺组织与胸壁产生粘连，以免在造口引流过程中，造成脓液的胸膜腔播散。胸壁造口肺脓肿引流一般需在全麻下进行，双腔气管插管，在胸壁造口前，应先在预切开部位再次注射针穿刺抽出脓液，确定肺脓肿的位置和深度，并经脓液送检细菌培养和药物敏感试验，去除局部4～5cm肋骨，经粘连的肺组织切入脓腔，用吸引器将脓液吸净，并置入粗口径引流管。引流后患者的感染中毒症状会迅速好转，胸管可能漏气，随着引流后脓腔的逐渐缩小，一般在数天至2周内漏气会停止，很少出现支气管胸膜瘘。出血、脓气胸和脑脓肿是胸壁造口肺脓肿引流的并发症。近年来，由于介入穿刺技术的提高，经胸壁造口直接肺脓肿引流已经很少采用。

2.手术治疗

（1）手术适应证：①慢性肺脓肿，经内科积极治疗，症状及X线表现未见明显改善者，则需手术治疗。需要注意的是有部分患者经内科治疗，症状改善或消失，X线片表现为一些纤维条状影，但CT检查仍可发现脓腔存在，须严密观察，如严格保守治疗5周后，脓腔继续存在、直径＞2cm、壁厚，或间断出现症状，则仍需手术治疗；②慢性脓肿空洞形成不能除外癌性空洞者；③有大咯血史，为防止再次咯血窒息；④并发脓胸、支气管胸膜瘘或食管瘘反复出现气胸或脓气胸。

(2)术前准备:肺脓肿术前只有经过充分的术前准备才能保证手术的成功,降低术后并发症的发生。①术前应根据痰培养结果选用有效的抗生素控制肺部炎症;②手术前应积极体位排痰,使每天排痰量在 50 mL 左右,但不能过分强求,以免失去手术时机;③纠正贫血、低蛋白血症,最理想的术前状态应为中毒症状消失,体温基本恢复正常;④心、肺、肝、肾功能检查,全面了解患者重要脏器的状况,对凝血机制不正常者应予以治疗纠正;⑤对于张力较大的肺脓肿,可以在 CT 引导下穿刺置管,张力减小后再行手术治疗,可以降低手术中脓肿破裂污染胸腔的机会。

(3)术中注意事项:①肺脓肿患者一般病程长,术中多见肺、胸膜粘连严重,肺裂界限不清,一般均需行肺叶或全肺切除;外科肺叶切除一般来说有一定难度,由于反复炎症使血管和肺门淋巴结周围反应较重,控制肺门不易。手术中,对于水肿较重、肺门结构不清者,不要盲目游离肺门,从相对容易入手的部位游离,如叶间裂。②肺门粘连严重,支气管动脉增多、增粗,解剖结构常有改变,出血较多。手术中应先处理较容易游离的肺动脉分支,然后游离肺叶支气管予以切断缝合,再沿肺裂游离其余肺动脉分支并予以处理,即非规范性肺叶切除;肺门无法分离时,可切开心包,在心包内游离肺动、静脉干,套线,必要时用血管阻断钳控制血管,防止意外出血,这样即便在手术中损伤肺动脉,也可以阻断心包内的血管主干,从容地用 5-0 Prolene 线修补、缝合损伤的肺动脉;也可行"逆行切除",相对于肺动脉来说,肺静脉的游离可能会容易一些,故可先处理肺静脉,然后处理支气管,最后处理粘连较重、结构不清的肺动脉,从而提高手术的安全系数。③术中最重要的是考虑保护对侧肺,麻醉应用双腔气管插管、支气管堵塞器或将气管插管插入对侧主支气管,减少术中脓液进入健侧肺。特别是在大咯血的患者,需要快速、紧急控制气道。对无法行双腔气管内插管者,术中要注意吸痰,术中防止过度挤压肺组织,如有可能先夹闭支气管,术毕仰卧位,进一步充分吸尽气管内分泌物,防止并发症发生。

(三)结果

在前抗生素时代,肺脓肿的病死率为30%～50%,在现代,其病死率降至 5%～20%,其中75%～88%单纯应用抗生素治疗就能治愈。外科治疗的成功率为 90% 左右,病死率为 1%～13%。经皮穿刺肺脓肿引流的成功率在 73%～100%,尚无死亡报道。近年来,由于免疫抑制而出现肺脓肿的患者增多,文献报道的这类人群患肺脓肿的病死率为 28%。

与肺脓肿病死率相关的因素有:多器官功能衰竭、COPD、肺炎、肿瘤、意识障碍、免疫抑制、全身运动障碍。肺的大脓肿会增加住院时间,也有较高的病死率。

(魏 琪)

第六节 脓 胸

一、概述

脓胸就是化脓性感染导致的胸膜腔积液。可分为单侧或双侧,局限性或全脓胸。胸内或胸外感染均可侵入正常无菌胸膜腔引起积脓。当细菌的数量大且毒力较强,压倒宿主的防御反应时,就要发生感染。最常见病因为肺部炎症继发感染,占 50% 以上,其次为医源性病变如术后并发症或各种诊断或治疗，如胸穿、经皮活检等，约占25％，其他为外伤性和腹部感染等。脓胸可发生在任何年龄。一旦发生在消耗性病变患者，如恶性肿瘤、糖尿病、免疫功能或心肺功能减退者，或高龄患者，病死率较高，近20％。常见菌种随疾病及抗生素的应用而改变，青霉素问世前以溶血性链球菌和肺炎链球菌多见，20世纪60年代后耐药的金黄色葡萄球菌流行，20世纪80年代起对广谱高效抗生素也耐药的肠道菌——大肠埃希菌、变形杆菌和铜绿假单胞菌、厌氧菌、真菌等不断增多。

二、病理与临床

致病细侵入胸腔的途径有：①直接污染，如肺脓肿、胸壁感染、创伤、胸穿或剖胸手术等；②局部感染灶的持续性扩散，如肺炎、颈深部、纵隔或上腹部脓肿等引起脓胸；③继发于脓毒血症或败血症的；④血胸、血气胸患者继发感染引起；⑤支气管胸膜瘘、食管癌术后吻合口瘘、食管自发破裂等。按病程发展过程美国胸科协会将脓胸形成的过程分为三个时期，即急性（渗出期）、亚急性（纤维素性脓性期）和慢性（机化期）脓胸。各期出现不同病理生理变化和临床症状。

（一）急性渗出期

胸膜明显肿胀并有稀薄的渗出液。纤维蛋白沉积在肺的表面。肺和胸部感染均可引起胸膜腔的局部炎性反应，干扰胸液的正常平衡，引起渗出性积液，抽出的胸液稀解，黄色，比重＞1.018，蛋白质＞2.5 g/100 mL，葡萄糖＞40 mg/100 mL，pH＞7.20，LDH＜1 000 U/L，白细胞＞0.5×10^9/L，少量多形核，培养常无细菌。临床出现发热、咳嗽、胸痛或伴气促。胸腔积液量多时胸壁膨隆，叩诊呈浊音，呼吸音轻。胸部X线检查见胸膜腔积液。早期积极抗炎或抽液治疗，胸腔积液消退，被压缩肺可复张。

（二）亚急性纤维素性脓性期

有大量的纤维蛋白沉积在肺的表面，壁层胸膜较脏层胸膜表面更多。炎症持续数天后，细菌繁殖，炎症加剧，胸膜腔纤维素沉着引起早期包裹性脓胸。胸液黏稠，混浊，其中蛋白质＞3 g/100 mL，葡萄糖＜40 mg/100 mL，pH＜7.20，LDH＞1 000 U/L，培养细菌生长，临床仍有发热、咳嗽、气促等感染症状。此时胸膜腔纤维素沉积，引起粘连与包裹肺表面，即使抗炎与引流，亦难以使全肺扩张消灭脓腔、病情转入慢性阶段。

（三）慢性机化期

6周后，由于延迟治疗或引流不畅，脓液稠厚呈胶冻状，静置24小时以上分层明显，沉淀物占75％以上，胸膜表面长入成纤维细胞形成无弹性增厚纤维板，包裹肺表面阻碍肺的扩张，患侧胸壁塌陷，肋间收缩变窄，患者慢性病容、消瘦、乏力、贫血、气短等，胸部X线片示胸膜增厚现象，时有小腔或包裹性积液，肋间隙变窄、脊柱侧弯，不治疗脓胸可腐蚀邻近组织，如溃穿胸壁称作自溃性脓胸，或进一步机化造成纤维胸。如果患者突然出现脓痰，则提示形成了支气管胸膜瘘，脓液自发引流至支气管。

上述临床病理的分期是互有相应发展的过程，并无明显分界线，但可作为不同病变阶段的治疗参考，特别是根据细菌菌种、胸膜腔内脓液和形成包裹伴积液或脓腔来选择手术治疗方法，治疗脓胸的指征是根据脓胸的病期，仔细估计治疗效果（如脓胸引流是否充分有效，脓腔感染控制程度等）给予果断决定，调整手术治疗方案。

三、急性脓胸

(一)临床表现

因脓胸的症状与病因及分期,胸膜腔内脓液的多少,患者防御机制的状态,以及致病菌毒力的大小不同,临床表现可以相差很大,有的很轻微,也有的很严重。急性脓胸的症状、体征与原发病有关,大多数脓胸继发于肺炎,常有高热、心率加快、呼吸急促、胸痛、食欲缺乏、全身乏力等症状。体征多为患侧胸廓饱满、肋间隙增宽、叩诊呈浊音、呼吸音减弱或消失,部分患者可有胸膜摩擦感。

X线检查提示胸腔内可见积液,大量胸腔积液可见纵隔向健侧移位,若伴有积气,可见有气液平,一般建议做CT检查,一方面可以见到胸腔积液,另一方面可以见到有无肺内病变及肺部病变情况。超声波检查能明确病变的范围和准确定位,有助于脓胸的诊断和穿刺。胸腔穿刺抽得脓液可明确诊断脓胸。

(二)诊断

诊断脓胸要依据临床表现,白细胞增多,典型的X线表现,在一些急性病出现相关的胸腔积液时,就要考虑脓胸的可能。胸腔穿刺抽得脓液可明确诊断,抽得脓液首先观察其外观性状,质地稀稠,气味,其次做涂片镜检、细菌培养及药物敏感试验,以指导临床用药。脓液的性质可因致病菌的不同而异,肺炎球菌感染产生的脓液稠厚,含有较多的纤维素,容易形成广泛粘连。溶血性链球菌感染产生的脓液稀薄,含有少量纤维素,胸膜粘连较轻,不易局限。葡萄球菌感染产生的脓液稠如糊状,含有大量纤维素,胸膜粘连较快而重,有时容易形成多房性脓胸。大肠埃希菌感染产生的脓液稀薄,有粪臭味,胸膜粘连较轻,不易局限。

(三)治疗

早期急性脓胸的治疗原则:控制原发感染、选择敏感抗生素、引流、支持治疗。

1.胸膜腔穿刺术

目的包括明确诊断,抽除积液促进肺扩张和注入药物杀菌或冲洗治疗。穿刺点定位按体征、胸部后前位、侧位X线片、CT片和超声检查确定。患者取坐位或半卧位,局部消毒铺巾,左手示指尖定准肋间隙,右手持针筒细针注麻药,沿肋骨上缘边进针边抽气及注麻药,达胸膜腔可抽出积液,改用连有皮管的长针再刺入胸膜腔行抽液,初次抽液400～600 mL,不宜过快,患者如主诉疼痛、咳嗽、出汗、苍白和胸闷气短应立即出针,平卧,必要时皮下注射肾上腺素。术毕拔针后纱布盖穿刺点。为避免反复穿刺、便于冲洗,可用中心静脉导管穿刺包进行穿刺,并留置接引流袋,一方面可以充分引流,另一方面可以进行冲洗。大部分急性期患者可以通过此方法治愈。

2.胸膜腔闭式引流术(肋间置留术)

胸膜腔闭式引流术(肋间置留术)适用于胸液量大者,穿刺困难且不能控制毒血症者,小儿多次胸腔穿刺难以配合者,有支气管胸膜瘘者等。定位同前,局部消毒铺巾后,于置管处穿刺局麻达胸膜,抽到脓液时退针,沿肋骨上缘做2～3 cm长切口,用血管钳分离皮下组织直达胸膜腔,以血管钳夹住引流管尖端送入胸腔,然后退出血管钳,引流管末端接水封瓶证实引流通畅后,缝合切口及固定皮管;如有套管穿刺针设备可使置管更方便。另胸腔闭式引流可以接负压吸引,便于充分引流。

3.封闭引流抗生素冲洗

脓胸腔置高位及低位两根胸管。用0.9%的氯化钠进行冲洗,高位管流入,由低位引流管引流,可持续冲洗,如患者冲洗后有高钠血症,可以用蒸馏水冲洗,部分患者可以根据药敏选用合适的抗生素冲洗,亦适用于全肺切除后(无支气管胸膜瘘)脓胸的治疗。采用高位留置深静脉导管,持续 24 小时冲洗直至引流液颜色澄清无混浊,细菌培养阴性后再拔管。

4.纤溶酶治疗

纤溶酶治疗适用于脓液稠厚、引流不畅者。将已置管闭式引流患者侧卧,患侧向上,由胸管注药,夹管 4~6 小时。一次用量为尿激酶 10 万~50 万 U 或链激酶 25 万 U,加入 100 mL 生理盐水中。

5.短段肋骨切除引流术

短段肋骨切除引流术适用于闭式引流不畅(因纤维素多或粘连分隔)和有大气管胸膜瘘者。定位同前,全身麻醉和气管插管,半卧或稍侧卧位,消毒铺巾后,沿所需切除肋骨做 10 cm 长切口,分层切开达肋骨后,切除一段 7~10 m 长肋骨,切开增厚胸膜,手指探查后吸净脓腔内容物,反复冲洗。也可借助胸腔镜直视下清创,置肋床引流管,分层缝合切口并固定引流胸管。如另置一细管即可用于术后继续冲洗。

6.脓胸早期清创术

脓胸早期清创术适用于全身情况良好,儿童的脓胸,尚未形成纤维板时。做后外侧剖胸切口,肋间进胸,清除纤维素、脓苔及薄层纤维膜,反复冲洗,使肺充分复张,然后置胸管引流。对成人亦可借助胸腔镜进行,可避免开胸手术创伤。

7.Clagett 术

Clagett 术适用于全肺切除后脓胸,不伴有支气管胸膜瘘者。先闭式胸腔引流至纵隔稳定(2~3 周),4 周后行短段肋骨切除引流术,吸净脓腔内容物,并刮除炎性肉芽及脓苔,置胸管及冲洗管,术后以 0.25% 新霉素溶液灌洗,500 mL/d,连续 2 周以上,培养无菌后即可拔除胸管。成功率各家报道不一,为 20%~88%。

8.胸腔镜手术

自从 1992 年起我国各地开展胸腔镜外科后,在处理脓胸疾病方面亦取得成功。用胸腔镜手术治疗脓胸,可以在直视下进行脓胸的清创和早期胸膜纤维板剥脱术,因此适用于急性脓胸的外科治疗。手术在全麻双腔气管插管下进行,用胸腔镜技术可以探查脓胸的范围,寻找病因,明确治疗失败的原因,确定肺膨胀程度;打通脓腔分隔,清除胸腔内异物,剥离肺纤维板,反复冲洗脓腔后使肺复张,促进脓胸的痊愈。由于胸腔镜手术创伤小,及早清除感染的脓液与纤维脓性物质,并反复冲洗使肺能充分扩张,消灭脓腔,术后炎症控制较好,患者恢复快而治愈率高。

一般认为,胸腔镜手术适用于引流不畅、脓液稠厚的全脓胸及包裹性脓胸(脓腔呈多房性,穿刺抽脓不顺利,引流不畅)。对于病程长、胸腔广泛粘连、纤维板钙化的患者,因其手术野不佳、暴露操作困难,不宜使用胸腔镜。脓胸的胸腔镜手术时间以发病 2~4 周为宜,否则会因为急性脓胸的肺纤维板明显增厚、粘连紧密而不宜行电视辅助胸腔镜手术,需要开胸手术治疗。患者病程不宜超过 4 周,因为这一时间内,一般没有纤维板形成,或者纤维板薄而容易剥脱,不易损伤肺组织,出血相对较少。本术式对外伤性血胸合并感染引起的早期慢性脓胸效果尤其显著。而机化期的脓胸主张开胸手术和纤维板剥脱术。胸腔镜下纤维板剥脱术与开胸手术效果相当,疼痛更轻,患者更容易接受。胸腔镜手术的主要并发症有肺损伤、长期漏气、中转开胸、术中术后出血等。

手术注意点:术前需超声或 CT 扫描确定脓腔范围,利于胸腔镜戳孔位置的选择;置入胸腔镜前需手指伸入切口内探查有无粘连;要求吸尽所有脓性物质,充分切除打开粘连和分隔,清除肺表面的纤维素让肺间断充气将使操作更为方便;对于较薄的纤维板可用一纱布反复于肺表面摩擦。术后引流管的放置需在直视下选择位置最低点,如渗血不多,应早日接负压吸引,便于肺复张。电视辅助胸腔镜有时需要扩大切口(3～6 cm)以便进行某些器械操作,称为电视辅助胸腔镜小切口手术。该手术主要用于有早期较薄纤维板形成的患者,术中才发现已有纤维板形成,其特点是小切口辅助下非常容易剥离。如果胸腔镜剥离困难,应及时转开胸手术,避免造成较大面积的肺损伤和大量出血。胸腔镜手术所致肺功能损伤小,术后呼吸功能恢复较传统开胸手术好,因而对老年人和肺功能欠佳者的临床意义更大。另外,电视辅助胸腔镜小切口手术的损伤接近电视辅助胸腔镜手术,同样具备电视辅助胸腔镜手术的优点,并可减少材料消耗,降低手术费用。

四、慢性脓胸

慢性脓胸是胸外科长期以来的难治之症,伴有气管、支气管或食管胸膜瘘时,不仅病情复杂,亦使手术治疗难度增加,目前已认识到手术治疗慢性脓胸的成功关键,在于控制感染闭合脓腔。

(一)病因

慢性脓胸的病因:①急性脓胸就诊过迟,未及时治疗,逐渐进入慢性期;②急性脓胸处理不当,如引流太迟,引流管拔除过早,引流不通畅;③脓腔内有异物存留;④合并支气管或食管瘘而未及时处理,或胸膜腔毗邻的慢性感染控制不佳;⑤有特殊病原菌存在,如结核菌、放线菌等慢性炎症所致的纤维层增厚,肺膨胀不全,使脓腔长期不愈。

(二)病理

纤维素层机化为慢性脓胸的病理改变,胸膜的纤维素层经机化形成坚硬纤维板,部分可达1～2 cm,甚至更厚,长期慢性脓胸的胸膜纤维板可发生钙化,形成坚硬的骨性纤维板,造成病侧肋间隙变窄,胸廓塌陷,脊柱弯向对侧,肺被机化的纤维板包裹,限制了肺的舒张和收缩,膈肌同样被机化的纤维板限制了运动,以上情况均导致呼吸运动受限。少数对侧肺功能差的患者可因慢性缺氧,而出现杵状指(趾)。

少数慢性脓胸患者的脓液可穿破胸膜经肋间穿出,形成哑铃状脓肿,成为自溃性脓胸,特别是慢性结核性脓胸的患者。

(三)临床表现

以往慢性脓胸患者可出现消瘦、贫血、低蛋白血症等症状,但随着生活条件的改善,特别是外伤性血胸后发生的脓胸,患者的症状不明显。体征有患侧肋间隙变窄,胸廓内陷,叩诊呈实音,呼吸音低或消失。

X线及CT检查可见肋间隙变窄,胸膜增厚,胸膜钙化的程度,可见胸膜的厚度,可见脓腔的位置、大小、形状,有无分房,肺萎陷的程度。

(四)诊断

根据患者的症状、体征、X线和CT检查以及胸腔穿刺抽出脓液可明确诊断。伴有支气管胸膜瘘患者咳出痰液与胸腔穿刺抽出脓液相同,向脓腔内注入亚甲蓝,患者咳出蓝色痰液可明确诊断。

(五)治疗

慢性脓胸的治疗原则为:全身支持治疗,控制感染,消灭致病原因和脓腔,促进肺复张。消灭脓腔目前仍以手术治疗为主。

1.控制感染

控制感染应包括合理应用针对感染细菌敏感的抗结核或抗菌药物,以及加强脓腔的引流措施,近年来,这两方面的研究都有新的概念。如脓液的培养技术不断提高,如临床标本与环境标本分离革兰阴性细菌敏感率比较,前者普遍低于后者。其中临床常用氨苄西林、羧苄西林、庆大霉素等的敏感率明显降低。这可能与革兰阴性细菌在患者体内多次应用上述药物以致诱导耐药性有关。而慢性脓胸的感染菌亦是革兰阴性杆菌和金黄色葡萄球菌为多见,再加上目前发现在医院中获得性细菌亦能产生自然或来自继发性的药物耐药性,为此,临床上应用抗菌药物,应经常测定药敏,以调整敏感抗菌药物,同时主张加强综合治疗,提高患者免疫功能,以有效控制感染。

2.封闭引流

加强脓胸引流是控制感染的重要措施,若封闭引流治疗早期脓胸时,引流出脓液 pH<7.0 时,胸液 24 小时沉淀>70%,糖低于 400 mg/L,即使混浊液尚未成为脓液时,提示单用抗菌药物或自行吸收的可能性甚少。应考虑开放引流。因为脓胸起病后 7~10 天,胸腔中成纤维生长纤维素沉着机化,4~6 周时已可形成纤维板胸膜壁层,亦可包裹肺组织形成难以吸收的增厚纤维板影响肺功能,有人主张脓胸经 3 天以上引流后未见好转,应作开放引流。这是治疗慢性脓胸的关键。一般单纯性脓胸经过上述两项治疗措施至少有 60%~70%患者能取得疗效。对于另 1/3 慢性脓胸患者可进行改善全身情况创造根治手术治疗的条件,如闭合脓腔的手术——胸膜纤维板剥脱术可使被纤维板包裹的肺组织重新获得再复张而恢复肺功能。若有支气管胸膜瘘除修补外再作胸壁肌瓣移植用作填充残腔都可取得一定疗效,这两种手术,都已在 20 世纪 80 年代成为慢性脓胸手术治疗的传统性方法。

3.开放引流

(1)手术方式:①切除部分肋骨开放粗管引流;②胸廓开窗术;③局限性脓胸廓清术(小切口脓胸廓清)。

(2)手术指征:①小儿葡萄球菌脓胸;②多房式或复杂性慢性脓胸,一般情况差,难以承受根治性手术。

(3)术前准备:①全身支持治疗;②新鲜脓液培养与药敏;③选择药敏的抗菌药物;④胸部 X 线片或胸部 CT 扫描;⑤超声检查定位。

(4)操作:患者置于侧卧位,局麻或全麻下,做 10 cm 长肋间切口,成人可切除一根肋骨。脓腔切开后,用手指或直视下探查脓腔,钝性分开多房脓肿的间隔,清除坏死组织,若发现支气管胸膜瘘,可用可吸收线作褥式缝合,将邻近增厚纤维板或部分胸壁肌肉移植缝盖,对单纯脓胸反复冲洗清创,在脓胸底部做粗引流管引流,根据好转情况,逐步将引流管剪短,以期创口变浅变小趋向愈合。

4.胸膜纤维板剥脱术

胸膜纤维板剥脱术适用于肺内无空洞、无活动性病灶及无广泛纤维性变,增厚纤维板无大片钙化,剥脱增厚的纤维板后肺能复张,以及无结核性支气管炎、支气管狭窄、支气管扩张及支气管胸膜瘘的慢性脓胸。手术时间以引流后 3~6 个月为宜,此时脏层纤维板容易剥离,充分解除纤维板肺的束缚,减少剥离过程中肺的损伤。

目前认为胸膜纤维板剥脱术治疗慢性脓胸是一个理想的根治性手术,成功的关键取决于两个因素:①胸膜受感染刺激构成纤维弹性纤维板包裹着肺;②脏层胸膜尚属正常,增厚的纤维板尚未侵入之际;③纤维板剥除后,肺能复张,从而消灭残腔者。这充分意味着被包裹的肺是正常而慢性脓胸的纤维板仅局限于肺的表浅层,故需及早手术。

(1)手术指征。①胸管引流脓液检查:pH<7,24 小时沉淀>75%;②开放引流术后,肺被压缩 1/3 以上,仍留有较大残腔;③胸管引流不畅。呈现多房性积液,肺被压缩 1/3 以上。

(2)操作上几个环节:①对慢性脓胸纤维板呈现中度增厚,脏层胸膜剥脱后肺能复张者,壁层胸膜一侧可刮创,可不必再做壁层纤维板剥脱。②脓胸时间较长,需要将壁层与脏层胸膜一起剥除时,可从胸膜外剥离,不仅渗血少,并可将完整脓腔纤维板切除,可防止污染。传统的方法,是切开脓胸,吸尽脓液及坏死组织后,再做纤维板切除。③胸膜纤维板剥离后,肺不能完全复张,遗留部分残腔,采用胸壁肌层瓣或网膜移植填充,效果较为满意。胸廓改形术,仍留有肉芽组织残腔,遗留永久胸壁畸形和心肺功能减退,现已放弃。

(3)胸膜纤维板剥脱术的优点:①对于慢性脓胸的纤维板厚度不严重,早期进行单纯性胸膜纤维板剥脱,被包裹肺组织能重新张复完全,可消灭残腔,疗效满意。②对于伴有支气管胸膜瘘的脓胸,可在胸膜纤维板剥离到肺门时,充分暴露残端支气管,瘘孔做缝合封闭,再用胸壁肌瓣或带蒂网膜加强缝盖,同时亦可作为肺扩张不全时填塞残腔之用,以期达到一期根治目的。③对于胸膜纤维板剥脱时,被包裹肺内有个不可逆性病灶,可并行局部楔形、肺叶切除或全肺切除。至于残腔,可用肌瓣或网膜填塞术。

5.肌瓣填塞脓腔手术

选用胸壁带蒂胸大肌瓣移植于脓腔缝闭支气管胸膜瘘或消灭残腔。

(1)各种不同肌瓣的特点:①胸大肌,为常用肌瓣之一,具有 2 个带蒂血管,一个是较大的胸肩峰动脉供血至肌瓣蒂部,另一个是乳房内动脉,该肌瓣供血丰富。可直接置入胸内创面上,亦可翻转倒置,移植途径是可切去 5 cm 长肋骨,亦可用于胸骨感染。②背阔肌,常用作胸壁缺损填塞。由胸背动脉供血。③前锯肌,从切口中置入,适用全肺切除后的残腔。④腹直肌,常用于缝闭胸骨下 1/3 缺损。这是最后选择的肌瓣。

(2)肌瓣的选择:根据脓胸的部位和大小,选用不同的肌瓣。①胸顶部或尖前区:选用胸大肌、前锯肌。②胸后外侧:选用背阔肌。③胸基底部:选用腹直肌。

肌瓣移植并非所有慢性脓胸手术都要采用,若胸膜纤维板剥除后,肺复张完全,能消灭残腔,则无必要。为加强胸内各种瘘孔缝闭或填塞残腔,应毫不犹豫地采用肌瓣或网膜移植。

6.大网膜移植术

(1)网膜的特点:它具有宏大的柔韧性,可用在深、硬和不规则的间隙区域。亦可散布在广宽而平面的缺损部位。具有独特血管弓,可使网膜散开,具有伸长两个不同部位的带蒂血管供作移植。网膜血管具有压力低、流量快的特性,作为缝补支气管胸膜瘘孔的网膜,48 小时内可在残端支气管出现新生血供(侧支循环)。当网膜从横结肠分离后,75%病例的网膜可上提到乳头水平,45%可上提到肋骨角。离断胃网膜左血管,保留胃网膜右动脉的带蒂网膜,或者保留胃网膜左血管弓,几乎都能上提到胸骨角,70%以上病例可上提至腋窝部位。因此,网膜适用于胸壁或胸腔内移植之用,特别是移植于脓胸时,可任意放置在胸腔的各个部位,紧贴在炎性创面,建立新生血管与增加免疫功能,有不同于各种肌瓣移植的作用。

(2)手术指征。①修补支气管胸膜瘘,或作为修补支气管胸膜瘘后加强缝盖,巩固闭合残端瘘之用。②肌瓣填塞脓腔不足,用网膜移植加强消灭残腔的补充材料之用。③无腹腔疾病史(包括结核性腹膜炎等），无上腹腔手术史者。

（3）术前准备：①选择对感染细菌敏感的抗菌药物；②对慢性脓胸或伴支气管胸膜瘘发生继发急性感染，予以控制；③全身支持疗法；④胸、腹部皮肤消毒液准备。

（4）手术操作：①剖胸切口，或扩大开放引流切口。②进胸，脓胸腔内扩创，清除潴留坏死肉芽组织，纤维板剥脱（参照胸膜纤维板剥脱术）。③胸腔内用生理盐水或 0.5％氯已定（洗必泰）反复冲洗（支气管胸膜瘘者不洗），用大纱布垫保护创面。更换或另备手术器械及敷料。④网膜瓣操作，根据脓胸部位，选择不同的切口与手术途径：左侧脓胸扩创后，切开膈肌进入腹腔，网膜瓣自横结肠游离或者保留胃网膜左血管，离断胃网膜右动脉分支，沿顺时针方向通过膈肌切开处，直接上提至胸腔作移植或修补支气管胸膜瘘。⑤右侧脓胸扩创后，做上腹部正中切口，网膜瓣可从横结肠分开备用或离断胃网膜左动脉，沿胃大弯在保留胃网膜血管弓操作下，将网膜瓣游离；该带蒂的血管为胃网膜右动脉，从膈肌前方的心膈角外侧做 4～5 cm 长的膈肌切口穿过，上提至右侧脓胸腔作修补或填塞之用，关闭腹腔。⑥膈肌切口关闭时，将网膜瓣与膈肌切口边缘稀疏间定数针，防止张力过大，影响网膜瓣血运。⑦移植胸腔内网膜瓣，应在无张力下固定胸顶或最高部位，在脓腔的网膜可随腔的大小，间隙予以分散填塞，亦可填补瘘孔或肺部病灶之用。⑧反复冲洗胸腔内，置引流管关胸。

7.胸膜肺切除术

当肺组织和/或支气管已有广泛破坏，如存在空洞，术前反复咯血，支气管高度狭窄，支气管扩张或广泛纤维化和/或肺不张时，应根据病变范围，将胸膜纤维板、脓腔和病肺一并切除，同期施行肺叶切除术者称胸膜肺叶切除术；同期施行全肺切除术者称为胸膜全肺切除术。

慢性脓胸的胸膜全肺切除术技术复杂、出血多、手术危险大，要求术者有较丰富的经验，应严格掌握手术适应证，充分做好术前准备，术中严密止血，防止损伤其他脏器，尤其是纵隔内心脏大血管、食管、气管等。严密与周围隔离，严格遵守外科无菌原则，防止术后胸膜感染。术后应密切观察患者的一般情况，进行失血的补偿及感染的防治。

（魏　琪）

第七节　胸　骨　骨　折

胸骨骨折在胸部创伤中较少见，多为严重胸外伤所致，可合并心脏大血管、胸壁血管及气管损伤而引起胸腔积血、气胸和胸廓反常呼吸运动等严重并发症，伤情复杂，易导致严重后果。

一、病因及发病机制

胸骨骨折既往罕见，但随着高速交通工具的迅速发展，发生率也有所增加，国外统计占胸部伤的 1.5％～5％。多因直接暴力撞击挤压，如牛顶、马踢，特别是汽车紧急减速时，驾驶员前胸撞击方向盘造成所谓"方向盘骨折"或称"方向盘综合征"，也有间接暴力引起者。胸骨各处均可发生骨折，但最多见部位是胸骨柄、体交界处及胸骨体部。多为横形骨折，骨折上断端有锁骨和肩胛骨的支撑和缓冲作用，且第 1 或第 2 肋骨骨折机会较少，故移位的机会很少，而下部骨折端如伴双侧肋软骨或肋骨骨折，可向后上方移位，如果胸骨体下部同时骨折，即胸骨双骨折与其相连接的两侧肋骨或肋软骨均发生骨折,可引起反常呼吸运动,这种损伤多是在强大直接暴力下造成的,其中半数以上可发生纵隔血肿、心脏压塞、心包裂伤、心肌挫伤、瓣膜损伤、冠脉挫伤或急性外伤性心肌梗死、心脏或胸主动脉破裂以及支气管断裂等继发性损伤,病死率可高达 30%～47%。

二、临床表现

单纯胸骨骨折可仅表现为局部肿胀、疼痛、压痛及皮肤软组织挫伤,如有移位可见畸形,如合并内脏损伤,根据受伤脏器的不同可有不同的临床症状及体征,如肺挫伤临床表现为进行性呼吸困难、咳血痰或泡沫样痰、缺氧表现、低氧血症、气胸等,心脏挫伤可以出现心率加快、心律失常、气短等。X 线及 CT 检查表现为胸骨骨折及合并伤的表现。

三、诊断

典型的胸骨骨折诊断并不困难,有明确的外伤史,体检中有明显的胸前区压痛,胸部触诊可触及骨折摩擦感,骨折断端重叠,严重者可形成胸骨畸形,此时摄胸骨的侧位或斜位 X 线片多能作出诊断。诊断中要注意有否胸腹脏器的损伤,这些合并伤的存在是死亡的主要原因,B 超及 CT 扫描是重要的诊断手段。胸骨骨折是由强大的外力直接作用于胸骨区或挤压所致,常引起胸腔器官损伤或多发性肋骨骨折、连枷胸和心脏压塞等,出现呼吸、循环功能障碍时病死率较高,应引起临床医师的高度警惕。

四、治疗

(一)胸骨骨折无移位的处理

胸骨骨折无移位采取非手术治疗,取半卧位卧床休息,应用胸带固定,防止胸骨骨折移位,给予镇痛、吸氧、抗生素预防肺部感染及对症处理,同时应注意迟发性血气胸及肺不张的发生。

(二)单纯胸骨骨折有移位的处理

此类患者的治疗应根据移位的程度、患者体质、一般状况等因素综合考虑,选择非手术或手术治疗。一般可在局麻镇痛的基础上手法复位,成功后则按单纯胸骨骨折无移位处理。

采用闭式复位方法时患者取仰卧位,背部中间垫一枕头,助手立于床头,两手按压患者两肩部前方使患者处于挺胸位,视骨折移位情况而选用不同的复位手法和处理措施;骨折上断端向内移位时,术者两掌根相叠按压在胸骨骨折下端凸起处,逐渐用力向下按压,同时令患者屏气鼓胸用力咳嗽数次;胸骨骨折下端向内移位时,术者左手掌根按压在胸骨骨折上端凸起处,右手掌根按压在胸骨剑突部,两手逐渐用力向下按压,同时令患者屏气鼓胸咳嗽数次。此时术者可闻及或感觉到骨折复位时滑移声响,检查骨折端移位畸形是否消失,如骨折端已平正即告成功。胸前加垫,以胸部固定带或肋骨固定带固定。定期调整,2 周后便可下地行走,做深呼吸锻炼。损伤10 天以内的新鲜骨折固定 6 周,10 天以上者固定 4～5 周。复位时应注意操作适当,以免造成胸骨后心包和心脏的损伤及胸廓内动脉撕裂出血。闭式复位不成功则需手术治疗。

(三)合并胸腹脏器损伤的胸骨骨折的处理

对此类患者应实施急诊剖胸剖腹探查术,手术应以处理脏器损伤和恢复胸廓的完整性为目的。术中先处理脏器损伤,对于不同的脏器伤给予相应处理:心包挫伤、心包积血者应电灼止血并清除积血;多发肋骨骨折形成连枷胸者可用钢丝内固定;支气管破裂者实行支气管成形术,应用 5 mm×15 mm 双头针带垫片无创线间断缝合,针距 2～3 mm;心脏挫裂伤者应用 3-0 无创线带垫片间断褥式缝合;肝脏损伤者可根据情况行修补或部分切除;脾脏损伤者可行修补或摘除。最后处理胸骨骨折,首先以咬骨钳咬除骨刺,使骨折断端基本平整,然后应用 2~3 根钢丝"8"字形固定胸骨。术后应用抗生素预防感染,必要时用呼吸机辅助呼吸。胸骨骨折常合并肺挫伤,对肺挫伤的处理应慎重。急救处理包括保持呼吸道通畅、给氧、纠正软化胸壁及反常呼吸。需动态观察血气分析,以对肺挫伤的程度进行判断,如呼吸频率>40 次/分、PO_2<8.0 kPa(60 mmHg)、PCO_2>6.7 kPa(50 mmHg)即为呼吸机应用指征,同时予以止痛、利尿,合理应用抗生素,积极抗休克治疗,限制液体量,慎用晶体液。

(魏 琪)

第八节 肋 骨 骨 折

肋骨是构成骨性胸廓最主要的成分,肋骨富有弹性,由后上向前下走行,同一根肋骨前后水平距离几乎相差 4 根肋骨宽度,正因为这种结构,使肋骨不仅保护着胸腔和腹上区脏器,而且参与呼吸运动。吸气时,胸廓向前上、外上抬举,使前后径和左右径同时扩大,胸腔负压亦加大、双肺随之膨胀;呼气时,由于肺的弹性回缩作用,使肺又恢复到自然状态,从而保证了氧气和二氧化碳的交换。

肋骨骨折是平时和战时最常见的胸部损伤,尤其是钝性挤压伤的发生率更高。根据报道,在平时住院的胸部伤员中有 60%~80%可见肋骨骨折。

一、病因

(一)直接暴力

骨折多在暴力作用部位,骨折端多向内刺,容易损伤肋间血管、胸廓内血管、胸膜、肺组织及邻近脏器。

(二)间接暴力

骨折多由于胸廓受到挤压,暴力沿前后肋骨传导引起肋骨成角处折断,一般多在胸廓外侧,如腋中线、腋后线或腋前线处骨折,骨折断端多向外侧,内脏损伤机会减少。如暴力过大,除传导骨折外,暴力点处也可发生直接骨折,此时亦应注意暴力局部内脏损伤的可能性。

二、好发部位

由于胸廓后上背部有肩胛骨和前上胸部有锁骨及厚实的肌群保护,第 9、10 肋连接于更富于弹性的肋弓,第 11、12 肋为游离肋骨,所以以上肋骨不易发生骨折,一般骨折的好发部位多在第 3~8 肋骨。骨折与年龄亦有明显关系,其发生率与年龄成正比,少儿、幼儿肋骨富于弹性,一般不易骨折,即使骨折亦常为青枝骨折,而成年人,尤其老年人,骨质弹性减弱和骨质疏松,容易发生骨折,且比较严重。同样暴力,年轻人发生的肋骨骨折较少、较轻,而老年人更易发生多根多处骨折,甚至 1 根肋骨有 3 或 4 处折断者也有所见。有时老年人在剧烈咳嗽、打喷嚏时就可引起骨折,而 Trinkle 报道 80 岁以上老年人肋骨骨折病死率达 20%。

三、合并内脏损伤

一般骨折部位尤其是直接暴力导致的肋骨骨折,易造成骨折断端下的内脏损伤,应特别引起警惕。例如:低位肋骨骨折,不仅可伤及膈肌,还可刺破脾脏、肝脏;近脊柱旁低位肋骨骨折,由于骨折两断端各向后内、外着力而致后腹膜内肾脏和十二指肠降、横部刺破和牵拉破裂;左前近心包部肋软骨骨折有致心包、心脏、大血管损伤;锁骨和第1、2肋骨骨折应警惕锁骨下动静脉损伤。Albers等报道第1～2肋骨折病死率约为5%,这与暴力大、常有严重血管合并伤有关。

四、分类

患者仅发生1根肋骨骨折者称为单根骨折。发生1根肋骨2处或2处以上骨折者称单根2处或多处骨折。发生2根或2根以上骨折者称为多根骨折。多根相邻的肋骨如发生骨折并有多处骨折称多根多处系列骨折。

五、临床表现

单纯肋骨骨折都有明显疼痛,甚至平静呼吸时亦如此,在咳嗽、深呼吸和身体转动时加剧,这不仅给伤员带来痛苦,也可使伤员胸壁肌肉产生反射性痉挛,导致呼吸表浅,不敢咳痰而导致胸部伤后可能产生的呼吸道分泌物或血痰不易咳出,常出现轻度呼吸困难和低氧血症,有时伤员在短期内可并发肺不张、肺炎,尤其老年人发生的概率明显增高。体格检查可以发现骨折部位肿胀、皮肤瘀斑、压痛,有时可以触到骨擦感和听到骨擦音。

六、辅助检查

(一)X线检查

1.常规胸部平片上肋骨骨折直接征象

(1)由于断端重叠形成线形或带状密度增高影。

(2)骨折处外形改变,断端分离、移位、骨折片存在。

(3)骨痂生成,骨折线模糊或消失。

2.可疑骨折表现的间接征象

(1)与对侧肋骨及邻近序列肋骨比较,肋骨走行及肋间隙有改变,骨折处软组织改变。

(2)心影后及膈下肋骨与心影及膈面重叠而掩盖,腋段肋骨由于近矢状面走行较陡,肋骨重叠及此处胸壁软组织厚度增加显示较差。

(3)有一部分肋骨骨折在X线片中不易被发现,因而误、漏诊的可能性较大。透视下能多角度地观察患处,使本来重叠的影像分离开来,把最佳角度观察到的肋骨骨折情况拍摄下来,准确地显示肋骨骨折的部位、骨折的数目、骨折的类型及移位情况,有时需要行高电压肋骨像检查。

(二)CT检查

普通CT受扫描速度慢、重建质量差等因素限制,观察肋骨骨折效果不佳,而应用多层螺旋CT容积再现技术(volume rendering technique,VRT)和三维重建诊断肋骨骨折,通过曲面重建像可有效观察骨折的部位、数量、形态和移位方向以及是否有骨痂形成。对不全骨折、前肋骨折,特别是靠近肋软骨和胸椎、无明显移位的骨折,多层螺旋CT三维重建具有明显优势。

（三）超声波检查

高频超声具有 X 线胸片所不具备的优点。

（1）高频超声检查不受患者骨折部位的影响，可从多方位探测，而 X 线胸片受摄片体位影响较明显。

（2）高频超声对肋骨、肋软骨具有很高的分辨率，5～10 MHz 的频率能清晰地分辨出骨膜和软骨组织，能较为清晰地显示骨皮质的连续性，对不完全骨折或移位微小的骨折能作出诊断。

（3）高频超声能动态地显示图像，可以在患者呼吸过程中或体位改变过程中发现骨折。此外高频超声还能鉴别骨折所致局部肿胀是血肿还是软组织水肿，可以弥补 X 线胸片的某些不足。

七、诊断要点

根据胸部受伤病史、局部体征以及 X 线表现一般诊断并不困难。由于常规胸片经济、快速，目前仍是肋骨骨折的主要检查手段，但它同时也存在一些缺点，如在合并腹部脏器损伤时，平片便很难发挥作用。因此，在临床工作中，根据具体情况配合 CT 等进一步检查或可加摄特殊体位，常采用电透下多体位观察点片，以避免肋骨相互间重叠及其他器官的影响，提高肋骨骨折检出率。

诊断重点是把影响伤员预后的浮动胸壁（连枷胸）、胸部和腹上区脏器继发性损伤和可能发生的并发症、肺挫伤、急性呼吸窘迫综合征（ARDS）、肺不张、肺炎等诊断出来。

八、治疗

（一）单纯肋骨骨折的治疗原则

治疗原则是止痛、固定和预防肺部感染。可口服或肌内注射止痛剂。肋间神经阻滞或痛点封闭有较好的止痛效果，且能改善呼吸和咳嗽功能。肋间神经阻滞可用 0.5% 或 1% 普鲁卡因 5 mL 注射于脊柱旁 5 cm 处的骨折肋骨下缘，注射范围包括骨折肋骨上、下各 1 根肋骨。痛点封闭是将普鲁卡因直接注射于肋骨骨折处，每处 10 mL，必要时阻滞或封闭重复一次。半环式胶布固定具有稳定骨折和缓解疼痛的功效，方法是用 5～7 cm 宽的胶布数条，在呼气状态下自后而前、自下而上作叠瓦式粘贴胸壁，相互重叠 2～3 cm，两端需超过前后正中线 3 cm，范围包括骨折肋骨上、下各 1 根肋骨。但因其止痛效果并不理想、限制呼吸且有皮肤过敏等并发症，所以除在转送伤员时才考虑应用外，一般不常规应用。临床上应用多头胸带或弹力束胸带，效果很好。预防肺部并发症主要在于鼓励患者咳嗽、经常坐起和辅助排痰，必要时行气管内吸痰术。适量给予抗生素和祛痰剂。

（二）对于连枷胸的处理

除了上述原则以外，尤其注意尽快消除反常呼吸运动、保持呼吸道通畅和充分供氧、纠正呼吸与循环功能紊乱和防治休克。当胸壁软化范围小或位于背部时，反常呼吸运动可不明显或不严重，可采用局部夹垫加压包扎。但是，当浮动幅度达到 3 cm 以上时可引起严重的呼吸与循环功能紊乱，当浮动幅度超过 5 cm 或为双侧连枷胸（软胸综合征）时，必须进行紧急处理。首先暂时予以夹垫加压包扎，然后进行肋骨牵引固定。以往多用布巾钳重力牵引，方法是在浮动胸壁的中央选择 1～2 根能负重的肋骨，局麻后分别在其上、下缘用尖刀刺一小口，用布巾钳将肋骨钳住,注意勿损伤肋间血管和胸膜,用牵引绳系于钳尾部,通过滑车用 2～3 kg 质量块牵引 2 周左右。目前,已由类似原理设计出多种牵引器,采用特制的钩代替布巾钳,用胸壁外固定牵引架代替滑车重力牵引,方法简便,患者能够起床活动且便于转送。对于需做开胸手术的患者,可同时对肋骨骨折进行不锈钢丝捆扎和缝扎固定或用克氏针作骨髓内固定。目前已不主张对连枷胸患者一律应用控制性机械通气来消除反常呼吸运动(呼吸内固定法),但对于伴有严重肺挫伤且并发急性呼吸衰竭的患者,及时进行气管内插管或气管切开后应用呼吸器治疗,仍具有重要作用。

(三)肋骨骨折转归

肋骨骨折多可在 2～4 周稳定并能够自行愈合,治疗中也不像对四肢骨折那样强调对合断端。单纯性肋骨骨折本身并不致命,治疗的重点在于对连枷胸、各种合并伤的处理以及防治并发症,尤其是呼吸衰竭和休克。

(魏 琪)

第九章　胃十二指肠疾病

第一节　胃十二指肠溃疡

一、概述

(一)定义

胃十二指肠溃疡是一种圆形或椭圆形的局限性黏膜缺损,累及黏膜、黏膜下层和肌层,治愈后不留瘢痕。因溃疡的形成与胃酸-蛋白酶的消化作用有关,也称为消化性溃疡。胃十二指肠是好发部位,近年来认为病因是多因素的,是全身疾病的局部表现。

(二)流行病学

消化性溃疡是常见的消化系统慢性疾病。据估计一般人群中,5%~10%的人在其一生中某一时期曾患过胃或十二指肠溃疡。近40年来,欧美及亚洲等地区的消化性溃疡发病率、病死率、住院率和外科手术率均有下降趋势。而溃疡并发症的患病率却相对稳定,甚至有上升趋势。老年人消化性溃疡,尤其是老年妇女消化性溃疡的病死率和住院率都有增高的趋势。这可能与人口老龄化、非甾体抗炎药(nonsteroidal anti-inflammatory drug,NSAID)的广泛应用有关。十二指肠溃疡发病率明显高于胃溃疡,但在一些西方国家这种差异有逐渐减小的倾向。十二指肠溃疡发病年龄多为35~45岁,胃溃疡发病年龄则多为50~60岁,男性发病率高于女性。

(三)好发部位

胃溃疡好发于胃小弯,尤其是胃角处,其中90%发生在胃窦部(属Ⅰ型胃溃疡,约占胃溃疡的57%)。溃疡的直径一般<2.5 cm,但直径>2.5 cm的巨大溃疡并非少见。溃疡底部常超越黏膜下层,深达肌层甚至浆膜,溃疡下层可完全被肉芽组织及瘢痕组织所代替。

胃溃疡根据部位和胃酸分泌量可分为四型:①Ⅰ型最为常见,占50%~60%,低胃酸,溃疡位于胃小弯角切迹附近;②Ⅱ型约占20%,高胃酸,胃溃疡合并十二指肠溃疡;③Ⅲ型约占20%,高胃酸,溃疡位于幽门管或幽门前,与长期应用NSAID物有关;④Ⅳ型约占5%,低胃酸,溃疡位于胃上部1/3,胃小弯高位接近贲门处,常为穿透性溃疡,易发生出血或穿孔,老年患者相对多见。距食管胃连接处2 cm以内者则称为近贲门溃疡。

十二指肠溃疡约95%发生于球部,直径一般<1 cm。球部以下者称为球后溃疡(约占5%)。当球部前后壁或胃大、小弯侧同时有溃疡存在时,称对吻溃疡。胃和十二指肠均有溃疡者,称复合性溃疡(属Ⅱ型胃溃疡)。

二、病因及发病机制

20世纪80年代以来对消化性溃疡的认识有了新突破。消化性溃疡主要由幽门螺杆菌(helicobacter pylori,Hp)感染和服用NSAID引起。按病因将消化性溃疡分为Hp相关性溃疡、NSAID相关性溃疡以及非Hp、非NSAID相关性溃疡三类。

(一)幽门螺杆菌感染

在Warren和Marshall于1982年发现Hp之前,外界的压力和不良的生活习惯被认为是导致消化性溃疡的主要原因。Schwartz在1910年提出"消化性溃疡是一种自身消化的产物,是胃液的消化能力超过胃和十二指肠黏膜防御能力的结果",即经典的"无酸则无溃疡",此学说一直被视为消化性溃疡的理论基础。20世纪80年代中期,质子泵抑制剂(如奥美拉唑等)强力抑酸剂的出现增强了溃疡的治疗效果,溃疡的治愈已不困难,但溃疡愈合后复发率居高不下,即使药物长期治疗,一旦停药仍可能复发。

Warren和Marshall发现,当致病细菌被清除,慢性胃溃疡类疾病是可以完全治愈的。基于他们的这一突破性发现,胃溃疡不再是一个慢性而且经常复发的顽症,"无Hp无溃疡复发"已成为学者们接受的事实。国外研究发现,40岁以下正常人群Hp检出率为20%左右,而60岁以上人群Hp检出率为50%左右。在感染Hp的患者中15%~20%一生中会发生溃疡。2007年国内调查了26个省市的2 395例十二指肠溃疡患者中,Hp阳性1 206例(50.4%),阴性461例(19.2%),未接受Hp检测728例;1 603例胃溃疡患者中,Hp阳性833例(52.0%),阴性287例(17.9%),未接受Hp检测483例,在上述病例中,十二指肠溃疡与胃溃疡患者的Hp感染率相仿。研究表明,HP感染者发生消化性溃疡的危险性是未感染者的20倍。

Hp为革兰阴性杆菌,呈弧形或S形,胃黏膜是Hp的自然定植部位。Hp可分泌尿素酶、蛋白酶、磷脂酶及过氧化物酶等多种酶。尿素酶能分解尿素生成氨,除保护Hp在酸性环境中得以生存外,同时破坏胃黏膜、损伤组织细胞。蛋白酶与磷脂酶可降解胃黏液层的脂质结构及黏蛋白,损坏胃黏液层的屏障功能。过氧化物酶能抑制中性粒细胞的杀菌功能。Hp菌株能够生成毒素相关蛋白、刺激白介素-8与肿瘤坏死因子的分泌,引起严重的炎症反应。Hp生成的细胞空泡毒素可使细胞发生变性反应,导致细胞损伤。另外,目前一致认为Hp感染是已被证实的人类非贲门部胃癌最常见的危险因素。Hp感染是慢性胃炎的主要病因,可启动一系列致病事件,从而导致萎缩性胃炎、化生、异型增生,最终发生胃癌。

(二)胃酸分泌

大量临床试验和研究证明胃酸的病理性升高是溃疡发病的重要因素之一。胃液酸度过高,激活胃蛋白酶原,使十二指肠黏膜自身消化,可能是溃疡形成的重要原因。十二指肠溃疡患者的基础酸分泌和最大胃酸分泌量均高于健康人,除与迷走神经的张力及兴奋性过度增高有关外,也与壁细胞数量的增加有关。正常人胃壁细胞总数约为10亿,而十二指肠溃疡患者胃壁细胞数高达19亿,为正常人的2倍。此外壁细胞对促胃液素、组胺、迷走神经刺激敏感性亦增高。溃疡患者在胃窦酸化情况下,正常的抑制胃泌酸机制受到影响,促胃液素异常释放,而组织中生长抑素水平低,黏膜前列腺素合成减少,削弱了对胃黏膜的保护作用,使得黏膜易受胃酸损害。而胃溃疡患者的基础酸分泌和最大胃酸分泌量均同正常人相似,甚至低于正常人。

(三)胃黏膜屏障的破坏和药物因素

人们注意到在胃溃疡患者,胃酸和胃蛋白酶水平并不高于正常人,甚至低于正常人,说明存在胃黏膜抵抗力的下降。胃黏膜屏障由 3 部分组成:①黏液-碳酸氢盐屏障的存在,使胃内 pH 保持在 2.0,而黏液与上皮细胞之间 pH 保持在 7.0;②胃黏膜上皮细胞的紧密连接,能防止 H^+ 逆向弥散和 Na^+ 向胃腔弥散,③丰富的胃黏膜血流,可迅速除去对黏膜屏障有害的物质如 H^+,并分泌 HCO_3^- 以缓冲 H^+ 黏膜屏障损害是溃疡产生的重要环节。上皮细胞再生功能强、更新快也是重要的黏膜屏障功能。NSAID、肾上腺皮质激素、胆汁酸盐、酒精、氟尿嘧啶等均可破坏胃黏膜屏障,造成 H^+ 逆流入黏膜上皮细胞,引起胃黏膜水肿、出血、糜烂,甚至溃疡。长期使用 NSAID 使胃溃疡发生率显著增加,但并未使十二指肠溃疡发病率增高。

(四)胃十二指肠运动功能异常

一些十二指肠溃疡患者胃排空速度较正常人快。液体排空过快使十二指肠球部与胃酸接触的时间较长,黏膜易于发生损伤。研究发现,对部分胃溃疡患者,胃运动异常主要表现在胃排空延迟和十二指肠的反流,前者使胃窦部张力增高,刺激胃窦黏膜中的 G 细胞,使之分泌的促胃液素增加,刺激胃酸分泌。由于幽门括约肌功能不良,导致反流中的胆汁、十二指肠液及胰液对胃黏膜发挥损伤作用。

(五)遗传因素

研究发现消化性溃疡具有遗传因素,并且胃溃疡和十二指肠溃疡病系单独遗传,互不相干。胃溃疡患者的家族中,胃溃疡的发病率比正常人高 3 倍;遗传因素在十二指肠溃疡的发病中起一定作用,单卵胎生患相同溃疡病者占 50%,双卵胎生仅占 14%。O 型血者患十二指肠溃疡比其他血型者显著为高。另外,高胃蛋白酶血症Ⅰ型(常染色体显性遗传)在十二指肠溃疡患者中比较常见,但具体机制不清。

(六)其他因素

临床研究表明,长期处于精神高度紧张、焦虑或者情绪波动者容易发生消化性溃疡,现已证明十二指肠溃疡在愈合后再遭受到精神应激时容易复发。此外,吸烟与溃疡的发生有一定的关系。吸烟可能减慢溃疡愈合的时间,原因可能是由于吸烟导致前列腺素合成减少,提高了胃酸的分泌,抑制或者减少了十二指肠和胰源性的碳酸氢盐的分泌。戒烟是治疗溃疡的一个关键因素。某些特定的疾病也会增加溃疡的发病概率,如慢性阻塞性肺疾病、酒精肝和慢性肾衰竭等。另外,胃肠肽和过度饮酒也可能在溃疡发病中起一定作用,但具体机制还未完全清楚。

从胃和十二指肠的发病机制来看,两者是有区别的。其共同的致病因素主要有 Hp 感染和 NSAID 的应用。但就十二指肠溃疡而言,过量的胃酸分泌、胃排空速度过快,以及十二指肠的酸中和能力减弱是引发溃疡的主要原因。胃溃疡除了上述与十二指肠溃疡共同的致病因素外,主要是十二指肠液的反流和胃黏膜的破坏。

三、临床表现及并发症

长期性、周期性和节律性上腹疼痛为胃十二指肠溃疡共有的特点。但两者又有其不同的表现。

(一)胃溃疡

胃溃疡的高峰年龄是 50~60 岁,男性多于女性。重要的症状为上腹痛,规律性腹痛不如十二指肠明显,进食并不能使腹痛减轻。疼痛多发在餐后半个小时到 1 小时,也可持续 1~2 小时。其他表现为恶心、食欲缺乏,常因进食后饱胀感影响饮食而导致体重减轻。抑酸药物多难以发挥作用。体格检查常发现疼痛在上腹部、剑突和脐正中间或偏左。

(二)十二指肠溃疡

十二指肠溃疡可见于任何年龄,发病比胃溃疡年轻 10 岁,多见于 35~45 岁的患者,男性为女性的 4 倍。典型的十二指肠溃疡引起的疼痛常常发生在餐后数小时,疼痛主要位于上腹部,有明显的节律性,且因进食而有所缓解。饥饿痛和夜间痛与基础胃酸分泌过度有关,腹痛可因服用抑酸药物而缓解。疼痛多为烧灼样,可以放射到背部,体检时可以发现右上腹有压痛。十二指肠溃疡引起的腹痛常呈周期性,秋冬季易发作。

(三)并发症

胃和十二指肠溃疡均可并发出血、穿孔和幽门梗阻。胃溃疡可发生恶变,而十二指肠溃疡一般不会恶变。

四、诊断

(一)胃镜检查

随着内镜技术的发展和普及,纤维胃镜检查已成为胃和十二指肠病变的首选诊断方法,胃镜下可以直接观察胃和十二指肠内黏膜的各种病理改变,对溃疡进行分期(活动期、愈合期和瘢痕期),根据不同分期决定不同治疗策略,并可进行活组织病理检查,对良恶性溃疡的鉴别很有价值。良性溃疡在内镜下可观察到大而圆形的溃疡,底部平坦,呈白色或灰白色。

(二)X 线检查

X 线钡餐检查对发生在胃和十二指肠的病变也是一种主要诊断方法,90% 以上的胃和十二指肠病变可以通过 X 线气钡双重对比造影检查得到明确的诊断。十二指肠溃疡多发生在球部,龛影是十二指肠溃疡典型的 X 线表现。正面观,溃疡的龛影多为圆形、椭圆形或线形,边缘光滑,周围可见水肿组织形成的透光圈。在溃疡愈合过程中,纤维组织增生可呈纤细的黏膜皱襞向龛影集中。胃溃疡多发生于胃小弯,X 线气钡双重造影可发现小弯龛影,溃疡周围有黏膜水肿时可有环形透明区,同样龛影是诊断胃溃疡的直接证据。溃疡周围组织的炎症使局部痉挛,可导致钡餐检查时局部疼痛和激惹现象。

应当指出,龛影虽然是诊断消化性溃疡的直接证据,但在一些情况下难以发现,此时内镜检查显得更为重要。据统计有 3%~7% 的患者在胃发生恶性溃疡时,钡餐检查仅表现为良性病变的征象。

(三)实验室检查

胃溃疡患者的胃酸浓度和量与正常人无明显区别;十二指肠溃疡的胃液量及酸浓度明显增加。血清促胃液素测定仅在疑有胃泌素瘤时做鉴别之用。

五、治疗原则

(一)手术适应证

对于消化性溃疡,外科治疗的目的主要是修复胃肠壁,手术止血或者两者兼有。而对于预防复发而言,主要是内科药物治疗(根除幽门螺杆菌和抑制胃酸分泌)。

当胃、十二指肠溃疡发生并发症而不再是单纯的溃疡时,即需要手术治疗。两者适应证相似:①临床上有多年的溃疡病史,症状逐年加重,发作频繁,每次发作时间延长。疼痛剧烈影响正常生活和工作;②既往接受过至少一次正规严格的内科治疗,治疗3个月以上仍不愈合或者经内科治愈后又复发;③内镜或X线钡餐检查提示溃疡较大,溃疡直径超过2.5 cm,或有穿透胃十二指肠以外的征象;④并发大出血、急性穿孔或者瘢痕性幽门梗阻者,其中瘢痕性幽门梗阻是外科手术的绝对适应证;⑤怀疑有溃疡恶变者;⑥一些特殊性质的溃疡:胰源性溃疡、胃空肠吻合口溃疡、应激性溃疡等。

鉴于下述原因,胃溃疡的手术指征可适当放宽:①多数胃溃疡对内科抑酸药物治疗的效果不满意,有效率仅35%～40%,而且复发率较高;②部分胃溃疡有可能癌变(<5%);③合理的手术治疗效果好,目前手术治疗已相当安全;④胃溃疡患者年龄偏大,一旦发生并发症,手术的病死率和病残率都明显增高。因此,目前大多数外科医师都主张胃溃疡诊断明确,经过短期(8～12周)严格的药物治疗后仍未治愈者,应该尽早手术。

(二)手术方式

常用的手术方式为胃大部切除术和迷走神经切断术。其中胃大部切除术适用于胃和十二指肠溃疡,而迷走神经切断术更适用于十二指肠溃疡。各种术式的溃疡复发率和并发症发生率不尽相同。高选择性迷走神经切断术的危险性小于胃大部切除手术;溃疡复发率则以选择性迷走神经切断加胃窦切除术最低,高选择性迷走神经切除术最高,后遗症以胃大部切除术最多,高选择性迷走神经切断术最少。尚无单一的术式能适合于所有的患者,故应根据患者的具体情况制订个体化的方案。

六、并发症

随着各种新型治疗溃疡病药物的问世,消化性溃疡的内科疗效明显提高。临床上需要外科治疗的溃疡病越来越少。尽管如此,溃疡病出血并发症的发病率却相对稳定,尤其在老年患者中,这可能与NSAID广泛应用有关。因此,从某种意义上讲,胃十二指肠溃疡的外科治疗,主要是针对其并发症:大出血、急性穿孔、瘢痕性幽门梗阻和胃溃疡恶变。

(一)大出血

胃十二指肠溃疡大出血是指引起明显出血症状(出血量>1 000 mL),并有失血性休克表现的大出血,表现为大量呕血、便血并伴有皮肤苍白、尿少等低血容量休克表现。有5%～10%的胃十二指肠溃疡大出血需外科手术。胃十二指肠溃疡出血是溃疡常见并发症,也是上消化道出血最为常见的原因,占上消化道出血的40%～50%。有资料表明,在需要手术治疗的溃疡患者中,大出血患者占10%～20%。因十二指肠溃疡死亡的患者中,大约40%患者死于急性出血。大量研究表明,曾有过溃疡大出血的患者,再发出血的比例约为50%。

1.病因和病理

溃疡大出血是溃疡基底血管被侵蚀破裂所致,大多数为动脉出血,溃疡基底充血的小血管破裂,也可引起大量失血。大出血的溃疡一般位于胃小弯或十二指肠后壁。胃溃疡出血常来源于胃右、左动脉的分支或肝胃韧带内的较大血管;十二指肠溃疡出血多来自胰十二指肠上动脉或胃十二指肠动脉等附近的血管。多数为间歇性出血。大出血可引起循环血量明显减少,血压下降。出血50～80 mL即可引起黑便。

2.临床表现

呕血和排柏油样黑便是胃十二指肠溃疡大出血的主要表现。呕血为鲜红或咖啡样。多数患者表现只有黑便而无呕血。如出血迅速可呈色泽较鲜红的血便。失血量在 1 000 mL 以上可出现心悸、恶心、冷汗、口渴。出血量超过 1 500 mL,可发生低血压,患者可有眩晕、无力、口干、腹胀或腹痛,肠蠕动增强,并有苍白、冷汗、脉搏细速、血压下降等失血现象,甚至突然晕倒。腹部检查常无阳性发现,出现腹痛的患者应注意有无溃疡出血伴发急性穿孔。实验室检查可以发现血红蛋白进行性下降。红细胞计数和血细胞比容低于正常。但在急性失血初期,血液循环量已减少而血液尚未被组织液稀释,此时检查结果并不能准确地反映出失血量的多少,所以有必要多次重复检查。

3.诊断和鉴别诊断

根据典型的溃疡病病史、呕血、黑便以及纤维胃镜检查,多可做出正确诊断。但在确诊前必须考虑到:①出血是否来自上消化道;②是否属胃十二指肠溃疡出血,必须与食管静脉曲张破裂、食管裂孔疝、Mallory-Weiss 综合征、胃癌、胆管病变等引起的出血相鉴别;③有无合并症,特别是胃十二指肠溃疡合并门静脉高压食管静脉曲张者。

4.治疗原则

(1)止血、抑酸等药物应用:经静脉或肌内注射巴曲酶;静脉给予 H_2 受体拮抗剂(西咪替丁等)或质子泵抑制剂(奥美拉唑等);静脉应用生长抑素奥曲肽(善宁)0.3~0.5 mg 加入 500 mL生理盐水中缓慢滴注维持 24 小时,或 0.1 mg 皮下注射,每 6~8 小时一次。

(2)留置鼻胃管:用生理盐水冲洗胃腔,清除凝血块,直至胃液变清,持续低负压吸引,动态观察出血情况。可经胃管注入 200 mL 含 8 mg 去甲肾上腺素的生理盐水溶液,每 4~6 小时一次。

(3)急诊胃镜治疗:内镜止血相对于保守疗法可减少出血复发率及病死率,并且可明确出血病灶,尤其是对于动脉性出血和可视血管的出血较为有效。通过内镜下夹闭、电凝、激光灼凝、注射或喷洒药物等局部止血措施。检查前必须纠正患者的低血容量状态。

内镜治疗分四种:①注射疗法;②热疗法;③联合疗法(注射疗法联合热疗法);④机械疗法。内镜注射肾上腺素治疗溃疡出血,由于安全、低成本和易用性,是较为普遍的内镜疗法。有资料表明,对于伴有严重、高风险的出血患者,内镜联合疗法(药物注射联合热疗法或者联合其他机械疗法)优于单一内镜疗法,其中肾上腺素注射结合热凝固疗法是不错的选择。肾上腺素注射疗法有较高的初次止血率,而热凝固疗法可降低出血复发率。另外,可用乙醇局部注射治疗溃疡出血患者,在出血灶周围选择 3~4 点,每点注射乙醇 0.1~0.2 mL,可在其浅层再注射 0.05~0.10 mL,总量不超过 1.5~2.0 mL。

(4)补充血容量:建立可靠畅通的静脉通道,快速滴注平衡盐液,做输血配型试验。同时严密观察血压、脉搏、尿量和周围循环状况,判断失血量指导补液。失血量达全身总血量的 20% 时,应输注羟乙基淀粉、右旋糖酐或其他血浆代用品,用量在 1 000 mL 左右。出血量较大时可输注浓缩红细胞,也可输全血,并维持血细胞比容不≥30%。输入液体中晶体与胶体之比以 3∶1为宜。

(5)急症手术止血:多数胃十二指肠溃疡大出血,可经非手术治疗止血,约 10% 的患者需急症手术止血。手术指征为:①出血速度快,短期内发生休克,或较短时间内(6~8 小时)需要输入较大量血液(>800 mL)方能维持血压和血细胞比容者;②年龄在 60 岁以上并伴动脉硬化症者自行止血机会较小,对再出血耐受性差,应及早手术;③近期发生过类似的大出血或合并穿孔或幽门梗阻;④正在进行药物治疗的胃十二指肠溃疡患者发生大出血,表明溃疡侵蚀性大,非手术治疗难以止血;⑤胃溃疡较十二指肠溃疡再出血机会大 3 倍,应争取及早手术;⑥纤维胃镜检查发现动脉搏动性出血,或溃疡底部血管裸露再出血危险很大;⑦有长久和屡次复发的溃疡史,出血前曾经检查证明溃疡位于十二指肠后壁或胃小弯,表明出血可能来自较大的动脉,溃疡基底部瘢痕组织多,出血不易自止。急诊手术应争取在出血 48 小时内进行,反复止血无效,时间拖延越久危险越大。

采取积极的复苏措施,力争在血流动力学稳定的情况下手术止血。手术方法有:①包括溃疡在内的胃大部切除术。如术前未经内镜定位,术中可切开胃前壁,明确出血溃疡的部位,以非吸收缝线缝扎止血同时检查是否有其他出血性病灶;②对十二指肠后壁穿透性溃疡出血,先切开十二指肠前壁,贯穿缝扎溃疡底的出血动脉,再行选择性迷走神经切断加胃窦切除或加幽门成形术,或做旷置溃疡的 BillrothⅡ式胃大部切除术加胃十二指肠动脉、胰十二指肠上动脉结扎;③重症患者难以耐受较长时间手术者,可采用非吸收缝线溃疡底部贯穿缝扎止血。

(二)急性穿孔

1.概述

溃疡穿透浆膜层达游离腹腔即可致急性穿孔,是胃十二指肠溃疡严重并发症,也是外科常见的急腹症。急性穿孔的发生率为消化性溃疡病的 5%～10%,其中男性占 90%。通常十二指肠溃疡急性穿孔比胃溃疡多见。一旦溃疡穿孔,就有致命危险,十二指肠溃疡穿孔的病死率为 5%～13%,胃溃疡为 10%～40%,并且随着年龄的增加和穿孔时间的延长,病死率也相应增高。

2.病因与病理

吸烟是<75 岁患者穿孔最常见的病因,有文献报道吸烟与溃疡穿孔之间存着相关性,吸烟可显著增加各个年龄组的穿孔发生率。另外一个重要原因是 NSAID 的使用。约 1/4 的穿孔患者是由于使用 NSAID,在老年人中这个比例更高。胃十二指肠溃疡穿孔可分为游离穿孔与包裹性穿孔。游离穿孔发生时,胃与十二指肠的内容物进入腹膜腔引起弥漫性腹膜炎;包裹性穿孔同样形成侵蚀胃或十二指肠壁全层的溃疡孔洞,但被邻近脏器或大网膜封闭包裹,阻止了消化道内容物进入腹膜腔。如十二指肠后壁溃疡穿入胰腺,为胰组织所包裹,即所谓慢性穿透性溃疡。

90%的十二指肠溃疡穿孔发生在球部前壁,而胃溃疡穿孔 60%发生在胃小弯,40%分布于胃窦及其他各部。急性穿孔后,强烈刺激性的胃酸、胆汁、胰液等消化液和食物溢入腹腔,引起化学性腹膜炎,导致剧烈的腹痛和大量腹腔渗出液,8 小时后细菌开始繁殖并逐渐转变为化脓性腹膜炎。病原菌以大肠埃希菌、链球菌为多见。由于强烈的化学刺激、细胞外液的丢失以及细菌毒素吸收等因素,患者可出现休克。

3.临床表现

多数急性胃十二指肠溃疡穿孔患者有较长的溃疡病史,近期症状逐渐加重,约有 10%的患者没有溃疡病史而突然发生急性穿孔。部分患者有暴饮暴食、过度疲劳、情绪激动等诱因。

急性穿孔典型的症状是突然发生的剧烈的腹痛,刀割样,难以忍受,并迅速波及全腹部。有时强烈刺激性的消化液沿升结肠外侧沟流至右下腹,引起右下腹疼痛,要与急性阑尾炎相鉴别。剧烈的腹痛使患者多有面色苍白、出冷汗、肢体发冷等休克表现。患者可以清楚地回忆起剧痛发作的时间。部分患者表现有恶心、呕吐。体检时,患者多为被动体位,表现为屈膝、不敢翻动及深吸气,全腹呈板样硬,压痛、反跳痛及肌紧张明显,疼痛主要在上腹。75%的患者肝浊音界缩小或消失,肠鸣音消失。80%的患者直立位腹部 X 线示膈下有半月形游离气体。穿孔发出生后,继发细菌性腹膜炎可引起患者发热、腹胀、血白细胞计数显著升高。穿孔后期或穿孔较大者,可出现腹胀,肠麻痹。腹水超过 500 mL 时,可叩到移动性浊音。部分老年患者或体质较虚弱者,临床穿孔表现不典型，往往以脓毒血症和感染中毒性休克为主要表现。

4.诊断和鉴别诊断

(1)急性胰腺炎：胃十二指肠溃疡穿孔和急性胰腺炎均属急腹症，两者在临床表现上有许多相似之处。严重的溃疡穿孔或溃疡穿透累及胰腺时，虽然血淀粉酶可升高，但是一般不超过正常值的5倍。急性胰腺炎起病也较急骤，多有暴饮暴食史，突然发作上腹疼痛，疼痛剧烈并且向腰背部放射，患者常有"束带"感，早期腹膜炎不明显，检查无气腹征，血清淀粉酶超过500索氏单位。

(2)急性阑尾炎：因穿孔后胃肠内容物可经升结肠旁沟或小肠系膜根部流到右下腹，引起右下腹膜炎症状和体征。易误诊为急性阑尾炎穿孔。后者常有明显的转移性右下腹疼痛，临床症状和腹部体征较轻，多不伴休克征象，也多无气腹征表现。

(3)急性胆囊炎和胆囊结石：腹痛和腹膜炎体征较轻并且局限于右上腹，有时疼痛放射至右肩胛部或腰背部。腹部超声、X线和CT检查有助于鉴别诊断。

(4)肝破裂出血：常有明显的外伤史，出血性休克是其主要症状，可有腹痛和腹膜炎体征，腹腔穿刺可抽出不凝血。腹部超声和CT检查提示有肝破裂及腹水。

5.非手术治疗

一般情况良好，症状体征较轻的空腹小穿孔；穿孔超过24小时，腹膜炎已局限者；患者全身情况差，年老体弱，或合并有严重的心肺疾病；经水溶性造影剂行胃十二指肠造影检查证实穿孔已封闭；终末期脓毒症患者；患者因手术风险而拒绝手术。非手术治疗不适用于伴有出血、幽门梗阻、疑有癌变等情况的穿孔患者。

非手术治疗的措施主要包括：①持续胃肠减压，减少胃肠内容物继续外漏，以利于穿孔的闭合和腹膜炎消退；②输液以维持水、电解质平衡并给予营养支持；③全身应用抗生素控制感染；④经静脉给予 H_2 受体阻滞剂或质子泵拮抗剂等抑酸药物。非手术治疗期间需严密观察病情变化，如治疗8小时后病情继续加重，应立即手术治疗。非手术治疗的少数患者可出现膈下或腹腔脓肿。痊愈的患者应胃镜检查排除胃癌，根治Hp感染并采用抑酸剂治疗。

6.手术治疗

手术治疗仍为胃十二指肠溃疡急性穿孔的主要疗法，根据患者情况结合手术条件选择单纯穿孔修补术或彻底性溃疡手术。

(1)穿孔修补术：治疗溃疡穿孔的主要手段，方法简单，创伤轻，危险性小，疗效确切。封闭穿孔不仅终止胃肠内容物继续外漏，同时术中冲洗腹腔可较彻底地清除腹腔内的污染物和渗出液，有效地防止和减少术后并发症。穿孔修补术后给予正规的内科治疗，约30%患者溃疡可愈合，症状消失。在胃溃疡急性穿孔单纯修补术后的患者中，7%～11%在随访过程中确诊为胃癌。因此，胃溃疡患者术中应尽可能地取活检做病理检查，术后应定期做胃镜检查。

适应证：①穿孔时间超过8小时，合并有严重的腹膜炎体征；②术中发现腹腔污染严重，胃十二指肠明显水肿；③患者全身情况差，难以耐受较大或较长时间的手术；④以往无溃疡病史或有溃疡病史未经正规内科治疗，无出血、梗阻等并发症。

手术方法：经上腹正中切口，探查腹腔内污染情况，暴露胃幽门和十二指肠，检查穿孔所在，常可发现穿孔处已被邻近组织覆盖。如为胃溃疡穿孔，并疑有胃癌可能时，应取穿孔边缘组织做病理检查。闭合穿孔时，沿横行方向以丝线间隔缝合，第一层为对拢缝合，第二层为内翻缝合。但常由于穿孔周围组织水肿及瘢痕，无法行第二层缝合或由于穿孔靠近幽门，内翻缝合后有可能造成幽门狭窄,可只做一层对拢缝合,再以网膜覆盖。如穿孔大、瘢痕多,难以将孔洞缝闭,可将带蒂大网膜塞入孔内后固定于肠或胃壁。穿孔缝合前及缝合后,应尽量吸除腹腔,特别是膈下及盆腔内的渗液。术后在穿孔修补附近及盆腔内可酌情放置引流管。对于较大的溃疡穿孔,网膜填塞法是比较安全的,尤其对于高危患者是不错的选择。

(2)腹腔镜溃疡穿孔修补术:急性穿孔;腹腔内渗液不多,术前患者腹膜炎症状不重,仅上腹疼痛、压痛;患者年轻,全身情况较好,能耐受人工气腹;排除溃疡恶变或胃癌穿孔。如果入院时有休克症状,穿孔时间大于24小时,年龄>75岁,合并其他重症基础疾病,如心衰、肝硬化等则不适合此种手术方式。

手术方法:目前腹腔镜穿孔修补的方法有以下三种。①单纯缝合修补术:用0号、1-0、2-0可吸收线顺胃肠长轴方向间断全层缝合或连锁缝合。这种方法可适用于大多数穿孔较小的患者,此法修补可靠,但对溃疡边缘已瘢痕化或十二指肠溃疡边缘处已有变形,尤其溃疡较大时,缝合有时较困难。②网膜片修补法:用可吸收缝线穿过穿孔的两侧,缝合3~4针,将大网膜提到穿孔的表面,收紧缝线打结,使网膜片起到生理性封闭物作用即可。该手术操作简单,手术效果好,但网膜片固定须牢固。③蛋白胶粘堵法:用吸收性明胶海绵或网膜组织涂上生物蛋白胶或ZT胶后,直接插入穿孔内,使吸收性明胶海绵或网膜组织与胃十二指肠壁粘在一起,封闭穿孔,该方法适用于较小的穿孔。粘堵法操作比较简单,所用粘合剂为生物制剂,但价格较昂贵。

腹内灌洗也是手术的重要环节,包括腹膜腔,肝上间隙,肝下间隙,盆腔等,一般推荐用6~8 L的温热生理盐水。术后即开始应用质子泵抑制剂或H_2受体阻滞剂,并且要保留鼻胃管>48小时,抗生素应用至少5天或直至发热消退。

术后并发症:术后修补处漏是最常见的并发症,发生率为1.5%~16%,主要发生在腹腔镜纤维蛋白胶修复患者;肺炎可能与气腹有关,此外还有腹内脓肿、肠梗阻、外瘘、出血等。

(3)急诊根治性手术:有资料表明穿孔修补术后,约2/3患者仍有轻度或重度慢性溃疡病症状,其中部分患者需要再次作根治性手术。因此,在急诊手术治疗溃疡病穿孔时是否行急诊根治性手术,应根据根治性手术的必要性以及患者是否耐受手术决定。应使根治性手术的死亡率不高于穿孔修补术或非手术治疗。通常有下列情况时应争取做根治性手术:①多年溃疡病病史,症状较重,反复发作;②曾有过穿孔或出血史;③急性穿孔并发出血;④胼胝状溃疡;⑤有瘢痕性幽门狭窄;⑥疑有癌变的胃溃疡穿孔;⑦多发性溃疡;⑧患者全身情况良好,无严重的合并病。此外,还应根据穿孔的大小、时间、腹腔内污染情况以及腹腔探查结果,进行综合判断。常用的术式是胃大部切除或迷走神经切断附加胃窦切除或幽门成形术。

(三)瘢痕性幽门梗阻

因幽门管、幽门溃疡或十二指肠球部溃疡反复发作形成瘢痕狭窄,合并幽门痉挛水肿可以造成幽门梗阻。

1.病因和病理

溃疡引起的幽门梗阻有三种。①幽门括约肌痉挛引起梗阻:这类梗阻属于功能性,间歇性发作;②水肿性幽门梗阻:幽门部溃疡炎症使幽门狭窄,炎症水肿消退或减轻后梗阻即缓解;③瘢痕性幽门梗阻:位于幽门附近的溃疡在愈合过程中,形成瘢痕并挛缩产生狭窄,引起梗阻。前两种情况是暂时的、可逆性的,在炎症消退、痉挛缓解后幽门恢复通畅,瘢痕造成的梗阻是永久性的,需要手术方能解除。瘢痕性幽门梗阻是由于溃疡愈合过程中瘢痕收缩所致,最初是部分性梗阻,由于同时存在痉挛或水肿使部分性梗阻渐趋完全性。初期,为克服幽门狭窄,胃蠕动增强,胃壁肌层肥厚。后期,胃代偿功能减退,失去张力,胃明显扩大,蠕动消失。胃内容物滞留,使促胃液素分泌增加,使胃酸分泌亢进,胃黏膜糜烂、充血、水肿和溃疡。由于胃内容物不能进入十二指肠,患者因吸收不良有贫血、营养障碍;呕吐引起的水电解质丢失,导致脱水、低钾低氯性碱中毒。

2.临床表现

大多数患者都有慢性溃疡症状和反复发作史,当并发幽门梗阻时,症状的性质和节律也逐渐改变,一般抑酸药物逐渐无效。由于幽门梗阻、胃潴留,患者常感到上腹部饱胀不适,时有阵发性疼痛,尤以餐后加重。呕吐为幽门梗阻的主要症状,每隔 1~2 天发作一次,常发生于餐后 30~60 分钟。呕吐量大,可超过 1 000 mL,内含发酵酸臭的宿食,无胆汁。

由于多次反复大量呕吐,可引起 H^+、K^+ 和氯化物严重丢失,导致代谢性低氯低钾性碱中毒。患者可出现呼吸短促、四肢乏力、烦躁不安。由于碱中毒,使循环中游离 Ca^{2+} 减少,以及长期呕吐、禁食和 Mg^{2+} 缺乏,可发生手足抽搐。患者临床表现为消瘦,倦怠,皮肤干燥,丧失弹性,腹部检查可见上腹隆起,可有蠕动波,可闻及振水音。当有碱中毒低钙血症时,耳前叩指试验和上臂压迫试验均可为阳性。

3.实验室检查

(1)血液生化:血清 K^+、Cl^-、Ca^{2+} 和血浆蛋白均低于正常,非蛋白氮升高。

(2)血气分析:代谢性碱中毒。

(3)X 线:清晨空腹透视可见胃内有较大的液平。

(4)钡餐:钡餐可发现幽门变细或钡剂不能通过,胃呈高度扩张,明显潴留,6 小时后仍有 1/4 以上的钡剂存留于胃,甚至 24 小时后胃内仍有大量钡剂残留。

(5)纤维胃镜:纤维胃镜可发现胃内有大量宿食残渣,幽门部明显狭窄,有时可见溃疡存在。

4.诊断及鉴别诊断

(1)诊断:①有慢性溃疡病病史和典型的胃潴留症状;②清晨空腹置入胃管,可抽出大量酸臭的宿食,注水试验阳性(空腹经胃管注入生理盐水 750 mL,半小时后抽出量>350 mL);③X 线钡餐和纤维胃镜检查证明有幽门狭窄、胃潴留。

(2)幽门梗阻应与下列情况鉴别:①痉挛水肿性幽门梗阻系活动溃疡所致,有溃疡疼痛症状,梗阻症状为间歇性,经胃肠减压和应用解痉抑酸药,疼痛和梗阻症状可缓解;②十二指肠球部以下的梗阻性病变如十二指肠肿瘤、胰头癌、肠系膜上动脉压迫综合征、十二指肠淤滞症、肠淋巴结结核等也可以引起上消化道梗阻,据其呕吐物含胆汁,X 线、胃镜、钡餐检查可助鉴别;③胃窦部与幽门的癌肿病程较短,胃扩张程度轻,钡餐与胃镜活检可明确诊断;④成人幽门肌肥厚症极为少见,病因尚不清楚,部分病例可能同先天性因素有关。临床上很难同瘢痕性幽门梗阻和胃幽门部硬癌相鉴别。

5.治疗

瘢痕性幽门梗阻是外科治疗的绝对适应证。手术目的是恢复胃肠连续性,解除梗阻。手术方式可采用胃大部切除术或迷走神经切断加胃窦切除术。对难以切除的十二指肠溃疡,可行溃疡旷置胃大部切除术。对于胃酸分泌高,临床症状明显的年轻患者可考虑做胃大部切除术加迷走神经切断术。对老年患者、全身情况较差者,宜采用胃空肠吻合术。双侧躯干迷走神经切断术加内镜下幽门扩张术(内镜气囊扩张)来解除梗阻,但是复发率较高。此外,腹腔镜双侧躯干迷走神经切断术结合胃空肠吻合术也是可以考虑的手术方式。

术前准备包括持续胃管减压和温盐水洗胃,以清除胃内潴留的食物,减轻胃黏膜水肿。同时

给予 H_2 受体拮抗剂以减少胃酸分泌,纠正水电解质和酸碱平衡紊乱,加强营养支持疗法,改善贫血和低蛋白血症。

(四)胃溃疡恶变

有研究表明其发生率<5%。临床上诊断为胃溃疡的患者中,约 10% 切除后的病理检查证实是癌,因此,凡是中年以上的胃溃疡患者若出现下述情况应予以重视:①长期典型的溃疡症状发生改变;②经严格的内科治疗 4～6 周,病情无明显改善;③食欲减退,进行性消瘦;④粪便隐血试验持续阳性,贫血症状加重;⑤X 线和胃镜检查提示溃疡直径>2.5 cm,并且不能除外恶变者。对有癌变的胃溃疡应按胃癌进行根治性胃切除术治疗,其远期疗效比原发性胃癌好。

七、治疗方法

胃十二指肠溃疡主要是由于胃酸增加和胃黏膜屏障受到破坏造成的,因此,外科治疗胃十二指肠溃疡的目的是控制和降低胃酸分泌,消除症状,防止复发。不同部位的溃疡其发病机制也有不同,所选择的手术方式也不尽相同。目前比较常用的手术方法大致分两类:胃大部切除术和迷走神经切断术。胃溃疡和十二指肠溃疡均可选择胃大部切除术。迷走神经切断术多用于十二指肠溃疡的患者。

(一)胃大部切除术

胃大部切除术在我国开展比较普遍,切除的范围是胃的远端 2/3～3/4,包括胃体大部、整个胃窦部、幽门和部分十二指肠球部。一般认为十二指肠球部溃疡胃切除范围应大于胃溃疡患者。

1.胃大部切除术治疗溃疡的理论基础

胃部分切除术治疗十二指肠溃疡,需要的切除范围应该包括胃远侧的 2/3～3/4,即是胃体部的大部分、整个胃窦部、幽门和十二指肠第一部,称为胃大部切除术。其治疗溃疡的理论基础为:①根据胃酸分泌的生理,经过上述范围的胃切除后,由于胃窦部已不存在,促胃液素的来源已大部分消除,体液性胃酸分泌明显减少;②切除大部分胃体,分泌胃酸的壁细胞和主细胞数量明显减少,使得胃酸和胃蛋白酶分泌大为减少;③切除了溃疡的常发部位(邻近幽门的十二指肠第一部、幽门管和胃窦部小弯);④切除了溃疡本身,消除了病灶;⑤胃部分切除术后,幽门的作用不复存在,胃内容物在胃内停留的时间缩短,碱性十二指肠液反流入胃的机会增多,可以中和残胃分泌的胃酸。这种情况也有助于防止胃酸过高、溃疡复发。因此,胃大部切除术既可降低胃酸的分泌,又可以除去溃疡病灶,还可以防止溃疡的复发,所以治疗效果很好,治愈率达85%～90%,而且手术死亡率在1%以下。

2.切除范围

胃切除范围决定胃酸降低的程度,影响手术疗效。50%的胃切除,是从胃大弯左、右胃网膜动脉交界处到贲门下 2～3 cm 处画一直线;60%胃切除为大弯处再向左,在胃网膜左动脉第一个垂直分支处,到贲门下 2 cm 处的连线;75%胃切除为贲门下至胃网膜左动脉弓在大弯的起点处。胃大部切除术的切除范围是胃远侧的 2/3～3/4,包括胃体的远侧部分、整个胃窦部、幽门和十二指肠第一部。高泌酸的十二指肠溃疡与Ⅱ、Ⅲ型胃溃疡切除范围应不少于胃的 60%,低泌酸的Ⅰ型胃溃疡则可略小(50%左右)。对少数胃酸分泌量很大的胰源性溃疡应作全胃切除。

3.溃疡的切除

胃部分切除治疗胃十二指肠溃疡的作用之一是切除溃疡,达到消除溃疡的目的。绝大多数溃疡发生在邻近幽门的十二指肠球部、胃窦部。由于消除了胃酸,溃疡多数可以自愈,故临床上十二指肠球后溃疡等形成严重瘢痕者不宜切除时,可在幽门前胃窦部3～4 cm处切断,但必须将残留的胃窦部黏膜全部剥离掉,消除胃酸后,溃疡可以治愈。因此对溃疡切除困难或位于球后的低位溃疡,可采用旷置溃疡的手术,即溃疡旷置术。

4.吻合口大小

胃肠吻合口的尺度对术后胃肠功能的恢复至关重要。过小的吻合口会使食物通过困难,太大的吻合口使食物过快进入空肠,易发生倾倒综合征。胃十二指肠吻合一般2.0～2.5 cm大小。胃空肠吻合口的大小以3～4 cm(2横指)为宜。

5.胃肠道重建

常用的消化道重建有两种基本方法:胃-十二指肠吻合(Billroth Ⅰ式)和胃-空肠吻合(Billroth Ⅱ式)。这两种方法哪一种更好,意见仍不统一。多数认为胃十二指肠吻合较好,因为比较接近正常解剖生理,术后并发症和后遗症较少。但也有人认为胃空肠吻合更适于十二指肠溃疡的手术治疗,因为如果强调胃十二指肠吻合,则有可能因担心吻合口张力过大以致胃切除的范围不足,这样在胃酸分泌高的患者,溃疡复发可能较大。具体术式视溃疡情况而定。

此外,尚有胃空肠 Roux-en-Y 吻合,即远端胃大部切除后,缝合关闭十二指肠残端,在距十二指肠悬韧带10～15 cm处切断空肠,残胃和远端空肠吻合,距此吻合口以下45～60 cm空肠与空肠近侧断端吻合。其优点有:①有效预防和治疗碱性反流性胃炎;②无输入襻并发症;③吻合口宽度易掌握,溃疡防止或减少吻合口狭窄或倾倒综合征;④对防止残胃癌具有一定意义。

6.吻合口与结肠的关系

吻合口与结肠的关系多指 Billroth Ⅱ式胃-空肠吻合方式,通常有结肠前、结肠后之分。结肠前吻合是空肠襻在结肠前侧直接上提至胃断端进行吻合,操作上比较简单,但这种吻合空肠襻较长(10～20 cm),并发症较多。结肠后吻合是在横结肠系膜上打孔,然后将空肠襻穿过系膜孔,在结肠后方与胃进行吻合。此种吻合法空肠襻较短,一般为4～5 cm。通常结肠前后式的选择取决于操作医师的熟练程度、经验和个人习惯,只要操作正确,两者并无差别。

7.近端空肠的长度与方向

近端空肠越靠近十二指肠,黏膜抗酸能力越强,日后发生吻合口溃疡的可能性越小。在无张力和不成锐角的前提下,吻合口近端空肠段宜短。结肠后术式要求从十二指肠悬韧带至吻合口的近端空肠长度在6～8 cm,结肠前术式以8～10 cm为宜。近端空肠与胃大、小弯之间的关系并无固定格式,但要求近端空肠位置应高于远端空肠,以利排空;如果近端空肠与胃大弯吻合,应将远端空肠置于近端空肠前以防内疝。

(二)胃迷走神经切断

1.迷走神经解剖

迷走神经属混合神经。其中80%为传入纤维,20%为传出纤维。左右迷走神经与食管平行下行,在气管分叉及膈肌水平之间形成食管丛,该丛再形成左、右迷走神经干沿食管两侧下行并共同穿过膈食管裂孔。当胃发生向右90°角的旋转后,左、右干迷走神经在贲门及小弯便成为前、后干。前干分为肝支和胃前支,肝支经小网膜右行,入肝前又分出一支,下降分布至幽门括约肌及幽门窦和十二指肠球部。胃前支沿小弯走行,其外观像是前干的延续,称胃前 Latarjet 神经,并分出3～5支至胃底、体部,随血管穿入胃小弯壁。末端一般为3小支称"鸦爪",在近小弯角切迹处分布至胃窦前壁。后干较前干粗,在胃左动脉进入胃壁处的平面分出腹腔支至腹腔丛,其胃后支即胃后 Latarjet 神经,在胃后的分支与胃前 Latarjet 神经相似。此外,后干在食管裂孔稍下或少数在食管裂孔稍上,发出 1～2 细支斜向外下分布至胃底后壁,走行隐蔽,迷走神经切断时,即使是熟练的外科医师有时也易漏切,以致术后溃疡复发,因而被称为"罪恶神经"。

2.迷走神经切断术后的病理生理改变

(1)对胃酸分泌的影响:胃壁细胞具有乙酰胆碱、促胃液素及组胺受体,三种迷走神经切断均可有效地消除乙酰胆碱受体的功能,对一个受体功能的阻断将抑制另两个受体的功能,明显抑制胃酸的分泌。基础胃酸分泌量可减少 80%～90%。

(2)对胃蛋白酶分泌的影响:高选择性迷走神经切除作用于胃黏膜的主细胞,抑制胃蛋白酶的释放,与降酸作用共同减轻对胃十二指肠黏膜的不良作用,使溃疡得以愈合。

(3)对促胃液素分泌的影响:迷走神经兴奋和食物刺激均能刺激胃窦和十二指肠黏膜释放促胃液素,促胃液素能刺激胃酸分泌,而胃酸分泌增高反过来抑制促胃液素分泌,这一负反馈系统起到调节循环中促胃液素水平的作用。低胃酸、胃窦黏膜碱化、胃膨胀等因素均使促胃液素分泌增加。所以,迷走神经切断术后,均同样有血清促胃液素水平升高。

(4)对胃碳酸氢盐分泌的影响:迷走神经兴奋时可刺激胃窦产生 HCO_3^- 分泌,高选择性迷走神经切断术保留胃窦迷走神经支配,因此,术后对胃分泌碳酸氢盐没有影响。

(5)对胃运动功能的影响:迷走神经干切断,选择性迷走神经切断和高选择性迷走神经切除术均破坏了胃体、胃底部胃壁的张力,并加速流体食物的排出,因此有些患者可能出现进食后饱胀感,并且可在进流体食物后出现倾倒综合征。对固体食物的排空,在高选择性迷走神经切断术后仍正常,反映该手术保留了胃窦和幽门对固体食物的研磨和控制胃排空的作用。

3.迷走神经切断术的类型

根据迷走神经兴奋刺激胃酸分泌的原理以及没有胃酸就没有溃疡的理论,20 世纪 40 年代以后,迷走神经切断术治疗溃疡病在临床上得到应用和推广。目前迷走神经切断术有三种类型:迷走神经干切断术;选择性迷走神经切断术;高选择性迷走神经切断术又称壁细胞迷走神经切断术。迷走神经切断术主要是通过切断迷走神经,去除神经性胃酸分泌,消除了十二指肠溃疡发生的主要原因,同时也去除迷走神经对促胃液素分泌的刺激作用,减少了体液性胃酸分泌,达到使溃疡愈合的目的。

(1)迷走神经干切断术:是在膈下切断迷走神经前、后干,去除了全部脏器的迷走神经支配,也称全腹迷走神经切断术。该术式不但切断了胃全部迷走神经支配,使基础胃酸量和胃蛋白酶下降78%和60%。但同时也切断了支配腹部其他脏器的迷走神经,从而使这些脏器功能发生紊乱。由于胃迷走神经被切断,使胃张力与蠕动减退,胃排空延迟,胃内容物滞留,可以刺激胃窦部黏膜释放促胃液素,促进体液性胃酸分泌,容易导致溃疡复发。此外,因支配肠道的迷走神经被切断,可引起小肠功能紊乱,导致顽固性腹泻。由于迷走神经干切断后,胃壁张力减弱,导致排空延迟,因此必须加做引流术。一般多选择幽门成形术或胃空肠吻合术。

(2)选择性胃迷走神经切断术:在迷走神经干切断术基础上进行了改进,即保留迷走神经肝支和腹腔支,切断供应胃壁和腹腔食管段的所有迷走神经分支,避免了其他内脏功能紊乱的可能性。由于上述两种迷走神经切断术,均造成胃窦部迷走神经支配缺失,导致胃潴留。为了解决胃潴留问题,必须附加胃引流手术。常用的引流术如下。①幽门成形术:往幽门处做一纵切口,然后横行缝合。或在幽门处沿胃大弯到十二指肠作一倒"U"字形,切除后行胃十二指肠吻合。②胃空肠吻合术:吻合口应在靠近幽门的胃窦最低点,以利排空。③胃窦或半胃切除术:胃十二指肠或胃空肠吻合术。近年来的资料表明,选择性迷走神经切断术总的临床效果并不比迷走神经干切断术好。选择性迷走神经切断术加各种引流术在我国许多地方广泛应用。在有些地方已经作为十二指肠溃疡治疗的首选方法。此方法也有一些问题，如迷走神经解剖变异，切断神经纤维常不够完整，神经也可能有再生，且有复发可能。此外，还有幽门括约肌丧失导致胆汁反流，部分患者还有倾倒综合征和腹泻等并发症。具体方法是找到迷走神经前干肝支和后干腹腔支，再往远侧分别找到前、后干的胃支，分别于肝支、腹腔支远侧切断前、后胃支。并注意切断前、后干分布至胃底的各小分支及后干的"罪恶神经"。此手术需加做幽门成形术或胃-空肠吻合等引流手术。

（3）高选择性迷走神经切断术：随着对十二指肠溃疡发生机制的进一步认识，近年来高选择性迷走神经切断术越来越受到重视。该术式仅切断胃前、后 Latarjet 神经分支，保留了迷走神经肝支、腹腔支和"鸦爪"支神经，降低了胃肠功能的紊乱，尤其是倾倒综合征、腹泻和胆汁反流等。术后胃肠道并发症少，死亡率仅为 0.3%，但其不消除 Hp 主要的繁殖场所。由于保留了胃窦幽门部的神经支配和功能，故术后不需要加做引流手术。但应注意切断可能存在的罪恶神经，以防止术后溃疡复发。

由于高选择性迷走神经切断术有效地降低了胃酸和胃蛋白酶的分泌；保留了胃窦幽门部以及肠道的生理功能，手术安全、恢复快、术后并发症少，适用于腹腔镜手术，因此被认为是治疗十二指肠溃疡的首选方法，适用于：①内科治疗无效的十二指肠溃疡；②十二指肠溃疡急性穿孔在 8～12 小时，腹腔内无严重污染，患者全身情况允许，可采用高选择性迷走神经切断术加穿孔修补术；③十二指肠溃疡出血，可采用壁细胞迷走神经切断术加出血溃疡缝扎术。随着内镜微创外科的发展，一些应用腹腔镜和胸腔镜切断迷走神经的手术也有报道。

4.迷走神经切除术后并发症

（1）胃潴留：主要是迷走神经切断后胃张力减退、胃窦幽门部功能失调所致。常发生在术后 5～7 天。表现为上腹部饱胀不适，呕吐食物和胆汁。X 线钡餐和核素扫描均提示有胃排空延迟和潴留。多数患者在 2 周内症状可自行或通过禁食、持续胃肠减压、应用胃肠动力促进剂等治疗而缓解。对该类患者应注意排除机械性梗阻，慎用手术治疗。

（2）胃小弯坏死穿孔：在行高选择性迷走神经切断术时，分离胃小弯时过于贴近胃壁或过多地损伤血管，造成胃小弯缺血、坏死和穿孔。避免手术时分离小弯血管过深过广，以及神经切断后行胃小弯侧浆膜层完整而严密的缝合，是预防胃小弯坏死穿孔的主要方法。

（3）吞咽困难：通常迷走神经前干在贲门上 2～3 cm 处发出支配食管下段和贲门的分支，若手术切断，则可引起食管下段和贲门的持续性痉挛。对长期痉挛、狭窄者，可通过食管气囊扩张而缓解。

（4）腹泻：发生率为 5%～20%，原因不明，可能与迷走神经干切除后小肠神经调节功能紊乱、食糜转运加快所致。临床上可表现为轻型、发作型和暴发型。通常经调节饮食、应用止泻收敛剂等可缓解症状。若经上述处理无效，症状严重，病程持续达 18 个月者，可考虑行 Henle 手术（间置逆蠕动空肠）。

（三）治疗结果及评价

胃迷走神经切断术疗效的判断：如果基础胃酸分泌量较术前减少 80% 以上，增量组胺试验最大胃酸分泌量较术前减少 60%～70%，夜间高胃酸现象消失，基础胃酸中无游离酸，提示疗效良好。胰岛素试验也可判断迷走神经是否完全切断，方法是皮下注射胰岛素 0.2 U/kg，使血糖减至 2.8 mmol/L 以下，刺激迷走神经引发胃酸分泌。如刺激胃酸分泌的反应消失，基础胃酸分泌<2 mmol/h,注射后胃酸分泌量上升<1 mmol/h,表示迷走神经切断完全;如胃酸分泌量上升为 1~5 mmol/h,表示切断不全,但仍足够;如胃酸分泌量上升超过 5 mmol/h,表示迷走神经切断不够。

各种胃切除术与迷走神经切断术的疗效评定,可参照 Visick 标准,从优到差分为四级。①Ⅰ级:术后恢复良好,无明显症状;②Ⅱ级:偶有不适及上腹饱胀、腹泻等轻微症状,饮食调整即可控制,不影响日常生活;③Ⅲ级:有轻到中度倾倒综合征,反流性胃炎症状,需要药物治疗,可坚持工作,能正常生活;④Ⅳ级:中、重度症状,有明显并发症或溃疡复发,无法正常工作与生活。

(侯利涛)

第二节　胃十二指肠良性病变

随着内镜技术的发展和人们对健康的日益重视,胃十二指肠良性病变并不少见,传统上称为息肉,其中胃良性肿瘤占胃肿瘤的 1%~5%,而十二指肠良性肿瘤占所有小肠肿瘤的 9.9%~29.8%。以 Morson 的组织学分类为基础,将息肉分成肿瘤性、错构瘤性、炎症性和增生性四类。根据息肉有蒂与否,分为无蒂、亚蒂和有蒂息肉,根据息肉的数目分为单发性和多发性息肉。

其组织来源分为两类:来自黏膜的上皮组织,包括息肉及腺瘤;来自胃肠壁的间叶组织,统称为间质肿瘤,大多来源于平滑肌、脂肪、纤维、神经及血管等,临床上以息肉和来源于平滑肌的肿瘤比较多见,约占全部胃十二指肠肿瘤的 40%。本节主要介绍胃十二指肠息肉及其处理。

胃十二指肠息肉是一种来源于胃十二指肠黏膜上皮组织的良性肿瘤,发病率占所有良性病变的 5% 以上。

一、病理

根据息肉的组织发生、病理组织形态、恶性趋势可分为腺瘤性息肉、增生型息肉和炎性纤维样息肉等。

(一)腺瘤性息肉

腺瘤性息肉为真性肿瘤,发病率占息肉的 3%~13%,多见于 40 岁以上男性,60% 为单发性,外形常呈球形,部分有蒂或亚蒂,广基无蒂者可占 63%,胃腺瘤直径通常在 1.0~1.5 cm,部分可增大到 4 cm 以上,胃窦部多见,腺瘤表面光滑或呈颗粒状,甚至分叶状、桑椹状,色泽可充血变红,位于贲门、幽门区者经常形成糜烂或浅溃疡,息肉之间的黏膜呈现正常。若整个黏膜的腺体普遍肥大,使黏膜皱襞消失而呈现一片肥厚粗糙状,并伴多发性息肉者,称为胃息肉病。

腺瘤虽属良性,但腺上皮有不同程度的异常增生,重度者与早期癌不易鉴别,故称其为交界性病变。依据病理形态可分为管状腺瘤和乳头状腺瘤(或绒毛状腺瘤),前者是由被固有层包绕分支的腺管形成,腺管排列一般较规则,偶见腺体扩张成囊状,腺体被覆单层柱状上皮,细胞排列紧密;后者是由带刷状缘的高柱状上皮细胞被覆分支状含血管的结缔组织索芯组成,构成手指样突起的绒毛,有根与固有层相连。该两型结构可存在于同一息肉内(绒毛管状或乳头管状腺瘤),伴有不同程度异形增生是癌变的先兆。同一腺瘤内亦可发生原位癌乃至浸润癌的变化。息肉性腺瘤的癌变率不一,管状腺瘤的癌变率约为 10%,乳头状腺瘤癌变率则可高达 50%~70%。息肉直径＞2 cm,息肉表面出现结节、溃疡甚或呈菜花状,息肉较周围黏膜苍白,息肉蒂部宽广,周围黏膜增厚,则常是恶性的征象。

(二)增生性息肉

增生性息肉较常见,约占胃良性息肉的90％。多为单发,无蒂或有蒂,表面光滑,色泽正常或稍红,突出黏膜表面,其表面是分泌黏液的柱状细胞,基质丰富。息肉直径通常＜1 cm。常见于胃窦部,是慢性炎症引起黏膜过度增生的结果,该息肉是由增生的胃小凹上皮及固有腺组成,偶可观察到有丝分裂象和细胞的异形增生。间质以慢性炎症性改变为其特点,并含有起源于黏膜肌层的纤维肌肉组织条带,常见于萎缩性胃炎、恶性贫血以及胃黏膜上皮化生患者,其中90％患者胃酸缺乏。增生性息肉的癌变率很低(＜5％),极少部分癌变系通过腺瘤样增生或继发性肠化生、异形增生发展而来。随访发现部分增生性息肉患者胃内除息肉外同时存在浸润癌,发生率约为2.3％,值得注意。

(三)炎性纤维样息肉

炎性纤维样息肉可能是一种局限形式的嗜酸性胃炎,可为单发或多发,无蒂或蒂很短,也好发于胃窦部。病变突向胃腔,组织学所见为纤维组织、薄壁的血管,以及嗜酸性粒细胞、淋巴细胞、组织细胞和浆细胞的黏膜下浸润。其发病机制仍不清楚,可能是一炎性病变的过程。

二、临床表现

大多数胃十二指肠息肉患者无明显临床症状,往往是在X线钡餐检查、胃镜检查或手术尸检标本中偶然发现。息肉生长较大时可出现上腹不适、疼痛、恶心、呕吐,若息肉表面糜烂、出血,可引起呕血和黑便。疼痛多发生于上腹部,为钝痛,无规律性与特征性。位于贲门附近的胃息肉偶可出现吞咽困难症状,位于幽门区或十二指肠的较大腺瘤性息肉可有较长的蒂,可滑入幽门口,表现为发作性幽门痉挛或幽门梗阻现象。如滑入后发生充血、水肿、不能自行复位,甚至出现套叠时,部分胃壁可发生绞窄、坏死、甚或穿孔,发生继发性腹膜炎。位于肝胰壶腹部的肿瘤,可压迫胆道,出现梗阻性黄疸。部分腺瘤性息肉患者往往有慢性胃炎或恶性贫血的表现。大多数患者体格检查无阳性体征。

三、诊断

胃息肉因症状隐匿,临床诊断较为困难。约25％的患者大便潜血试验阳性。大多数息肉可由X线诊断,显示为圆形半透明的充盈缺损,如息肉有蒂时,此充盈缺损的阴影可以移动。无论是腺瘤性息肉还是增生性息肉,胃镜下的活组织检查是判定息肉性质和类型的最常用诊断方法。如息肉表面粗糙,有黏液、渗血或溃疡,提示有继发性炎症或恶变。对于小的息肉,内镜下息肉切除并回收全部息肉送检病理诊断最可靠;对较大的息肉,细胞刷检对判断其良恶性可能亦会有些帮助。较大的胃息肉多是肿瘤样病变,钳夹活检可作为最基本的诊断方法,依据组织学结果决定进一步诊疗方法。有些腺瘤性息肉恶变早期病灶小、浅,很少浸润,而胃镜下取材有局限性,不能反映全部息肉状态而易漏诊。所以对胃息肉患者,即使病理活检是增生性息肉或腺瘤性息肉,均需要在内镜下切除治疗。对于大息肉,镜下切除有困难者需手术治疗。胃息肉患者应行全消化道检查,以排除其他部位息肉的存在,因此类息肉患者更常见伴发结直肠腺瘤。

四、治疗

内镜下切除息肉是治疗胃息肉的首选方法。随着内镜技术及超声内镜的发展和广泛应用，镜下采用黏膜切除术、黏膜下切除术处理胃十二指肠息肉已普遍开展，且方法较多。内镜超声确定肿块来源于黏膜肌层或黏膜下层，通过黏膜下切除术治疗可完整剥离，不受肿瘤大小的限制。

开腹手术的适应证：未能明确为良性病变的直径>2 cm的息肉；息肉伴周围胃壁增厚；不能用内镜圈套器或烧灼法全部安全切除的息肉；内镜切除的组织学检查为侵袭性恶性肿瘤；位置特殊内镜操作困难的息肉。手术切除包括息肉周围一些正常组织，如果发现浸润癌或息肉数量较多时，可行胃大部切除术或根治术。

（侯利涛）

第三节　胆汁反流性胃炎

胆汁反流性胃炎也称碱性反流性胃炎，按十二指肠内容物反流的程度分为十二指肠胃反流和十二指肠胃食管反流。因病理性十二指肠反流与胃炎、食管炎、胃溃疡，甚至胃癌（包括残胃癌）和食管癌等疾病的发生密切相关，对该病应予积极治疗。

一、病因

正常人也可有十二指肠短时逆蠕动，如在空腹和餐后偶有十二指肠胃反流，反流量小，胃排空正常，不会引起反流性胃炎，对人体无影响。但如发作频繁、反流量大、持续时间长，则可发生病理性损害。本病最常发生在Billroth Ⅱ式胃次全切除术后，少数也见于Billroth Ⅰ式胃次全切除术、胆囊切除术和胆道口括约肌成形术后。胃次全切除术后因丧失了具抗反流作用的幽门，极易发生十二指肠反流。胆囊功能障碍或胆囊切除术后，胆囊贮存浓缩胆汁以及间断排出胆汁的功能丧失，胆汁会不断排入十二指肠，空腹时胆汁反流增加而致病。许多功能性消化不良患者幽门和食管下括约肌功能性异常，频繁发生自发性松弛也可致十二指肠内容物反流。

在无胃或胆道手术史者中，内源性或外源性胃肠刺激引起幽门括约肌功能失调，也可造成反流性胃炎，但较少见。

二、发病机制

单纯胆汁接触胃黏膜一般不引起直接损害，但可刺激胃酸分泌，胆盐与胃酸结合后可增强酸性水解酶的活力而破坏溶酶体膜、溶解脂蛋白，最终破坏胃黏膜屏障，H^+逆向弥散增加，进入黏膜和黏膜下层后刺激肥大细胞释放组胺，后者又刺激胃酸和胃蛋白酶分泌，最终导致胃黏膜炎症、糜烂和出血。胆汁混有胰液时其损害作用要比单纯胆汁者为大，因胆汁中的卵磷脂与胰液中的磷脂酶A2起作用后转化成溶血卵磷脂；胆盐还能活化磷脂酶A2而使溶血卵磷脂生成增多，足量的溶血卵磷脂可损害胃黏膜，促使H^+逆向弥散入黏膜造成损害。

促胃液素可刺激胃黏膜细胞增殖以增强其屏障作用，防止H^+逆向弥散。胃次全切术去除了胃窦,使促胃液素分泌减少 $50\% \sim 75\%$,这是术后反流性胃炎常见的发病原因之一。胃大部切除术后胆汁反流入胃是一常见现象,但不是每一患者都发生症状,其发病原因与下列因素有关。①胃内细菌作用:正常人的胃液通常是无菌的,在胃切除术后反流液在胃内滞留时间长,且胃内大量壁细胞丧失,造成低酸或无酸环境,有利于残胃中需氧菌和厌氧菌的滋生,细菌分解胆盐成次级胆盐,后者可损伤胃黏膜。在有症状的患者中,胃液内都有革兰阴性杆菌或假单胞菌,抗生素可减轻其症状;相反,在无症状的患者中,胃液内多无细菌生长,这就是一证明。②胃排空障碍:在正常人十二指肠反流也常见,不过反流物会迅速被胃排空不会对胃黏膜造成损害,如存有胃排空障碍,十二指肠反流物潴留可引起症状。③胆酸成分改变:凡胆酸成分正常者不发生症状,而去氧胆酸明显增高者常有症状。④胃液中钠浓度:凡胃液中钠浓度 >15 mmol/L 者易发生胃炎,而 <15 mmol/L 者常无胃炎症状。

三、症状

大多数患者主诉中上腹持续性烧灼痛,餐后疼痛加重,服碱性药物不能缓解。少数患者可表现为胸骨后烧灼痛,与反流性食管炎有关。胆汁性呕吐是其特征性表现。由于胃排空障碍,呕吐多在夜间发生,呕吐物中伴有食物,偶可有少量血丝。因顾虑进食加重症状,患者常减少食量,可发生贫血、消瘦和营养不良。

四、并发症

从病理机制上看,十二指肠反流引起胃炎、食管炎、上消化道溃疡的原因是明确的,但更具临床意义的是下列情况。①残胃癌:是胃大部切除术后的严重并发症,大量研究表明胆汁反流是活动性胃炎的原因之一,并与胃黏膜萎缩和肠化生呈正相关,已明确胆汁是残胃黏膜癌变的促发因素;②Barrett 食管:是一种癌前病变,是胃食管反流性疾病的严重阶段,Barrett 食管柱状上皮的癌变与十二指肠反流关系密切;③本病严重者可致食管狭窄、溃疡、出血,反流的胃液也可侵蚀咽部声带和气管引起慢性咽炎、慢性声带炎和气管炎,临床上称为 Delahunty 综合征,胃液反流吸入呼吸道可致吸入性肺炎。

五、诊断

反流性胃炎的症状无特异性,需进行一些辅助检查明确诊断。

(一)纤维胃镜检查

纤维胃镜检查应是首选方法,可直接观察胃炎和反流情况,后者应在患者无呕吐动作时观察,可见胃黏膜充血、水肿或呈糜烂状,组织学变化为胃小凹上皮增生、胃腺丧失等萎缩性胃炎表现,应注意反流性胃炎和其他胃炎的表现无特殊区别,且反流量大小与症状也无明显相关性,但胃镜检查是排除其他病变必不可少的措施。

(二)核素扫描

静脉内注入 ^{99m}Tc-HIDA,然后对胃区进行 γ 闪烁扫描,观察被检者禁食时和生理状态下的十二指肠胃反流情况,可以避免因插管、胃镜带来刺激而致不准确的检查结果,同时可确定反流的程度。

(三)胃液胃酸和胆酸测定

置胃管抽取空腹和餐后胃液,测定胆酸含量,如空腹基础胃酸分泌量 <3.5 mmol/L、胆酸含

量＞30 μg/mL,可基本确定胆汁反流性胃炎。

（四）胃内胆红素测定

用 Bilitec2000 监测仪（原理同分光光度计），能做 24 小时连续胃内胆红素监测,可直接反映胃内胆汁浓度。当胆红素吸光值≥0.14 时诊断胆汁反流。

六、治疗

（一）药物治疗

常用药物有考来酰胺（消胆胺）、铝碳酸镁、甲氧氯普胺、多潘力酮（吗丁啉）、西沙必利、抑酸制剂和甘珀酸等。考来酰胺为一碱性阴离子交换树脂,可与胃中胆盐结合,并加速其排空,开始时于每餐后 1 小时服 4 g,并于临睡前加服 1 次,2 周后减量,服用 3 个月仍无效,列为治疗失败。

（二）手术治疗

凡胃镜检查胃内有胆汁和碱性分泌物,具有弥漫性胃炎的组织学证据,症状持续而影响生活质量,内科治疗又无效时,可考虑手术治疗,手术方法很多,应根据具体情况选用。

1.Billroth Ⅰ 式式

Billroth Ⅰ 术式适用于原为 Billroth Ⅱ 式胃大部切除者,如手术条件允许可改为 Billroth Ⅰ式,约半数患者的症状可获改善。

2.Roux-en-Y 型手术

Roux-en-Y 型手术适用于原为 BillrothⅡ式手术者（图 9-1）,将吻合口处输入襻切断,近侧切端吻合至输出襻。但有并发胃排空延迟而形成胃滞留综合征的缺点。

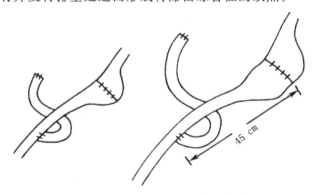

图 9-1　Roux-en-Y 型胃空肠吻合

3.空肠间置术

空肠间置术适用于原为 BillrothⅠ式胃次全切除者,在胃十二指肠吻合口中间置入一段长约 20 cm 的空肠,有效率为 75%。

4.Tanner 手术

Tanner 手术适用于原为 BillrothⅡ式胃次全切除者（图 9-2）,切断空肠输入襻,远切端与空肠输出襻吻合成环状襻,近切端吻合至原胃空肠吻合口 50 cm 的空肠上。为了防止吻合口溃疡的发生,可加做迷走神经切断术。

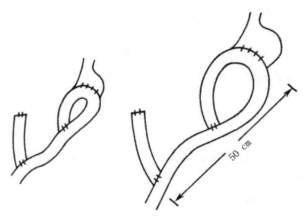

图 9-2　Tanner 手术

5.胆总管空肠 Roux-en-Y 吻合术
治疗原发性胆汁反流性胃炎效果较好。

（侯利涛）

第四节　急性胃扩张

急性胃扩张是指短期内由于大量气体和液体积聚,胃和十二指肠上段高度扩张而致的一种综合征。通常为某些内外科疾病或麻醉手术的严重并发症,临床并不常见。

一、病因与发病机制

器质性疾病和功能性因素均可导致急性胃扩张,常见者归纳为四类。

(一)饮食过量或饮食不当

尤其是狂饮暴食,是引起急性胃扩张的最常见病因。短时间内大量进食使胃突然过度充盈,胃壁肌肉受到过度牵拉而发生反射性麻痹,食物积聚于胃内,胃持续扩大。

(二)麻醉和手术

尤其是腹盆腔手术及迷走神经切断术,均可直接刺激躯体或内脏神经,引起胃自主神经功能失调,胃壁反射性抑制,胃平滑肌弛缓,进而形成扩张。麻醉时气管插管,术后给氧和胃管鼻饲,亦可使大量气体进入胃内,形成扩张。

(三)疾病状态

胃扭转、嵌顿性食管裂孔疝、各种原因所致的十二指肠淤滞、十二指肠肿瘤、异物等均可引起胃潴留和急性胃扩张。幽门附近的病变,如脊柱畸形、环状胰腺、胰腺癌等偶可压迫胃的输出道引起急性胃扩张。躯体上石膏套后 1～2 天发生急性胃扩张,即"石膏管型综合征",可能是脊柱伸展过度,十二指肠受肠系膜上动脉压迫的结果。情绪紧张、精神抑郁、营养不良均可引起自主神经紊乱,使胃的张力减低和排空延迟,在有诱发因素时发生急性胃扩张。糖尿病神经血管病变,使用抗胆碱能药物,水、电解质平衡紊乱,严重感染均可影响胃的张力和排空,导致急性胃扩张。

（四）创伤应激

尤其是上腹部挫伤或严重复合伤,可引起胃的急性扩张。其发生与腹腔神经丛受强烈刺激有关。

发生急性胃扩张时,由于胃黏膜的表面积剧增,胃壁受压,血液循环受阻,加之食物发酵刺激胃黏膜发生炎症,使胃黏膜有大量液体渗出。同时,胃窦扩张和胃内容物刺激使胃窦分泌胃泌素增多,刺激胃液分泌。小肠受扩张胃的推移而使肠系膜受到牵拉,一方面影响腹腔神经丛而加重胃的麻痹,另一方面使十二指肠水平部受肠系膜上动脉压迫,空肠上部亦受到牵拉而出现梗阻。幽门松弛等因素使十二指肠液反流增多。胃扩张后与食管角度发生改变,使胃内容物难以经食管排出。这些因素互为因果,形成恶性循环,终使胃急性进行性扩大,形成急性胃扩张。如病情继续发展,胃壁血液循环状况将进一步恶化,胃、十二指肠腔可出现血性渗出,最终发生胃壁坏死穿孔。

二、临床表现

（一）症状和体征

术后患者常于术后开始进流质饮食后2～3天发病。初期仅进食后持续上腹饱胀和隐痛,可有阵发性加剧,少有剧烈腹痛。随后出现频繁呕吐,初为小口,以后量逐渐增加,呕吐物为混浊棕绿色或咖啡色液体,无粪臭味。呕吐为溢出性,不费力,吐后腹痛腹胀不缓解。腹部呈不对称性膨隆(以上腹为重),可见无蠕动的胃轮廓,局部有压痛,并可查见振水音。也可呈全腹膨隆。脐右侧偏上可出现局限性包块,外观隆起,触之光滑而有弹性,轻压痛,此为极度扩张的胃窦,称"巨胃窦征",是急性胃扩张的特有体征。腹软,可有位置不定的轻压痛,肠鸣音减弱。随病情进展患者全身情况进行性恶化,严重者可出现脱水、酸中毒或碱中毒,并表现为烦躁不安、呼吸急促、手足抽搐、血压下降和休克。晚期可突然出现剧烈腹痛和腹膜炎体征,提示胃穿孔。救治不及时将导致死亡。

（二）辅助检查

1.实验室检查

常规血液尿液实验室检查可发现血液浓缩,低钾、低钠、低氯血症和碱中毒,脱水严重致肾衰竭者,可出现血肌酐、尿素氮升高。白细胞计数多不升高。呕吐物隐血试验为强阳性。

2.X线检查

立位腹部平片可见左上腹巨大液平面和充满腹腔的特大胃影,左膈肌抬高。

3.B超检查

胃肠道气体含量较多,一般不适合B超检查,但对于一些暴饮暴食导致的急性胃扩张,B超是一项直接、简便的检查,可见胃内大量食物残留及无回声暗区。

4.CT

CT可见极度扩大的胃腔及大量胃内容物,胃壁变薄。

三、诊断和鉴别诊断

根据病史、体征,结合实验室检查和影像学检查,诊断一般不难。手术患者进食后初期或过分饱食后,如出现多次溢出性呕吐,并发现上腹部膨隆,振水音,即应怀疑为急性胃扩张。置入胃管后如吸出大量混浊棕绿色或咖啡色液体,诊断即可成立,不应等到大量呕吐和虚脱症状出现后,才考虑本病可能。在严重创伤和感染的危重患者,如出现以上征象也应想到本病可能。

鉴别诊断主要包括幽门梗阻,肠梗阻和肠麻痹,胃瘫。幽门梗阻有胃窦及幽门部的器质性病变,如肿瘤、溃疡瘢痕狭窄等,可表现为上腹饱胀和呕吐,呕吐物为酸臭宿食,胃扩张程度及全身症状较轻。肠梗阻和肠麻痹主要累及小肠,腹胀以腹中部明显,胃内不会有大量积液积气,立位X线腹平片可见多个阶梯状液平。弥漫性腹膜炎导致的肠麻痹具有腹膜炎体征。但需注意急性胃扩张穿孔导致弥漫性腹膜炎的情况。胃瘫在外科主要发生在腹部大手术后,由胃动力缺乏所致,表现为恢复饮食后的上腹饱胀和呕吐,呕吐多在餐后 4～6 小时,呕吐物为食物或宿食,不含血液,腹胀较急性胃扩张轻,消化道稀钡造影可显示胃蠕动波消失,胃潴留,但多没有严重的胃腔扩张。

四、治疗

急性胃扩张若早期诊断和治疗,预后良好。及至已发生休克或胃坏死穿孔时,手术死亡率高,早年文献记载可达 75%。暴饮暴食导致的急性胃扩张病死率仍高,可达 20%,早期诊断和治疗是降低病死率的关键。

(一)对于手术后急性胃扩张的措施

1.留置鼻胃管

吸出胃内全部积液,用温等渗盐水洗胃,禁食,并持续胃管减压,至吸出液为正常性质为止,然后开始少量流质饮食,如无潴留,可逐渐增加。

2.调整体位

目的是解除十二指肠水平部的受压,应避免长时间仰卧位,如病情许可,可采用俯卧位,或将身体下部略垫高。

3.液体和营养支持

根据实验室检查经静脉液体治疗调整水、电解质和酸碱平衡。恢复流质饮食前进行全肠外营养支持,恢复进食后逐渐减少营养支持剂量。给予充分液体支持维持尿量正常。

(二)对于暴饮暴食所致的急性胃扩张的措施

胃内常有大量食物和黏稠液体,不易用一般胃管吸出,需要使用较粗胃管并反复洗胃才能清除,但应注意避免一次用水量过大或用力过猛而造成胃穿孔(图 9-3)。若洗胃无效则需考虑手术治疗,切开胃壁清除内容物后缝合,术后应继续留置胃管减压,并予经静脉液体和营养支持,逐渐恢复流质饮食。

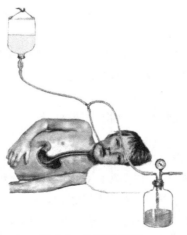

图 9-3 洗胃示意图

（三）并发症的治疗

对于已出现腹膜炎或疑有胃壁部分坏死的患者,应积极准备后尽早手术治疗。手术方法以简单有效为原则,如胃切开减压、穿孔修补、胃壁部分切除术等。术后应继续留置胃管减压,并予经静脉液体和营养支持,逐渐恢复流质饮食。

（侯利涛）

第五节　十二指肠血管压迫综合征

十二指肠血管压迫综合征是指十二指肠第三部(即水平部)受肠系膜上动脉压迫所致的肠腔梗阻,由奥地利病理学家 Rokitansky 首次描述,Wilkie 临床报道了该病例,故又称肠系膜上动脉压迫综合征、Wilkie 综合征等,多见于瘦长体型的中青年女性患者。

一、病因和病理解剖

十二指肠水平部位于腹膜后,从右至左横跨第三腰椎和腹主动脉,其远端有十二指肠悬韧带固定,其后方为腔静脉、椎体和腹主动脉,其前方被肠系膜根部内的肠系膜上血管神经束所横跨。肠系膜上动脉一般在第一腰椎水平处与腹主动脉成 30°～41°角分出,该夹角内十二指肠水平部宽度(腹主动脉和肠系膜上动脉间的距离)平均为 10～30 mm。如果肠系膜上动脉与腹主动脉之间角度过小,或肠系膜上动脉于腹主动脉起源处位置过低,使得两者角度<15°或距离<8 mm时,可压迫从中间通过的十二指肠引起梗阻症状。

此外,如十二指肠悬韧带过短致十二指肠的远端位置较高,胎儿期肠管分离异常,腰椎前凸畸形,骨科手术后石膏固定致患者过伸体位,十二指肠悬韧带和肠系膜根部邻近淋巴结炎性肿大,消瘦所致肠系膜和后腹膜脂肪减少,内脏下垂等均可压缩脊椎与肠系膜上动脉近端部分之间的空隙,易使十二指肠受压。

二、临床表现

肠系膜上动脉压迫所引起的十二指肠梗阻可分为急性梗阻和慢性梗阻两种类型。急性梗阻多无胃肠道前驱症状,常继发于躯干石膏固定、牵引或卧于过度伸展的支架上之后,表现为急性胃扩张征象。患者采用胸膝位、左侧卧位或偶尔俯卧位症状可缓解。少数患者以急性胰腺炎为首发症状。

慢性梗阻是临床上最常见的类型,症状间歇性反复发作,缓解期或长或短。临床表现为反复出现呕吐,呕吐多发生于进餐后,伴有或不伴有腹痛,呕吐物多为混有胆汁的宿食。进食后仰卧位、站立或坐位易呕吐,体位改变,侧卧、俯卧、胸膝位等或可减轻症状,是本病的特征。由于反复呕吐及食欲减退,患者可出现消瘦、贫血、营养不良、水电解质及酸碱平衡紊乱,并多伴有情绪改变等症状。

三、诊断

凡遇有反复呕吐胆汁及胃内容物的患者,尤当体位改变可减轻症状应考虑肠系膜上动脉压迫综合征的可能,需进一步行上消化道造影,超声,CT等影像学检查。

胃肠钡餐造影可见十二指肠近端扩张,出现逆蠕动,钡剂可回流入胃内,呈"钟摆样运动"。在十二指肠水平部可见一横行压迹和钡剂通过受阻现象,称"刀切征"或"笔杆征"。患者改胸膝位或立位腹部加压时,钡剂可通过。

腹部彩色多普勒超声可显示肠系膜上动脉和腹主动脉之间所形成的夹角,动态观察十二指肠蠕动时肠腔内径变化及肠腔内容物流动状态。十二指肠上动脉与腹主动脉之间的夹角<13°,胸膝位时夹角>20°有助于诊断,但其检查精度常受腹腔内积气等因素影响。CT血管成像检查可明确十二指肠上动脉与腹主动脉之间的角度,从而做出诊断。

四、鉴别诊断

十二指肠血管压迫综合征需与其他原因形成的十二指肠壅积症鉴别:①神经不平衡所致先天性巨十二指肠;②先天性粘连致十二指肠、十二指肠空肠曲或空肠第一段发生扭曲梗阻;③小肠或结肠旋转不良所致的十二指肠横部受压梗阻;④十二指肠系膜肿瘤;⑤屈氏韧带周围淋巴结肿大;⑥环状胰腺压迫十二指肠降部。此外需排除消化道内部占位或外部粘连、压迫等导致的十二指肠梗阻,如术后粘连,消化道肿瘤,腹腔肿瘤等。症状不典型者,尚需排除胃十二指肠溃疡等。由于本病缺乏特异性,误诊及漏诊率较高,需引起警惕。

五、治疗

本病多先采用保守疗法,主要治疗原则为对症及营养支持治疗。在急性发作期可给予禁食、鼻胃管减压及对症支持治疗,症状缓解后,逐步恢复正常饮食,可少量多餐及餐后采用膝胸位。加强腹肌锻炼。下床活动时可用围腰或腹带防止内脏下垂。

经内科保守治疗失败后可采用手术治疗。手术方法不外乎以下三种:①屈氏韧带松解术;②十二指肠空肠吻合术;③十二指肠复位术。

屈氏韧带松解术收效甚微,仅适用于十二指肠悬韧带过短的病例,临床上已很少应用。

十二指肠空肠吻合术疗效较好,目前被认为是常用术式。术中将横结肠向上翻转后切开横结肠系膜,即可暴露出膨大的十二指肠第二部、第三部交界处,取距离十二指肠空肠曲10~15 cm的第一段空肠与之作侧-侧吻合(图9-4)。近年来也有行十二指肠空肠Roux-en-Y吻合的报道。该术式并未解除十二指肠受压状态,对十二指肠逆蠕动明显的患者,术后仍会存在呕吐等症状。

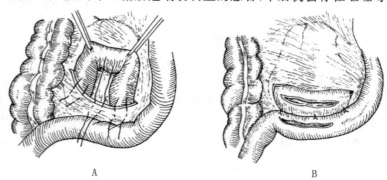

A   B

图 9-4　十二指肠空肠吻合术

A.切开横结肠系膜,暴露和拖出膨大的十二指肠第三部;B.作十二指肠空肠侧侧吻合

　　本病不宜采用胃空肠吻合术,因吻合口距梗阻部位较远,吻合口远端仍留下较长盲襻,不能解除十二指肠淤滞。

　　十二指肠复位术多应用于儿童患者。术中游离右半结肠和整个 C 形十二指肠襻,包括腹膜后的第三、四部,直达肠系膜血管压迫处,并松解十二指肠悬韧带,再将十二指肠和空肠在肠系膜血管后方拖出,安置在腹中线的右侧(图 9-5)。

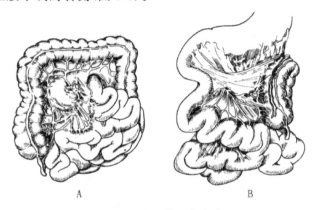

图 9-5　十二指肠复位术

A.游离右半结肠和整个十二指肠 C 形肠襻;B.将十二指肠和空肠置于腹中线的右侧

　　该方法的优点是不切开肠壁而仅将近端小肠和结肠恢复到在胚胎期尚未转位前的位置。

(张　健)

第六节　十二指肠腺瘤

　　十二指肠腺瘤是常见的十二指肠良性肿瘤,约占小肠良性肿瘤的 25％。从其发源可分为 Brunner 腺瘤和息肉样腺瘤两种。

一、Brunner 腺瘤

　　Brunner 腺瘤为十二指肠黏液腺(Brunner 腺)腺体增生所致,故有人认为它并非真正的肿瘤。该腺体位于十二指肠黏膜下层,可延伸至黏膜固有层,其导管通过 Lieberkuhn 腺陷窝开口于十二指肠腔,分泌含黏蛋白的黏液和碳酸氢盐。此腺体绝大多数位于十二指肠球部,降部和水平部依次减少。

　　Brunner 腺瘤有三种类型:①腺瘤样增生最多见,为单个瘤样物突出肠腔内,有蒂或无蒂,质较硬,呈分叶状。国外报道其直径多不超过 1 cm,国内报道肿瘤均较大,最大达 8 cm;②局限性增生,表面呈结节状,多位于十二指肠乳头上部;③弥漫性结节增生:呈不规则的多发性小结节,分布于十二指肠的大部分。

　　Brunner 腺瘤显微镜下所见无明显包膜,由纤维组织、平滑肌分隔成大小不等的小叶结构,可见腺泡、腺管和潘氏细胞,故认为属错构瘤,极少恶变。

(一)临床表现

十二指肠 Brunner 腺瘤常无明显临床症状,当肿瘤生长到一定程度可出现上腹部不适、饱胀、疼痛或梗阻,约 45% 病例有上消化道出血,以黑便为主,伴贫血,少有呕血。

(二)诊断

十二指肠 Brunner 腺瘤常由上消化道辅助检查发现十二指肠黏膜下隆起性病变,而获得临床诊断,最后确诊常依赖病理组织检查。

常用辅助检查手段为钡餐或气钡双重造影和十二指肠镜。前者见球后有圆形充盈缺损或呈光滑的"空泡征",若为弥漫性结节样增生,则呈多个小充盈缺损,如鹅卵石样改变。十二指肠镜则可见肿瘤位于黏膜下,向肠腔内突出,质较硬,黏膜表面有炎症、糜烂,偶见溃疡,行活体组织病理检查时必须取材较深方能诊断。

(三)治疗

理论上 Brunner 腺瘤属错构瘤性质,很少恶变,加之有学者认为 Brunner 腺瘤为胃酸分泌过多的反应。因而认为可经药物治疗消退,或长期追踪,但因于术前很难对 Brunner 腺病定性,而且腺瘤发展到一定大小常致出血、贫血等,因此绝大多数学者认为仍应手术治疗,特别是对单个或乳头旁局限性增生的腺瘤应予切除。处理方法如下。

(1)肿瘤小且蒂细长者可经内镜切除。

(2)肿瘤较大,基底较宽应经十二指肠切除。

(3)球部肿瘤直径>3 cm,基底宽,切除后十二指肠壁难以修复者,可行胃大部切除。

(4)肿瘤位于乳头周围,引起胆、胰管梗阻或疑有恶变经快速病理检查证实者,应做胰头十二指肠切除。

二、十二指肠腺瘤性息肉

十二指肠腺瘤多属此类。源于十二指肠黏膜腺上皮,有别于 Brunner 腺瘤。由于腺瘤的结构形态不同,表现各异,预后亦有较大的差异。目前按腺瘤不同结构和形态将其分为 3 类。①绒毛状腺瘤:腺瘤内有大量上皮从管腔黏膜表面突起,呈绒毛状或乳头状,表面如菜花样,基底部、质软、易出血,恶变率高达 63%,临床较少见。②管状腺瘤:较多见,肿瘤多数较小、有蒂、质较硬,肿瘤内以管腔为主,少见绒毛状上皮,恶变率较低,约 14%。③管状绒毛状腺瘤:其形状结构和恶变率居前两者之间。

(一)临床表现

早期多无症状,肿瘤发展到一定大小则可有上腹部不适、隐痛等胃十二指肠炎表现。较长病史者可出现贫血,大便隐血阳性,其中尤以绒毛状腺瘤表现突出。位于乳头部腺瘤可因阻塞胆总管而致黄疸,或诱发胰腺炎。较大的肿瘤可致十二指肠梗阻,但较罕见。

(二)诊断

同其他十二指肠肿瘤诊断方法一样,依赖于十二指肠低张造影和十二指肠镜检查,前者表现为充盈缺损;后者则可见向肠腔突起的肿块、呈息肉样或乳头状,病理学检查常可明确诊断。

B 超及 CT 等检查对诊断较大的腺瘤也有一定参考价值。

值得注意的是:十二指肠腺瘤可伴发于家族性息肉、Gardner 综合征等,因而对十二指肠腺瘤做出诊断的同时,应了解结肠等其他消化道有无腺瘤存在。

（三）治疗

十二指肠腺瘤被认为是十二指肠腺癌的癌前期病变，恶变率高。因此，一旦诊断确定应争取手术治疗。具体方法如下。

1.经内镜切除

该术式适用于单发、较小、蒂细长、无恶变可能的腺瘤。蒂较宽、肿瘤较大则不宜采用。应注意电灼或圈套切除易发生出血和穿孔。切除后复发率为 $28\%\sim43\%$，故应每隔半年行内镜复查，1～2年后每年复查1次。

2.经十二指肠切除

该术式适用于基底较宽、肿瘤较大经内镜切除困难者。乳头附近的肿瘤亦可采用此法。切除后同样有较高的复发率，要求术后内镜定期随访。

手术方法是切开十二指肠侧腹膜（Kocher 切口），游离十二指肠，用双合诊方法判断肿瘤部位和大小，选定十二指肠切开的部位，纵向切开相应部位侧壁至少4 cm，显露肿瘤并切取部分肿瘤行术中快速病理切片检查。如肿瘤位于乳头附近，则经乳头逆行插管以判断肿瘤与乳头和胆管的关系，如有黄疸则应切开胆总管，经胆管内置管以显露十二指肠乳头。注意切除肿瘤时距瘤体外周0.3～0.5 cm切开黏膜，于肌层表面游离肿瘤。乳头附近肿瘤常要求连同瘤和乳头一并切除，因而应同时重做胆胰管开口。其方法是：在胆管开口前壁切断 Oddi 括约肌，用两把蚊式钳夹住胆管和胰管开口相邻处，在两钳之间切开约0.5 cm，分别结扎缝合，使胆、胰管出口形成一共同通道，细丝线间断缝合十二指肠黏膜缘与胆、胰管共同开口处的管壁，分别于胆管和胰管内插入相应大小的导管，以保证胆汁、胰液引流通畅，也可切开胆总管，内置 T 管，下壁穿过胆管十二指肠吻合口达十二指肠，胰管内置管，经 T 形管引出体外，缝合十二指肠切口，肝下置引流，将胃肠减压管前端置入十二指肠。本法虽然术后胆胰管开口狭窄、术后胰腺炎、十二指肠瘘等并发症较少，但切除范围有限。

3.胃大部切除

该术式适用于球部腺瘤，蒂较宽，周围有炎症，局部切除后肠壁难以修复者。

4.胰头十二指肠切除

该术式适用于十二指肠乳头周围单个或多发腺瘤，或疑有恶变者。十二指肠良性肿瘤是否应行胰头十二指肠切除术尚有争议。

（张　健）

第十章 小肠疾病

第一节 急性肠梗阻

肠内容物运行由于某些原因发生阻塞,继而引起全身一系列病理生理反应和临床症状。

一、分类

(一)机械性肠梗阻

临床最多见,由于机械性原因使肠内容物不能通过。多见于肠道肿瘤,肠管受压,肠腔狭窄和粘连引起的肠管成角、纠结成团等。肠道粪石梗阻主要见于老年人。

(二)动力性肠梗阻

分为麻痹性肠梗阻和痉挛性肠梗阻,肠道本身无器质性病变,前者由于肠道失去蠕动功能,以致肠内容物不能运行,如低钾血症时;后者则由于肠壁平滑肌过度收缩,造成急性肠管闭塞而发生梗阻,见于急性肠炎和慢性铅中毒等,较为少见。

(三)血运性肠梗阻

肠系膜血管栓塞或血栓形成,引起肠道血液循环障碍,肠管失去蠕动能力,肠内容物停止运行。

二、病因

主要原因依次为肠粘连、疝嵌顿、肠道肿瘤、肠套叠、肠道蛔虫症、肠扭转等。据大宗资料报道,肠粘连引起的肠梗阻占70%~80%(图10-1)。

三、病理生理

急性肠梗阻病因繁多,但肠腔阻塞后的病理生理变化主要概括为以下方面。

(一)肠腔积液积气

正常情况下,人体消化道内的少量气体,随肠蠕动向下推进,部分由肠道吸收,其余最后经肛门排出。消化道气体约70%来自经口吞入的空气,约30%来自肠腔内细菌的分解发酵。这些气体在肠梗阻时不能被吸收和排除,再加上肠道细菌大量繁殖和发酵作用,肠腔胀气会越来越重。肠梗阻时肠道和其他消化腺分泌的大量消化液正常吸收循环途径被阻断,梗阻近端肠腔内大量积液,病程晚期还有肠壁病变引起的渗出,再加上呕吐丢失,将造成严重的水、电解质平衡紊乱,循环血量不足和休克。严重膨胀扩张的小肠还引起腹腔压力增高,膈肌抬高,影响下腔静脉回流,加重心动过速和呼吸急促。

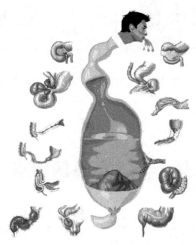

图 10-1　引起急性肠梗阻的常见病因

(二)细菌易位与毒素吸收

急性肠梗阻时肠道细菌迅速繁殖,产生大量有毒物质,并经损伤的肠黏膜屏障和通透性增高的末梢血管进入血液循环,肠腔内细菌也发生易位,进入血液、淋巴循环和腹腔,引起全身中毒反应和感染。

(三)肠壁血运障碍

急性完全性肠梗阻的近端肠管扩张逐渐加重,肠壁逐渐变薄,张力增高,进而引起肠壁血运障碍,即绞窄性肠梗阻,肠黏膜可发生溃疡和坏死,肠壁出现出血点和瘀斑,肠腔和腹腔内均有血性液体渗出。随着时间延长,过度扩张的肠壁会因缺血而坏死,继而肠管破裂,引起急性腹膜炎。

以上病理生理改变持续进展将最终导致多器官功能障碍综合征和死亡。

四、临床表现

急性肠梗阻的症状与梗阻部位和时间有明显关系,位置越高,则呕吐越明显,容易出现水、电解质平衡紊乱;位置越低,则腹胀越明显,容易出现中毒和感染;病情随时间逐渐加重。急性肠梗阻的共同症状包括腹痛、腹胀、呕吐和停止排气排便。

(一)腹痛

无血运障碍的单纯性肠梗阻为阵发性腹痛。肠管内容物下行受阻,其近端肠管会加强蠕动,因此出现阵发性绞痛,逐渐加剧。其特点是发作时呈波浪式由轻至重,可自行缓解,有间歇,部位不定。腹痛发作时在有些患者的腹壁可见肠型,听诊可闻及高调肠鸣音。腹痛发作频率随蠕动频率变化,早期较频繁,数分钟至数秒钟 1 次,至病程晚期肠管严重扩张或绞窄时则转为持续性胀痛。绞窄性肠梗阻腹痛多为持续性钝痛或胀痛,伴阵发性加剧,引起腹膜炎后腹痛最明显处多为绞窄肠管所在部位。麻痹性肠梗阻腹痛较轻,为持续性全腹胀痛,甚至没有明显腹痛,而主要表现为明显腹胀。

腹痛随病情发展而变化,阵发性绞痛转为持续性腹痛伴阵发性加剧提示病情加重,肠梗阻可能由不全性转为完全性,单纯性转为绞窄性。

(二)呕吐

急性肠梗阻时多数患者有呕吐症状,呕吐程度和呕吐物性质与梗阻部位及程度有关。高位小肠梗阻呕吐发生早而频繁,早期为反射性,吐出胃内食物和酸性胃液,随后为碱性胆汁。低位小肠梗阻呕吐发生晚,可吐出粪臭味肠内容物。结肠梗阻少有呕吐。呕吐和腹痛常呈相关性,病程早期呕吐后腹痛可暂时缓解。如呕吐物为棕褐色或血性时应考虑已发生绞窄性肠梗阻。麻痹性肠梗阻的呕吐为溢出性,量较少。

(三)腹胀

腹胀症状与梗阻部位有明显关系,高位梗阻因呕吐频繁,胃肠道积气积液较少,腹胀不明显。低位梗阻时腹胀明显。

(四)停止排气、排便

不完全性肠梗阻时肛门还可排出少量粪便和气体,完全性肠梗阻则完全停止排气排便。在高位完全性肠梗阻患者,梗阻以下肠道内的积气、积便在病程早期仍可排出,故有排气排便并不说明梗阻不存在。绞窄性肠梗阻时,可出现黏液血便。

(五)全身症状

急性肠梗阻早期全身情况变化不大,晚期则出现发热、脱水、水电解质酸碱平衡紊乱、休克,并发肠坏死穿孔时则出现腹膜炎体征。

(六)体征

腹部膨隆与梗阻部位有关,低位梗阻较明显,可为全腹均匀膨隆或不对称膨隆,随病程进展加重,在腹壁薄的患者可见肠型。腹部叩诊鼓音。未发生肠绞窄或穿孔时,腹肌软,但因肠道胀气膨隆导致腹壁张力升高,可干扰对腹肌紧张的判断。压痛定位不明确,可为广泛轻压痛。发生肠绞窄或穿孔后,压痛明显,定位在绞窄肠管部位或遍及全腹,并有反跳痛和肌紧张。在病程早期听诊可闻及高调金属声响样肠鸣音,至病程晚期近端肠道严重扩张,发生肠绞窄、穿孔或在麻痹性肠梗阻,肠鸣音消失。应注意在年老体弱患者,即使已发生肠绞窄或穿孔,腹部体征也可能表现不明显。

对肠梗阻患者的体检应注意腹股沟区,特别在肥胖患者,其嵌顿疝可能被掩埋于厚层脂肪中而被忽略。肛门指诊应作为常规检查,可发现直肠肿瘤、手术吻合口狭窄或盆腔肿瘤等。多数肠梗阻患者直肠空虚,若直肠内聚集多量质硬粪块,则梗阻可能为粪块堵塞引起,多见于老年人,勿轻易手术探查。

五、辅助检查

(一)立位 X 线腹平片

立位 X 线腹平片是诊断是否存在肠梗阻最常用亦最有效的检查,急性肠梗阻表现为肠道内多发液气平面,小肠梗阻表现为阶梯状液平面;若见鱼肋征,即扩大的肠管内密集排列线条状或弧线状皱襞影,则为空肠梗阻征象;结肠梗阻表现为扩大的结肠腔和宽大的液气平面,而小肠扩张程度较轻。无法直立的患者可拍侧卧位片,平卧位片可以体现肠腔大量积气,但无法体现液气平面(图 10-2)。

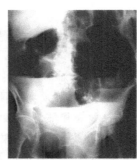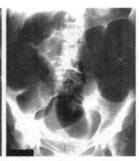

图 10-2　急性肠梗阻时立位腹平片(左)和平卧位片(右)对照

(二)超声检查

简便快捷,可在床边进行。肠梗阻时超声可见梗阻近端肠管扩张伴肠腔内积液,而远端肠管空瘪。小肠梗阻近端肠道内径常>3 cm,结肠梗阻近端内径常>5 cm。根据扩张肠管的分布可大致判断梗阻部位,小肠高位梗阻时上腹部和左侧腹可见扩张的空肠回声,呈"琴键征";小肠低位梗阻时扩张肠管充满全腹腔,右下腹及盆腔内扩张肠管壁较光滑(回肠);结肠梗阻时形成袋状扩张,位于腹周。严重结肠梗阻时肠管明显扩张,小肠与结肠的形态难以区分,但回盲瓣常可显示。机械性肠梗阻时近端肠管蠕动增强,扩张肠管无回声区内的强回声斑点呈往返或漩涡状流动;而麻痹性肠梗阻时肠壁蠕动减弱或消失,肠管广泛扩张积气;绞窄性肠梗阻时肠管粘连坏死呈团块状,肠壁无血流信号。超声诊断肠梗阻的敏感性可达 89%～96%,而且对引起梗阻的病因,如肿瘤、嵌顿疝等也可提供重要线索。

(三)CT

平卧位 CT 横切面影像可显示肠管扩张和肠腔内多发气液平面。机械性肠梗阻有扩张肠管和塌陷肠管交界的"移行带征";麻痹性肠梗阻常表现为小肠、结肠均有扩张和积气积液,而常以积气为主,无明显"移行带征";血运障碍性肠梗阻除梗死或栓塞血管供血的相应肠管扩张、肠壁水肿增厚外,梗阻肠管对应血管可见高密度血栓,或增强扫描见血管内充盈缺损。CT 还有助于发现引起肠梗阻的病因,如肿瘤、腹腔脓肿、腹膜炎、胰腺炎等。

(四)实验室检查

常规实验室检查常见水电解质酸碱平衡紊乱,低钾、低钠血症,白细胞计数升高,中性粒细胞比值升高等。

六、诊断

依据症状体征和影像学检查,急性肠梗阻的诊断不难确立。完整的急性肠梗阻诊断应包括以下要点。

(一)梗阻为完全性或不完全性

不完全性肠梗阻具有腹痛腹胀、呕吐等症状,但病情发展较慢,可有少量排气、排便,立位腹平片见肠道少量积气,可有少数短小液气平面。完全性肠梗阻病情发展快而重,早期可能有少量排气排便,但随病情进展,排气排便完全停止,立位腹平片见肠道扩张明显,可见多个宽大液气平面。

(二)梗阻部位高低

高位小肠梗阻,呕吐出现早而频繁,水、电解质与酸碱平衡紊乱严重,腹胀不明显,立位腹平片见液气面主要位于左上腹。低位小肠梗阻呕吐出现晚,一次呕吐量大,常有粪臭味,腹胀明显,腹痛较重,立位腹平片见宽大液气平面,主要位于右下腹或遍布全腹。

(三)梗阻性质

是机械性还是动力性肠梗阻,性质不同,处理方法也不同。机械性肠梗阻常伴有阵发性绞痛,可见肠型和蠕动波,肠鸣音高亢。而麻痹性肠梗阻则呈持续性腹胀,腹部膨隆均匀对称,无阵发性绞痛,肠鸣音减弱或消失,多有原发病因存在。痉挛性肠梗阻的特点是阵发性腹痛开始快,缓解也快,肠鸣音多不亢进,腹胀也不明显。机械性肠梗阻的立位腹平片见充气扩张肠管仅限于梗阻以上肠道,麻痹性肠梗阻则可见从胃、小肠至结肠普遍胀气,痉挛性肠梗阻时胀气多不明显。

(四)梗阻为单纯性还是绞窄性

绞窄性肠梗阻预后严重,须立即手术治疗,而单纯性肠梗阻可先保守治疗。出现下列临床表现者应考虑有绞窄性肠梗阻存在:①腹痛剧烈,在阵发性疼痛间歇仍有持续性疼痛;②出现难以纠正的休克;③腹膜刺激征明显,体温、脉搏、白细胞逐渐升高;④呕吐物或肠道排泄物中有血性液体,或腹腔穿刺抽出血性液体;⑤腹胀不对称,可触及压痛的肠襻,并有反跳痛。在临床实际中肠绞窄的表现可能并不典型,若延误手术可危及生命,外科医师应提高警惕,急性肠梗阻经积极保守治疗效果不明显,腹痛不减轻,即应考虑手术探查。

(五)梗阻病因

详细询问病史,结合临床资料全面分析。婴幼儿急性肠梗阻多见于肠套叠和腹股沟疝嵌顿,青壮年多见于腹外疝嵌顿,老年人常见于消化道和腹腔原发或转移肿瘤。有腹部损伤或手术史则粘连性肠梗阻可能性大,房颤、风湿性心瓣膜病等可引起肠系膜血管血栓,饱食后运动出现的急性肠梗阻多考虑肠扭转引起。

七、治疗

(一)非手术治疗

为患者入院后的紧急处置措施,可能使部分患者病情得到缓解,为进一步检查和择期手术创造条件,也作为急诊手术探查前的准备措施。

1.禁食和胃肠减压

禁止一切饮食,放置鼻胃管(长度 55~65 cm)并持续负压吸引。降低胃肠道积气积液和张力有利于改善肠壁血液循环,减轻腹胀和全身中毒症状,改善呼吸循环。

2.补充血容量和纠正水电解质、酸碱平衡失调

患者入院后立即建立静脉通道,给予充分的液体支持。对已有休克征象者可先快速输注 5%葡萄糖注射液或林格氏液 1 000 mL。高位小肠梗阻常有脱水,低钾、低钠、低氯血症和代谢性碱中毒,其中以低钾血症最为突出,可进一步导致肠麻痹,加重梗阻病情。尿量>40 mL/h 可静脉滴注补钾。低钾、低钠纠正后代谢性碱中毒多能随之纠正。低位小肠梗阻多表现为脱水、低钠、低钾和代谢性酸中毒,其中以低钠更为突出。轻度低钠血症一般补充 5%葡萄糖注射液 1 000 mL后多可纠正,重度低钠患者则需根据实验室检查结果在补液中加入相应量的 10%氯化钠溶液。对急性肠梗阻患者的补液量应包括已累计丢失量、正常需要量和继续丢失量,其中丢失量还包括因组织水肿而移至组织间隙的循环液体量。应记录尿量、间断复查实验室指标,对重症患者还应监测中心静脉压,以酌情调整补液量和成分。对绞窄性肠梗阻患者可适当输血浆、清蛋白或其他胶体液,以维持循环胶体渗透压,有利于维持循环血量稳定,减轻组织水肿。

3.应用抗生素防治感染

急性肠梗阻时由于肠内容物瘀滞,肠道细菌大量繁殖,肠壁屏障功能受损容易发生细菌易位,出现绞窄性肠梗阻时感染将更加严重。故应用广谱抗生素为必要措施。

4.营养支持

禁食时间超过48小时应给予全肠外营养支持,经外周静脉输注最好不超过7天,而经深静脉导管可长期输注,但应注意防治导管感染等并发症。

5.抑制消化道分泌

应用生长抑素可有效抑制消化液分泌,减少肠道积液,降低梗阻肠段压力。

6.其他

输注血浆或清蛋白同时应用利尿剂,有助于减轻肠壁水肿。

(二)手术治疗

经非手术治疗无效,病情进展者,已出现绞窄性肠梗阻或预计将出现肠绞窄的患者应行急诊手术治疗。需根据梗阻病因、性质、部位及全身情况综合评估,选择术式。手术原则是在最短时间内用最简单有效的方法解除梗阻。若伴有休克,待休克纠正后手术较为安全。若估计肠管已坏死而休克短时间内难以纠正者,应在积极抗休克同时进行手术探查。

手术切口应考虑有利于暴露梗阻部位,多采用经腹正中线切口或经右腹直肌探查切口(图10-3)。应尽量在估计无粘连处进入腹腔,探查粘连区,锐性加钝性分离粘连,显露梗阻部位。已坏死的肠段、肿瘤、结核和狭窄部位应行肠段切除。若肠道高度膨胀影响手术操作,可先行肠腔减压,在肠壁开小口吸取肠内容物及气体,过程中尽量避免腹腔污染。

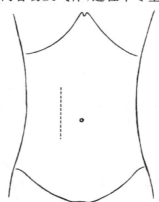

图 10-3　切口选择在有利于显露梗阻的部位

对肠道生机的判断是决定是否切除及切除范围的依据,主要从肠壁色泽、弹性、蠕动、血供、边缘动脉搏动等方面进行判断。遇判断有难度时,可用温热生理盐水湿敷肠襻,或以 $0.5\%\sim1\%$ 的普鲁卡因 $10\sim30$ mL 在相应系膜根部注射,以缓解血管痉挛,并将此段肠管放回腹腔,15~20 分钟后再观察。若肠壁颜色转为正常,弹性和蠕动恢复,肠系膜边缘动脉搏动可见,则不必切除,若无好转则应切除。多数小肠部分切除后吻合较为安全。若绞窄肠段过长,患者情况危重,或切除范围涉及结肠,应在切除坏死肠段后做近远端肠造瘘,待病情稳定后二期行肠吻合术。

八、术后处理

手术后对患者应密切监护,老年、体弱及重症患者应进入 ICU 治疗。常见术后并发症包括以下三方面。

（一）腹腔和切口感染

肠管坏死已存在较严重的腹腔感染，肠管切开减压和肠段切除易污染腹腔和切口，故术后发生感染的风险较高。术中应尽量避免肠内容物污染，关腹前应用生理盐水、聚维酮碘溶液或甲硝唑充分清洗腹腔，留置有效的腹盆腔引流，切口建议采用全层减张缝合，以消除无效腔，即使有感染渗出也可向外或向腹腔排除，避免因感染而敞开切口。

（二）腹胀和肠麻痹

术后应继续监测和补充电解质，进行肠外营养支持，继续鼻胃管减压。可用少量生理盐水灌肠，促进肠蠕动，减少肠粘连。若广泛肠粘连在手术中未能完全分离，或机械性肠梗阻存在多个病因，而手术只解决了某个病因，应警惕术后再次出现机械性肠梗阻，必要时需再次手术。

（三）肠漏和吻合口漏

肠漏和吻合口漏是粘连性肠梗阻术后的常见并发症。急性肠梗阻时肠壁水肿变脆，分离粘连时容易损伤，且在术中容易忽略，而在术后出现肠内容物外漏，引起急性腹膜炎。急性肠梗阻手术切除梗阻部位，行肠吻合时，近端肠管扩张变粗，而远端肠管较细，大口对小口吻合有一定难度，加之肠壁的炎性水肿和腹膜炎，容易造成术后吻合口漏。术后肠漏和吻合口漏的预后取决于其部位、流量、类型等，轻者经通畅引流，加强支持治疗后可以愈合，重者需及时再次手术治疗。

（陈红军）

第二节　短肠综合征

短肠综合征是指因各种原因行广泛小肠切除、手术造成小肠短路或误将胃与回肠吻合后，小肠消化吸收面积不足，无法维持生理需要，而导致进行性营养不良、水电解质紊乱，继而出现器官功能衰退、代谢障碍、免疫功能下降的临床综合征。

一、病因

导致短肠综合征的原因有很多，成人短肠综合征多见于因小肠扭转或肠系膜血管栓塞或血栓形成，导致大部小肠坏死，被迫行大部分小肠切除后；也见于因 Crohn 病、放射性肠损伤、反复肠梗阻、肠外瘘而多次切除小肠，致剩余肠道过短；或因严重外伤致大面积小肠毁损或肠系膜上血管损伤，而被迫切除大量小肠；胃肠手术中误将胃与回肠吻合，或高位与低位小肠间短路术后亦造成短肠综合征。儿童短肠综合征多为先天性因素引起，如肠闭锁、坏死性小肠结肠炎等导致小肠长度不足或切除大量肠襻，无法维持足够营养吸收。

二、病理生理

短肠综合征的严重程度取决于切除肠管的范围及部位，是否保留回盲瓣，残留肠管及其他消化器官（如胰和肝）的功能状态，剩余小肠的代偿适应能力等。通常认为满足正常成人所需的小肠长度最低限度，在没有回盲瓣时为 1 m，而有回盲瓣时为至少 75 cm。大量小肠吸收面积的丢失将导致进行性营养不良、水电解质紊乱、代谢障碍等。另外，大量肠道激素（如缩胆囊素、促胰液素、肠抑胃素等)的丢失,将导致肠道动力、转运能力等发生改变,幽门部胃泌素细胞增生(40%～50%的短肠综合征患者有胃酸分泌亢进)。回肠是吸收结合型胆盐及内因子结合性维生素 B_{12} 的部位,切除或短路后造成的代谢紊乱明显重于空肠。因胆盐吸收减少,未吸收的胆盐进入结肠将导致胆盐性腹泻,胆盐肠-肝循环减少将导致严重的胆盐代谢紊乱,因肝代偿合成胆盐的能力有限,将造成严重脂肪泻。切除较短回肠(<50 cm)时,患者通常能够吸收足够的内因子结合性维生素 B_{12},而当切除回肠>50 cm 时,将导致明显的吸收障碍,引起巨幼红细胞贫血及外周神经炎,并最终导致亚急性脊髓退行性改变。

短肠综合征时剩余小肠会发生代偿性改变,食物刺激及胃肠激素的改变使小肠绒毛变长、肥大,肠腺陷凹加深,黏膜细胞 DNA 量增加,肠管增粗、延长,黏膜皱襞变多。随黏膜的高度增生,酶和代谢也发生相应变化,钠-钾泵依赖的三磷酸腺苷,水解酶,肠激酶,DNA 酶,嘧啶合成酶活性均增加,而细胞二糖酶活性降低,增生黏膜内经磷酸戊糖途径的葡萄糖代谢增加。研究显示广泛肠切除后残余肠道可逐渐改善对脂肪、内因子和碳水化合物(特别是葡萄糖)的吸收(图 10-4)。

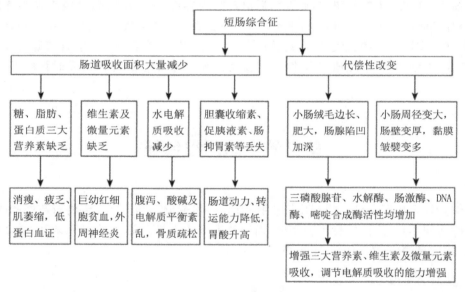

图 10-4　短肠综合征

三、临床表现

主要表现为早期的腹泻和后期的严重营养障碍。短肠综合征的症状一般可分为失代偿期、代偿期、代偿后期 3 个阶段。失代偿期(急性期)为第 1 阶段,是指发生短肠状况后早期,残留的肠道仅能少量吸收三大营养素和水、电解质,患者可出现不同程度的腹泻,与保留肠管的长度相关,多数患者并不十分严重,少数患者每天腹泻量可高达 2 L,重者可达 5～10 L,因此出现脱水、血容量不足、电解质紊乱及酸碱平衡失调。因胃泌素增多,胃酸分泌亢进,不仅使腹泻加重,消化功能进一步恶化,还可出现吻合口溃疡,甚至导致上消化道出血。数天后腹泻次数逐渐减少,生命体征逐渐稳定,胃肠动力恢复。这一阶段多需 2 个月。代偿期(适应期)为第 2 阶段,经治疗后机体内稳态得以稳定,腹泻次数减少,小肠功能亦开始代偿,吸收功能有所增强,肠液丧失逐渐减少,肠黏膜出现增生。代偿期时间长短随残留小肠长度,有无回盲部和肠代偿能力而定,最长可达 2 年,一般在 6 个月左右。代偿后期(维持期)为第 3 阶段,肠功能经代偿后具有一定的消化吸收能力,此时营养支持的方式与量已定型,需要长期维持,并预防并发症。

短肠综合征患者若无合理的营养支持治疗,会逐渐出现营养不良,包括体重减轻、疲乏、肌萎缩、低蛋白血症、皮肤角化过度、肌肉痉挛、凝血功能差及骨痛等。由于胆盐吸收障碍,胆汁中胆盐浓度下降,加上肠激素分泌减少,使胆囊收缩变弱,易发生胆囊结石。钙、镁缺乏可使神经、肌肉兴奋性增强,发生手足搐搦,长期缺钙还可引起骨质疏松。由于草酸盐在肠道吸收增加,尿中草酸盐过多而易形成泌尿系统结石。长期营养不良可最终导致多器官功能衰竭。

四、治疗

根据病因及不同病程阶段采取相应治疗措施。因手术误行吻合造成的短肠状态需急诊再次手术改正吻合。肠切除术后短肠综合征急性期以肠外营养支持,维持水电解质和酸碱平衡为主,适应期以肠外营养与逐步增加肠内营养相结合,维持期使患者逐步过渡到肠内营养为主。

因短肠综合征早期治疗需大量补液,后期需长期肠外营养支持,应选择中心静脉补液。可采用隧道式锁骨下静脉穿刺置管、皮下埋藏植入注射盒的中心静脉置管或经外周静脉穿刺中心静脉置管(PICC)。据部分学者经验,隧道式锁骨下静脉穿刺置管的并发症发生率(尤其是感染率),明显小于另外两种置管,护理亦较方便,一般可保持 2~3 年不需换管。

(一)急性期治疗

应仔细记录 24 小时出入量,监测生命体征,定时复查血电解质、清蛋白、血糖、动脉血气分析,监测体重。术后 24~48 小时补充的液体应以生理盐水、葡萄糖溶液为主,亦可给予一定量氨基酸及水溶性维生素。原则上氮源的供给应从小量开始,逐步增加氨基酸输入量,使负氮平衡状态逐步得到纠正。每天补充 6~8 L 液体,电解质补充量随监测结果酌情调整。此期因肠道不能适应吸收面积骤然减少,患者可出现严重腹泻,大量体液丧失,高胃酸分泌,营养状况迅速恶化,易出现水电解质紊乱、感染和血糖波动。此阶段应以肠外营养支持为主,进食甚至饮水均可加重腹泻。由于多数短肠综合征患者需接受长期肠外营养支持,不合理肠外营养配方或反复中心静脉导管感染可在短时间内诱发肝功能损害,使肠外营养无法实施。因此在制订肠外营养配方时应避免过度使用高糖,因过量葡萄糖会转化为脂肪沉积在肝脏,长期会损害肝功能;选择具有护肝作用的氨基酸;脂肪乳剂使用量不宜过大,一般不超过总热量的 40%,并采用中、长链脂肪乳;还应补充电解质、复合脂溶性维生素及水溶性维生素、微量元素等;所需热量和蛋白质要根据患者的实际情况进行个体化计算,热量主要由葡萄糖及脂肪提供。

由于长期肠外营养不仅费用昂贵,易出现并发症,而且不利于残留肠道的代偿。因此如有可能即使在急性期也应尽早过渡到肠内营养和口服进食。研究表明,肠内营养实施得越早,越能促进肠功能代偿。但短肠综合征患者能否从肠外营养过渡到肠内营养主要取决于残留肠管的长度和代偿程度,过早进食只会加重腹泻、脱水和电解质紊乱,因此从肠外营养过渡到肠内营养时应十分谨慎。开始肠内营养时先以单纯的盐溶液或糖溶液尝试,逐步增量,随肠代偿的过程,逐步过渡到高蛋白、低脂、适量碳水化合物的少渣饮食,少食多餐,也可选用专用于短肠综合征患者的短肽型肠内营养制剂。

(二)肠康复治疗

急性期后期应进行肠康复治疗,即联合应用生长激素(重组人生长激素)、谷氨酰胺与膳食纤维。生长激素能促进肠黏膜细胞增殖,谷氨酰胺是肠黏膜细胞等生长迅速细胞的主要能量物质,而膳食纤维经肠内细菌酵解后，能产生乙酸、丙酸和丁酸等短链脂肪酸，丁酸不仅可提供能量，还能促进肠黏膜细胞生长。使用方法为重组人生长激素皮下注射[0.05 mg/(kg·d)]，谷氨酰胺静脉滴注[0.6 g/(kg·d)]，口服含膳食纤维素丰富的食物或营养液，持续 3 周或更长。

(三)防治感染

当患者持续发热，应及时行各项检查以排查感染原因并早期治疗。针对肠源性感染的可能性，无细菌培养和药敏试验结果时，经验性用药应选择覆盖厌氧菌和需氧菌的抗生素。

(四)控制腹泻

禁食及肠外营养可抑制胃肠道蠕动和分泌，延缓胃肠道排空，从而减轻腹泻。可酌情应用肠动力抑制药，如口服洛哌丁胺、阿片酊等。腹泻严重难以控制者，应用生长抑素或奥曲肽可明显抑制胃肠道分泌，减轻腹泻。生长抑素首次剂量 300 μg 静脉注射，以后每小时 300 μg 静脉滴注；或奥曲肽首次剂量 50 μg 静脉注射，以后每小时 25 μg 静脉滴注，连用 3～5 天，腹泻次数明显减少后停用。

(五)抑制胃酸过多

术后胃酸分泌过多可应用质子泵抑制剂，目前抑酸效果最强的种类为埃索美拉唑，40 mg 静脉注射，每天 2 次。

(六)手术治疗

一些探索用手术方法治疗短肠综合征的方法，如肠管倒置术等，并未形成治疗常规，效果仍待定论。

小肠移植目前已成为治疗短肠综合征的理想方式。随着外科技术和免疫抑制方案的进步，经过 20 余年发展，目前小肠移植在美国已被纳入联邦医疗保险范畴，在一些先进的移植中心，1 年和 5 年生存率可高达 91% 和 75%。我国原南京军区南京总医院于 1994 年成功完成国内首例成人单独小肠移植，目前已有南京、西安、广州等多家移植中心共完成数十例单独或与其他脏器联合小肠移植，但与世界水平相比，小肠移植在中国仍是极富挑战的领域。

五、预防

外科医师应认识到短肠综合征的严重性，在手术中尽量避免过多切除小肠，对于小肠缺血病变范围广的患者，不应草率决定大面积切除，而应经扩血管措施后观察小肠活力，或暂行肠外置术观察，尽量抢救和保留肠管。

(陈红军)

第三节　肠　瘘

肠瘘是指肠管之间、肠管与其他脏器或者体外出现病理性通道，造成肠内容物流出肠腔，引起感染、体液丢失、营养不良和器官功能障碍等一系列病理生理改变。肠瘘可分为内瘘和外瘘两类。肠内容物不流出腹壁称为内瘘，如小肠间内瘘、小肠结肠瘘、小肠胆囊瘘、小肠膀胱瘘等。肠管与体外相通则称肠外瘘。根据瘘口所在部位、经瘘口流出的肠液量、肠道瘘口的数目、肠道是否存在连续性及引起肠瘘的病变性质等有关，可将肠瘘分为高位瘘与低位瘘、高流量瘘与低流量瘘、单个瘘与多发瘘、端瘘与侧瘘、良性瘘与恶性瘘等。

一、病因

肠瘘的常见原因有手术、创伤、腹腔感染、恶性肿瘤、放射线损伤、化疗及肠道炎症与感染性疾病。肠外瘘主要发生在腹部手术后,是一种严重的术后并发症,主要病因是术后腹腔感染,各种原因导致的吻合口漏。小肠炎症、结核、消化道憩室炎、恶性肿瘤及外伤伤道感染、腹腔脓肿也可直接穿破肠壁引起肠瘘。有些为炎性肠病本身的并发症,如 Crohn 病引起的内瘘或外瘘。根据临床统计,以继发于腹腔脓肿、感染和手术后肠瘘最为多见,肠内瘘常见于恶性肿瘤。放疗和化疗也可导致肠瘘,比较少见。

二、临床表现

肠瘘的临床表现比较复杂,其病情轻重受多种因素影响,包括肠瘘的类型、原因、患者身体状况及肠瘘发生的不同阶段等。肠间内瘘可无明显症状和生理紊乱。肠外瘘早期一般表现为局限性或弥漫性腹膜炎症状,患者可出现发热、腹胀、腹痛、局部腹壁压痛反跳痛等,在手术后患者与原有疾病的症状、体征难以区别,临床医师对患者诉腹胀、没有排气排便缺乏重视而将此归结为术后肠蠕动差、肠粘连等,往往错过早期诊断时机。在瘘管形成、肠液溢出体外以后,则主要表现为感染、营养不良、水电解质和酸碱平衡紊乱及多器官功能障碍等。

(一)瘘口形成和肠内容物漏出

肠外瘘的特征性表现是在腹壁出现一个或多个瘘口,有肠液、胆汁、气体、粪便或食物流出。唇状瘘可在创面观察到外翻的肠黏膜,甚至破裂的肠管。瘘口周围的皮肤红肿、糜烂。十二指肠瘘和高位空肠瘘流出量大,可达 4 000~5 000 mL/d,含有大量胆汁和胰液,经口进食的食物很快以原形从瘘口排出。低位小肠瘘流出量仍较多,肠液较稠,主要为部分消化的食糜。结肠瘘一般流出量少,呈半成形的粪便,瘘口周围皮肤腐蚀较轻。肠间内瘘可表现为不同程度的腹泻,应用止泻剂无效。肠道与输尿管、膀胱或者子宫发生的瘘,则出现肠内容物随尿液或从阴道排出,或者尿液随大便排出。

(二)感染

感染是肠瘘发生和发展的重要因素,也是主要临床表现。腹腔感染,特别是腹腔脓肿可引起肠瘘。肠瘘初期肠液漏出会引起不同程度的腹腔感染、腹腔脓肿,污染蔓延可出现弥漫性腹膜炎、脓毒血症等。

(三)营养不良

由于肠内容物特别是消化液的漏出,造成消化吸收障碍,加上感染、进食减少及原发病影响,肠瘘患者大多出现不同程度的营养不良,表现为低蛋白血症、水肿、消瘦等。水、电解质和酸碱平衡紊乱依肠瘘的位置、类型和流量而不同,表现为程度不等的内稳态失衡,常见低钾、低钠血症和代谢性酸中毒。

(四)多器官功能障碍

肠瘘后期可出现多器官功能障碍,较易出现胃肠道出血、肝脏损害。此外,肠瘘患者还可能存在一些与瘘发生相关的疾病,如消化道肿瘤、肠粘连、炎性肠病、重症胰腺炎及多发性创伤等,出现相应的临床表现。

(五)各种肠瘘的特点

十二指肠瘘发生后常表现为突然出现的持续性腹痛,以右上腹最明显,局部腹肌紧张、压痛、反跳痛,可伴有高热、脉速,白细胞升高。一般发生于胃切除术后十二指肠残端破裂、盲襻梗阻和内镜检查损伤等。症状的严重程度与漏出液的多少有关。瘘孔较小,漏出物仅是少量黏液和十二指肠液,症状较轻;若瘘口较大则有大量肠内容物漏出,形成外瘘则伤口附近皮肤很快发生糜烂,大量消化液流失很快导致水、电解质紊乱,甚至导致死亡。空-回肠内瘘常有腹泻,外瘘则有明显的肠液外溢,瘘口皮肤红肿、糜烂、疼痛,并常有腹腔感染。当肠腔与其他脏器,如泌尿道等相通时,常出现相应器官的感染。肠瘘远端常有部分或完全性梗阻。持久的感染、肠液丢失和营养摄入困难可造成营养不良,体重迅速下降。

三、病理生理

(一)病理生理分期

肠瘘的病理生理发展一般经历 4 个阶段,相继出现以下病理改变。

1.腹膜炎期

主要发生于创伤或手术后 1 周以内。由于肠内容物经肠壁缺损处漏入腹腔而引起腹膜炎。其严重程度依瘘口的位置、大小、漏出液的性质和量不同而异。高位、高流量的空肠瘘,漏出液中含有大量胆汁、胰液,具有强烈消化腐蚀作用,且流量大,常常形成急性弥漫性腹膜炎。瘘口小、流量少的肠瘘则可形成局限性腹膜炎。

2.局限性脓肿期

多发生于肠瘘发病后 7~10 天。由于急性肠瘘引起腹腔感染,腹腔内纤维素渗出,大网膜包裹,周围器官粘连等,使渗漏液局限、包裹形成脓肿。

3.瘘管形成期

上述脓肿在没有及时引流情况下,可发生破溃,使脓腔通向体表或周围器官,从肠壁瘘口至腹壁或其他器官瘘口处,形成固定的异常通路,脓液与肠液经过此通道流出。

4.瘘管闭合期

随着全身情况的改善和有效治疗,瘘管内容物引流通畅,周围组织炎症反应消退及纤维组织增生,瘘管将最后被肉芽组织充填并形成纤维瘢痕愈合。

(二)病理生理改变

肠瘘有一系列特有的病理生理改变,主要包括水电解质和酸碱平衡紊乱、营养不良、消化酶腐蚀作用、感染及器官功能障碍等。因瘘口位置、大小、流量及原有疾病不同,对机体造成的影响也不同。瘘口小,位置低,流量少的肠瘘引起全身病理生理改变小,而高位、高流量的瘘则引起明显的全身症状,甚至出现多器官功能衰竭,导致死亡。

1.水电解质和酸碱平衡紊乱

肠瘘按其流出量的多少,分为高流量瘘与低流量瘘。消化液丢失量的多少取决于肠瘘的部位,十二指肠、空肠瘘丢失肠液量大,也称高位肠瘘,而结肠及回肠瘘肠液损失少,也称低位肠瘘。大量肠液流失引起脱水、电解质和酸碱紊乱,甚至危及患者生命。因肠液丢失,肠液中营养物质和消化酶丢失,消化吸收功能发生障碍,加上感染等因素,导致和加重营养不良,其后果与短肠综合征相同。

2.消化液腐蚀作用

肠液腐蚀皮肤可发生糜烂、溃疡甚至坏死,消化液积聚在腹腔或瘘管内,可能腐蚀其他脏器,也可能腐蚀血管造成大出血和伤口难以愈合。

3.感染

肠瘘发生后,由于引流不畅而造成腹腔内脓肿形成。肠腔内细菌污染周围组织发生感染,又因消化酶腐蚀作用使感染难以局限。如肠瘘与胆道、膀胱相通则引起相应器官的感染,甚至发生败血症。

水电解质和酸碱平衡紊乱、营养不良、感染,是肠瘘的三大基本病理生理改变,尤其是营养不良和感染,在肠瘘中往往比较突出,而且互为因果,形成恶性循环,可引起脓毒血症和多器官功能障碍综合征,最后导致死亡。

四、诊断

根据临床表现、病史和有关检查,肠瘘的诊断多无困难,但为实施正确治疗,对肠瘘的诊断需明确以下重要问题:①肠瘘的位置与数目,即明确是高位瘘还是低位瘘,是单个瘘还是多发瘘;②瘘管的走行情况,包括瘘管的形状、长度、有无脓腔存在、是否与其他脏器相通;③肠道的通畅情况,是端瘘还是侧瘘,瘘的远端有无梗阻;④肠瘘的原因,是良性瘘还是恶性瘘;⑤有无腹腔脓肿和其他并发症,瘘管的引流情况等;⑥患者的营养状态和重要器官功能情况,是否存在水电解质和酸碱平衡紊乱。

为明确上述情况,需进行实验室检查和影像学检查,特别是瘘管检查。瘘管检查可通过口服染料或炭粉,观察排出情况,或口服或直接向瘘管内注入碘造影剂行瘘管造影。口服经稀释的炭粉或亚甲蓝后,定时观察瘘口,记录炭粉或亚甲蓝排出的量和时间。如有炭粉或染料经创口排出则肠瘘诊断明确,根据排出时间可粗略估计瘘的部位,根据排出量可初步估计瘘口大小。瘘管造影有助于明确瘘的部位、大小、瘘管长短、走行及脓腔范围,还可了解与肠瘘相关的部分肠襻情况。其他辅助检查包括以下几种。

(一)腹部 X 线平片

通过腹部立、卧 X 线平片了解有无肠梗阻,是否存在腹腔占位性病变。

(二)B 超

可以检查腹腔脓肿,胸腹水,腹腔占位病变等,还可行 B 超引导下经皮穿刺脓肿引流。

(三)消化道造影

消化道造影包括口服造影剂行全消化道造影和经腹壁瘘口造影,是诊断肠瘘的有效手段。常可明确是否存在肠瘘、肠瘘的部位与数量、瘘口大小、瘘口与皮肤距离、是否伴有脓腔及瘘口引流情况等,同时还可明确瘘口远、近端肠管是否通畅。如果是唇状瘘,在明确瘘口近端肠管情况后,还可经瘘口向远端肠管注入造影剂进行检查。造影时应动态观察胃肠蠕动和造影剂分布情况,注意造影剂漏出的部位、量与速度、有无分支叉道和脓腔等。

对肠瘘患者进行消化道造影检查一般不宜使用钡剂,因为钡剂不能吸收或溶解,会造成钡剂存留在腹腔和瘘管内,形成异物,影响肠瘘自愈,且钡剂漏入腹腔或胸腔后引起的炎性反应也较剧烈。一般对早期肠外瘘患者多使用 76% 泛影葡胺,60~100 mL 口服或经胃管注入,多能清楚显示肠瘘情况。肠腔内和漏入腹腔的泛影葡胺均可很快吸收。

(四)CT

CT是临床诊断肠瘘及其并发的腹盆腔脓肿的理想方法。特别是通过口服造影剂CT扫描，或CT瘘管造影，不仅可以明确肠道通畅情况和瘘管情况，还可协助进行术前评价，帮助确定手术时机。如炎症粘连明显的肠管CT表现为肠管粘连成团，肠壁增厚和肠腔积液。此时手术不但不能完全分离粘连，还可能造成肠管更多的继发损伤，产生更多的瘘，使手术彻底失败。

(五)其他检查

如对小肠胆道瘘、小肠膀胱瘘等进行胆管、泌尿道造影检查。

五、治疗

(一)治疗原则

肠瘘的治疗目的是设法闭合瘘管，恢复肠道连续性，纠正肠液外溢所致的各种病理生理改变。20世纪70年代以前，治疗肠瘘的首选方法是紧急手术修补肠瘘，当时公认的原则是"越是高位的瘘，越要尽早手术"。但由于对肠瘘的病理生理学了解不够，将肠瘘等同于十二指肠溃疡穿孔、外伤性肠穿孔等，希望能一次修补成功，而事实上由于腹腔内感染严重，肠襻组织不健康且愈合不良，早期手术失败率高达80％。20世纪70年代初期，随着全肠外营养(TPN)的发展，肠瘘患者的营养障碍问题可得到解决，加上新型广谱抗生素的应用，对肠瘘感染可有效控制，肠瘘的治疗策略出现了根本性转变，以采用各种非手术治疗促进肠瘘自行愈合为主，而确定性手术是最后的选择。

TPN不仅可以改善患者营养不良，而且可减少肠液分泌量50％～70％，有利于肠瘘愈合。20世纪80年代后期，生长抑素应用于肠瘘的治疗，使肠液分泌再减少50％～70％，可使24小时空腹肠液流出量由约2 000 mL减少至200 mL左右。20世纪90年代以后，重组人生长激素应用于临床，可促进蛋白质合成与组织修复，使肠瘘非手术治疗的治愈率进一步提高。目前肠瘘的基本治疗原则是根据肠瘘的不同类型和病理生理情况，采取营养支持、抗感染、减少肠液分泌、封堵瘘管、维持内环境稳定、促进瘘管愈合及选择性手术等综合措施。一些研究正在探索在有效的营养支持和抗感染前提下，通过生长抑素和生长激素联合应用，对肠外瘘实施早期确定性手术以缩短疗程。

(二)治疗措施

1.纠正水电解质和酸碱平衡紊乱

水电解质和酸碱平衡紊乱是高流量肠瘘的严重并发症，也是肠瘘早期死亡的主要原因。其病因包括消化液的大量丢失，严重腹腔感染所致的高分解代谢(胰岛素拮抗，糖利用障碍，高血糖)，难以纠正的酸中毒，以及不恰当的营养支持和补液等。因此肠瘘所致的水电解质和酸碱平衡紊乱比较复杂，且贯穿整个病程。随瘘流量的改变，感染控制程度的不同，紊乱的程度也会发生改变。在肠瘘的治疗过程中，必须自始至终注意纠正水电解质和酸碱平衡紊乱，基本措施是保证足量补充，控制肠液漏出，实时监测调整。对肠瘘患者应注意监测24小时出入量、血电解质、血气分析、血细胞比容、血浆渗透压、尿量、尿比重、尿电解质等，特别要注意有无低钾血症、低钠血症和代谢性酸中毒。肠瘘治疗过程中既可出现高钾，也可出现低钾，而患者可无明显症状。由于细胞内外钾离子交换缓慢，并需消耗一定能量，因此血清钾并不能完全反映总体钾的量及变化。随着感染的控制，机体由分解代谢转向合成代谢，对钾离子的需求也会增加。在临床上补钾时应多进行监测，不宜在短期内将所缺失的钾全部补充。补钾一般用10％氯化钾加入液体中，应严格掌握量和浓度限制(浓度不超过 40 mmol/L,即氯化钾 30 mL/L,速度不超过 40 mmol/h,每天氯化钾总量不超过 80 mL,尿量应超过 40 mL/h),补充途径可经外周静脉、中心静脉或口服,因肠瘘患者多需长期营养支持,一般采用中心静脉给予,并应进行心电监测,监测心律失常。

2.营养支持

肠瘘患者营养支持的目的是改善营养状况和适当的胃肠功能休息。有效的营养支持不仅促进合成代谢,而且增强机体免疫力,使感染易于控制,提高肠瘘的治愈率。营养支持基本方法包括肠外营养(PN)和肠内营养(EN)两种,但所用的营养成分组成和具体途径可以有多种。

PN 用于肠瘘患者具有以下优点:营养素全部从静脉输入,胃肠液的分泌量明显减少,经瘘口溢出的肠液量也随之减少;调整补充水、电解质比较方便;部分肠瘘经过 PN,溢出的肠液减少,感染控制,营养改善而可以自愈;围术期应用 PN 提高了手术成功率。肠瘘患者进行 PN 一般时间较长,其不足之处在于,PN 导管败血症发生率较高;容易产生淤胆、PN 性肝病等代谢并发症;长期 PN 还可引起肠黏膜萎缩,肠屏障功能受损和细菌易位;PN 费用较昂贵。故应酌情尽量缩短 PN 时间,添加特殊营养素、药物等以减少并发症,条件允许时尽快过渡到 EN。肠瘘患者 PN 的基本要求包括针对每个患者具体计算热量和需氮量,一般轻度至中度应激者给予的非蛋白质热量分别为 104.6~125.5 kJ/(kg·d)及 125.5~146.4 kJ/(kg·d),氮量分别为 0.16~0.2 g/(kg·d)及 0.2~0.3 g/(kg·d);应同时应用葡萄糖液和脂肪乳剂作为能量供给,糖:脂比例为(1~2):1;根据患者氮平衡状态、营养状况和治疗目的选用适当的氨基酸制剂,并且按不同品牌的溶液含氮量,计算决定输注量,一般选用含氨基酸种类较多的制剂,应激较重者可选含支链氨基酸(BCAA)较多的制剂;补充适当的电解质、维生素和微量元素,不仅要注意钾、钠、氯水平,还要注意补充钙、镁和磷,以及水溶性维生素、脂溶性维生素和微量元素。

肠内营养(EN)是将一些只需化学性消化或不需消化就能吸收的营养液通过消化道置管或造口注入胃肠道内,更符合胃肠道正常生理,能够维持胃肠道和肝脏正常功能,避免肠黏膜萎缩,保护肠道屏障,防止细菌易位,并发症少,费用较低,技术要求低,故应尽量创造条件以实现 EN。肠瘘患者实施 EN 要注意时机,对于肠瘘急性期,并发严重的感染和水电解质酸碱平衡紊乱,或者存在肠梗阻,肠内容物漏出比较严重者,不能采取 EN。对单纯的管状瘘,可在堵瘘后用鼻胃管实施 EN。在瘘发生后,如行腹腔引流术,可尽量同时做肠造口备 EN 用。对于肠瘘造成短肠综合征或者肠道功能不良,宜选用易于吸收的氨基酸或短肽要素膳。当肠道功能基本正常,宜选用含蛋白水解物或全蛋白的制剂。应用 EN 应采取循序渐进原则,输入量逐渐增加,速度由慢至快,使肠道有充分的适应,实施 EN 时应注意保温,输入的肠内营养液应在 40 ℃左右,以减少腹胀、腹泻的发生。

另外,生长抑素可进一步减少胃肠液的分泌,有利于腹腔感染的控制,纠正水和电解质紊乱,促进管状瘘愈合。生长激素具有促进合成代谢、促进伤口和瘘口愈合的作用。谷氨酰胺是合成氨基酸、蛋白质、核酸及其他生物大分子的前体,是肠黏膜细胞、免疫细胞等生长迅速细胞的主要能源物质,在应激状态下相当于必需氨基酸,经静脉或肠道补充谷氨酰胺可促进蛋白质合成,促进肠黏膜细胞增殖,保护肠屏障功能。精氨酸具有营养和免疫调节双重作用,经肠外或肠内补充可促进蛋白质合成,增强机体免疫功能。ω-3 多不饱和脂肪酸可改变细胞膜结构,影响细胞流动性、信号传递和受体功能,具有免疫调节作用。

3.控制感染

肠瘘患者的感染主要是肠液外溢至腹腔形成的腹腔感染,以及静脉导管和肠道细菌易位导致的感染,通常由多种病原菌引起,可反复发生,加上患者常常同时存在营养障碍,免疫功能低下等问题,感染控制比较困难。腹腔内感染是肠瘘最主要、最初的感染灶,容易形成脓肿,而且易被腹腔粘连形成许多分隔,不易定位与引流。治疗腹腔内感染的最主要措施是有效引流、适当应用抗感染药物和全身支持治疗。

引流是控制肠瘘腹腔感染的主要方法,也是管状瘘治疗的基本方法。在肠瘘形成初期,若腹腔已经安置引流管且通畅,可利用此引流管继续引流。如果无腹腔引流管或引流不畅,存在广泛多处腹腔感染、脓肿,可考虑剖腹探查,大量冲洗腹腔后放置有效引流。若感染或脓肿局限,B超或CT引导下穿刺引流可避免剖腹探查。肠瘘腹腔引流应使用单腔负压管、双套管及三腔管。单腔负压管容易发生堵塞,适于短期抽吸引流。双套管的优点是能预防组织堵塞引流管,但由于肠瘘患者的腹腔引流液中含有多量纤维素和组织碎屑,仍可引起管腔堵塞。三腔引流管是在双套管旁附加注水管,可以持续滴入灌洗液,可达到持续冲洗效果,推荐使用。用临时性关腹技术处理严重的腹腔感染和多发脓肿近年来越来越多地用于临床,即暂时用聚丙烯网片等材料遮盖敞开的腹腔,以减少再次剖腹的次数,腹腔内液体可透过网孔得到引流,引流物和肠造口可从网片上戳孔引出,待病情恢复后再行腹壁修复。该技术在肠外瘘的应用指征是腹腔感染严重且广泛;腹腔内有多发或多腔脓肿;腹壁感染严重,不能缝合关闭。应用生物网片更可以促进组织在网片上爬行生长,有利于远期的腹壁修复。因肠瘘患者通常治疗时间较长,而长期使用广谱抗生素将导致菌群失调或二重感染,故不可随意使用,应严格掌握适应证,并在病情允许时及时停药。肠瘘患者应用抗生素的主要适应证包括肠瘘早期存在严重的腹腔或全身感染;PN静脉导管感染;肠瘘患者全身情况较差,存在肠道细菌易位危险;肠瘘围术期。肠瘘患者在慢性期和恢复期,以及在腹腔感染局限,经过引流冲洗和营养支持瘘管开始愈合缩小等情况下,一般不需要抗生素治疗。

4.瘘口瘘管的处理

关闭瘘口是肠瘘治愈的目标,基本方法是吸引和封堵。吸引的目的是引流肠液、脓液和坏死组织,减少对瘘管和瘘口的进一步侵蚀,使瘘口瘘管缩小以便于封堵或者自愈。常用方法是从瘘口向近端肠腔插入一根直径0.5 cm的硅胶双套管,如置管困难,可采取介入技术,将双套管尖端尽量摆放在肠瘘内口附近,低引力持续吸引,用凡士林纱布把瘘口与腹壁隔开。也可应用三腔管引流,间断吸引冲洗。准确收集记录吸引量作为补液参考。

封堵适于管状瘘或者高流量瘘,以尽快控制肠液漏出以改善营养状况。封堵前应进行瘘管造影,明确瘘管瘘口位置和解剖关系,最好在影像引导下完成。传统的方法是用纱布、油纱条填塞,还有盲管堵塞法、水压法堵塞等。也有报道经瘘口将避孕套放入肠腔,向套内注入适量的空气或水,使其在肠腔内外形成哑铃状而堵塞瘘口的方法。瘘口较大或唇状瘘,可用硅胶片内堵。目前应用更多的是医用粘胶,包括各种生物胶。进行肠瘘封堵时必须先明确瘘口远端肠管无明显狭窄和梗阻,避免对多发瘘进行封堵,以免引起部分瘘管引流不畅。封堵肠瘘时应尽量首先堵住内口,对外口进行引流冲洗,局部应用抗生素和促进瘘管愈合的药物,使肠瘘自行愈合。瘘口周围皮肤可以涂抹氧化锌、氢氧化铝或其他抗生素软膏予以保护。

5.其他治疗

肠瘘的治疗还应注意对其他器官功能的维护和病变的治疗,由于肠瘘属胃肠科疑难病危重病,尤其是早期未能发现,导致腹腔严重感染和多发性脓肿形成的患者,可能存在不同程度的心、肺、肝、肾等器官功能障碍,在治疗过程中应注意监测和维护。

六、预后

肠瘘是多种疾病和损伤引起的一种复杂并发症,在原发病基础上又出现新的病理生理学改变,其治疗一直是临床难题。肠瘘的死亡率在 20 世纪 60 年代高达 40%～65%,20 世纪 70 年代以来,由于治疗策略的改进,营养支持的进步,重视患者整体情况和有效抗感染等,肠瘘的死亡率已明显下降,一般在 5.3%～21.3%。

决定肠瘘预后的主要因素是发生部位、类型和原因,腹腔感染的严重程度及治疗策略等,肠瘘的三大死亡原因是水电解质和酸碱平衡紊乱,营养不良和感染。肠瘘治疗失败的原因有感染未能得到有效控制,所引发的多器官功能障碍综合征是治疗失败的主要因素,占死亡患者的90%;特殊病因引起的肠外瘘,如 Crohn 病、放射性损伤、恶性肿瘤等,缺乏有效治疗措施;并发其他重要脏器病变,如肿瘤,肝病和心血管病变。

（张 健）

第四节 肠 套 叠

一段肠管套入其相连的肠管腔内称为肠套叠,多见于幼儿,成年人肠套叠在我国较为少见。大多数小儿肠套叠属急性原发性,肠管并无器质性病变,而成人肠套叠多由肠壁器质性病变引发,多为慢性反复发作,常见原因有憩室、息肉或肿瘤等,临床表现多不典型,且缺少特异性诊断技术,故术前较难确诊。跟随微创外科的发展,腹腔镜探查和手术的应用日益广泛,在明确肠套叠诊断的同时,还可进行治疗性手术,或为开腹手术设计切口,减小创伤,具有明显的微创优势。

一、成人肠套叠

(一)病因

成人肠套叠临床较少见,多为继发性。其中 90% 的病因是良性肿瘤、恶性肿瘤、炎性损伤或 Meckel 憩室。小肠发生肠套叠多于结肠,这可能与小肠较长,活动度较大,蠕动较频繁,蠕动方式改变机会较大有关。原因不明的肠套叠可能与饮食习惯改变、精神刺激、肠蠕动增强、药物或肠系膜过长有关。腹部外伤和手术后亦可发生不明原因的肠套叠。

肠套叠按套叠类型分为回肠-结肠型、回肠盲肠-结肠型、小肠-小肠型、结肠-结肠型(图 10-5)。套叠肠管可分为头部、鞘部、套入部和颈部(图 10-6)。

(二)病理生理

肠管套入相邻肠管腔将导致肠腔狭窄,可引起机械性梗阻。尤其当套入部肠段系膜亦套入时,将出现肠管血运障碍,使肠黏膜发生溃疡和坏死,如没得到及时处理,肠壁会因缺血而坏死,最终肠管破裂。由于急性腹膜炎,水电解质严重丢失,感染和毒素吸收,将导致败血症和多器官功能障碍综合征。

(三)辅助检查

1.超声检查

超声显示为中央套入部多层肠壁,造成多层次界面的高回声区,两侧为只有一层肠壁构成的低回声或不均质回声环,可表现为"假肾征"或"靶环征",套入部进入套鞘处呈舌状表现,远端呈低或不均质回声肿块。超声检查的缺点是在肠梗阻情况下,肠腔内气体较多,无法获得满意图像。

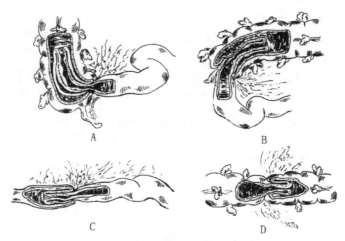

图 10-5　肠套叠类型

A.回肠-结肠型;B.回肠盲肠-结肠型;C.小肠-小肠型;D.结肠-结肠型

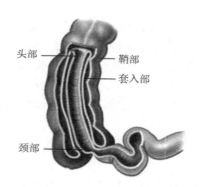

图 10-6　套叠肠管分部

2.X 线检查

(1)单纯立位腹部平片:可见不全性或完全性肠梗阻表现。

(2)钡灌肠检查:在有结肠套入的成人肠套叠中典型表现为杯口征,对单纯小肠套叠无确诊价值,且必须行肠道准备,在急性完全性肠梗阻时无法行此检查,现已逐渐被 B 超所取代。

3.CT 检查

对成人肠套叠诊断有较高应用价值。肠套叠部位与 CT 扫描线垂直时,表现为圆形或类似环形,称为"靶征",是肠套叠最常见的特征性 CT 表现之一。套叠部位与 CT 扫描线平行时,则肿块呈椭圆形或圆柱形,附以线状的血管影,描述为"腊肠样"肿块。肠系膜血管及脂肪卷入套入部,也是较特异性的 CT 征象之一。

(四)诊断

1.临床表现

腹痛、腹部包块、呕吐、血便为肠套叠常见四大症状。成人肠套叠临床表现不典型,早期诊断困难,在急诊情况下更容易误诊。出现下列情况者应高度怀疑:①病程较长,亚急性起病,腹痛反复发作,症状可自行缓解或经保守治疗后好转,呈不完全性肠梗阻;②腹痛伴腹部包块,包块大小可随腹痛变化,位置不固定,常游走,可消失,消失后腹痛也随之消失;③有腹部包块的急腹症和腹痛伴血便者;④不明原因肠梗阻。

2.辅助检查

影像学检查特别是 B 超可作为首选。CT 检查在成人肠套叠的诊断上有重要价值。

3.腹腔镜探查

术前诊断困难时,剖腹探查或腹腔镜探查是最主要的确诊手段,按微创原则,患者条件允许时首选腹腔镜探查。

(五)治疗

成人肠套叠大多数原发病为肿瘤,通常应手术治疗。

1.不应手法复位的肠套叠

(1)术前或术中探查明确为恶性肿瘤引起肠套叠,应行包括肿瘤及区域淋巴结在内的根治性切除术,试图将肠管复位很可能造成恶性肿瘤细胞播散或血行转移,且在复位过程中,缺血肠段易发生穿孔,而在水肿肠壁处切除吻合易致术后吻合口并发症。

(2)结肠套叠原发于恶性肿瘤的占 50%~67%,因此结肠套叠不应手法复位,而应行规范肠切除并清扫淋巴结。

(3)套叠肠段有缺血坏死情况可直接手术切除。

(4)老年患者的肠套叠恶性肿瘤和缺血坏死发生率高,不应复位,可直接行肠段切除术。

2.可以手法复位的肠套叠

(1)肠管易复位且血供良好,可先行手法复位,再根据探查情况决定是否行肠切除手术。对于回肠-结肠型套叠,如肠管复位后未发现其他病变,以切除阑尾为宜,盲肠过长者应做盲肠固定术。

(2)小肠套叠多由良性病变引起,术中可考虑先将肠管手法复位,再行手术治疗。

(六)手术步骤

(1)探查:根据术前影像学评估,一般能明确套叠肠段位置。如梗阻不明显、有足够腹腔空间,可行腹腔镜探查。如腹胀明显、肿物巨大或有其他腹腔镜手术禁忌证时应行剖腹探查。

(2)手法复位:小肠-小肠型套叠较易复位,方法是通过缓慢轻柔挤压、牵拉两端小肠将套叠肠段拖出。回肠-结肠型套叠更容易出现回肠肠壁水肿、缺血、坏死,在复位时容易将肠壁撕裂或损伤,故建议在手法复位回肠-结肠型套叠时应格外小心。

(3)恶性肿瘤引起的肠套叠以不同部位的肿瘤根治原则行肿瘤根治术。

(4)小肠良性疾病引起的套叠在肠管复位后,酌情行单纯病变切除或套叠肠段切除。

(七)术后处理

术后根据不同肠段的手术和术式决定禁饮食时间,预防性应用抗生素。未恢复饮食前应予肠外营养支持。鼓励患者尽早下床活动,促进胃肠道功能恢复。肛门排气后可酌情拔除胃管及腹腔引流管,循序渐进恢复经口进食。

二、小儿肠套叠

小儿肠套叠是指各种原因引起的部分肠管及其附近的肠系膜套入邻近肠腔内,导致肠梗阻,是一种婴幼儿常见急腹症。肠套叠发病率为1.5‰～4‰,不同民族和地区发病率有差异,我国远较欧美国家多见,男孩发病多于女孩,为(1.5～3)∶1。肠套叠偶尔可见于成人或新生儿,而主要见于1岁以内的婴儿,占60%以上,尤以4～10个月婴儿最多见,是发病高峰。2岁以后发病逐年减少,5岁以后发病罕见。

(一)病因

肠套叠分为原发性和继发性两种。

1.原发性肠套叠

90%的肠套叠属于原发性,套入肠段及周围组织无显著器质性病变。病因至今尚不清楚,可能与下列因素有关。

(1)饮食改变:由于婴儿肠道不能立即适应所改变食物的刺激,发生肠道功能紊乱而引起肠套叠。

(2)回盲部解剖因素:婴儿期回盲部游动性大,小肠系膜相对较长,回肠盲肠发育速度不同,成人回肠盲肠直径比为1∶2.5,而新生儿为1∶1.43,可能导致蠕动功能失调。婴儿回盲瓣过度肥厚且呈唇样凸入盲肠,加上该区淋巴组织丰富,受炎症或食物刺激后易引起充血、水肿、肥厚,肠蠕动易将回盲瓣向前推移,并牵拉肠管形成套叠。

(3)病毒感染:系列研究报道急性肠套叠与肠道内腺病毒、轮状病毒感染有关。病毒感染可能引起肠系膜淋巴结肿大和回肠末端集合淋巴结增殖肥厚,从而诱发肠套叠。

(4)肠痉挛及自主神经功能失调:各种原因的刺激,如食物、炎症、腹泻、细菌和寄生虫毒素等,使肠道发生痉挛、蠕动功能节律紊乱或逆蠕动而引起肠套叠。也有人提出由于婴幼儿交感神经发育迟缓,因自主神经系统功能失调而引起肠套叠。

(5)遗传因素:近年来有报道称,部分肠套叠患者有家族发病史。这种家族发病率高的原因尚不清楚,可能与遗传、体质、解剖学特点及对肠套叠诱因的易感性增高等有关。

2.继发性肠套叠

由肠道器质性病变引起,以Meckel憩室占首位,其次为息肉及肠重复畸形,此外还包括肿瘤、异物、结核、阑尾残端内翻、盲肠袋内翻及紫癜血肿等。患儿发病年龄越大,存在继发性肠套叠的可能性越大。

(二)病理生理

肠套叠在纵形切面上由三层肠壁组成称为单套:外层为肠套叠鞘部或外筒,套入部为内筒和中筒。肠套叠套入最远处为头部或顶端,肠管从外面卷入处为颈部。外筒与中筒以黏膜面相接触,中筒与内筒以浆膜面相接触。绝大多数肠套叠患者是单套。少数患者小肠肠套叠再套入远端结肠肠管内,称为复套,断面上有5层肠壁。肠套叠多为顺行性套叠,与肠蠕动方向一致,逆行套叠极少见。肠套叠一旦形成很少自动复位,套入部进入鞘部,并受到肠蠕动的推动向远端逐渐深入,同时其肠系膜也被牵入鞘内,颈部紧束使之不能自动退出。由于鞘部肠管持续痉挛紧缩而压迫套入部,致使套入部肠管发生循环障碍,初期静脉回流受阻,组织淤血水肿,套入部肠壁静脉怒张破裂出血,黏膜细胞分泌大量黏液,黏液进入肠腔后与血液、粪质混合呈果酱样胶冻状排出。肠壁水肿不断加重,静脉回流障碍加剧,致使动脉受压,供血不足,最终发生肠壁坏死。肠坏死根据发生的病理机制分为动脉性和静脉性坏死。动脉性坏死多发生于鞘部,因鞘部肠管长时间持续性痉挛,肠壁动脉痉挛,血供阻断,部分肠壁出现散在的斑点状坏死,又称缺血性坏死(白色坏死)。静脉性坏死多发生于套入部,是由于系膜血管受压,静脉回流受阻,造成淤血,最终肠管坏死(黑色坏死)。

(三)类型

根据套入部最近端和鞘部最远端肠段部位将肠套叠分为以下类型。

1.小肠型

小肠型包括空肠套入空肠型、回肠套入回肠型和空肠套入回肠型。

2.回盲型

以回盲瓣为起套点。

3.回结型

以回肠末端为起套点,阑尾不套入鞘内,此型最多,占 70%～80%。

4.结肠型

结肠套入结肠。

5.复杂型或复套型

常见为回结型,占肠套叠的 10%～15%。

6.多发型

在肠管不同区域内有分开的 2 个、3 个或更多肠套叠。

(四)临床表现

小儿肠套叠分为婴儿肠套叠(2 岁以内者)和儿童肠套叠,临床以前者多见。

1.婴儿肠套叠

多为原发性肠套叠,临床特点如下。

(1)腹痛:为最早症状,常常突然发作,婴儿表现为哭闹不安,伴有拒食出汗、面色苍白、手足乱动等异常痛苦表现。腹痛为阵发性,每次持续数分钟。每次发作后,患儿全身松弛、安静,甚至可以入睡,但间歇十余分钟后又重复发作,如此反复。这种腹痛与肠蠕动间期相一致,是由于肠蠕动将套入肠段向前推进,牵拉肠系膜,肠套叠鞘部产生强烈痉挛而引起的剧烈疼痛,当蠕动波过后,患儿即转为安静。肠套叠晚期合并肠坏死和腹膜炎后,患儿表现萎靡不振,反应低下。部分患儿体质较弱,或并发肠炎、痢疾等疾病时,哭闹不明显,而表现为烦躁不安。

(2)呕吐:呕吐是婴儿肠套叠早期症状之一,在阵发性哭闹开始不久,即出现呕吐,呕吐物初为奶汁及乳块或其他食物,以后转为胆汁样物,1～2 天转为带臭味的肠内容物,提示病情严重。

(3)血便:多在发病后 6～12 小时排血便,便血早者可在发病后 3～4 小时出现,为稀薄黏液或胶冻样果酱色血便,数小时后可重复排出。便血是由于肠套叠时套叠肠管的系膜嵌入在肠壁间,发生血液循环障碍而引起黏膜渗血,与肠黏液混合形成暗红色胶冻样液体。有些来诊较早患儿,虽无血便排出,但通过肛门指诊可见手套染血,对诊断肠套叠极有价值。

(4)腹部包块:在患儿安静时进行触诊,多数可在右上腹肝下触及腊肠样、稍活动、伴有轻压痛的肿块,肿块可沿结肠走行移动,右下腹一般有空虚感,严重者可在肛门指诊时,触到直肠内子宫颈样肿物,即为套叠头部。

(5)全身状况:依就诊早晚而异,早期除面色苍白,烦躁不安外,营养状况良好。晚期患儿可有脱水,电解质紊乱,精神萎靡不振、嗜睡、反应迟钝。发生肠坏死时,有腹膜炎表现,可出现全身中毒症状,脉搏细速,高热昏迷,休克,衰竭甚至死亡。

2.儿童肠套叠

儿童肠套叠与婴儿肠套叠相比较,症状不典型。起病较为缓慢,多表现为不完全性肠梗阻,肠坏死发生时间相对较晚。患儿也有阵发性腹痛,但发作间歇期较婴儿长,呕吐、血便较少见。据统计儿童肠套叠发生便血者只有约40%,而且便血往往在套叠后几天才出现,或者仅在肛门指诊时指套上有少许血迹。儿童较合作时,腹部查体多能触及腊肠形包块,很少有严重脱水及休克表现。

(五)诊断

1.临床表现

阵发性腹痛或哭闹不安、呕吐、便血和腹部包块。

2.腹部查体

可触到腊肠样包块,右下腹有空虚感,肛门指诊可见指套血染。

3.腹部超声

为首选检查方法,可通过肠套叠特征性影像协助确诊。超声图像在肠套叠横切面上显示为"同心圆"或"靶环"征,纵切面表现为"套筒"征或"假肾"征。

4.腹部X光平片或透视

可观察肠气分布、肠梗阻及腹腔渗液情况。

(六)鉴别诊断

小儿肠套叠临床症状和体征不典型时,易与下列疾病混淆:①细菌性痢疾;②消化不良及婴儿肠炎;③腹型过敏性紫癜;④Meckel憩室出血;⑤蛔虫性肠梗阻;⑥直肠脱垂;⑦其他:结肠息肉脱落出血,肠内外肿瘤等引起的出血或肠梗阻。

(七)治疗

1.非手术疗法

(1)适应证:适用于病程不超过48小时,全身情况良好,生命体征平稳,无明显脱水及电解质紊乱,无明显腹胀和腹膜炎表现者。

(2)禁忌证:①病程超过48小时,全身情况不良,如有高热、脱水、精神萎靡、休克等症状;②高度腹胀,透视下可见肠腔内多个大液平;③已有腹膜刺激征或疑有肠坏死者;④多次复发性肠套叠而疑似有器质性病变;⑤小肠型肠套叠。

(3)空气灌肠:在空气灌肠前先做腹部正侧位全面透视检查,观察肠内充气及分布情况,注意膈下有无游离气体。采用自动控制压力的结肠注气机,向肛门内插入有气囊的注气管,注气后见气体阴影由直肠顺结肠上行达降结肠及横结肠,遇到套叠头端则阴影受阻,出现柱状、杯口状、螺旋状影像。继续注气时可见空气影向前推进,套头部逐渐向回盲部退缩,直至完全消失,此时可见大量气体进入右下腹小肠,然后迅速扩展到腹中部和左腹部,同时可闻及气过水声。透视下回盲部肿块影消失和小肠内进入大量气体,说明肠套叠已复位。

(4)B超下生理盐水加压灌肠:腹部B超可在观察到肠套叠影像后,于超声实时监视下行水压灌肠复位,随着水压缓慢增加,B超下可见套入部与鞘部之间无回声区加宽,纵切面上套叠头部由"靶环"样声像逐渐转变成典型的"宫颈"征,套叠肠管缓慢后退,当退至回盲瓣时,套头部表现为"半岛"征,此时肠管后退较困难,需缓慢加大水压,随水压增大,"半岛"逐渐变小,最后通过回盲瓣而突然消失。此时可见回盲瓣呈"蟹爪样"运动,同时注水阻力消失,证明肠套叠已复位。

(5)钡剂灌肠:流筒悬挂高出检查台100 cm,将钡剂徐徐灌入直肠内,在荧光屏上追随钡剂进展,在见到肠套叠阴影后增加水柱压力,直至套叠影完全消失。

(6)复位成功的判定及观察:①拔出气囊肛管后患儿排出大量带有臭味的黏液血便和黄色粪

水;②患儿很快入睡,无阵发性哭闹及呕吐;③腹部平软,已触不到原有包块;④口服活性炭0.5～1 g,如经 6～8 小时由肛门排出黑色炭末,证明复位成功。

2.手术疗法

(1)手术适应证:①非手术疗法有禁忌证者;②应用非手术疗法复位失败或穿孔者;③小肠套叠;④继发性肠套叠。

(2)肠套叠手术复位。

术前准备:首先应纠正脱水和电解质紊乱,禁食水、胃肠减压、抗感染;必要时采用退热、吸氧、备血等措施。体温降至 38.5 ℃ 以下可以手术,否则易引起术后高热抽搐,导致死亡。麻醉多采用气管插管全身麻醉。

切口选择:依据套叠肿块部位,选择右上腹横切口、麦氏切口或右侧经腹直肌切口。较小婴儿多采用上腹部横切口,若经过灌肠得知肠套叠已达回盲部,也可采用麦氏切口。

手法整复:开腹后,术者以右手顺结肠走向探查套叠肿块,常可在右上腹、横结肠肝曲或中部触到。由于肠系膜固定较松,小肿块多可提出切口。如肿块较大宜将手伸入腹腔,在套叠部远端用右手示、中指先将肿块逆行推挤,当肿块退至升结肠或盲肠时即可将其托出切口。套叠肿块显露后,检查有无肠坏死。如无肠坏死,则于明视下用两手拇指及示指缓慢交替挤压直至完全复位。复位过程中切忌牵拉套入的近端肠段,以免造成套入肠壁撕裂。如复位困难时,可用温盐水纱布热敷后,再做复位。复位后要仔细检查肠管有无坏死,肠壁有无破裂,肠管本身有无器质性病变等,如无上述征象,将肠管纳入腹腔后逐层关腹。如为回盲型肠套叠复位后,阑尾挤压严重,应将阑尾切除。

肠切除术:对不能复位及肠坏死者,手法整复时肠破裂者,肠管有器质性病变者,疑似有继发性坏死者,在病情允许时可做肠切除一期吻合术。如病情严重,患儿不能耐受肠切除术,可暂行肠造瘘或肠外置术,病情好转后再关闭肠瘘。

腹腔镜下肠套叠复位术:腹腔镜手术探查和治疗肠套叠因其显著的优点而得到肯定。①腹腔镜手术创伤小、恢复快、并发症少;②某些空气灌肠提示复位失败或复位不确切者,麻醉后肠套叠可自行复位,腹腔镜手术探查可以发现上述情况而避免开腹手术的创伤;③对腹腔内脏器探查全面,可及时发现因器质性病变导致的继发性肠套叠;④术中可与空气灌肠相结合,提高复位率,由于腹腔内 CO_2 气腹压力和空气灌肠压力叠加作用于肠套叠头部,同时配合器械在腹腔内的牵拉作用,用较低的空气灌肠压力即能顺利将套叠肠管复位,安全性明显提高。

(张　健)

第五节　小肠良性肿瘤

较为常见的小肠良性肿瘤包括平滑肌瘤、脂肪瘤、腺瘤、纤维瘤和血管瘤,而神经纤维瘤、黏液瘤与囊性淋巴管瘤则更为少见。据统计小肠良性肿瘤占原发性小肠肿瘤的 18%～25%,占全部胃肠道肿瘤的 0.5%～1%。小肠良性肿瘤可见于任何年龄组,多见于 30～60 岁,男女比例在发病学上无意义。由于不同的小肠良性肿瘤在临床上并无特征性表现,故术前正确诊断极为困难。

一、病理

(一)平滑肌瘤

平滑肌瘤为小肠良性肿瘤中最常见的一种,可见于小肠的任何部位,但以空、回肠较为多见。肿瘤多为单发,瘤体圆形或椭圆形,多数在8 cm以下,超过8 cm多为恶性。根据瘤体与小肠间的关系可将小肠平滑肌瘤分为肠内型、壁间型、肠外型和混合型四种。瘤体一般质地韧性硬,但较大者可因变性与坏死而变软。部分患者可恶变。

(二)脂肪瘤

脂肪瘤位于小肠黏膜下,形成大小不一的单发或多发性肿瘤,切面与体表脂肪瘤无异,很少有恶变。

(三)血管瘤

血管瘤源于黏膜下血管,可分为海绵状血管瘤、毛细血管瘤和蔓状血管瘤,以前二种多见。因瘤体膨胀性生长易致肠黏膜溃疡、急性消化道出血与肠穿孔。

(四)纤维瘤

纤维瘤源于小肠壁组织中的纤维细胞,常与其他组织成分一同构成混合瘤,如腺纤维瘤、肌纤维瘤等,有恶变倾向。

(五)腺瘤

腺瘤源于黏膜或腺体上皮,外观呈息肉状,数毫米至数厘米不等,也有恶变之可能。

二、临床表现

小肠良性肿瘤早期症状不明显,偶因其他疾病手术时发现,也有部分患者因并发症就诊,术前正确诊断率仅20%左右。常见症状可归纳如下。

(一)腹部不适或腹痛

腹部不适或腹痛是最常见和最为早期出现的症状,占63%。引起腹痛的原因多数为肠梗阻,也可因肿瘤的牵伸、瘤体坏死继发炎症、溃疡和穿孔。疼痛部位与肿瘤发生部位有关,但大多数位于脐周及右下腹。疼痛性质可为隐痛且进食后加重,呕吐或排便后减轻,也可为阵发性绞痛、胀痛等。

(二)肠梗阻

急性完全性或慢性进行性小肠梗阻是小肠良性肿瘤常见症状之一。肠梗阻的主要原因为肠套叠,占68%,少部分为肠扭转与肠腔狭窄。临床表现为机械性小肠梗阻:反复发作性剧烈绞痛、腹胀伴肠鸣音亢进等。部分患者可触及腹部包块。平滑肌瘤、脂肪瘤、腺瘤、纤维瘤等都可致肠梗阻。临床上若遇到无腹部手术史,反复发生肠梗阻且渐加重或成年人肠套叠患者时应考虑小肠肿瘤的可能。

(三)消化道出血

9%~25%的小肠肿瘤患者有消化道出血表现,多见于平滑肌瘤、腺瘤和血管瘤。大多数患者表现为间断性柏油便或血便,但发生于十二指肠的腺瘤和平滑肌瘤,以及部分空肠、回肠肿瘤由于肠黏膜下层血管丰富,在炎症或瘤体活动过度牵拉基底时可发生消化道大出血,表现为呕血或大量血便,此时行常规胃镜或结肠镜检查不易发现病变所在。慢性失血的患者常被误诊为缺铁性贫血。

(四)腹部包块

腹部包块的发生率各家报道不一,在 30%～72%。包块可为肿瘤本身,也可为套叠之肠襻。包块多位于脐周和右下腹,移动度大、边界清楚、表面光滑、伴有或不伴有压痛。

(五)肠穿孔

肠穿孔多由肠平滑肌瘤所致,原因是肿瘤生长较大,瘤体中心缺血坏死,肠壁溃疡形成,最终引发肠穿孔。

三、诊断

除依据前述临床表现外,可根据病情和医院条件选用以下检查。

(一)非出血患者的检查

1.X 线检查

(1)腹部平片:可用于观察肠梗阻征象及有无膈下游离气体等。

(2)普通全消化道钡剂造影:可能发现的影像包括肠腔内充盈缺损与软组织阴影、某段肠腔狭窄伴其近侧扩张、肠壁溃疡性龛影(常见于肠平滑肌瘤)等,但实际上由于小肠较长,影像常因小肠迂曲重叠及检查间隔期长而致效果不十分理想。

(3)气钡双重造影,可提高阳性发现率。

(4)低张十二指肠造影。

2.纤维内镜

(1)纤维胃、十二指肠镜:可直接观察十二指肠内病变,超声内镜更可显示出肿瘤的原发部位及侵犯肠壁的层次。

(2)小肠镜:理论上讲可观察小肠内病变,但实际上成功率较低。

(3)纤维结肠镜:可对小部分患者回肠末端的病变进行观察与活检。

3.其他影像学检查

对表现为腹部包块或疑有腹部包块的患者可根据情况选用 B 超、CT 或 MRI 等项检查,以确定包块的位置并估计其来源。

(二)出血患者的检查

1.除外胃和结、直肠出血

引起消化道出血的疾病多在消化道的两端,故遇消化道出血患者应先选用内镜法以除外之。急性消化道出血不是内镜检查的禁忌证,因此宜尽早进行以提高诊断符合率。

2.小肠气钡造影

经十二指肠内导管注入气体与钡剂进行气钡双重造影,其诊断率高于普通全消化道钡餐检查。

3.小肠镜与小肠钡灌联合检查

最近 Willis 等人采用推进式电子小肠镜结合小肠钡灌检查小肠出血原因,证明两者有明显互补作用,检出阳性患者占 57%。

4.选择性内脏血管造影

当出血速度>0.5 mL/min 时,外渗到肠腔内的造影剂可显示出出血部位及病变性质。对初次血管造影未能作出诊断而仍有出血的患者可于次日及出血停止后 4 周再行血管造影检查,可提高诊断率。有条件者可采用数字减影技术,据报道定性与定位率都很高。

5.同位素扫描

常用的有 ^{99m}Tc 硫化胶体和 ^{99m}Tc 标记红细胞。前者在静脉内迅速被肝脾清除,同时外渗到出血部位形成焦点。动物试验证明该法可发现出血速度 0.1 mL/min 的出血点。后者衰变比前者慢,限制了这一方法的应用,动物试验证明 30~60 mL 的血液外渗才能获得阳性结果。同位素扫描可反复使用。

6.术中内镜检查

术前全肠道灌洗,术中取截石位,内镜医师经肛门插入纤维结肠镜,外科医师引导前进,除个别肥胖患者,镜子很容易达到十二指肠,然后关闭室内照明退镜观察出血部位。一般需 30 分钟即可完成检查,无并发症发生。

7.术中注射亚甲蓝显示病变

利用选择性动脉插管术中注射亚甲蓝可较好地显示病变的肠管。也可将 10 mL 亚甲蓝稀释液直接注射到供应可疑病变血管内,根据病变部位清除亚甲蓝较其他部位迅速的原理找出出血部位。

小肠出血定位诊断较难,常需联合几种方法反复检查,方能作出正确诊断。

四、治疗

小肠良性肿瘤可致肠套叠、肠穿孔、消化道出血等严重并发症,部分有恶变的可能,因此无论腹部手术中偶然发现还是患者就诊时发现都应手术治疗。根据病情可行小肠局部切除或小肠部分切除术。对发生在十二指肠乳头周围的腺瘤如无法行局部切除,也可行胰头十二指肠切除术。

（张　健）

第六节　小肠恶性肿瘤

一、病理

(一)恶性淋巴瘤

主要有淋巴肉瘤、网织细胞肉瘤和霍奇金淋巴瘤三类,国内统计三类分别占 52.7％、36.5％和 10.8％。由于远端小肠有丰富的淋巴组织,故恶性淋巴瘤以回肠最为多见。约 40％的患者为多发,多发灶可能为转移性,也可能为多源性病变。恶性淋巴瘤大体上可分为扩张、缩窄、溃疡与息肉四种类型,以前两者多见。恶性淋巴瘤早期即可发生区域性淋巴转移,晚期可转移至肝、脑等器官,也可直接侵犯邻近器官。

(二)腺癌

小肠癌大体上可分为息肉型、溃疡型和缩窄型。按发生部位可分为十二指肠癌和空、回肠癌。十二指肠虽其长度不到小肠的 10％,但却占全部小肠癌的 33％~48％。十二指肠癌以十二指肠乳头为标志可进一步分为乳头上部癌(多为息肉型)、乳头周围癌(多为息肉型与溃疡型)和乳头下癌(多为缩窄型),由于癌的生长常引起十二指肠狭窄和梗阻性黄疸。镜下小肠癌主要为腺癌,少数为未分化癌与黏液癌,腺棘皮癌与鳞状细胞癌也有报道。小肠癌转移方式以淋巴、血行转移及局部浸润为主。常见受累组织为局部淋巴结、肝、胰、腹膜、卵巢和肺脏等。小肠癌5年生存率较低,据国内外二位学者统计分别为29%和60%。

(三)平滑肌肉瘤

和小肠平滑肌瘤一样,小肠平滑肌肉瘤也分为肠内型、肠外型、肠壁间型和混合型四型,以肠内、外型多见。瘤体直径在8~25 cm,平均9.5~10 cm。由于瘤体大、生长快往往伴有中心部坏死,肠黏膜由于坏死形成溃疡,可并发出血或穿孔,也有穿透至肿瘤中心形成脓腔。镜下见瘤细胞呈多形性,胞核大小不一、形态不规则,瘤细胞核质比例增大、胞质相对减少,有时可见怪形瘤巨细胞。因诊断不易,故手术时33%~39%的患者已有转移。转移方式以血行为主,也可见淋巴转移。常见的受侵器官有肝脏、腹腔、肿瘤邻近器官,肿瘤自发破裂也较多见。小肠平滑肌肉瘤术后5年生存率较低,仅为20%~30%。

二、临床表现

进展期小肠恶性肿瘤也具有腹痛、肠梗阻、消化道出血、腹部包块与肠穿孔这五项主要临床表现。除此外,由于恶性肿瘤生物学特性所致,小肠恶性肿瘤还具有以下临床特点。

(一)消瘦、乏力

这是小肠恶性肿瘤最常见的临床表现之一。一般说来腺癌发展速度较快,上述症状出现的早且重,而恶性淋巴瘤患者则出现的相对晚一些。当患者出现消瘦、乏力、呕吐与腹痛等症状,而不能用其他消化系统疾病解释时,应怀疑小肠恶性肿瘤的可能并择法检查之。

(二)梗阻性黄疸

发生于十二指肠乳头周围的腺癌、恶性淋巴瘤或平滑肌肉瘤可压迫阻塞胆总管下端引起梗阻性黄疸。化验检查血清总胆红素值升高,以直接胆红素为主。

(三)腹部包块

与小肠良性肿瘤相比较,小肠恶性肿瘤的包块一般质地相对较硬,表面呈结节状,肉瘤长径较大可达20 cm以上,多伴有压痛,移动度较小或发现时已固定不动。

(四)肠梗阻、肠穿孔

十二指肠内恶性肿瘤由于肿瘤浸润可致高位小肠梗阻,致患者出现上腹痛、恶心与呕吐等。空、回肠梗阻主要原因为肠腔狭窄与肠套叠。肠梗阻临床表现与一般机械性肠梗阻无异。由于肿瘤生长速度快肠穿孔的发生率远较小肠良性肿瘤高。

(五)其他

过大的肿瘤偶可致瘤体破裂而引发急性腹膜炎与内出血。

三、诊断

(一)十二指肠恶性肿瘤的诊断

1.十二指肠低张造影

通过双重对比检查可较详细观察病灶。恶性淋巴瘤主要所见为黏膜增粗、紊乱或消失,肠管变形,宽窄不一,肠壁变硬、边缘不规则。腺癌多表现为龛影或充盈缺损。平滑肌肉瘤则表现为充盈缺损或外压性缺损。

2.十二指肠镜

恶性淋巴瘤可见局部或多发性浸润性黏膜下肿块,黏膜表面常有糜烂、出血或坏死,此时选择恰当部位活检阳性率可达 70％～80％。腺癌和平滑肌肉瘤也可见到溃疡、肿块等,也可进行活检。超声内镜还有助于观察黏膜下病变与周围组织器官受累及淋巴转移情况。

3.其他影像学检查

其他影像学检查包括 B 超、CT 及 MRI 等项检查。可用于观察:①梗阻性黄疸征象,主要有胆囊增大、肝内外胆管扩张及主胰管扩张等梗阻性黄疸的间接影像;②消化道梗阻征象:梗阻以上肠管扩张、积气及积液等;③病变周围征象,可见有无周围脏器受累及淋巴结转移;④超声引导下肿块穿刺活检。

(二)空、回肠恶性肿瘤的诊断

诊断较难,常用方法包括小肠气钡造影、小肠镜检查及 B 超、CT 等,请参考小肠良性肿瘤诊断方法。

(三)小肠出血患者的诊断

诊断程序及方法与小肠良性肿瘤致出血患者相同,请参考前述内容。

四、治疗

(一)恶性淋巴瘤

手术仍为主要的治疗手段并可为术后进一步放、化疗创造条件。手术应切除病变肠段及所属淋巴结,断端距肿瘤边缘应在 10 cm 以上。位于十二指肠恶性淋巴瘤可行胰头十二指肠切除术。若手术时已属晚期无法切除,可行胃空肠吻合,也能改善患者生存质量延长寿命。术后可辅以病变区与区域淋巴结放疗。化疗对局部的有效性与放疗相似,医师可根据病变恶性程度、患者条件选择不同化疗方案。

(二)腺癌

十二指肠腺癌应行胰头十二指肠切除术,术式可采用传统的 Whipple 术式或保留幽门胰头十二指肠切除术,根治术后 5 年生存率可达 60％。对于癌肿较小的十二指肠乳头癌患者如患者为高龄体弱者也可行乳头局部切除术。空、回肠腺癌应切除病变及所属淋巴结,断端距肿块也应在 10 cm 以上。术后化疗与其他消化道癌大致相同。

(三)平滑肌肉瘤

平滑肌肉瘤对化疗和放疗均不敏感,治疗应以手术切除为主。切除范围多数学者认为距肿瘤2～3 cm即可,无须行淋巴结清扫术。位于十二指肠的平滑肌肉瘤若不宜行局部切除可行胰头十二指肠切除术。

除手术、放疗与化疗外,上述三种肿瘤均可辅以免疫治疗及中药治疗。

(张　健)

第十一章 肝脏疾病

第一节 门静脉高压症

一、临床表现

门静脉高压症可发生于任何年龄,多见于 30~60 岁的中年男性。病因中以慢性肝炎为最常见,在我国占 80％以上,其他病因有血吸虫病、长期酗酒、药物中毒、自身免疫性疾病和先天异常等。其临床表现包括两方面:一是原发疾病本身如慢性肝炎、肝硬化或血吸虫病引起的虚弱乏力、食欲缺乏、嗜睡等。另一类是门静脉高压症所引起的,如脾大和脾功能亢进、呕血黑便及腹水等。

(一)症状

1.脾大和脾功能亢进

所有门静脉高压症患者都有不同程度的脾大。体检时,多数可在肋缘下扪及脾脏,严重者脾下极可达脐水平以下。随着病情进展,患者均伴有脾功能亢进症状,出现反复感染、牙龈及鼻出血、皮下瘀点、瘀斑、女性月经过多和头晕乏力等症状。

2.黑便和/或呕血

所有患者均有食管胃底静脉曲张,其中 50％~60％可在一定诱因下发生曲张静脉破裂出血。诱因有胃酸反流、机械性损伤和腹压增加。出血的表现形式可以是黑便、柏油样便,也可以是呕血伴黑便,这与出血量和出血速度相关。如出血量大、速度快,大量血液来不及从胃排空,即可发生呕血伴黑便,出血量特大时,可呕吐鲜血伴血块,稀血便也呈暗红色。少量的出血可以通过胃肠道排出而仅表现为黑便。由于食管胃底交通支特殊的位置和组织结构,以及肝功能损害使凝血酶原合成障碍,脾功能亢进使血小板计数减少,因此出血自止困难。

出血早期可出现脉搏加快、血压下降等血容量不足的表现,如不采取措施或者出血速度极快,患者很快就进入休克状态。组织灌注不足、缺氧等可使肝功能进一步损害,最终导致肝性脑病。据冷希圣统计,上消化道大出血是门静脉高压症死亡的主要原因之一,占 42％。首次大出血的死亡率为 19.3％,再次出血的死亡率为 58％。而一旦发生出血,1 年内再出血率可达 70％,

2 年内接近 100%。

3.腹水

1/3 患者有腹水。腹水的产生往往提示肝功能失代偿,出血、感染和手术创伤可以加重腹水。少量腹水时患者可以没有症状,大量腹水时患者出现腹胀、气急、下肢水肿和尿少等症状,合并感染时会出现腹膜炎征象。如果通过保肝、利尿和休养等措施使腹水得以消退,说明肝功能有部分代偿能力。有些患者的腹水治疗后亦难消退,即所谓难治性腹水,提示预后不佳。

（二）体征

患者一般营养不良,可有慢性肝病的征象如面色晦暗、巩膜黄染、肝掌、蜘蛛痣、男性乳房发育和睾丸萎缩。腹部检查可见前腹壁曲张静脉,程度不一,严重者呈蚯蚓样,俗称"水蛇头"。肝右叶不肿大,肝左叶可在剑突下扪及,质地硬,边缘锐利,形态不规则。脾脏肿大超过左肋缘,严重者可达脐下。肝浊音界缩小,移动性浊音阳性。部分患者下肢有指压性水肿。

二、检查

（一）实验室检查

1.血常规

脾功能亢进时全血细胞计数均减少,其中白细胞和血小板计数下降最早,程度重。前者可降至 $3 \times 10^9/L$ 以下,后者可降至 $30 \times 10^9/L$ 以下。红细胞计数减少往往出现较晚,程度较轻。

2.肝功能

门静脉高压症患者的肝功能均有不同程度异常,表现为总胆红素升高,清蛋白降低,球蛋白升高,清蛋白/球蛋白比例倒置,凝血酶原时间延长,转氨酶升高等。肝炎后和酒精性肝硬化的肝功能异常往往比血吸虫性肝硬化严重。

3.免疫学检查

肝硬化时血清 IgG、IgA、IgM 均可升高,一般以 IgG 升高为最显著,可有非特异性自身抗体,如抗核抗体、抗平滑肌抗体等。乙肝患者的乙肝病毒标记可阳性,同时应检测 HBsAg、HbcAb IgM 和 IgG、HbeAg、HbeAb 和 HBV-DNA,了解有无病毒复制。丙肝患者的抗 HCV 抗体阳性。乙肝合并丁肝患者抗 HDV 阳性。

肝活检虽然可以明确肝硬化的病因和程度,肝炎的活动性,但是无法了解门静脉高压症的严重程度,而且可能引起出血、胆漏,存在一定的风险,应该慎用。

（二）特殊检查

1.食管吞钡 X 线检查

钡剂充盈时,曲张静脉使食管轮廓呈虫蚀状改变;排空时,曲张静脉表现为蚯蚓样或串珠样负影。此项检查简便而安全,容易被患者接受。但是它仅能显示曲张静脉的部位和程度,无法判断出血的部位,对上消化道出血的鉴别诊断有一定的局限性。

2.内镜检查

内镜已经广泛应用于食管静脉曲张检查,基本取代吞钡 X 线检查,成为首选。过去认为内镜检查容易引起机械性损伤,诱发曲张静脉破裂出血。随着内镜器械的更新换代和操作技术的熟练,对有经验的内镜医师而言这种风险已经很小。内镜检查可观察食管胃底曲张静脉的范围、大小和数目,观察曲张静脉表面黏膜有无红色条纹、樱红色斑或血泡样斑,这些改变统称为红色征,红色征往往预示着患者出血的风险明显加大。急症情况下内镜可清楚、直观地观察出血部位,有条件时,可对曲张静脉进行硬化剂注射或者套扎。同时,内镜可深入胃及十二指肠,了解有无出血病灶,有很好的鉴别诊断价值。

3.腹部超声检查

B超可以显示肝的大小、密度、质地及有无占位,脾脏大小,腹水量。彩色多普勒超声可以显示门静脉系统血管的直径、血流量、血流方向、有无血栓及侧支血管开放程度。

4.磁共振门静脉系统成像(MRA)检查

可以整体地三维显示肝血管系统、门静脉系统、侧支血管分布位置、肾血管及肾功能状态,具有无创、快捷、准确和直观等优点,对门静脉高压症的手术决策有重要的指导作用。MRA 结合多普勒超声已经成为门静脉高压症的术前常规检查项目。

5.CT 检查

CT 结合超声检查可以了解肝体积、密度及质地,腹水量,有助于判断患者对手术的耐受力和预后,但更重要的是排除可能同时存在的原发性肝癌。

三、诊断

详细询问病史以了解病因。例如有无血吸虫病、病毒性肝炎、酗酒或者药物中毒等引起肝硬化的病史;有无腹部外伤、手术、感染或者晚期肿瘤等可能引起门静脉炎症、栓塞或外在压迫的因素。询问上消化道出血的情况,主要是出血的时间、程度、次数、频度和治疗措施。有无输血史。了解有无脾功能亢进的表现,如贫血、经常感冒、牙龈和皮下出血、月经量多等。了解是否有过腹水的表现,如腹胀、食欲缺乏、乏力和下肢水肿等。

体检时注意营养状况,有无贫血貌、黄疸、肝掌、蜘蛛痣、腹壁脐周静脉曲张、肝脾大及腹水等。

对于血常规变化不完全符合脾功能亢进者,必要时需行骨髓穿刺涂片检查,以除外骨髓造血功能障碍。按照 Child 标准或者国内标准对肝功能检查指标进行分级,以评价患者的肝功能储备。病原学检查时应同时检测甲胎蛋白以除外伴发肝癌的可能。

影像学检查可显示肝、脾、门静脉系统的改变,内镜检查可显示食管胃底曲张静脉的情况,两者结合可为门静脉高压症提供一幅三维图像。这既有助于明确诊断,又可为制订治疗方案提供参考。

如有典型的病史,结合实验室检查、影像学检查和内镜检查,门静脉高压症的诊断均可确立。

四、鉴别诊断

(一)上消化道出血

凡遇急性上消化道出血患者,首先要鉴别出血的原因及部位,除了曲张静脉破裂出血以外,常见原因还有胃癌和胃十二指肠溃疡。

从病史上分析,胃癌好发于老年患者,多数有较长时间的中上腹隐痛不适、食欲缺乏、呕吐和消瘦。门静脉高压症好发于中年患者,有较长的肝炎、血吸虫病或者酗酒病史,表现为面色晦暗、肝掌、蜘蛛痣、腹壁静脉曲张、脾大和腹水。溃疡病好发于青年患者,季节变化易发,多数有空腹痛、嗳气和反酸等典型症状。从出血方式和量上分析,溃疡病和胃癌的出血量少,速度慢,以黑便为主,药物治疗有效。曲张静脉破裂的出血量大,速度快,以呕吐鲜血为主,同时伴有暗红色血便,药物治疗往往无效。

内镜检查对于急性上消化道出血的鉴别诊断很有价值,它既能及时地查明出血部位,进而明确出血原因,也能做应急止血治疗。值得注意的是,在门静脉高压症伴上消化道出血的患者中,有25%不是因为曲张静脉破裂,而是门脉高压性胃黏膜病变(PHG)或者胃溃疡。这些患者常合并有反流性胃炎,同时胃黏膜淤血、缺氧,从而导致胃黏膜糜烂出血。

如果情况不允许做内镜检查,可采用双气囊三腔管压迫法来帮助鉴别诊断。如经气囊填塞压迫后出血停止,胃管吸引液中不再有新鲜血液,可确定为食管胃底曲张静脉破裂出血。三腔管压迫同时也可用来暂时止血,避免患者失血过多,为下一步治疗争取时间。

(二)脾大和脾功能亢进

许多血液系统疾病也可能有脾大、周围血全血细胞减少等情况,但这些患者无肝炎病史,肝功能正常,内镜和影像学检查也没有门静脉压力增高的征象,一般容易鉴别。鉴别困难时可行骨髓穿刺涂片或活检。

(三)腹水

肝硬化腹水需要与肝静脉阻塞综合征、缩窄性心包炎、恶性肿瘤及腹腔炎症(特别是结核性腹膜炎)引起的腹水作鉴别。除了典型的病史和体征以外,影像学检查是很好的鉴别方法。绝大多数可借此得到明确的诊断。如果怀疑是恶性肿瘤和炎症引起的腹水,还可通过腹腔穿刺抽液来获得直接证据。

五、治疗

肝硬化的病理过程是难以逆转的,由肝硬化引起的门静脉高压症也是无法彻底治愈的。外科治疗只是针对其所引起的继发症状,如食管胃底静脉曲张、脾大和脾功能亢进、腹水而进行。其中又以防治食管胃底曲张静脉破裂出血为最主要的任务,目的是为了暂时挽救患者的生命,延缓肝功能的衰竭。本节主要介绍这方面的内容。

根据食管胃底曲张静脉破裂出血的自然病程,预防和控制上消化道出血的治疗包括3个层次:①预防首次出血,即初级预防;②控制活动性急性出血;③预防再出血。后两项称为次级预防。

(一)预防首次出血

药物是预防曲张静脉出血的重要方法。首选非选择性β受体阻滞剂,如普萘洛尔、纳多洛尔及噻吗洛尔等,这类药物的作用机制:①通过β_1受体阻滞减少心排血量,反射性引起脾动脉收缩,减少门静脉血流量;②通过β_2受体阻滞,促进内脏动脉收缩,减少门静脉血流量;③直接作用于门静脉侧支循环,降低食管、胃区域的血流量。研究证实给予足量非选择性β受体阻滞剂后门静脉压力可降低20%～30%,奇静脉压力可降低30%,首次出血的相对风险降低45%～50%,绝对风险降低10%。目前临床常用的是普萘洛尔(心得安),10～20 mg,1天2次,每隔1～3天增加原剂量的50%使之达到有效浓度。目标是使静息时心率下降到基础心率的75%或达50～60次/分,然后维持治疗至少1个月。可长期用药,根据心率调整剂量。普萘洛尔的禁忌证包括窦性心动过缓、支气管哮喘、慢性阻塞性肺部疾病、心力衰竭、低血压、房室传导阻滞及Ⅰ型糖尿病等。

扩血管药物如硝酸酯类也能降低门静脉和侧支循环的阻力,从而降低门静脉压力。但没有证据表明其在降低首次出血发生率和死亡率方面的优势。所以,目前不主张单独或联合使用硝酸酯类药物来预防首次出血。

内镜治疗也可以用于预防首次出血。相比硬化剂治疗,套扎治疗根除曲张静脉快,并发症少,疗效优于药物治疗,因此可推荐使用。

是否需要行手术以预防首次出血,目前还存在争议。大量统计数据表明,肝硬化患者中约有40%存在食管胃底静脉曲张,而其中50%～60%可能并发大出血。这说明有食管胃底静脉曲张的患者不一定会发生大出血。临床上还看到,部分从未出血的患者在预防性手术后反而发生出血。另外,肝炎后肝硬化患者的肝功能损害都比较严重,手术也会给他们带来额外负担,因此一般不主张做预防性手术。

(二)控制活动性急性出血

食管胃底曲张静脉破裂出血的特点是来势迅猛,出血量大,如不及时治疗很快就会危及生命。因此,处理一定要争分夺秒,不一定非要等待诊断明确。

1.初步处理

初步处理包括维持循环、呼吸功能和护肝疗法3个方面。在严密监测血压、脉搏和呼吸的同时,应立即补液、输血,防止休克。如果收缩压低于 10.7 kPa(80 mmHg),估计失血量已达800 mL 以上,应快速输血。补液、输血时应该注意:①切忌过量输血,由于肝硬化患者均存在水钠潴留,血浆容量比正常人高,过多的输注反而会导致门静脉压力增高而再出血。因此,在补充丧失量时只需维持有效循环或使血细胞比容维持在30%即可;②以输注 24 小时内新鲜血为宜,由于肝硬化患者缺乏凝血因子并伴有纤溶系统异常,血小板计数也明显减少,大量输注库存血会加重凝血功能障碍。另外,肝硬化患者红细胞内缺乏具有将氧转运到组织能力的 2,3-双磷酸甘油酸,而库存血中此物质也呈进行性降低,因此新鲜血不但能纠正凝血功能障碍,而且还能改善组织的氧供。如果无条件输注新鲜血,可在输血的同时加输适量新鲜血浆及血小板;③避免或少用含盐溶液,因为肝硬化患者存在高醛固酮血症,水钠潴留,含盐溶液会促进腹水的形成。

出血时应维持呼吸道的通畅,给氧。有大量呕血时应让患者头侧转,防止误吸导致窒息。年老体弱、病情危重者可考虑呼吸机维持呼吸。

出血时应给予护肝药物,改善肝功能。忌用任何对肝肾有损害的药物,如镇静药、氨基糖苷类抗生素。出血时容易并发肝性脑病,原因有血氨升高、脑缺氧、低钾血症和过量使用镇静药等,而血氨升高是主要原因。因此,预防肝性脑病除了积极改善肝血供以外,可给予高浓度葡萄糖液和大量维生素,必要时还可加用脱氨药物如乙酰谷氨酰胺与谷氨酸盐,以及左旋多巴(对抗假性神经递质制剂)。支链氨基酸对维持营养和防治肝性脑病有重要价值。同时清除肠道内积血。为抑制肠道细菌繁殖以减少氨的形成和吸收,可经胃管或三腔管用低温盐水灌洗胃腔内积血。然后用 50%硫酸镁 60 mL 加新霉素 4 g 由胃管内注入,亦可口服 10%甘露醇溶液导泻或盐水溶液灌肠。忌用肥皂水灌肠,因碱性环境有利于氨的吸收,易诱发肝性脑病。半乳糖苷-果糖口服或灌肠也可减少氨的吸收,还可以促进肠蠕动,加快肠道积血的排出。

由于呕吐(吐血)、胃肠减压及冲洗,患者容易出现低钾血症和代谢性碱中毒。使用利尿剂也可增加尿钾的丢失,加重碱中毒。两者共同作用既可以阻碍氧向组织中释放,又可增加氨通过血-脑屏障的能力,加重肝功能的损害,诱发肝性脑病。因此,应密切监测血气分析和电解质,及时纠正低钾血症和代谢性碱中毒。

2.止血治疗

(1)药物止血:门静脉压力的高低取决于门静脉血流量的多少,以及肝内和门体间侧支循环的压力高低这两个因素。门静脉血流量取决于心排血量和内脏小动脉的张力。血管收缩剂和血管扩张剂是经常使用的两类止血药物,前者选择性作用于内脏血管床,通过减少门静脉血流量直接降低门静脉压力,而后者是通过减小门静脉和肝血窦的阻力来降低门静脉压力,两类药物联合应用可以最大限度地达到降压的目的。

特利加压素是人工合成的赖氨酸血管升压素,具有双重效应:即刻发挥缩血管作用,然后其末端甘氨酰基脱落,转化为血管升压素继续发挥晚发的缩血管效应。因此它的生物活性更持久,且因为对平滑肌无作用而使全身反应轻,临床推荐为一线使用。特利加压素的标准给药方式为:最初 24 小时用 2 mg,每 4 小时静脉注射 1 次,随后 24 小时用 1 mg,每 4 小时静脉注射 1 次。

血管升压素:为半衰期很短的肽类,具有强烈的收缩内脏血管、减少心排血量、减慢心率、减少门静脉血流量及降低肝静脉楔压的作用。常用剂量:以 5% 葡萄糖注射液将药物稀释成 $0.1\sim$ 0.3 U/mL,用 0.4 U/min 速度进行外周静脉滴注,并维持 24 小时。若有效,第 2 天减半用量,第 3 天用 1/4 剂量。此药最严重的并发症为脑血管意外、下肢及心肌缺血,因此不作为一线治疗。使用时应同时静脉滴注硝酸甘油($10\sim50~\mu g/min$),这样不仅可抵消对心肌的不良反应,而且可使门静脉压力下降更明显。另外,血管升压素还具有抗利尿激素作用,可导致稀释性低钠血症、尿少及腹绞痛,使用时应注意。

生长抑素:天然的生长抑素为 14 肽,由下丘脑的正中隆起和胰岛的 α 细胞合成和分泌。除了具有调节内分泌激素的作用外,还具有血管活性作用,故可用于急性出血的治疗。生长抑素可选择性地减少内脏尤其是肝的血流量,因此具有降低门静脉压力和减少侧支循环血流量的作用。同时对全身其他部位血管没有影响,心搏出量和血压不会改变。生长抑素在肝代谢,其半衰期非常短,正常人仅 $2\sim3$ 分钟,肝硬化者为 $3\sim4.8$ 分钟。所以需要不间断静脉滴注。用法为首剂 $250~\mu g$ 静脉推注,继以 $250~\mu g/h$ 持续静脉滴注,必要时可将剂量加倍。有证据表明双倍剂量的效果优于标准剂量。人工合成的 8 肽生长抑素类似物——奥曲肽,其半衰期可达 $70\sim90$ 分钟,作用更强,持续时间更长。用法为首剂 $100~\mu g$ 静脉推注,继以 $25\sim50~\mu g/h$ 持续静脉滴注。生长抑素应该在出血后尽早使用,一般维持 $3\sim5$ 天,短期内无效应考虑其他止血措施。

(2)三腔管止血:由于患者出血程度的减轻和药物控制出血的效率提高,真正需要使用三腔管来止血的患者明显减少,占 5%～10%。这项措施是过渡性的,目的就是暂时止血或减少出血量,为后续治疗赢得时间。它操作简便,不需要特殊设备,止血疗效确切,可以在大多数医院开展。现在最常用的是双气囊三腔管,胃气囊呈球形,容积 200 mL,用于压迫胃底及贲门以减少自胃向食管曲张静脉的血流,也能直接压迫胃底的曲张静脉。食管气囊呈椭圆形,容积 150 mL,用于直接压迫食管下段的曲张静脉。三腔管还有一腔通胃腔,经此腔可以行吸引、冲洗和注入药物、营养等治疗。三腔管主要用于下列情况:①药物治疗无效且无内镜治疗条件;②内镜治疗无效且无手术条件;③作为术前准备以减少失血量,改善患者情况的措施。首次使用三腔管止血的有效率达 80%,但拔管后再出血率为 21%～46%,且与肝功能代偿情况直接有关。再出血后再压迫的止血率仅为 60%,而第 2 次止血后再出血率为 40%。

应用三腔管的患者应安置在监护室里。放置前应做好解释工作,减轻患者的心理负担。放置时应该迅速、准确。放置后应让患者侧卧或头部侧转,便于吐出唾液。定时吸尽咽喉部分泌物,以防发生吸入性肺炎。三腔管放置后应做标记,严密观察,慎防气囊上滑堵塞咽喉引起窒息。注水及牵引力量要适度,一般牵引力为 250 g。放置期间应每隔 12 小时将气囊放空 10～20 分钟,以免压迫过久使食管胃底黏膜糜烂、坏死,甚至破裂。三腔管一般先放置 24 小时,如出血停止,可先排空食管气囊,再排空胃气囊,观察 12～24 小时。如又有出血可再向胃、食管气囊注水并牵引,如确已止血,可将管慢慢拉出,拔管前宜让患者口服适量液状石蜡。放置三腔管的时间不宜超过 3 天,如果仍有出血则三腔管压迫治疗无效,应考虑采取其他方法。三腔管的并发症发生率为 10%～20%,主要有鼻孔区压迫性坏死、吸入性肺炎、纵隔填塞、窒息、食管破裂等。已有致死性并发症的报道。

(3)内镜止血:急症内镜既可以明确或证实出血的部位,又可以进行止血治疗,是非手术止血中必不可少的、首选的方法。

硬化剂注射治疗(EST):经内镜将硬化剂注射到食管胃底的曲张静脉周围或血管腔内,既可栓塞或压迫曲张静脉而控制出血,又可保留其他高压的门静脉属支以维持肝的血供。常用硬化剂为 1%乙氧硬化醇,每次注射 3～4 个点,每点 4～5 mL,快速推注。注射后局部变白,24 小时形成静脉血栓、局部坏死。7 天左右形成溃疡,1 个月左右纤维化。出血患者经药物或三腔管压迫初步奏效后 6～24 小时或止血后 1～5 天就可行 EST。初步止血成功后,需在 3 天或 1 周后重复注射。如经注射治疗后未再出血,亦应在半年及一年时再注射一次,以防血管再通而再次出血。EST 的急症止血率可达 90%以上,但近期再出血率为 25%～30%。说明 EST 适用于急症止血,待出血停止后还应采用其他措施以防止再出血。EST 的并发症发生率为 9%,主要有胸痛、食管黏膜脱落、食管漏、食管狭窄、一过性菌血症、门静脉栓塞及肺栓塞等。

食管曲张静脉套扎治疗(EBL):在内镜下用橡皮圈套扎曲张静脉以达到止血的目的。其方法是在贲门上 5 cm 范围内套扎 6～8 个部位的曲张静脉。EBL 的急症止血率为 70%～96%,并发症发生率低于 EST,但再出血率高于 EST。

EST 和 EBL 不适合用于胃底曲张静脉破裂出血,因为胃底组织较薄,易致穿孔。

组织黏合剂注射治疗:组织黏合剂是一种合成胶,常用的是氰丙烯酸盐黏合剂。黏合剂一旦与弱碱性物质如水或者血液接触则迅速发生聚合反应,有使血管闭塞的效果。方法是将 1∶1 的碘油和黏合剂混合液 1～2 mL 快速注入曲张静脉腔内,每次注射 1～2 点。注射后黏合剂立即闭塞血管,使血管发生炎症反应,最终纤维化,而黏合剂团块作为异物被自然排入胃腔,这一过程需 1～12 个月。此方法的急症止血率为 97%,近期再出血率仅 5%。并发症发生率为 5.1%,主要有咳嗽、脾梗死、小支气管动脉栓塞、脓毒症、短暂偏瘫等。此方法可用于胃底曲张静脉破裂出血的治疗。

(4)介入治疗止血:介入治疗包括脾动脉部分栓塞术(PSE)、经皮肝食管胃底曲张静脉栓塞术(PTVE)和经颈静脉肝内门腔静脉分流术(TIPSS)。后两者可用于急症止血治疗。

PTVE:1974 年由瑞典人 Landerquist 和 Vang 首先应用于临床。在局麻下经皮穿刺肝内门静脉,插入导管选择性地送入胃冠状静脉,注入栓塞剂堵塞曲张静脉可达到止血目的。常用栓塞剂有无水乙醇、吸收性明胶海绵和不锈钢圈等。这种方法适用于药物、三腔管和内镜治疗无效而肝功能严重失代偿的患者。PTVE 的急症止血率为 70%～95%,与内镜治疗相当。技术失败率为 5%～30%。早期再出血率为 20%～50%。并发症有腹腔内出血、血气胸和动脉栓塞(肺、脑、门静脉)等。由于 PTVE 不能降低门静脉压力,再出血率较高,故它只是一种暂时性的止血措施。待患者病情稳定、肝功能部分恢复后,还应该采取其他的治疗预防再出血。

TIPSS:1988 年由德国人 Richter 首先应用于临床。它是利用特殊的器械,通过颈静脉在肝内的肝静脉和门静脉之间建立起一个有效的分流通道,使一部分门静脉血不通过肝而直接进入体循环,从而降低门静脉压力,达到止血的目的。常用的金属内支架有 Wallstent、Palmaz、Strecker-stent 及国产内支架等。适应证:①肝移植患者在等待肝供体期间发生大出血;②非手术治疗无效而外科手术风险极大的出血患者;③外科手术后或内镜治疗后再出血的患者。如肝内外门静脉系统有血栓或闭塞则不适用。据资料报道,TIPSS 术后门静脉主干压力可由 3.9 kPa(29.3 mmHg)±0.3 kPa(2.4 mmHg)降至 2.2 kPa(16.5 mmHg)±0.2 kPa (1.5 mmHg)。血流量可由 13.5 cm/s±4.8 cm/s 增至 52.0 cm/s±14.5 cm/s。曲张静脉消失率为 75%,急症止血率为 88%,技术成功率为 85%～96%。并发症有腹腔内出血、胆道损伤、肝功能损害、感染和肝性脑病等。TIPSS 术后支架的高狭窄率和闭塞率是影响其中远期疗效的主要因素。6 个月、12 个月的严重狭窄或闭塞发生率分别为 17%～50%、23%～87%。若能解决好这一问题,则 TIPSS 可能得到更广泛的应用。

(5)手术止血:如果选择适当,前述的几种治疗方法可使大多数患者出血停止或者减轻,顺利地度过出血的危险期,为下一步预防再出血治疗创造全身和局部条件。所以,目前多不主张在出血时行急诊手术。当然,如果经过 24～48 小时非手术治疗,出血仍未被控制,或虽一度停止又复发出血,此时过多的等待只会导致休克、肝功能恶化,丧失手术时机。因此,在这种情况下,只要患者肝功能尚可,如没有明显黄疸和肝性脑病,转氨酶正常,少量腹水,就应该积极地施行急症手术以挽救生命,手术方式以创伤小、时间短、止血效果确切的断流术为主。据资料报道断流术的急症止血率为 94.9%。

(三)预防再出血

如前所述,门静脉高压症患者一旦发生出血,1 年内再出血率可达 70%,2 年内接近 100%。每次出血都可加重肝功能损害,最终导致肝衰竭。所以,预防再出血不仅能及时挽救患者的生命,而且能阻止或延缓肝功能的恶化,所以是治疗过程中的重要举措。

1.内镜治疗

由于技术和器械的进步,内镜已经成为预防再出血的重要手段。其优点是操作容易,创伤小,可重复使用,在一定时期内可降低再出血风险。缺点是曲张静脉复发率高,因此长期效果不甚理想。相比硬化剂注射,套扎术更加适合用于预防再出血。

2.药物治疗

β 受体阻滞剂是预防再出血的主要药物。与内镜相比,药物具有风险低、花费少的优点,但再出血率较高。因此,现在多数是将药物和内镜治疗联合应用。文献报道,套扎术联合 β 受体阻滞剂的疗效优于单独使用药物或内镜治疗的疗效。

3.介入治疗

脾动脉部分栓塞术(PSE)可以用于预防再出血。优点是创伤小、并发症少、适应证广,特别适用于年老体弱、肝功能严重衰竭无法耐受手术的患者。但是,PSE 降低门静脉压力的作用是短暂的,一般 3～4 天后就逐渐恢复到术前水平。因此其远期疗效不理想。而且脾动脉分支栓塞后,其所供应的脾组织发生缺血、坏死,继而与膈肌致密性粘连,侧支血管形成,增加以后脾切除术的难度。因此,对于以后可能手术治疗的患者来说,PSE 应当慎用。

经颈静脉肝内门腔静脉分流术(TIPSS)相当于外科分流手术,也可用于预防再出血。但是,TIPSS 术后的高狭窄率和闭塞率是影响其中长期效果的主要因素,所以目前主要应用于年老体弱、肝功能 Child C 级不适合手术,或者在等待肝移植期间有出血危险的患者。

4.手术治疗

虽然肝移植是治疗门静脉高压症的最好方法,但是由于供肝有限,治疗费用昂贵等原因,肝移植还难成为常规治疗手段。因此,传统的分流或断流手术在预防再出血中仍然占有重要地位。尽管手术也是一种治标不治本的方法,但相对于其他治疗手段来说,其预防再出血的长期效果仍有优势。

（1）手术时机：手术时机的选择非常重要，因为出血后患者的全身状况和肝功能都有不同程度的减退。表现为营养不良、贫血、黄疸、腹水和凝血功能障碍。过早手术不仅会使手术本身风险增加，而且会增加术后并发症发生率和死亡率。但是过长时间的准备可能会等来再次出血，从而错失手术时机。有上消化道大出血史的患者，只要肝功能条件允许，宜尽早手术。近期有大出血的患者，在积极护肝、控制门静脉压力的准备下，宜在 1 个月内择期手术。

（2）术式选择：以往的经验是根据肝功能 Child 分级来选择手术方式：对 A、B 级的患者，可选择行分流或断流术。对 C 级的患者应积极内科治疗，待恢复到 B 级时再手术，术式也宜选择断流术。若肝功能始终处于 C 级，则应放弃手术。但是肝功能 Child 分级反映的是肝功能储备，强调的是手术的耐受性，它没有考虑门静脉系统的血流动力学变化。

随着对门静脉系统血流动力学的认识加深，现在的个体化治疗是强调根据术前和/或术中获得的门静脉系统数据来选择手术方式。术前主要依靠影像学资料，其中最简便和常用的是磁共振门静脉系统成像和彩超，从中可以估计门静脉血流量和血流方向，为术式的选择提供一定的参考：①如果门静脉为向肝血流且灌注接近正常，可行断流术；②如果门静脉为离肝血流，可行脾-肾静脉分流术、肠-腔静脉侧-侧或架桥分流术，不宜行断流术、肠-腔静脉端-侧分流术及远端脾-肾静脉分流术（Warren 术）；③如果门静脉系统广泛血栓形成，则不宜行断流术或任何类型的分流术。术中插管直接测定门静脉压力是最简单、可靠的方法，比较脾切除前后的门静脉压力改变对选择术式、判断预后具有较强的指导意义。如果切脾后门静脉压力 <0.4 kPa（35 mmH$_2$O），仅行断流术即可。如 >0.4 kPa（35 mmH$_2$O），则宜在断流术基础上再加行分流术，如脾-肾或脾-腔静脉分流术。

（3）分流术：分流术是使门静脉系统的血流全部或部分不经过肝而流入体静脉系统，降低门静脉压力，从而达到止血的目的。分流术的种类很多，根据对门静脉血流的不同影响分为完全性、部分性和选择性3种。完全性分流有门-腔静脉分流术。部分性分流有脾-肾或脾-腔静脉分流术、肠-腔静脉分流术及限制性门-腔静脉分流术等。选择性分流有 Warren 术和冠-腔静脉分流术。这样的分类是有时限性的，如部分性分流随着时间的推移可转变为完全性分流，选择性分流到后期可能失去特性而成为完全性分流。血管吻合的方式也很多，有端-侧、侧端、侧-侧和 H 架桥，主要根据手术类型、局部解剖条件和术者的经验来选择。许多分流术式由于操作复杂、并发症多和疗效不甚理想而已被淘汰，目前国内应用比较多的有脾-肾静脉分流术、脾-腔静脉分流术、肠-腔静脉侧-侧或 H 架桥分流术和 Warren 术。

脾-肾静脉分流术：1947 年由 Linton 首先应用于临床。方法就是脾切除后行脾静脉与左肾静脉端-侧吻合，使门静脉血通过肾静脉直接进入体循环。它的优点在于：①直接降低胃脾区静脉压力；②减少脾脏回血负荷，同时有效解除脾功能亢进症状；③维持一定的门静脉向肝血流，减少肝性脑病的发生；④脾静脉口径相对固定，不会随时间推移而明显扩张；⑤保留门静脉和肠系膜上静脉的完整性，留作以后手术备用。北京人民医院报道 140 例的术后再出血率为 2.7%，肝性脑病发生率为 3.8%，5 年、10 年和 15 年生存率分别为 67.8%、52% 和 50%，总体疗效较好。适应证：肝功能 Child A、B 级，反复发生上消化道出血伴中度以上脾大和明显的脾功能亢进，食管胃底中重度静脉曲张，术中脾切除后门静脉压力 >3.4 kPa（35 cmH$_2$O），脾静脉直径 >10 mm，左肾静脉直径 >8 mm，左肾功能良好。禁忌证：年龄 >60 岁，伴有严重的心、肺、肾等器官功能不全；肝功能 Child C 级；急性上消化道大出血；有食管胃底静脉曲张，但无上消化道出血史；有胰腺炎史或脾静脉内血栓形成。

脾-腔静脉分流术：1961 年由麻田首先应用于临床，是脾-肾分流术的变种，适用于肥胖、肾静脉显露困难和肾有病变的患者。由于下腔静脉管壁厚、管径大，故无论是解剖还是血管吻合均较肾静脉容易。另外，下腔静脉血流量大，吻合口不易发生狭窄或血栓形成。其疗效优于脾-肾分流术，而肝性脑病发生率低于门-腔分流术。钱志祥等报道 24 例的手术死亡率为 4.2%，无近期再出血。平均随访 18 年，再出血率为 4.3%，肝性脑病发生率为 4.3%。5、10 和 15 年生存率分别为 87%、78.3% 和 74%。但是，由于脾、腔静脉距离较远，所以要求脾静脉游离要足够长，在有胰腺炎症或脾蒂较短的患者，解剖难度较大。另外，在吻合时要尽量避免脾静脉扭曲及成角，防止吻合口栓塞。所以，从解剖条件上来看能适合此术式的患者并不多。适应证和禁忌证同脾-肾分流术。

肠-腔静脉分流术：20 世纪 50 年代初由法国的 Marion 和 Clatworthy 首先应用于临床。现在多用于术后再出血和联合手术中。该术式的优点是操作简便、分流量适中、降压范围合理、术后肝性脑病发生率低。常用的吻合方式有 H 型架桥、侧-侧吻合和端-侧吻合。后者由于存在术后下肢水肿和严重的肝性脑病而被弃用。H 型架桥有两个吻合口，且血流流经此处时呈直角状态，所以容易导致血流缓慢、淤滞，血栓形成。这在选用人造血管架桥时更加明显。侧-侧吻合时血流可以直接从高压的肠系膜上静脉注入下腔静脉，不需要转两个直角，降压效果即刻出现且不容易形成血栓。因此，目前首选侧-侧吻合，吻合口径＜10 mm。此方法受局部解剖条件的限制较多，如肠系膜上静脉的外科干长度过短或肠、腔静脉间距过宽，易使吻合口张力过大甚至吻合困难。所以在解剖条件不理想时宜采用 H 形架桥。适应证：反复发生上消化道出血，食管胃底中重度静脉曲张，且脾、肾静脉局部条件不理想；断流术后或门-体分流术后再出血。

Warren 术：1967 年由 Warren 首先应用于临床。1989 年 Warren 又提出应在分流前完全离断脾静脉的胰腺属支。因此，现在的 Warren 术应包括远端脾-肾静脉分流术＋脾-胰断流术，它属于选择性分流术。在门静脉高压状态下，内脏循环分为肠系膜区和胃脾区，两者在功能上保持相对独立。Warren 术能够降低胃脾区的压力和血流量以防止食管胃底曲张静脉破裂出血，同时保持肠系膜区的高压状态以保证门静脉向肝血流。为防止术后脾静脉"盗血"，要求术中结扎脾静脉的所有属支、肠系膜下静脉、胃右静脉、胃网膜右静脉和胃左静脉。Henderson 分析 25 所医院的 1 000 例患者，手术死亡率为 9%，再出血率为 7%，肝性脑病发生率为 5%～10%，5 年生存率为 70%～80%。虽然此术式在理论上最符合门静脉高压症的病理生理改变，但在实践中仍存在不少问题，比如手术操作复杂，手术时间长，术后易产生吻合口血栓、腹水、淋巴漏和乳糜漏等，临床效果远不如报道的好。因此，目前主要用于肝移植等待供体及有保留脾脏要求（如青少年）的患者。

（4）断流术：断流术是通过阻断门、奇静脉之间的反常血流，达到止血的目的。近年来国内应用广泛，目前已占到门静脉高压症手术的 90%。与分流术相比，断流术有以下特点：①术后门静脉压力不降反升，增加了门静脉向肝血流；②主要阻断脾胃区，特别是胃左静脉（冠状静脉食管支）的血流，针对性强，止血效果迅速而确切；③术后并发症少，肝功能损害轻，肝性脑病发生率低；④手术适应证较宽；⑤操作相对简单，适合在基层医院开展。断流术的方式很多，国内主要应用贲门周围血管离断术及联合断流术。

贲门周围血管离断术（Hassab 手术）：1967 年由 Hassab 首先应用于临床。原方法仅游离食管下段约 3 cm，没有切断、结扎高位食管支和/或异位高位食管支。虽然操作简单，急症止血效果确切,但术后再出血率较高。因此,裘法祖等对其进行了改进,要求至少游离食管下段5～7 cm,结扎冠状静脉食管支、高位食管支和异位高位食管支。经过多年的实践,此术式更趋完善,逐渐成为治疗门静脉高压症的主要术式。操作上主要有以下几方面要求。①有效:紧贴胃食管外壁,彻底离断所有进入的穿支血管;②安全:减轻手术创伤,简化操作步骤;③合理:保留食管旁静脉丛,在一定程度上保留门-体间自发形成的分流。杨镇等报道431例的手术死亡率为5.1%,急诊止血率为94.9%。平均随访3.8年,5年、10年再出血率为6.2%、13.3%。5年、10年肝性脑病发生率为2.5%、4.1%。5年、10年生存率可分别达到94.1%、70.7%。适应证:反复发生上消化道出血;急性上消化道大出血,非手术治疗无效;无上消化道出血史,但有食管胃底中重度静脉曲张伴红色征、脾大和脾功能亢进;分流术后再出血;区域性门静脉高压症。禁忌证:肝功能 Child C 级,经过积极的内科治疗无改善;老年患者伴有严重的心、肺、肾等器官功能不全;门静脉和脾静脉内广泛血栓形成;无上消化道出血史,仅有轻度食管胃底静脉曲张、脾大和脾功能亢进;脾动脉栓塞术后。

　　联合断流术(改良 Sugiura 术):1973 年由 Sugiura 首先应用于临床。Sugiura 认为食管胃底黏膜下曲张静脉内的反常血流占到脾胃区的1/8～1/6,这是 Hassab 术后再出血率较高的主要原因。因此,他主张在 Hassab 手术后再横断食管下端或胃底的黏膜下静脉网以降低再出血率。Sugiura 报道 671 例的手术死亡率为 4.9%,术后再出血率为 1.4%,无肝性脑病。由于 Sugiura 术式要分胸、腹二期施行,患者往往无法耐受,手术死亡率高。因此,许多学者对 Sugiura 术进行了改良,目前常用的方法是完全经腹行脾切除＋Hassab术,然后再阻断食管胃底黏膜下的反常血流。阻断方法:①食管下端或胃底横断再吻合术;②食管下端胃底切除术;③食管下端或胃底环形缝扎术;④胃底黏膜下血管环扎术;⑤Nissen胃底折叠术等。目前这部分操作基本上由吻合器或闭合器来完成。复旦大学中山医院普外科在 1995－2005 年共完成 174 例改良 Sugiura术,采用的是闭合器胃底胃壁钉合术。在完成脾切除＋Hassab术后,在胃底、体交界处大弯侧切开胃壁1 cm,放入直线型切割吻合器(75～80 mm,先将刀片去除)或钳闭器(XF90),先钳夹胃前壁,换钉仓后再钳夹胃后壁,最后缝合胃壁上小切口。手术死亡率为 2.3%,并发症发生率为11.5%,无肝性脑病。远期再出血率、肝性脑病发生率和 5 年生存率分别为 15%、2%和95.2%,因此我们认为改良 Sugiura 术是治疗门静脉高压症的理想术式。手术适应证和禁忌证同贲门周围血管离断术。

　　(5)联合手术:由于分流、断流术的疗效不能令人满意,因此,从 20 世纪90 年代开始有人尝试行联合手术,以期取长补短,获得较分流或断流单一手术更好的临床效果。所谓的联合手术就是在一次手术中同时做断流术和分流术,断流术采用贲门周围血管离断术,分流术采用脾-肾静脉分流术,肠-腔静脉侧-侧或 H 型架桥分流术。目前认为分、断流联合手术具有以下优点:①直接去除引起上消化道出血的食管胃底曲张静脉,减少再出血的机会;②缓解离断侧支后的门静脉高血流状态,降低门静脉压力;③减轻和预防门静脉高压性胃病。第二军医大学长征医院总结了12 年 117 例联合手术的效果。与术前相比,门静脉直径平均缩小 0.4 cm,压力平均下降 16%。无手术死亡,近期无再出血,远期再出血率为 8.3%,肝性脑病发生率为 16.6%。5、10 年生存率分别为 98.3%及 84.6%。吴志勇等指出在各种联合手术中,脾切除、脾-肾静脉分流加贲门周围血管离断术不受门静脉血流动力学状态的限制,手术适应证宽。而且可预防脾、门静脉血栓形成,保持肠系膜上-门静脉的血流通畅,为将来可能的分流术或肝移植保留合适的血管条件。认为这种术式可作为联合手术中的首选。但也有学者提出,门静脉高压症的手术效果取决于患者的肝功能状况,与术式关系不大。既然如此,就没有必要在断流术的基础上再行分流术,这样只能增加手术难度和创伤,延长手术时间,加重肝功能的损害。分、断流联合手术有无优势,尚需要大样本前瞻性临床研究进行深入的探讨。

(张　健)

第二节　肝　囊　肿

一、病因与病理

肝囊肿临床上较为常见,分先天性与后天性两大类,后天性多为创伤、炎症或肿瘤性因素所致,以寄生虫性如肝棘球蚴感染所致最多见。先天性肝囊肿又称真性囊肿,最为多见,其发生原因不明,可由先天性因素所致,可能与肝内迷走胆管与淋巴管在胚胎期的发育障碍,或局部淋巴管因炎性上皮增生阻塞,导致管腔内分泌物滞留所致。可单发,亦可多发,女性多于男性,从统计学资料来看,多发性肝囊肿多有家族遗传因素。

肝囊肿多根据形态学或病因学进行分类,Debakey 根据病因将肝囊肿分为先天性和后天性两大类,其中先天性肝囊肿又可分为原发性肝实质肝囊肿和原发性胆管性肝囊肿,前者又可分为孤立性和多发性肝囊肿;后者则可分为局限性肝内主要胆管扩张和 Caroli 病。后天性肝囊肿可分为外伤性、炎症性和肿瘤性,炎症性肝囊肿可由胆管炎性或结石滞留引起,也可与肝包囊病有关。肿瘤性肝囊肿则可分为皮样囊肿、囊腺瘤或恶性肿瘤引起的继发性囊肿。

孤立性肝囊肿多发生于肝右叶,囊肿直径一般从数毫米至 30 cm 不等,囊内容物多为清晰、水样黄色液体,呈中性或碱性反应,含液量一般在 500 mL 以上,囊液含有清蛋白、黏蛋白、胆固醇、白细胞、酪氨酸等,少数与胆管相通者可含有胆汁,若囊内出血可呈咖啡样。囊壁表面平滑反光,呈乳白色或灰蓝色,部分菲薄透明,可见血管走行。囊肿包膜通常较完整,囊壁组织学可分3 层:①纤维结缔组织内层,往往衬以柱状或立方上皮细胞;②致密结缔组织中层,以致密结缔组织成分为主,细胞少;③外层为中等致密的结缔组织,内有大量的血管、胆管通过,并有肝细胞,偶可见肌肉组织成分。

多发性肝囊肿分两种情况,一种为散在的肝实质内很小的囊肿,另一种为多囊肝,累及整个肝脏,肝脏被无数大小不等的囊肿占据。显微镜下囊肿上皮可变性扁平或缺如;外层为胶原组织,囊壁之间可见为数较多的小胆管和肝细胞。多数情况下合并多囊肾、多囊脾,有的还可能同时合并其他脏器的先天性畸形。

二、临床表现

由于肝囊肿生长缓慢,多数囊肿较小且囊内压低,临床上可无任何症状。但随着病变的持续发展,囊肿逐渐增大,可出现邻近脏器压迫症状,如上腹饱胀不适,甚至隐痛、恶心、呕吐等,少数患者因囊肿破裂或囊内出血而出现急性腹痛。晚期可引起肝功能损害而出现腹水、黄疸、肝大及食管静脉曲张等表现,囊肿伴有继发感染时可出现畏寒、发热等症状。体检可发现上腹部包块,肝大,可随呼吸上下移动、表面光滑的囊性肿物及脾大、腹水及黄疸等相应体征。

肝囊肿巨大时 X 线平片可有膈肌抬高,胃肠受压移位等征象。

B 超检查见肝内一个或多个圆形、椭圆形无回声暗区,大小不等,囊壁菲薄,边缘光滑整齐,后方有增强效应。囊肿内如合并出血、感染,则液性暗区内可见细小点状回声漂浮,部分多房性囊肿可见分隔状光带。

CT 表现为外形光滑、境界清楚、密度均匀一致。平扫 CT 值在 $0\sim20$ HU,增强扫描注射造影剂后囊肿的 CT 值不变,周围正常肝组织强化后使对比更清楚。

MRI 图像 T_1 加权呈极低信号,强度均匀,边界清楚;质子加权多数呈等信号,少数可呈略低信号;T_2 加权均呈高信号,边界清楚;增强后 T_1 加权囊肿不强化。

三、诊断

肝囊肿诊断多不困难,结合患者体征及 B 超、CT 等影像学检查资料多可作出明确诊断,但如要对囊肿的病因作出明确判断,需密切结合病史,应注意与下列疾病相鉴别:①肝棘球蚴囊肿。有疫区居住史,嗜伊红细胞增多,Casoni 试验阳性,超声检查可在囊内显示少数漂浮移动点或多房性、较小囊状集合体图像。②肝脓肿。有炎症史,肝区有明显压痛、叩击痛,B 超检查在未液化的声像图上,多呈密集的点状、线状回声,脓肿液化时无回声区与肝囊肿相似,但肝脓肿呈不规则的透声区,无回声区内见杂乱强回声,长期慢性的肝脓肿,内层常有肉芽增生,回声极不规则,壁厚,有时可见伴声影的钙化强回声。③巨大肝癌中心液化。有肝硬化史及进行性恶病质,B 超、CT 均可见肿瘤轮廓,病灶内为不规则液性占位。

四、治疗

对体检偶尔发现的小而无症状的肝囊肿可定期观察,无须特殊治疗,但需警惕其发生恶变。对于囊肿近期生长迅速,疑有恶变倾向者,宜及早手术治疗。

(一)孤立性肝囊肿的治疗

1.B 超引导下囊肿穿刺抽液术

B 超引导下囊肿穿刺抽液术适用于浅表的肝囊肿,或患者体质差,不能耐受手术,囊肿巨大有压迫症状者。抽液可缓解症状,但穿刺抽液后往往复发,需反复抽液,有继发出血和细菌感染的可能。近年有报道经穿刺抽液后向囊内注入无水乙醇或其他硬化剂的治疗方法,但远期效果尚不肯定,有待进一步观察。

2.囊肿开窗术或次全切除术

囊肿开窗术或次全切除术适用于巨大的肝表面孤立性囊肿,在囊壁最菲薄、浅表的地方切除 1/3 左右的囊壁,充分引流囊液。

3.囊肿或肝叶切除术

囊肿在肝脏的周边部位或大部分突出肝外或带蒂悬垂者,可行囊肿切除。若术中发现肝囊肿较大或多个囊肿集中某叶或囊肿合并感染及出血,可行肝叶切除。此外,对疑有恶变的囊性病变,如肿瘤囊液为血性或黏液性或囊壁厚薄不一,有乳头状赘生物时,可即时送病理活检,一旦明确,则行完整肝叶切除。

4.囊肿内引流

术中探查如发现有胆汁成分则提示囊肿与肝内胆管相通,可行囊肿-空肠 Roux-en-Y 吻合术。

(二)多发性肝囊肿的治疗

多发性肝囊肿一般不宜手术治疗,若因某个大囊肿或几处较大囊肿引起症状时,可考虑行一处或多处开窗术,晚期合并肝功能损害,有多囊肾、多囊膜等,可行肝移植或肝、肾多脏器联合移植。

(张　健)

第三节　肝　脓　肿

一、细菌性肝脓肿

(一)流行病学

细菌性肝脓肿通常指由化脓性细菌引起的感染,故亦称化脓性肝脓肿。本病病原菌可来自胆管疾病(占 16%～40%),门静脉血行感染(占 8%～24%),经肝动脉血行感染报道不一,最多者为 45%,直接感染者少见,隐匿感染占 10%～15%。致病菌以革兰阴性菌最多见,其中 2/3 为大肠埃希菌,粪链球菌和变形杆菌次之;革兰阳性球菌以金黄色葡萄球菌最常见。临床常见多种细菌的混合感染。细菌性肝脓肿 70%～83% 发生于肝右叶,这与门静脉分支走行有关。左叶者占 10%～16%;左右叶均感染者为 6%～14%。脓肿多为单发且大,多发者较少且小。少数细菌性肝脓肿患者的肺、肾、脑及脾等亦可有小脓肿。尽管目前对本病的认识、诊断和治疗方法都有所改进,但病死率仍为 30%～65%,其中多发性肝脓肿的病死率为 50%～88%,而孤立性肝脓肿的病死率为 12.5%～31%。本病多见于男性,男女比例约为 2：1。但目前的许多报道指出,本病的性别差异已不明显,这可能与女性胆管疾病发生率较高,而胆源性肝脓肿在化脓性肝脓肿发生中占主导地位有关。本病可发生于任何年龄,但中年以上者约占 70%。

(二)病因

由于肝接受肝动脉和门静脉双重血液供应,并通过胆管与肠道相通,发生感染的机会很多。但是在正常情况下由于肝的血液循环丰富和单核吞噬细胞系统的强大吞噬作用,可以杀伤入侵的细菌并且阻止其生长,不易形成肝脓肿。但是如各种原因导致机体抵抗力下降时,或当某些原因造成胆管梗阻时,入侵的细菌便可以在肝内重新生长引起感染,进一步发展形成脓肿。化脓性肝脓肿是一种继发性病变,病原菌可由下列途径进入肝。

1.胆管系统

这是目前最主要的侵入途径,也是细菌性肝脓肿最常见的原因。当各种原因导致急性梗阻性化脓性胆管炎,细菌可沿胆管逆行上行至肝,形成脓肿。胆管疾病引起的肝脓肿占肝脓肿发病率的 21.6%～51.5%,其中肝胆管结石并发肝脓肿更多见。胆管疾病引起的肝脓肿常为多发性,以肝左叶多见。

2.门静脉系统

腹腔内的感染性疾病,如坏疽性阑尾炎、内痔感染、胰腺脓肿、溃疡性结肠炎及化脓性盆腔炎等均可引起门静脉属支的化脓性门静脉炎,脱落的脓毒性栓子进入肝形成肝脓肿。近年来由于抗生素的应用,这种途径的感染已大为减少。

３．肝动脉

体内任何部位的化脓性疾病,如急性上呼吸道感染、亚急性细菌性心内膜炎、骨髓炎和痈等,病原菌由体循环经肝动脉侵入肝。当机体抵抗力低下时,细菌可在肝内繁殖形成多发性肝脓肿,多见于小儿败血症。

４．淋巴系统

与肝相邻部位的感染如化脓性胆囊炎、膈下脓肿、肾周围脓肿、胃及十二指肠穿孔等,病原菌可经淋巴系统进入肝,亦可直接侵及肝。

５．肝外伤后继发感染

开放性肝外伤时,细菌从创口进入肝或随异物直接从外界带入肝引发脓肿。闭合性肝外伤时,特别是中心型肝损伤患者,可在肝内形成血肿,易导致内源性细菌感染。尤其是合并肝内小胆管损伤,则感染的机会更高。

６．医源性感染

近年来,由于临床上开展了许多肝脏手术及侵入性诊疗技术,如肝穿刺活检术、经皮肝穿刺胆管造影术(PTC)、内镜逆行胰胆管造影术(ERCP)等,操作过程中有可能将病原菌带入肝形成肝的化脓性感染。肝脏手术时由于局部止血不彻底或术后引流不畅,形成肝内积血积液时均可引起肝脓肿。

７．其他

有一些原因不明的肝脓肿,如隐源性肝脓肿,可能肝内存在隐匿性病变。当机体抵抗力减弱时,隐匿病灶"复燃",病菌开始在肝内繁殖,导致肝的炎症和脓肿。Ranson 指出,25％隐源性肝脓肿患者伴有糖尿病。

(三)临床表现

细菌性肝脓肿并无典型的临床表现,急性期常被原发性疾病的症状所掩盖,一般起病较急,全身脓毒性反应显著。

１．寒战和高热

寒战和高热多为最早也是最常见的症状。患者在发病初期骤感寒战,继而高热,热型呈弛张型,体温在38～40 ℃,最高可达 41 ℃,伴有大量出汗,脉率增快,1 天数次,反复发作。

２．肝区疼痛

由于肝增大和肝被膜急性膨胀,肝区出现持续性钝痛;出现的时间可在其他症状之前或之后,亦可与其他症状同时出现,疼痛剧烈者常提示单发性脓肿;疼痛早期为持续性钝痛,后期可呈剧烈锐痛,随呼吸加重者提示脓肿位于肝膈顶部;疼痛可向右肩部放射,左肝脓肿也可向左肩部放射。

３．乏力、食欲缺乏、恶心和呕吐

由于伴有全身毒性反应及持续消耗,患者可出现乏力、食欲缺乏、恶心、呕吐等消化道症状。少数患者还出现腹泻、腹胀及顽固性呃逆等症状。

４．体征

肝区压痛和肝增大最常见。右下胸部和肝区叩击痛;若脓肿移行于肝表面,则其相应部位的皮肤呈红肿,且可触及波动性肿块。右上腹肌紧张,右季肋部饱满,肋间水肿并有触痛。左肝脓肿时上述症状出现于剑突下。并发于胆管梗阻的肝脓肿患者常出现黄疸。其他原因的肝脓肿,一旦出现黄疸,表示病情严重,预后不良。少数患者可出现右侧反应性胸膜炎和胸腔积液,可查及肺底呼吸音减弱、啰音和叩诊浊音等。晚期患者可出现腹水,这可能是由于门静脉炎及周围脓肿的压迫影响门静脉循环及肝受损,长期消耗导致营养性低蛋白血症引起。

(四)诊断

1.病史及体征

在急性肠道或胆管感染的患者中,突然发生寒战、高热、肝区疼痛、压痛和叩击痛等,应高度怀疑本病的可能,做进一步详细检查。

2.实验室检查

白细胞计数明显升高,总数达$(1\sim2)\times10^{10}/L$或以上,中性粒细胞在90%以上,并可出现核左移或中毒颗粒,谷丙转氨酶、碱性磷酸酶升高,其他肝功能检查也可出现异常。

3.B超检查

B超检查是诊断肝脓肿最方便、简单又无痛苦的方法,可显示肝内液性暗区,区内有"絮状回声"并可显示脓肿部位、大小及距体表深度,并用以确定脓腔部位作为穿刺点和进针方向,或为手术引流提供进路。此外,还可供术后动态观察及追踪随访。能分辨肝内直径2 cm以上的脓肿病灶,可作为首选检查方法,其诊断阳性率可达96%以上。

4.X线片和CT检查

X线片检查可见肝阴影增大、右侧膈肌升高和活动受限,肋膈角模糊或胸腔少量积液,右下肺不张或有浸润,以及膈下有液气面等。肝脓肿在CT图像上均表现为密度减低区,吸收系数介于肝囊肿和肝肿瘤之间。CT可直接显示肝脓肿的大小、范围、数目和位置,但费用昂贵。

5.其他

如放射性核素肝扫描(包括ECT)、选择性腹腔动脉造影等对肝脓肿的诊断有一定价值。但这些检查复杂、费时,因此在急性期患者最好选用操作简便、安全、无创伤性的B超检查。

(五)鉴别诊断

1.阿米巴性肝脓肿

阿米巴性肝脓肿的临床症状和体征与细菌性肝脓肿有许多相似之处,但两者的治疗原则有本质上的差别,前者以抗阿米巴和穿刺抽脓为主,后者以控制感染和手术治疗为主,故在治疗前应明确诊断。阿米巴肝脓肿常有阿米巴肠炎和脓血便的病史,发生肝脓肿后病程较长,全身情况尚可,但贫血较明显。肝显著增大,肋间水肿,局部隆起和压痛较明显。若粪便中找到阿米巴原虫或滋养体,则更有助于诊断。此外,诊断性肝脓肿穿刺液为"巧克力"样,可找到阿米巴滋养体。

2.胆囊炎、胆石症

此类病有典型的右上腹绞痛和反复发作的病史,疼痛放射至右肩或肩胛部,右上腹肌紧张,胆囊区压痛明显或触及增大的胆囊,X线检查无膈肌抬高,运动正常。B超检查有助于鉴别诊断。

3.肝囊肿合并感染

这些患者多数在未合并感染前已明确诊断。对既往未明确诊断的患者合并感染时,需详细询问病史和仔细检查,亦能加以鉴别。

4.膈下脓肿

膈下脓肿往往有腹膜炎或上腹部手术后感染史,脓毒血症和局部体征较化脓性肝脓肿为轻,主要表现为胸痛,深呼吸时疼痛加重。X线检查见膈肌抬高、僵硬、运动受限明显,或膈下出现气液平。B超可发现膈下有液性暗区。但当肝脓肿穿破合并膈下感染者,鉴别诊断就比较困难。

5.原发性肝癌

巨块型肝癌中心区液化坏死而继发感染时易与肝脓肿相混淆。但肝癌患者的病史、发病过程及体征等均与肝脓肿不同,如能结合病史、B超和AFP检测,一般不难鉴别。

6.胰腺脓肿

有急性胰腺炎病史,脓肿症状之外尚有胰腺功能不良的表现;肝无增大,无触痛;B超及CT等影像学检查可辅助诊断并定位。

(六)并发症

细菌性肝脓肿如得不到及时、有效的治疗,脓肿破溃后向各个脏器穿破可引起严重并发症。右肝脓肿可向膈下间隙穿破形成膈下脓肿;亦可再穿破膈肌而形成脓肿;甚至能穿破肺组织至支气管,脓液从气管排出,形成支气管胸膜瘘;如脓肿同时穿破胆管则形成支气管胆瘘。左肝脓肿可穿破入心包,发生心包积脓,严重者可发生心脏压塞。脓肿可向下穿破入腹腔引起腹膜炎。有少数病例,脓肿穿破入胃、大肠,甚至门脉、下腔静脉等;若同时穿破门静脉或胆管,大量血液由胆管排出十二指肠,可表现为上消化道大出血。细菌性肝脓肿一旦出现并发症,病死率成倍增加。

(七)治疗

细菌性肝脓肿是一种继发疾病,如能及早重视治疗原发病灶可起到预防的作用。即便在肝脏感染的早期,如能及时给予大剂量抗生素治疗,加强全身支持疗法,也可防止病情进展。

1.药物治疗

对急性期,已形成而未局限的肝脓肿或多发性小脓肿,宜采用此法治疗。即在治疗原发病灶的同时,使用大剂量有效抗生素和全身支持治疗,以控制炎症,促使脓肿吸收自愈。全身支持疗法很重要,由于本病的患者中毒症状严重,全身状况较差,故在应用大剂量抗生素的同时应积极补液,纠正水、电解质紊乱,给予B族维生素、维生素C、维生素K,反复多次输入少量新鲜血液和血浆以纠正低蛋白血症,改善肝功能和输注免疫球蛋白。目前多主张有计划地联合应用抗生素,如先选用对需氧菌和厌氧菌均有效的药物,待细菌培养和药敏结果明确再选用敏感抗生素。多数患者可望治愈,部分脓肿可局限化,为进一步治疗提供良好的前提。多发性小脓肿经全身抗生素治疗不能控制时,可考虑在肝动脉或门静脉内置管滴注抗生素。

2.B超引导下经皮穿刺抽脓或置管引流术

该术式适用于单个较大的脓肿,在B超引导下以粗针穿刺脓腔,抽吸脓液后反复注入生理盐水冲洗,直至抽出液体清亮,拔出穿刺针。亦可在反复冲洗吸净脓液后,置入引流管,以备术后冲洗引流之用,至脓腔直径<1.5 cm时拔除。这种方法简便,创伤小,疗效亦满意。特别适用于年老体虚及危重患者。操作时应注意:①选择脓肿距体表最近点穿刺,同时避开胆囊、胸腔或大血管;②穿刺的方向对准脓腔的最大径;③多发性脓肿应分别定位穿刺。但是这种方法并不能完全替代手术,因为脓液黏稠,会造成引流不畅,引流管过粗易导致组织或脓腔壁出血,对多分隔脓腔引流不彻底,不能同时处理原发病灶,厚壁脓肿经抽脓或引流后,脓壁不易塌陷。

3.手术疗法

(1)脓肿切开引流术:适用于脓肿较大或经非手术疗法治疗后全身中毒症状仍然较重或出现并发症者,如脓肿穿入腹腔引起腹膜炎或穿入胆管等。常用的手术途径有以下几种:①经腹腔切开引流术。取右肋缘下斜切口,进入腹腔后,明确脓肿部位,用湿盐水垫保护手术野四周以免脓液污染腹腔。先试穿刺抽得脓液后,沿针头方向用直血管钳插入脓腔,排出脓液,再用手指伸进脓腔,轻轻分离腔内间隔组织,用生理盐水反复冲洗脓腔。吸净后,脓腔内放置双套管负压吸引。

脓腔内及引流管周围用大网膜覆盖,引流管自腹壁戳口引出。脓液送细菌培养。这种入路的优点是病灶定位准确,引流充分,可同时探查并处理原发病灶,是目前临床最常用的手术方式。②腹膜外脓肿切开引流术。位于肝右前叶和左外叶的肝脓肿,与前腹膜已发生紧密粘连,可采用前侧腹膜外入路引流脓液。方法是做右肋缘下斜切口或右腹直肌切口,在腹膜外间隙,用手指推开肌层直达脓肿部位。此处腹膜有明显的水肿,穿刺抽出脓液后处理方法同上。③后侧脓肿切开引流术。适用于肝右叶膈顶部或后侧脓肿。患者左侧卧位,左侧腰部垫一沙袋。沿右侧第12肋稍偏外侧做一切口,切除一段肋骨,在第1腰椎棘突水平的肋骨床区做一横切口,显露膈肌,有时需将膈肌切开到达肾后脂肪囊区。用手指沿肾后脂肪囊向上分离,显露肾上缘与肝下面的腹膜后间隙直达脓肿。将穿刺针沿手指方向刺入脓腔,抽得脓液后,用长弯血管钳顺穿刺方向插入脓腔,排出脓液。用手指扩大引流口,冲洗脓液后,置入双套管或多孔乳胶管引流,切口部分缝合。

(2)肝叶切除术适用于:①病期长的慢性厚壁脓肿,切开引流后脓肿壁不塌陷,长期留有无效腔,伤口经久不愈合者;②肝脓肿切开引流后,留有窦道长期不愈者;③合并某肝段胆管结石,因肝内反复感染、组织破坏、萎缩,失去正常生理功能者;④肝左外叶内多发脓肿致使肝组织严重破坏者。肝叶切除治疗肝脓肿应注意术中避免炎性感染扩散到术野或腹腔,特别对肝断面的处理要细致妥善,术野的引流要通畅,一旦局部感染,将导致肝断面的胆瘘、出血等并发症。肝脓肿急诊切除肝叶,有使炎症扩散的危险,应严格掌握手术指征。

(八)预后

本病的预后与年龄、身体素质、原发病、脓肿数目、治疗及有无并发症等密切相关。有人报道多发性肝脓肿的病死率明显高于单发性肝脓肿。年龄超过50岁者的病死率为79%,而50岁以下则为53%。手术死亡率为10%~33%。全身情况较差,肝功能损伤明显及合并严重并发症者预后较差。

二、阿米巴性肝脓肿

(一)流行病学

阿米巴性肝脓肿是肠阿米巴病的主要并发症。本病常见于热带与亚热带地区。好发于20~50岁的中青年男性,男女比例约为10∶1。脓肿以肝右后叶最多见,占90%以上,左叶不到10%,左右叶并发者亦不罕见。脓肿单发者为多。国内临床资料统计,肠阿米巴病并发肝脓肿者占1.8%~20%,最高者可达67%。综合国内外报道4 819例中,男性为90.1%,女性为9.9%。农村高于城市。

(二)病因

阿米巴性肝脓肿是由溶组织阿米巴原虫所引起,有的在阿米巴痢疾期间形成,有的发生于痢疾之后数周或数月。据统计,60%发生在阿米巴痢疾后4~12周,但也有在长达20~30年或之后发病者。溶组织阿米巴是人体唯一的致病型阿米巴,在其生活史中主要有滋养体型和虫卵型。前者为溶组织阿米巴的致病型,寄生于肠壁组织和肠腔内,通常可在急性阿米巴痢疾的粪便中查到,在体外自然环境中极易破坏死亡,不易引起传染;虫卵仅在肠腔内形成,可随粪便排出,对外界抵抗力较强,在潮湿低温环境中可存活12天,在水中可存活9~30天,在低温条件下其寿命可为6~7周。虽然没有侵袭力,但为重要的传染源。当人吞食阿米巴虫卵污染的食物或饮水后,在小肠下段,由于碱性肠液的作用,阿米巴原虫脱卵而出并大量繁殖成为滋养体,滋养体侵犯结肠黏膜形成溃疡,常见于盲肠、升结肠等处,少数侵犯乙状结肠和直肠。寄生于结肠黏膜的阿米巴原虫,分泌溶组织酶,消化溶解肠壁上的小静脉,阿米巴滋养体侵入静脉,随门静脉血流进入肝;也可穿过肠壁直接或经淋巴管到达肝内。进入肝的阿米巴原虫大多数被肝内单核-吞噬细胞消灭;仅当侵入的原虫数目多、毒力强而机体抵抗力降低时,其存活的原虫即可繁殖,引起肝组织充血炎症,继而原虫阻塞门静脉末梢,造成肝组织局部缺血坏死;又因原虫产生溶组织酶,破坏静脉壁,溶解肝组织而形成脓肿。

(三)临床表现

本病的发展过程一般比较缓慢,急性阿米巴肝炎期较短暂,如不能及时治疗,继之为较长时期的慢性期。其发病可在肠阿米巴病数周至数年之后,甚至可长达 30 年后才出现阿米巴性肝脓肿。

1.急性肝炎期

在肠阿米巴病过程中,出现肝区疼痛、肝增大、压痛明显,伴有体温升高(持续在 38～39 ℃),脉速、大量出汗等症状亦可出现。此期如能及时、有效治疗,炎症可得到控制,避免脓肿形成。

2.肝脓肿期

临床表现取决于脓肿的大小、位置、病程长短及有无并发症等。但大多数患者起病比较缓慢,病程较长,此期间主要表现为发热、肝区疼痛及肝增大等。

(1)发热:大多起病缓慢,持续发热(38～39 ℃),常以弛张热或间歇热为主;在慢性肝脓肿患者体温可正常或仅为低热;如继发细菌感染或其他并发症时,体温可高达 40 ℃ 以上;常伴有畏寒、寒战或多汗。体温大多晨起低,在午后上升,夜间热退时有大汗淋漓;患者多有食欲缺乏、腹胀、恶心、呕吐,甚至腹泻、痢疾等症状;体重减轻、虚弱乏力、消瘦、精神不振、贫血等亦常见。

(2)肝区疼痛:常为持续性疼痛,偶有刺痛或剧烈疼痛;疼痛可随深呼吸、咳嗽及体位变化而加剧。疼痛部位因脓肿部位而异,当脓肿位于右膈顶部时,疼痛可放射至右肩胛或右腰背部;也可因压迫或炎症刺激右膈肌及右下肺而导致右下肺肺炎、胸膜炎,产生气急、咳嗽、肺底湿啰音等。如脓肿位于肝的下部,可出现上腹部疼痛症状。

(3)局部水肿和压痛:较大的脓肿可出现右下胸、上腹部膨隆,肋间饱满,局部皮肤水肿发亮,肋间隙因皮肤水肿而消失或增宽,局部压痛或叩痛明显。右上腹部可有压痛、肌紧张,有时可扪及增大的肝脏或肿块。

(4)肝大:肝往往呈弥漫性增大,病变所在部位有明显的局限性压痛及叩击痛。右肋缘下常可扪及增大的肝,下缘钝圆有充实感,质中坚,触痛明显,且多伴有腹肌紧张。部分患者的肝有局限性波动感,少数患者可出现胸腔积液。

(5)慢性病例:慢性期疾病可迁延数月甚至 1～2 年。患者呈消瘦、贫血和营养性不良性水肿甚至胸腔积液和腹水;如不继发细菌性感染,发热反应可不明显。上腹部可扪及增大坚硬的包块。少数患者由于巨大的肝脓肿压迫胆管或肝细胞损害而出现黄疸。

(四)并发症

1.继发细菌感染

继发细菌感染多见于慢性病例,致病菌以金黄色葡萄球菌和大肠埃希菌多见。患者表现为症状明显加重,体温上升至 40 ℃ 以上,呈弛张热,白细胞计数升高,以中性粒细胞为主,抽出的脓液为黄色或黄绿色,有臭味,光镜下可见大量脓细胞。但用抗生素治疗难以奏效。

2.脓肿穿破

巨大脓肿或表面脓肿易向邻近组织或器官穿破。向上穿破膈下间隙形成膈下脓肿;穿破膈肌形成脓胸或肺脓肿;也有穿破支气管形成肝-支气管瘘,常突然咳出大量棕色痰,伴胸痛、气促,胸部 X 线检查可无异常,脓液自气管咳出后,增大的肝可缩小;肝右叶脓肿可穿破至心包,呈化脓性心包炎表现,严重时引起心脏压塞;穿破胃时,患者可呕吐出血液及褐色物;肝右下叶脓肿可与结肠粘连并穿入结肠,表现为突然排出大量棕褐色黏稠脓液,腹痛轻,无里急后重症状,肝迅速缩小,X 线显示肝脓肿区有积气影;穿破至腹腔引起弥漫性腹膜炎。Warling 等报道 1 122 例阿米巴性肝脓肿,破溃 293 例,其中穿入胸腔 29%,肺 27%,心包 15.3%,腹腔 11.9%,胃 3%,结肠 2.3%,下腔静脉 2.3%,其他 9.25%。国内资料显示,发生破溃的 276 例中,破入胸腔 37.6%,肺 27.5%,支气管 10.5%,腹腔 16.6%,其他 7.6%。

3.阿米巴原虫血行播散

阿米巴原虫经肝静脉、下腔静脉到肺,也可经肠道至静脉或淋巴道入肺,双肺呈多发性小脓肿。在肝或肺脓肿的基础上易经血液循环至脑,形成阿米巴性脑脓肿,其病死率极高。

(五)辅助检查

1.实验室检查

(1)血液常规检查:急性期白细胞总数可达$(10\sim20)\times10^9/L$,中性粒细胞在 80% 以上,明显升高者应怀疑合并有细菌感染。慢性期白细胞计数升高不明显。病程长者贫血较明显,血沉可增快。

(2)肝功能检查:肝功能多数在正常范围内,偶见谷丙转氨酶、碱性磷酸酶升高,清蛋白下降。少数患者血清胆红素可升高。

(3)粪便检查:仅供参考,因为阿米巴包囊或原虫阳性率不高,仅少数患者的新鲜粪便中可找到阿米巴原虫,国内报道阳性率约为 14%。

(4)血清补体结合试验:对诊断阿米巴病有较大价值。有报道结肠阿米巴期的阳性率为 15.5%,阿米巴肝炎期为 83%,肝脓肿期可为 92%~98%,且可发现隐匿性阿米巴肝病,治疗后即可转阴。但由于在流行区内无症状的带虫者和非阿米巴感染的患者也可为阳性,故诊断时应结合具体患者进行分析。

2.超声检查

B 超检查对肝脓肿的诊断有肯定的价值,准确率在 90% 以上,能显示肝脓性暗区。同时 B 超定位有助于确定穿刺或手术引流部位。

3.X 线检查

由于阿米巴性肝脓肿多位于肝右叶膈面,故在 X 线透视下可见到肝阴影增大,右膈肌抬高,运动受限或横膈呈半球形隆起等征象。有时还可见胸膜反应或积液,肺底有云雾状阴影等。此外,如在 X 线片上见到脓腔内有液气面,则对诊断有重要意义。

4.CT

CT 可见脓肿部位呈低密度区,造影强化后脓肿周围呈环形密度增高带影,脓腔内可有气液平面。囊肿的密度与脓肿相似,但边缘光滑,周边无充血带;肝肿瘤的 CT 值明显高于肝脓肿。

5.放射性核素肝扫描

放射性核素肝扫描可发现肝内有占位性病变,即放射性缺损区,但直径<2 cm 的脓肿或多发性小脓肿易被漏诊或误诊,因此仅对定位诊断有帮助。

6.诊断性穿刺抽脓

这是确诊阿米巴肝脓肿的主要证据,可在 B 超引导下进行。典型的脓液呈巧克力色或咖啡色,黏稠无臭味。脓液中滋养体的阳性率很低(为 3‰～4‰),若将脓液按每毫升加入链激酶 10 U,在 37 ℃条件下孵育 30 分钟后检查,可提高阳性率。从脓肿壁刮下的组织中,几乎都可找到活动的阿米巴原虫。

7.诊断性治疗

如上述检查方法未能确定诊断,可试用抗阿米巴药物治疗。如果治疗后体温下降,肿块缩小,诊断即可确立。

(六)诊断及鉴别诊断

对中年男性患有长期不规则发热、出汗、食欲缺乏、体质虚弱、贫血、肝区疼痛、肝增大并有压痛或叩击痛,特别是伴有痢疾史时,应疑为阿米巴性肝脓肿。但缺乏痢疾史,也不能排除本病的可能性,因为 40%阿米巴肝脓肿患者可无阿米巴痢疾史,应结合各种检查结果进行分析。应与以下疾病相鉴别。

1.原发性肝癌

同样有发热、右上腹痛和肝大等,但原发性肝癌常有传染性肝炎病史,并且合并肝硬化占 80%以上,肝质地较坚硬,并有结节。结合 B 超检查、放射性核素肝扫描、CT、肝动脉造影及 AFP 检查等,不难鉴别。

2.细菌性肝脓肿

细菌性肝脓肿病程急骤,脓肿以多发性为主,且全身脓毒血症明显,一般不难鉴别(表 11-1)。

表 11-1 细菌性肝脓肿与阿米巴性肝脓肿的鉴别

鉴别点	细菌性肝脓肿	阿米巴性肝脓肿
病史	常先有腹内或其他部位化脓性疾病,但近半数不明	40%～50%有阿米巴痢疾或"腹泻"史
发病时间	与原发病相连续或隔数天至 10 天	与阿米巴痢疾相隔 1～2 周,数月至数年
病程	发病急且突然,脓毒症状重,衰竭发生较快	发病较缓,症状较轻,病程较长
肝	肝增大一般不明显,触痛较轻,一般无局部隆起,脓肿多发者多	增大与触痛较明显,脓肿多为单发且大,常有局部隆起
血液检查	白细胞和中性粒细胞计数显著增高,少数血细菌培养阳性	血细胞计数增高不明显,血细菌培养阴性,血清试验阳性
粪便检查	无溶组织阿米巴包囊或滋养体	部分患者可查到溶组织内阿米巴滋养体
胆汁	无阿米巴滋养体	多数可查到阿米巴滋养体
肝穿刺	黄白或灰白色脓液能查到致病菌,肝组织为化脓性病变	棕褐色脓液可查到阿米巴滋养体,无细菌,肝组织可有阿米巴滋养体
试验治疗	抗阿米巴药无效	抗阿米巴药有效

3.膈下脓肿

膈下脓肿常继发于腹腔继发性感染,如溃疡病穿孔、阑尾炎穿孔或腹腔手术之后。本病全身症状明显,但腹部体征轻;X 线检查肝向下推移,横膈普遍抬高和活动受限,但无局限性隆起,可在膈下发现液气面;B 超提示膈下液性暗区而肝内则无液性区;放射性核素肝扫描不显示肝内有缺损区;MRI 检查在冠状切面上能显示位于膈下与肝间隙内有液性区,而肝内正常。

4.胰腺脓肿

本病早期为急性胰腺炎症状。脓毒症状之外可有胰腺功能不良,如糖尿、粪便中有未分解的脂肪和未消化的肌纤维。肝增大亦甚轻,无触痛。胰腺脓肿时膨胀的胃挡在病变部前面。B超扫描无异常所见,CT可帮助定位。

(七)治疗

本病的病程长,患者的全身情况较差,常有贫血和营养不良,故应加强营养和支持疗法,给予高糖类、高蛋白、高维生素和低脂肪饮食,必要时可补充血浆及蛋白,同时给予抗生素治疗,最主要的是应用抗阿米巴药物,并辅以穿刺排脓,必要时采用外科治疗。

1.药物治疗

(1)甲硝唑:为首选治疗药物,视病情可给予口服或静脉滴注,该药疗效好,毒性小,疗程短,除妊娠早期均可使用,治愈率70%～100%。

(2)依米丁(吐根碱):由于该药毒性大,目前已很少使用。对阿米巴滋养体有较强的杀灭作用,可根治肠内阿米巴慢性感染。本品毒性大,可引起心肌损害、血压下降、心律失常等。此外,还有胃肠道反应、肌无力、神经痛、吞咽和呼吸肌麻痹。故在应用期间,每天测量血压。若发现血压下降应停药。

(3)氯喹:本品对阿米巴滋养体有杀灭作用。口服后肝内浓度高于血液200～700倍,毒性小,疗效佳,适用于阿米巴性肝炎和肝脓肿。成人口服第1天、第2天每天0.6 g,以后每天服0.3 g,3～4周为1个疗程,偶有胃肠道反应、头痛和皮肤瘙痒。

2.穿刺抽脓

经药物治疗症状无明显改善者,或脓腔大或合并细菌感染病情严重者,应在抗阿米巴药物应用的同时,进行穿刺抽脓。穿刺应在B超检查定位引导下和局部麻醉后进行,取距脓腔最近部位进针,严格无菌操作。每次尽量吸尽脓液,每隔3～5天重复穿刺,穿刺术后应卧床休息。如合并细菌感染,穿刺抽脓后可于脓腔内注入抗生素。近年来也加用脓腔内放置塑料管引流,收到良好疗效。患者体温正常,脓腔缩小为5～10 mL后,可停止穿刺抽脓。

3.手术治疗

常用术式有两种。

(1)切开引流术:下列情况可考虑该术式。①经抗阿米巴药物治疗及穿刺抽脓后症状无改善者。②脓肿伴有细菌感染,经综合治疗后感染不能控制者。③脓肿穿破至胸腔或腹腔,并发脓胸或腹膜炎者。④脓肿深在或由于位置不好不宜穿刺排脓治疗者。⑤左外叶肝脓肿,抗阿米巴药物治疗不见效,穿刺易损伤腹腔脏器或污染腹腔者。在切开排脓后,脓腔内放置多孔乳胶引流管或双套管持续负压吸引。引流管一般在无脓液引出后拔除。

(2)肝叶切除术:对慢性厚壁脓肿,引流后腔壁不易塌陷者,遗留难以愈合的无效腔和窦道者,可考虑做肝叶切除术。手术应与抗阿米巴药物治疗同时进行,术后继续抗阿米巴药物治疗。

(八)预后

本病预后与病变的程度、脓肿大小、有无继发细菌感染或脓肿穿破及治疗方法等密切相关。根据国内报道,抗阿米巴药物治疗加穿刺抽脓,病死率为7.1%,但在兼有严重并发症时,病死率可增加1倍多。本病是可以预防的,主要在于防止阿米巴痢疾的感染。只要加强粪便管理,注意卫生,对阿米巴痢疾进行彻底治疗,阿米巴肝脓肿是可以预防的;即使进展到阿米巴肝炎期,如能早期诊断、及时彻底治疗,也可预防肝脓肿的形成。

(侯利涛)

第四节　原发性肝癌

一、原发性肝癌的病因学

目前认为肝炎病毒有 A、B、C、D、E、G 等数种及 TTV。已经有大量的研究证明,与肝癌有关的肝炎病毒为乙、丙型肝炎病毒。即 HBV 与 HCV 慢性感染是肝癌的主要危险因素。

(一)乙型肝炎病毒与肝癌发病密切相关

HBV 与肝癌发病间的紧密联系已得到公认,国际癌症研究中心已经确认了乙型肝炎在肝癌发生中的病因学作用。据估计,全球有 3.5 亿慢性 HBV 携带者。世界范围的乙型肝炎表面抗原(HBsAg)与肝癌关系的生态学研究发现,HBsAg 的分布与肝癌的地理分布较为一致,即亚洲、非洲为高流行区。当然在局部地区,HBsAg 的分布与肝癌的地理分布不一致,例如格陵兰 HBsAg 的流行率很高,但肝癌发病率却很低。病例研究发现,80％以上的肝癌患者都有 HBV 感染史。分子生物学研究发现,与 HBV 有关的 HCC 中,绝大多数的病例可在其肿瘤细胞 DNA 中检出 HBV DNA 的整合。研究发现,慢性 HBV 感染对肝癌既是启动因素,也是促进因素。

(二)丙型肝炎病毒(HCV)与肝癌发病的关系

据估计全球有 1.7 亿人感染 HCV。丙型肝炎在肝癌发生中的重要性首先是由日本学者提出的。IARC 的进一步研究也显示了肝癌与丙型肝炎的强烈的联系。

但有研究发现,HCV 在启东 HCC 及正常人群中的感染率并不高,因此 HCV 可能不是启东肝癌的主要病因。最近启东的病例对照研究显示,HCV 在启东 HBsAg 携带者中的流行率也不高(2.02％),HBsAg 携带者中肝癌病例与对照的 HCV 阳性率并无显著差别。

二、诊断和分期

(一)肝癌的分期

原发性肝癌的临床表现因不同的病期而不同,其病理基础、对各种治疗的反应及预后相差较大,故多年来许多学者都曾致力于制订出一个统一的分型分期方案,以利于选择治疗、评价结果和估计预后。与其他恶性肿瘤一样,对肝癌进行分期的目的是:①指导临床制订合理的治疗计划;②根据分期判断预后;③评价治疗效果并在较大范围内进行比较。因此,理想的分期方案应满足以下两个要求:①分期中各期相应的最终临床结局差别明显;②同一分期中临床结局差别很小。

1.Okuda 分期标准

日本是肝癌高发病率国家。Okuda 等根据 20 世纪 80 年代肝癌研究和治疗的进展,回顾总结了850 例肝细胞癌病史与预后的关系,认为肝癌是否已占全肝的 50％、有无腹水、清蛋白是否＞30 g/L 及胆红素是否少于 30 mg/L 是决定生存期长短的重要因素,并以此提出三期分期方案(表 11-2)。

表 11-2　Okuda 肝癌分期标准

分期	肿瘤大小		腹水		清蛋白		胆红素	
	>50% (+)	<50% (−)	(+)	(−)	<0.3 g/L (3 g/dL)(+)	>0.3 g/L (3 g/dL)(−)	>0.175 μmol/L (3 mg/dL)(+)	<0.175 μmol/L (3 mg/dL)(−)
I	(−)			(−)		(−)		(−)
II	1 或 2 项(+)							
III	3 或 4 项(+)							

　　与非洲南部的肝癌患者情况不同,日本肝癌患者在确诊前大多已经合并了肝硬化,并有相应的症状。而且随着 20 世纪 80 年代诊断技术的提高,小肝癌已可被诊断和手术切除。因此 Okuda 等认为以清蛋白指标替代 Primack 分期中的门脉高压和体重减轻来进行分期的方案更适用于日本的肝癌患者。Okuda 称 I 期为非进展期,II 期为中度进展期,III 期为进展期。对 850 例肝癌患者的分析表明,I、II、III 期患者中位生存期分别为 11.5 个月、3.0 个月和 0.9 个月,较好地反映了肝癌患者的预后。

　　2.国际抗癌联盟制定的 TNM 分期

　　根据国际抗癌联盟(UICC)20 世纪 80 年代中期制定并颁布的常见肿瘤的 TNM 分期,肝癌的 TNM 分期如表 11-3。

表 11-3　UICC 肝癌 TNM 分期

分期	T	N	M
I	T_1	N_0	M_0
II	T_2	N_0	M_0
III A	T_3	N_0	M_0
III B	$T_1 \sim T_3$	N_1	M_0
IV A	T_4	N_0, N_1	M_0
IV B	$T_1 \sim T_4$	N_0, N_1	M_1

　　表中,T——原发肿瘤,适用于肝细胞癌或胆管(肝内胆管)细胞癌。

　　T_x:原发肿瘤不明。

　　T_0:无原发病证据。

　　T_1:孤立肿瘤,最大直径在 2 cm 或以下,无血管侵犯。

　　T_2:孤立肿瘤,最大直径在 2 cm 或以下,有血管侵犯;或孤立的肿瘤,最大直径超过 2 cm,无血管侵犯;或多发的肿瘤,局限于一叶,最大的肿瘤直径在 2 cm 或以下,无血管侵犯。

　　T_3:孤立肿瘤,最大直径超过 2 cm,有血管侵犯;或多发肿瘤,局限于一叶,最大的肿瘤直径在 2 cm 或以下,有血管侵犯;或多发肿瘤,局限于一叶,最大的肿瘤直径超过 2 cm,有或无血管侵犯。

　　T_4:多发肿瘤分布超过一叶;或肿瘤侵犯门静脉或肝静脉的一级分支;或肿瘤侵犯除胆囊外的周围脏器;或穿透腹膜。

　　注:依胆囊床与下腔静脉之投影划分肝脏之两叶。

　　N——区域淋巴结,指肝十二指肠韧带淋巴结。

　　N_x:区域淋巴结不明。

N_0:区域淋巴结无转移。

N_1:区域淋巴结有转移。

M——远处转移。

M_x:远处转移不明。

M_0:无远处转移。

M_1:有远处转移。

3.我国通用的肝癌分型分期方案

根据肝癌的临床表现,1977年全国肝癌防治研究协作会议上通过了一个将肝癌分为3期的方案。该方案如下。

Ⅰ期:无明确的肝癌症状与体征者。

Ⅱ期:介于Ⅰ期与Ⅲ期之间者。

Ⅲ期:有黄疸、腹水、远处转移或恶病质之一者。

此项方案简单明了,便于掌握,在国内相当长的时间内被广泛采用。

4.1999年成都会议方案

1977年的3个分期的标准虽简便易记,但Ⅰ～Ⅲ期跨度过大,大多数患者集中在Ⅱ期,同期中病情有较大出入。因此中国抗癌协会肝癌专业委员会1999年在成都第四届全国肝癌学术会议上提出了新的肝癌分期标准(表11-4),并认为大致可与1977年标准及国际TNM分期相对应。

此分期的特点是:①未采用国际TNM分期中关于T的划分,认为小血管有无侵犯是一个病理学分期标准,肝癌诊断时多数不能取得病理学检查,难以使用此项标准;②肝功能的好坏明显影响肝癌的治疗选择与预后估计,因而肝功能分级被列入作为肝癌分期的一个重要指标。严律南等分析504例肝切除患者资料,认为此分期与国际TNM分期在选择治疗方法、估计预后方面作用相同,且应用简便,值得推广。

表11-4 成都会议原发性肝癌的分期标准

分期	数量、长径、位置	门静脉癌栓 (下腔静脉、胆管癌栓)	肝门、腹腔 淋巴结肿大	远处 转移	肝功能 Child分级
Ⅰ	1或2个、<5 cm、在1叶	无	无	无	A
Ⅱa	1或2个、5～10 cm、在1叶,或<5 cm、在2叶	无	无	无	A或B
Ⅱb	1或2个、>10 cm,或3个、<10 cm、在1叶,或1或2个、5～10 cm、在2叶	无或分支有	无	无	A或B
Ⅲ	癌结节>3个,或>10 cm,或在2叶,或1或2个、>10 cm、在2叶	门静脉主干	有	有	C

5.2001年广州会议方案

在1999年成都会议肝癌分期标准基础上,中国抗癌协会于2001年年底广州全国肝癌学术会议提出了新的分期标准,建议全国各肝癌治疗中心推广使用。分期方案如下。

Ⅰa:单个肿瘤直径<3 cm,无癌栓、腹腔淋巴结及远处转移;Child A。

Ⅰb:单个或两个肿瘤直径之和<5 cm,在半肝,无癌栓、腹腔淋巴结及远处转移;Child A。

Ⅱa:单个或两个肿瘤直径之和<10 cm,在半肝或两个肿瘤直径之和<5 cm,在左右两半

肝,无癌栓、腹腔淋巴结及远处转移;Child A。

Ⅱb:单个或多个肿瘤直径之和>10 cm,在半肝或多个肿瘤直径之和>5 cm,在左右两半肝,无癌栓、腹腔淋巴结及远处转移;Child A。

有门静脉分支、肝静脉或胆管癌栓和/或 Child B。

Ⅲa:肿瘤情况不论,有门脉主干或下腔静脉癌栓、腹腔淋巴结或远处转移之一;Child A 或 B。

Ⅲb:肿瘤情况不论,癌栓、转移情况不论;Child C。

(二)肝癌的临床表现

1.首发症状

原发性肝癌患者首先出现的症状多为肝区疼痛,其次为食欲缺乏、上腹肿块、腹胀、乏力、消瘦、发热、腹泻、急腹症等。也有个别患者以转移灶症状为首发症状,如肺转移出现咯血,胸膜转移出现胸痛,脑转移出现癫痫、偏瘫,骨转移出现局部疼痛,腹腔淋巴结或胰腺转移出现腰背疼痛等。肝区疼痛对本病诊断具有一定的特征性,而其他症状缺乏特征性,常易与腹部其他脏器病变相混淆而延误诊断。

2.常见症状

(1)肝区疼痛:最为常见的症状,主要为肿物不断增长,造成肝被膜张力增大所致。肿瘤侵及肝被膜或腹壁、膈肌是造成疼痛的直接原因。肝区疼痛与原发性肝癌分期早晚有关,早期多表现为肝区隐痛或活动时疼痛,中、晚期疼痛多为持续性胀痛、钝痛或剧痛。疼痛与肿瘤生长部位有关,右叶肿瘤多表现为右上腹或右季肋部疼痛,左叶肿瘤可表现为上腹偏左或剑突下疼痛。当肿瘤侵及肝被膜时,常常表现为右肩背疼痛。当肿瘤突然破裂出血时,肝区出现剧痛,迅速波及全腹,表现为急腹症症状,伴有生命体征变化。

(2)消化道症状:可出现食欲减退、腹胀、恶心、呕吐、腹泻等。食欲减退和腹胀较为常见。食欲减退多为增大的肝脏或肿物压迫胃肠道及患者肝功能不良所致。全腹胀往往为肝功能不良伴有腹水所致。腹泻多较为顽固,每天次数可较多,为水样便或稀软便,易与慢性肠炎相混淆。大便常规检查常无脓血。

(3)发热:大多为肿瘤坏死后吸收所致的癌热,表现为午后低热,无寒战,小部分患者可为高热伴寒战。吲哚美辛可暂时退热。部分患者发热为合并胆管、腹腔、呼吸道或泌尿道感染所致。经抗生素治疗多可控制。

(4)消瘦、乏力、全身衰竭:早期患者可无或仅有乏力,肿瘤组织大量消耗蛋白质及氨基酸,加之患者胃肠道功能失调特别是食欲减退、腹泻等,使部分患者出现进行性消瘦才引起注意。当患者进入肿瘤晚期,可出现明显的乏力,进行性消瘦,直至全身衰竭出现恶病质。

(5)呕血、黑便:较为常见,多与合并肝炎后肝硬化、门静脉高压有关,也可为肿瘤侵入肝内门静脉主干造成门静脉高压所致。食管、胃底静脉曲张破裂出血可引起呕血,量较大。门脉高压所致脾大、脾亢引起血小板减少是产生出血倾向的重要原因。

(6)转移癌症状:肝癌常见的转移部位有肺、骨、淋巴结、胸膜、脑等。肿瘤转移到肺,可出现咯血;转移至胸膜可出现胸痛、血性胸腔积液;骨转移常见部位为脊柱、肋骨和长骨,可出现局部明显压痛、椎体压缩或神经压迫症状;转移至脑可有神经定位症状和体征。肿瘤压迫下腔静脉的肝静脉开口时可出现 Budd-Chiari 综合征。

3.常见体征

(1)肝大与肿块:肝大与肿块是原发性肝癌最主要、最常见的体征。肿块可以在肝脏局部,也可全肝大。肝表面常局部隆起,有大小不等的结节,质硬。当肝癌突出于右肋下或剑突下时,可见上腹局部隆起或饱满。当肿物位于膈顶部时,X线可见膈局部隆起,运动受限或固定。少数肿物向后生长,在腰背部即可触及肿物。

（2）肝区压痛:当触及肿大的肝脏或局部性的肿块时,可有明显压痛,压痛的程度与压迫的力量成正比。右叶的压痛有时可向右肩部放射。

（3）脾大:常为合并肝硬化所致。部分为癌栓进入脾静脉,导致脾淤血而肿大。

（4）腹水:多为晚期征象。当肝癌伴有肝硬化或癌肿侵犯门静脉时,可产生腹水,多为漏出液。当肿瘤侵犯肝被膜或癌结节破裂时,可出现血性腹水。肝癌组织中的肝动脉-门静脉瘘引起的门脉高压症临床表现以腹水为主。

（5）黄疸:多为晚期征象。当肿瘤侵入或压迫大胆管时或肿瘤转移至肝门淋巴结而压迫胆总管或阻塞时,可出现梗阻性黄疸,黄疸常进行性加重,B超或CT可见肝内胆管扩张。当肝癌合并较重的肝硬化或慢性活动性肝炎时,可出现肝细胞性黄疸。

（6）肝区血管杂音:肝区血管杂音是肝癌较特征性体征。肝癌血供丰富,癌结节表面有大量网状小血管,当粗大的动脉突然变细,可听到相应部位连续吹风样血管杂音。

（7）胸腔积液:常与腹水并存,也可为肝肿瘤侵犯膈肌,影响膈肌淋巴回流所致。

（8）Budd-Chiari综合征:当肿物累及肝静脉时,可形成癌栓,引起肝静脉阻塞,临床上可出现肝大、腹水、下肢肿胀等,符合Budd-Chiari综合征。

（9）转移灶体征:肝癌肝外转移以肺、骨、淋巴结、脑、胸膜常见,转移至相应部位可出现相应体征。

4.影像学检查

（1）肝癌的超声诊断:肝癌根据回声强弱(与肝实质回声相比)可分为如下4型。①弱回声型:病灶回声比肝实质为低,常见于无坏死或出血、质地相对均匀的肿瘤,提示癌组织血供丰富,一般生长旺盛。该型较常见,约占32.1%。②等回声型:病灶回声强度与同样深度的周围肝实质回声强度相等或相似,在其周围有明显包膜或者晕带围绕,或出现邻近结构被推移或变形时,可有助于病灶的确定。该型最少见。约占5.6%。③强回声型:其内部回声比周围实质高。从组织学上可有两种不同的病理学基础,一种是回声密度不均匀,提示肿瘤有广泛非液化性坏死或出血,或有增生的结缔组织;另一种强回声密度较均匀,是由其内弥漫性脂肪变性或窦状隙扩张所致。强回声型肝癌最常见,约占42.7%。④混合回声型:瘤体内部为高低回声混合的不均匀区域,常见于体积较大的肝癌,可能是在同一肿瘤中出现各种组织学改变所致。此型约占15.5%。

肝癌的特征性图像:①晕征,>2 cm的肿瘤随着肿瘤的增大,周边可见无回声晕带,一般较细而规整,晕带内侧缘清晰是其特征,是发现等回声型肿块的重要指征。声晕产生的原因之一为肿瘤周围的纤维结缔组织形成的假性包膜所致;也可能是肿块膨胀性生长,压迫外周肝组织形成的压缩带;或肿瘤本身结构与正常肝组织之间的声阻差所致。彩超检查显示,有的晕圈内可见红、蓝彩色动静脉血流频谱,故有的声晕可能由血管构成。声晕对于提示小肝癌的诊断有重要价值。②侧方声影,上述晕征完整时,声束抵达小肝癌球体的侧缘容易发生折射效应而构成侧方声影。③镶嵌征,在肿块内出现极细的带状分隔,把肿瘤分成地图状,有时表现为线段状,此特征反映了癌组织向外浸润性生长与纤维结缔组织增生包围反复拮抗的病理过程,多个癌结节也可形成这样的图像。镶嵌征是肝癌声像图的重要特征,转移癌则罕见此征象。④块中块征,肿块内出现回声强度不同、质地不同的似有分界的区域,反映了肝癌生长发育过程中肿块内结节不同的病理组织学表现,如含肿瘤细胞成分、脂肪、血供等不同的结构所形成的不同回声的混合体。

(2)肝癌的 CT 表现:现在从小肝癌和进展期肝癌的 CT 表现及肝癌的 CT 鉴别诊断三方面分别讲述。

小肝癌的 CT 表现(图 11-1、图 11-2):小肝癌在其发生过程中,血供可发生明显变化。增生结节、增生不良结节及早期分化好的肝癌以门脉供血为主,而明确的肝癌病灶几乎均仅以肝动脉供血。其中,新生血管是肝癌多血供的基础。因此,肝脏局灶性病变血供方式的不同是 CT 诊断及鉴别诊断的基础。小的明确的肝癌表现为典型的高血供模式:在动脉期出现明显清晰的增强,而在门静脉期对比剂迅速流出。早期分化好的肝癌、再生结节或增生不良结节均无此特征,而表现为与周围肝组织等密度或低密度。

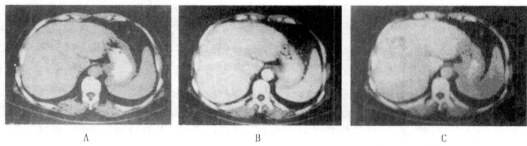

图 11-1 小肝癌(直径约 2 cm)CT 扫描影像(一)

A.平扫显示肝脏右叶前上段圆形低密度结节影;B.增强至肝静脉期,病灶为低密度,其周围可见明确的小卫星结节病灶;C.延迟期,病灶仍为低密度

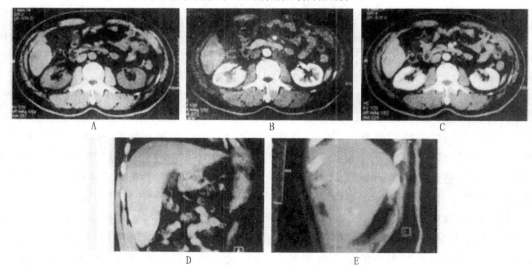

图 11-2 小肝癌(直径约 2 cm)CT 扫描影像(二)

A.平扫,可见边缘不清的低密度灶;B.动脉晚期,病变呈中度不规则环形增强;C.门脉期,病变内对比剂流出,病变密度减低;D.冠状位重建影像,可清晰显示病变;E.矢状位重建影像,病变呈不规则环形增强

形态学上,小肝癌直径<3 cm,呈结节状,可有假包膜。病理上 50%~60% 的病例可见假包膜。由于假包膜较薄,其 CT 检出率较低。CT 上假包膜表现为环形低密度影,在延迟的增强影像上表现为高密度影。

进展期肝癌的 CT 表现：进展期肝癌主要可分为 3 种类型（巨块型、浸润型和弥漫型）。①巨块型肝癌边界清楚，常有假包膜形成。CT 可显示 70%～80% 的含有假包膜的病例，表现为病灶周围环形的低密度影，延迟期可见其增强；癌肿内部密度不均，尤其在分化较好的肿瘤有不同程度的脂肪变性。②浸润型肝癌表现为不规则、边界不清的肿瘤，肿瘤突入周围组织，常侵犯血管，尤其是门静脉分支，形成门脉瘤栓。判断有无门脉瘤栓对于肝癌的分期及预后至关重要。③弥漫型肝癌最为少见，表现为肝脏多发的、弥漫分布的小癌结节，这些结节大小和分布趋向均匀，彼此并不融合，平扫为低密度灶。

（3）肝癌的 MRI 表现：肝癌可以是新发生的，也可以由不典型增生的细胞进展而来。在肝硬化的肝脏，肝癌多由增生不良结节发展而来。近来，一个多中心的研究结果显示，增生不良结节为肝癌的癌前病变。过去肝癌在诊断时多已为进展期病变，但近年来随着对肝硬化及病毒性肝炎患者的密切监测、定期筛查，发现了越来越多的早期肝癌。

组织学上，恶性细胞通常形成不同厚度的梁或板，由蜿蜒的网状动脉血管腔分隔。肝癌多由肝动脉供血，肝静脉和门静脉沿肿瘤旁增生，形成海绵状结构。

影像表现（图 11-3、图 11-4）：肝癌的 MRI 表现可分为三类。孤立结节/肿块的肝癌占 50%，多发结节/肿块的肝癌占 40%，而弥漫性的肝癌占不到 10%。肿瘤内部有不同程度的纤维化、脂肪变、坏死及出血等使肝癌 T_1、T_2 加权像的信号表现多种多样。肝癌最常见的表现是在 T_1 加权像上为略低信号，在 T_2 加权像上为略高信号，有时在 T_1 加权像上也可表现为等信号或高信号。有文献报道 T_1 加权像上表现为等信号的多为早期分化好的肝癌，而脂肪变、出血、坏死、细胞内糖原沉积或铜沉积等均可在 T_1 加权像上表现为高信号。此外，在肝血色病基础上发生的肝癌亦表现为在所有序列上相对的高信号。T_2 加权像上高信号的多为中等分化或分化差的肝癌。有文献报道 T_2 加权像上信号的高低与肝硬化结节的恶性程度相关。肝癌的继发征象有门脉瘤栓或肝静脉瘤栓、腹水等，在 MRI 上均可清晰显示。

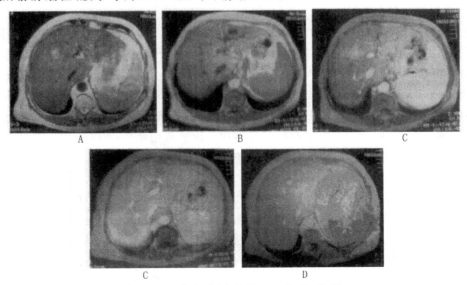

图 11-3　小肝癌（直径约 2 cm）MRI 表现

A.T_2 加权像，可见边界不光滑之结节影，呈高信号；B.屏气的梯度回波的 T_1 加权像，病灶呈略低于肝脏的信号；C.动脉期，病灶明显均匀强化，边缘不清；D.门脉期，病灶内对比剂迅速流出，病变信号强度降低；E.延迟期，未见病灶强化

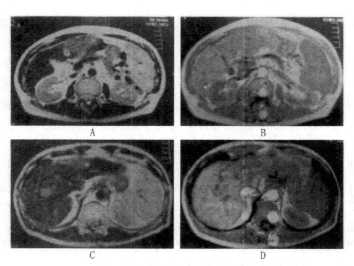

图 11-4　肝硬化(多年,多发肿块/结节型肝癌)表现

A、C 为 T_2 加权像,B、D 为 T_1 加权像;A、B 上可见肝左叶较大的不规则肿块影,边缘不光滑,呈略低 T_1
信号,略高 T_2 信号;C、D 上肝右叶前段可见小结节,呈略低 T_1 信号,略高 T_2 信号

早期肝癌常在 T_1 加权像上表现为等/高信号,在 T_2 加权像上表现为等信号。可能是由于其中蛋白含量较高所致。直径<1.5 cm 的小肝癌常在 T_1 加权像和 T_2 加权像上均为等信号,因此只有在针剂动态增强的早期才能发现均匀增强的病变。肝动脉期对于显示小肝癌最为敏感,该期小肿瘤明显强化。但此征象并不特异,严重的增生不良结节也表现为明显强化。比较特异的征象是增强后 2 分钟肿瘤信号快速降低,低于正常肝脏的信号,并可在晚期显示增强的假包膜。有学者报道,肝硬化的实质中出现结节内结节征象提示早期肝癌,表现为结节外周低信号的铁沉积和等信号的含铁少的中心。

肝癌多血供丰富。对比剂注射早期的影像观察有助于了解肿瘤的血管结构。由于 MRI 对针剂比 CT 图像对碘剂更加敏感,所以 MRI 有助于显示肝癌,尤其是直径<1.5 cm 的肿瘤。Oi 等比较了多期螺旋 CT 和动态针剂增强的 MRI,结果显示早期针剂增强影像检出 140 个结节,而早期螺旋 CT 发现 106 个结节。在动态增强的 MRI 检查中,肝细胞特异性对比剂的应用改善了病变的显示情况。如 Mn-DPDP 的增强程度与肝癌的组织分化程度相关,分化好的比分化差的病变强化明显,良性的再生结节也明显强化。而在运用单核-吞噬细胞系统特异性对比剂SPIO 时,肝实质的信号强度明显降低,肝癌由于缺乏 Kupffer 细胞,在 T_2 加权像上不出现信号降低,相对表现为高信号。

(4)肝癌的 DSA 表现:我国原发性肝癌多为肝细胞癌(HCC),多数有乙肝病史并合并肝硬化。肝癌大多为富血管性的肿块,少数为乏血管性。全国肝癌病理协作组依据尸检大体病理表现,将肝癌分为三型:①巨块型,为有完整包膜的巨大瘤灶,或是由多个结节融合成的巨块,直径多在 5 cm 以上,占 74%;②结节型,单个小结节或是多个孤立的大小不等的结节,直径<3 cm 者称为小肝癌,约占 22%;③弥漫型,病灶占据全肝或某一叶,肝癌常发生门静脉及肝静脉内瘤栓,分别占 65% 和 23%。也可长入肝胆管内。

肝脏 DSA 检查可以确定肿块的形态、大小和分布,显示肝血管的解剖和供血状态,为外科切除或介入治疗提供可靠的资料。由于肝癌的供血主要来自肝动脉,故首选肝动脉 DSA,对已疑为小结节病变者可应用慢注射法,疑有门静脉瘤栓者需门静脉造影确诊。

肝癌的主要 DSA 表现:①异常的肿瘤血管和肿块染色。这是肝癌的特征性表现。肿瘤血管表现为粗细不等、排列紊乱、异常密集的形态,主要分布在肿瘤的周边。造影剂滞留在肿瘤毛细血管内和间质中,则可见肿块"染色",密度明显高于周边的肝组织。肿瘤较大时,由于瘤体中心坏死和中央部分的血流较少,肿瘤中心"染色"程度可减低。②动脉分支的推压移位。瘤体较大时可对邻近的肝动脉及其分支造成推移,或形成"握球状"包绕。瘤体巨大时甚至造成胃十二指肠动脉、肝总动脉或腹腔动脉的推移。弥漫型肝癌则见血管僵直、间距拉大。③"血管湖"样改变。其形成与异常小血管内的造影剂充盈有关,显示为肿瘤区域内的点状、斑片状造影剂聚积、排空延迟,多见于弥漫型肝癌。④动-静脉瘘形成。主要是肝动脉-门静脉瘘,其次是肝动脉-肝静脉瘘。前者发生率很高,有学者统计高达 50% 以上,其发生机制在于肝动脉及分支与门静脉相伴紧邻,而肿瘤导致二者沟通。DSA 可检出两种类型。一为中央型,即动脉期见门脉主干或主枝早期显影;一为外周型,即肝动脉分支显影时见与其伴行的门脉分支显影,出现"双轨征"。下腔静脉的早期显影提示肝动-静脉瘘形成。⑤门静脉瘤栓:依瘤栓的大小和门静脉阻塞程度出现不同的征象,如腔内局限性的充盈缺损、门脉分支缺如、门脉不显影等。

上述造影征象的出现随肿瘤的病理分型而不同。结节型以肿瘤血管和肿瘤染色为主要表现,肿块型则还有动脉的推移,而弥漫型则多可见到血管湖和动-静脉瘘等征象。

5.并发症

(1)上消化道出血:原发性肝癌多合并有肝硬化,当肝硬化或门静脉内癌栓引起门静脉高压时,常可导致曲张的食管胃底静脉破裂出血。在手术应激状态下或化疗药物作用下,门静脉高压性胃黏膜病变可表现为大面积的黏膜糜烂及溃疡出血。上消化道出血往往加重患者的肝性脑病,成为肝癌患者死亡的原因之一。上消化道出血经保守治疗可有一部分患者症状缓解,出血得到控制。

(2)肝癌破裂出血:为肿瘤迅速增大或肿瘤坏死所致,部分为外伤或挤压所致肿瘤破裂出血,常出现肝区突发剧痛。肝被膜下破裂可出现肝脏迅速增大、肝区触痛及局部腹膜炎体征,B 超或 CT 可证实。肝脏完全破裂则出现急腹症,可引起休克,出现移动性浊音,腹穿结合 B 超、CT 检查可证实。肝癌破裂出血是一种危险的并发症,多数患者可在短时间内死亡。

(3)肝性脑病:常为终末期表现,多由肝硬化或肝癌多发引起门静脉高压、肝功能失代偿所致,也可因上消化道出血、感染或电解质紊乱引起肝功能失代偿所致,常反复发作。

(4)旁癌综合征:原发性肝癌患者由于肿瘤本身代谢异常而产生或分泌的激素或生物活性物质引起的一组综合征称为旁癌综合征。了解这些疾病对于肝癌的早期发现有一定现实意义。治疗这些疾病有利于缓解患者痛苦,延长患者生存期。当肝癌得到有效治疗后,这些症状可恢复正常或减轻。

低血糖症:原发性肝癌并发低血糖的发生率达 8%～30%。按其临床表现和组织学特征大致分为两型。A 型为生长快、分化差的原发性肝癌病程的晚期,患者有晚期肝癌的典型临床表现,血糖呈轻中度下降,低血糖易控制;B 型见于生长缓慢、分化良好的原发性肝癌早期,患者无消瘦、全身衰竭等恶病质表现,但有严重的低血糖,而且难以控制,临床上需长期静脉滴注葡萄糖治疗。发生低血糖的机制尚未完全明确,可能包括:①葡萄糖利用率增加,如肿瘤释放一些体液性因素具有类似胰岛素样作用,或肿瘤摄取过多的葡萄糖;②肝脏葡萄糖产生率降低,如肿瘤置换大部分正常肝组织或肝癌组织葡萄糖代谢改变,并产生抑制正常肝脏代谢活性的物质。

红细胞增多症：原发性肝癌伴红细胞增多症，发生率为 $2\%\sim12\%$，肝硬化患者出现红细胞生成素增多症被认为是发生癌变的较敏感指标。其与真性红细胞增多症的区别在于白细胞与血小板正常、骨髓仅红系增生、动脉血氧饱和度减低。红细胞增多症患者的红细胞（男性高于 $6.5\times10^{12}/L$，女性 $>6.0\times10^{12}/L$）、血红蛋白（男性 $>175\ g/L$，女性 $>160\ g/L$）、血细胞比容（男性 $>54\%$，女性 $>50\%$）明显高于正常人。少数肝硬化伴晚期肝癌患者红细胞数不高，但血红蛋白及血细胞比容相对增高，可能与后期血清红细胞生成素浓度增高，反馈抑制红细胞生成有关，患者预后较差。原发性肝癌产生红细胞增多症机制不明，可能的解释为：①肝癌细胞合成胚源性红细胞或红细胞生成素样活性物质；②肝癌产生促红细胞生成素原增多，并释放某种酶，把促红细胞生成素转变为有生物活性的红细胞生成素。

高钙血症：肝癌伴高血钙时。血钙浓度大多 $>2.75\ mmol/L$，表现为虚弱、乏力、口渴、多尿、厌食、恶心，如血钙 $>3.8\ mmol/L$ 时，可出现高血钙危象，造成昏迷或突然死亡。此高血钙与肿瘤骨转移时的高血钙不同，后者伴有高血磷，临床上有骨转移征象。高血钙症被认为是原发性肝癌伴癌综合征中最为严重的一种。高血钙产生的可能原因为：①肿瘤分泌甲状旁腺激素或甲状旁腺激素样多肽，它通过刺激成骨细胞功能，诱导骨吸收增强，使骨钙进入血流；它能使肾排泄钙减少而尿磷增加，因此出现高血钙与低血磷症。②肿瘤和免疫炎症细胞产生的许多细胞活素具有骨吸收活性。③肿瘤可能制造过多的活性维生素 D 样物质，它们促进肠道钙的吸收而导致血钙增高。

高纤维蛋白原血症：高纤维蛋白原血症可能与肝癌有异常蛋白合成有关，约有 1/4 可发生在 AFP 阴性的肝癌患者中。当肿瘤被彻底切除后，纤维蛋白原可恢复正常血清水平，故可以作为肿瘤治疗彻底与否的标志。

血小板增多症：血小板增多症的产生机制可能与促血小板生成素增加有关。它和原发性血小板增多症的区别在于血栓栓塞、出血不多见，无脾大，红细胞计数正常。

高脂血症：高脂血症可能与肝癌细胞自主合成胆固醇有关。伴有高脂血症的肝癌患者，血清胆固醇水平与 AFP 水平平行，当肿瘤得到有效治疗后，血清胆固醇与 AFP 可平行下降，当肿瘤复发时，可再度升高。

降钙素增高：肝癌患者血清及肿瘤中降钙素含量可增高，可能与肿瘤异位合成降钙素有关。当肿瘤切除后，血清降钙素可恢复至正常水平。肿瘤分化越差，血清降钙素水平越高。伴高血清降钙素水平的肝癌患者，生存期较短，预后较差。

性激素紊乱综合征：肝癌组织产生的绒毛膜促性腺激素，导致部分患者血清绒毛膜促性腺激素水平增高。原发性肝癌合并的性激素紊乱综合征主要有肿瘤性青春期早熟、女性化和男性乳房发育。性早熟可见于儿童患者，几乎均发生于男性，其血清及尿中绒毛膜促性腺激素活性增高。癌组织中可检出绒毛膜促性腺激素，血中睾酮达到成人水平，睾丸正常大小或轻度增大，Leydig 细胞增生，但无精子形成。女性化及乳房发育的男性患者，血中催乳素及雌激素水平可增高，这与垂体反馈调节机制失常有关。当肿瘤彻底切除后，患者所有的女性特征均消失，血清中性激素水平恢复正常。

三、治疗

(一)治疗原则

原发性肝癌采用以手术为主的综合治疗。

(二)具体治疗方法

1.手术切除

手术切除是目前治疗肝癌最有效的方法。

(1)适应证:肝功能无显著异常,肝硬化不严重,病变局限,一般情况尚好,无重要器官严重病变。

(2)禁忌证:黄疸、腹水、明显低蛋白血症和肝门静脉或肝静脉癌栓的晚期肝癌患者。

(3)手术方式:局限于一叶,瘤体直径<5 cm,行超越癌边缘2 cm,非规则的肝切除与解剖性肝切除,可获得同样的治疗效果。伴有肝硬化时,应避免肝三叶的广泛切除术。全肝切除原位肝移植术不能提高生存率。非手术综合治疗后再行二期切除或部分切除,可以获得姑息性效果。

2.肝动脉插管局部化疗和栓塞术

目前多采用单次插管介入性治疗方法。

(1)适应证及禁忌证:癌灶巨大或弥散不能切除;或术后复发的肝癌,肝功能尚可,为最佳适应证,或作为可切除肝癌的术后辅助治疗。对不可切除的肝癌先行局部化疗及栓塞术,肿瘤缩小后再争取二期手术切除。亦可用于肝癌破裂出血的患者。严重黄疸、腹水和肝功能严重不良反应视为禁忌证。

(2)插管方法:经股动脉,选择性肝动脉内置管。

(3)联合用药:顺铂($80\ mg/m^2$)、多柔比星($50\ mg/m^2$)、丝裂霉素($10\ mg/m^2$)、替加氟($500\ mg/m^2$)等。

(4)栓塞剂:采用碘油或吸收性明胶海绵并可携带抗癌药物,或用栓塞微球做栓塞剂。

(5)局部效应:治疗后肿瘤可萎缩(50%~70%)。癌细胞坏死,癌灶有假包膜形成,瘤体或变为可切除,术后患者可有全身性反应,伴有低热,肝区隐痛和肝功能轻度异常,1周内均可恢复。

3.放疗

放疗适用于不宜切除、肝功能尚好的病例。有一定姑息疗效,或结合化疗提高疗效,对无转移的局限性肿瘤也有根治的可能。亦可作为转移灶的对症治疗。

4.微波、射频、冷冻及乙醇注射治疗

这些方法适用于肿瘤较小而又不宜手术切除者。在超声引导下进行,优点是安全、简便、创伤小。

5.生物学治疗

生物学治疗主要是免疫治疗。方法很多,疗效均不确定,可作为综合治疗中的一种辅助疗法。

(三)治疗注意事项

(1)肝癌术后是否给予预防性介入治疗,存在争议。

(2)目前手术是公认的治疗肝癌最有效的方法,要积极争取手术机会,可以和其他治疗方法配合应用。

(3)肝癌的治疗要遵循适应患者病情的个体化治疗原则。

(4)各种治疗方法要严格掌握适应证,综合应用以上治疗方法可以取得更好的疗效。

(5)肝癌患者治疗后要坚持随访,定期行 AFP 检测及超声检查,以早期发现复发转移病灶。

(张　健)

第十二章　胆道疾病

第一节　胆管损伤

胆管损伤主要由于手术不慎所致,是一种严重的医源性并发症,90％发生在胆囊切除术等胆道手术。综合国内外文献报道,剖腹胆囊切除术(OC)的胆管损伤发生率为 0.1％～0.3％,腹腔镜胆囊切除术(LC)的胆管损伤发生率约为 OC 的 2 倍。随着胆囊结石发病率的上升、腹腔镜胆囊切除术的推广应用及部分单位采用小切口胆囊切除术,胆管损伤的病例比以前有所增加。一部分胆管损伤病例虽可在手术的当时被发现而及时处理,但常可因处理不够恰当,为后期的处理带来许多不必要的麻烦。尤其不幸的是大部位病例常在手术后才发现,造成处理上的困难,也影响了治疗的效果。不少患者遭受多次手术痛苦或终身残疾(胆道残废),甚至失去生命。

一、病理

胆管损伤大多位于肝总管(邻近它与胆囊管的汇合处),约有 10％位于左右肝管汇合部或更高。在损伤部位(损伤可为完全断裂、部分缺损或结扎)发生炎症和纤维化,最后引起狭窄和闭塞。狭窄近侧的胆管发生扩张、管壁增厚;远侧胆管也有壁增厚,但管腔缩小,甚至闭塞。近侧胆管内胆汁几乎都有革兰阴性肠道细菌的感染,引起反复发作的胆管炎。胆管狭窄的另一后果是肝脏损害。胆管持续阻塞时间超过 10 周后,肝细胞即发生不可逆和进行性的损害。胆管狭窄并发反复的胆管炎的结果是肝小叶内出现再生结节,导致肝硬化。Scoble 报道 457 例胆汁性肝硬化患者,有 1/3 是在胆管梗阻后 12 个月内即发生肝硬化的。在伴有胆外瘘的患者,肝脏损害虽可较轻,但因经常丧失胆汁,可引起营养和吸收方面的问题。

二、病因

胆管损伤大多数发生在胆囊切除过程中。胆总管探查、肝脏手术、十二指肠憩室手术所致的胆管损伤也偶有发生。肝门部胆管和胆总管上段的损伤,多发生在胆囊切除术,LC 多于 OC;胆总管下段的损伤,主要发生于胆总管、胃和十二指肠的手术。尚有少数发生于胆总管切开探查术后(如胆总管剥离太多,以致影响管壁的血供,或机械性损伤等)。腹部损伤直接造成胆管损伤者甚为少见。

分析胆囊切除术时造成胆管损伤的原因和类型可大致归纳为以下几种。

(一)解剖因素

文献报道肝外胆管和血管解剖变异的发生率超过50%，尤以胆道变异多见。

胆道变异主要有两个方面：①右肝管的汇合部位异常，副右肝管多见；②胆囊管与肝外胆管汇合部位异常。

一般认为胆囊管缺乏或直接开口于右肝管、副肝管开口于胆囊管以及肝外胆管管径细小者均对手术构成潜在危险，术者对此应有足够认识和准备。

1.胆囊管解剖变异

胆囊管解剖变异包括胆囊管的数目、长度、汇入肝外胆管部位及汇合形式等多种变异。

一般胆囊管只有1条，个别报道有胆囊管缺如或2～3条胆囊管。胆囊管过短或缺如者，特别是在病变情况下胆囊颈与胆总管粘连时，术中误将胆总管作为胆囊管而切断，或在分离胆囊颈和壶腹部时易损伤黏着的肝外胆管前壁或侧壁；在结扎胆囊管时过于靠近胆总管，致使结扎部分胆总管壁而致胆总管狭窄。

胆囊管绝大多数（96%）汇入胆总管，少数（4%）汇入右肝管或副肝管。胆囊管汇入胆总管的部位多在肝外胆管中1/3范围内（65%以上），下1/3者次之（25%以上），上1/3者较少。胆囊管多以锐角汇入胆总管右壁（60%以上），其他变异型有胆囊管与肝总管并行于右侧一段后汇入胆总管，胆囊管斜经肝总管后方而汇入胆总管左壁，胆囊管潜行于并汇入肝总管后方，胆囊管汇入胆总管前方等。

胆囊管本身的种种变异是增加胆囊切除术复杂性的重要解剖学因素，在合并其他病变的情况下此种变异可使情况更为复杂，可能在判断和识别上造成困难而致错误的处理。如与肝总管并行低位开口于胆总管下段的胆囊管，未解剖清晰即行钳夹切断会造成胆总管损伤，若胆囊管汇入走行位置低的右肝管，在分离胆囊与肝门部结缔组织时可误将右肝管切断。在胆囊切除术中分离胆囊管时必须追溯至胆囊管汇入胆总管处，认清胆囊管与胆总管及肝总管的关系之后，方可切断。

2.副肝管变异

副肝管是肝内外胆道中最复杂而且最常见的解剖变异之一，随着磁共振胆道成像（MRCP）的不断普及和腹腔镜胆囊切除术（LC）的广泛开展，副肝管的诊断及其临床意义越来越受到重视。副肝管的认识为各种胆道手术，特别是LC的顺利开展提供了详细的胆道解剖和变异资料，在预防胆管损伤及其他胆道并发症中起了重要作用。副肝管多位于胆囊三角或肝门附近，与胆囊管、胆囊动脉、肝右动脉的毗邻关系密切，胆囊切除术或肝门区手术时容易受到损伤。根据其汇入肝外胆管的部位不同，分为3种类型。

(1)汇接于肝总管或胆总管：副肝管开口越低，越接近胆囊管开口，则胆囊切除时被损伤的机会越大；低位开口于胆总管右侧的副肝管，若不加注意，可能被误认为是胆囊管的延续或粘连带而被切断。

(2)汇接于胆囊管：开口于胆囊管的右侧副肝管，在首先切断胆囊管的逆行法胆囊切除术，常被认为胆囊管而被切断，或当胆囊管被切断后才发现连接于其上的副肝管。

(3)胆囊副肝管：副肝管始于胆囊邻近之肝组织直接开口于胆囊，胆囊副肝管在做胆囊切除时必定被切断。

　　副肝管损伤所致胆瘘在术中常难发现,细小的副肝管损伤后胆瘘,经一段时间引流后漏胆量逐渐减少以致停止,不会遗留严重后果。但若腹腔未放置引流或引流不充分,胆汁聚积于肝下区及胆总管周围,可引起胆汁性腹膜炎、膈下感染,日久可致胆管狭窄。

　　副肝管虽然常见,但其出现并无一定的规律性,主要依靠手术时的细心解剖,对未辨明的组织,绝不可贸然结扎或切断,以避免损伤副肝管。术中胆道造影对确定副肝管的来源、走向、汇合部位等很有帮助。近年来,国外许多医院在腹腔镜胆囊切除术中常规做胆道造影以发现可能存在的胆管变异。

　　对不同类型的副肝管损伤,在处理上应分别对待。若副肝管管径较细,其引流肝脏的范围有限,被切断后只需妥善结扎,防止胆汁漏,并无不良后果。多数副肝管可以结扎。对管径较粗的副肝管被切断后则应作副肝管与肝外胆管端-侧吻合或肝管-空肠吻合。

　　3.肝管变异

　　具有临床意义的肝管变异主要是一级肝管在肝门区汇合方式的变异。肝门区胆管的解剖主要受右肝管变异的影响,较少来自左肝管变异。最常见的右肝管变异是肝右叶段肝管分别开口于肝总管而不形成主要的右肝管,在这种分裂型右肝管中可能有一支段肝管开口于左肝管,最多见为右前叶肝管(占51%),其次为右后叶肝管(占12%)。由于右肝管有部分收纳变异的前、后叶肝管及右前叶肝下部胆管,在行左半肝切除术时,应分别在上述异位肝管汇入点右侧结扎切断肝管。在作右半肝切除时,应在肝切面上妥善处理上述可能出现的肝管。上述肝管变异,事先很难发现,若在开口处切断左肝管,则将切断异位开口的肝管。左肝管在肝门部的解剖较恒定,很少无左肝管,但左内叶段肝管与左肝管汇合的变异较常见。如左内叶肝管汇入左外上段肝管、左外叶上与下段肝管汇入处,其中一些变异在作左侧肝段切除术时肝切面不当会导致损伤。术中胆道造影有助于判别变异的肝管。

　　4.血管变异

　　肝右动脉和胆囊动脉变异,是胆囊切除术术中出血的主要原因之一,盲目止血则易导致胆管损伤。

　　(二)病理因素

　　病理因素包括急慢性或亚急性炎症、粘连;萎缩性胆囊炎;胆囊内瘘;Mirizzi综合征;胆囊颈部结石嵌顿及慢性十二指肠溃疡等。

　　(三)思想因素

　　对胆管损伤的潜在危险性认识不足、粗心大意,盲目自信,多在胆囊切除手术很顺利时损伤胆管。过分牵拉胆囊使胆总管屈曲成角而被误扎。

　　(四)技术因素

　　经验不足、操作粗暴;术中发生大出血,盲目钳夹或大块结扎,损伤或结扎了胆管;胃和十二指肠手术时损伤胆总管。

　　(五)腹腔镜胆囊切除术胆管损伤的原因

　　(1)操作粗暴,套管针及分离钳扎破、撕裂胆管。

　　(2)分断胆囊管及胆囊颈时,电灼误伤或热传导损伤胆管。

　　(3)将较细的胆总管误断。

　　(4)胆道变异,主要是胆囊管与胆管、肝管的关系异常及出现副肝管引起的损伤。

　　(5)断胆囊管时,过分牵拉胆囊颈引起胆管的部分夹闭而狭窄。

(6)盲目操作,如出血时盲目钳夹,对重度粘连引起分离难度及变异、变形估计不足。

(六)胆管损伤的类型

1.分类

(1)单纯性胆管损伤:占70%以上。

(2)复合性胆管损伤:即右上腹部胃切除等手术,损伤胆管外的同时又损伤了胰管,甚至大血管,病情特别严重,病死率较高。

(3)损伤性质:误扎、钳夹伤、撕裂伤、切割伤、穿通、灼伤和热传导伤以及缺血性损伤等。

(4)损伤程度:胆管壁缺损和横断伤。

2.复杂单管损伤

(1)高位胆管损伤。

(2)复合性胆管损伤:同时损伤其他脏器(如伴有胰腺损伤的胆总管下段损伤),甚至大血管,术中大出血。

(3)伴有严重腹腔感染的胆管损伤等。

(4)因胆汁漏、反复炎症或初次或多次手术修复失败,形成损伤后胆管狭窄。

3.胆管损伤后狭窄的分型(Bismuth 分型)

Ⅰ型:低位肝管狭窄,肝管残端>2 cm以上。

Ⅱ型:中位肝管狭窄,肝管残端<2 cm。

Ⅲ型:高位肝管狭窄,肝总管狭窄累及肝管汇合部,左右肝管尚可沟通。

Ⅳ型:超高位肝管狭窄,肝管汇合部缺损,左右肝管尚不能沟通。

三、临床表现和治疗

按照发现胆管损伤的时间,可分为术中、术后早期、术后晚期3种情况,其表现和处理有所不同。胆管损伤处理的基本原则:保持胆肠的正常通路;保持 Oddi 括约肌的正常功能;避免胆管狭窄,防止反流性胆管炎;根据损伤的时间、部位、范围和程度,制订合理的治疗方案。

(一)术中发现的胆管损伤

胆囊切除术中出现下列情况,应仔细检查是否发生胆管损伤:①手术野有少量胆汁渗出、纱布黄染,多见于肝、胆总管的细小裂口。②胆囊切除后,发现近侧胆管处持续有胆汁流出,或发现远侧胆管有一开口,探针能进入胆总管远端。这种情况见于 Mirizzi 综合征Ⅳ型,尤其是胆囊胆管瘘处还有巨大结石嵌顿时,使术者将胆管壁误认为胆囊壁高分离解剖,胆囊一旦切下来,胆总管已完全离断。③经"胆囊管"行术中胆道造影后,胆总管清楚显示,其上端截断,胆总管和肝内胆管不显影。这种情况见于逆行法切除胆囊时,胆总管较细,被误认为胆囊管行插管造影,在等待洗片过程中已将胆囊切下,看 X 线片才发现胆总管已被横断。

术中发现胆管损伤后,宜请有经验的医师到场指导或上台协助做修复手术。必要时改用全身麻醉,扩大伤口,以利手术野显露。胆管壁的细小裂口或部分管壁切除,可用 3-0 丝线或 6-0薇乔(Vicry1)线横行缝合,在其近侧或远侧的胆管处切开,放置 T 管支撑引流,也可酌情不放置T 管。如果胆管壁缺损区较大,可在 T 管支撑的同时,在脐部稍上处切断肝圆韧带(也可用残留的胆囊壁、胃窦前壁等组织),游离后,以其浆膜面覆盖缺损处,周围稍加固定,在小网膜孔处放置粗乳胶管引流。胆管横断伤,经修正断端,剪除结扎过的胆管壁后,胆管缺损长度<2 cm,应争取作胆管对端吻合术。"松肝提肠":先做 Kocher 切口,充分游离十二指肠和胰头,必要时切断

左右三角韧带和镰状韧带,使肝脏下移。同时可切断胆管周围神经束,但要注意保护胆管的血供,使胆管上下断端在无张力的情况下,用 5-0 号或 6-0 号单乔线(或 PDS 线)行一层间断外翻缝合,间距不宜过密,并根据胆管的口径和血供、吻合口张力、周围组织有无炎症等情况,决定是否放置 T 管支撑引流。如放置 T 管,通常在吻合口近侧或远侧切开胆管,一般放置 3~6 个月。定期检查 T 管固定线是否脱落,观察胆汁是否澄清,有无胆泥形成和沉积,并作胆道冲洗,拔管前经 T 管行胆道造影。如果胆管横断缺损超过 2 cm,或虽将十二指肠、肝脏游离,对端吻合仍有张力时,宜施行胆管空肠 Roux-en-Y 吻合术,行一层外翻间断缝合,切忌怕再发生胆瘘而行二层缝合,也不作胆管十二指肠吻合,不需要放置双套管引流,在小网膜孔处放置粗乳胶管 1 根引流即可,即使有少量胆瘘也能自行愈合。如果胆瘘引流量大,可将 T 管接肠减压器,行负压引流。

肝门部的胆管损伤需行肝门胆管成形、胆管空肠 Roux-en-Y 吻合术。胆管下段合并胰腺损伤的贯通伤,可在胆道镜的引导下找到胆管破口处,切开表面胰腺实质,完全显露胆管破口,以 5-0 号或 6-0 号单乔线(或 PDS 线)修补满意后,再修补切开的胰腺实质,同时放置 T 管支撑。

(二)术后早期发现的胆管损伤

术后数天到 2 周有下列情况出现应高度怀疑胆管损伤:①术后引流口大量漏胆汁,而大便颜色变浅。可见于副胆管、肝总管、胆总管损伤后胆瘘;②胆囊切除术后未放引流,或引流物已拔除后,患者出现上腹痛、腹胀、低热、胃肠功能不恢复。这是由于胆瘘后胆汁积聚在肝下间隙,形成包裹性积液,进而可扩展到肝脏周围,甚至发生弥漫性胆汁性腹膜炎。这种情况可发生在开腹胆囊切除术后,更多见于腹腔镜胆囊切除术后,在分离 Calot 三角时,电凝电切产生的热效应会引起胆管壁灼伤,近期内可引起胆管壁的坏死穿孔,远期也可引起胆管纤维性狭窄。在重新观看这种患者手术过程的连续录像时,并不能发现明显的操作错误;③术后梗阻性黄疸。术后 2~3 天起巩膜皮肤进行性黄染,大便呈陶土色、小便如浓茶、全身皮肤瘙痒,肝功能检查亦提示梗阻性黄疸。当胆总管、门静脉、肝固有动脉三管结扎切断后,患者出现腹胀、腹水、黄疸急速加重,转氨酶极度升高,病情迅速恶化,犹如急性重症肝炎,患者很快死亡。

当术后发现存在胆瘘后,应立即做超声和 CT 检查,了解胆瘘的程度,肝周及腹腔有无积液,同时行 MRCP 检查了解胆道的连续性是否存在。如患者无腹膜炎症状和体征,可在超声引导下置管引流,必要时可行 ERCP 检查,明确损伤部位是狭窄或完全不通还是结石引起的梗阻,通过注射造影剂可了解胆瘘的部位和程度,并可放置胆管支撑管(ERBD 或 ENBD),起到胆道减压、减少胆瘘的作用。2 周后经窦道注入造影剂摄片检查,观察窦道与胆道的关系,确定有无胆管损伤和损伤的部位、类型,以便作相应的后期处理。

当胆瘘量大,并出现弥漫性腹膜炎的症状和体征时,宜即刻施行剖腹探查术。吸尽原来手术野、肝脏周围和腹腔内的胆汁,用大量生理盐水冲洗。寻找胆管断端,用探条探查其与胆道的关系,由于肝门周围组织水肿、感染,一般需遵守损伤控制的原则,只能施行胆管外引流术,将导管妥善缝扎固定。在其旁边放粗乳胶管引流。等待 3 个月后,再施行胆管空肠 Rouxen-Y 吻合术。但考虑到以后再次手术十分困难且疗效多不佳的实际情况,对少数年轻患者,在生命体征稳定的情况下,也可行 I 期修复手术,但必须予 T 管支撑,行胆肠吻合者,T 管支撑吻合口,经肠襻壁穿孔引出体外。

当术后表现为梗阻性黄疸时,应与引起胆管梗阻的其他疾病相鉴别,如胆总管结石、胆管炎性狭窄或胆管癌肿。在未查清原因之前,切忌仓促手术探查,可稍加等待。先行 B 超检查,了解肝下有无积液、肝内胆管是否扩张、肝总管和胆总管是否连贯、胆总管下端有无结石或新生物。

必要时可行 CT 检查。待患者能耐受 ERCP 检查时再作本项检查,损伤的肝、胆总管往往呈截断样改变,有时还可见少量造影剂从断端溢入腹腔,而截断水平以上的胆管大多不能显示,或损伤处呈极度缩窄,有纤细通道与其近侧胆管相通。对决定治疗最有帮助的当属 PTC 检查,能确定胆管损伤的部位、程度,缺点是一小部分患者因肝内胆管扩张不明显而检查失败。有条件的单位亦可采用磁共振胆道成像(MRCP),可起到与 PTC 相似的诊断作用。当确诊为胆管损伤且胆管较粗时,视胆管损伤的类型、长度不同,可施行胆管整形,对端吻合或胆管空肠 Roux-en-Y 吻合。如胆管较细,可再等待 2~4 周,待近端胆管扩张后再施行修复手术。如在修复手术时仍发现近侧胆管较细,且管壁薄,行胆肠吻合亦相当困难时,可行肝门空肠 Roux-en-Y 吻合,将胆管断端种植在肠襻内,胆管内置导管支撑,日后胆管断端必然会逐渐狭窄,直至完全闭锁。但在这过程中,由于胆道渐进性高压的存在,胆管腔逐渐增厚。为下一步重建胆肠吻合口创造较好的条件。

(三)术后晚期发现的胆管损伤

胆囊切除后数月至数年,患者反复发生胆道感染甚至出现上腹疼痛、寒战高热、黄疸等症状,经过抗生素治疗后,症状可以缓解,但发作间期缩短,症状日益加重。这是由于胆管被不完全结扎或缝扎,或电凝灼伤后引起胆管炎性损伤、胆管狭窄所致,随着胆管狭窄程度的加重,甚至在其近侧胆管内形成色素性结石,症状日趋明显。术者可能在手术中并未发现胆管损伤,或在术中已加以处理,但对患者隐瞒了胆管损伤这一事实,凭手术过程和术后的临床表现便可推测胆管损伤的存在。通过 B 超、ERCP、PTC、CT 或 MRI 检查,可以确定胆管损伤的部位和程度,并与胆管癌、胆管结石、硬化性胆管炎等疾病相鉴别。

这种患者因反复炎症或多次手术,而形成损伤后胆管狭窄,损伤部位近侧的胆管大多明显扩张,管壁增厚,而损伤部位的纤维化、瘢痕较严重,残留的胆管会越来越短,甚至深埋在瘢痕组织中。高位胆管损伤性狭窄的修复手术十分困难,最困难的步骤是显露肝门部的近端胆管并整形,应由经验丰富的外科医师执行。常用的方法:①切开肝正中裂途径;②肝方叶切除途径;③左肝管横部途径。技术要点如下:不要在纤维瘢痕部位切割寻找胆管腔。应在其上方扩张的胆管处用细针穿刺(或超声引导下穿刺置管引导),抽到胆汁后切开胆管,再向下切开狭窄部,切除瘢痕组织,并向上沿左右肝管纵行切开至Ⅱ级胆管开口,使胆管吻合口足够大,以免术后胆肠吻合口再狭窄。在通常的情况下,不能采用记忆合金胆道内支架解除胆管狭窄,只有在极端特殊的高位胆管损伤患者,可用胆道内支架解除一侧的肝管狭窄,另一侧肝管仍宜施行胆管空肠 Roux-en-Y 吻合术。

对因胆管狭窄而导致胆汁性肝硬化和门脉高压症等严重病例可先行 PTBD 等胆道减压、控制感染,必要时先行门-体分流术,再行胆道的修复和重建。

近年来,通过内镜和介入方法治疗胆道良性狭窄取得进展,但仍存争议。通常在以下情况时可考虑经 PTBD 或 ERCP 球囊扩张临时或永久胆道内支架支撑引流(ERBD、ENBD、网状金属支架、可回收带膜支架等):①患者年高体弱,有心血管疾病,不能耐受手术;②有严重并发症,如门脉高压症、胆汁性肝硬化、有明显出血倾向;③胆肠吻合术后再次出现吻合口狭窄,而肝门部位分离异常困难。

对胆汁性肝硬化,肝功能衰竭的患者,肝移植是最后的"救命稻草",但费用昂贵,肝源少。

四、胆管损伤的预防

(1)思想重视:"从来没有一个简单的胆囊切除术",对手术难度和危险性要有充分的估计。

（2）有良好的胆道手术素养和处理意外情况的能力。

（3）良好的手术视野：满意的麻醉和恰当的切口。

（4）细心解剖胆囊三角区是关键，熟悉胆道的解剖变异。

（5）切忌大块组织切断结扎，以免误伤副胆管。

（6）结扎胆囊管时应辨清肝总管、胆囊管和胆总管三管位置关系：牵拉胆囊和肝十二指肠韧带时，不要使它们形成锐角。

（7）有出血时，不要盲目钳夹或缝扎。

（8）采用合适的手术方法：胆囊切除术有顺行法和逆行法，一般先用顺行法，有困难时亦可两法交叉使用；对胆囊切除确有困难，亦可采用胆囊大部切除术，不要勉强切除损伤胆管；胆囊颈部结石嵌顿、结石巨大，可先切开胆囊取出结石；仔细检查切下的胆囊标本有无胆管损伤；用白纱布压迫手术区检查腹腔有无胆汁渗出；放置适当的引流物，如有胆瘘，可早期发现。

（9）LC 胆管损伤的预防：选用良好的摄成像系统；正确掌握 LC 手术指征及 LC 中转手术指征；正确暴露 Calot 三角；避免电凝电切的热效应损伤胆道；术前 MRCP、术中胆道造影及术中超声的应用。

（李振伟）

第二节　胆胰肠结合部损伤

一、诊断

（一）病因

一般都有明确的上腹部外伤史或医源性操作经过，后者包括逆行胰胆管造影和/或 Oddi 括约肌切开等。

（二）症状

多数在外伤或操作后 24 小时内出现，早期可有腹痛，常被病因掩盖而忽视。随着腹膜后感染的加重体温逐步升高，早期可出现感染中毒性休克。

（三）体征

病程早期无典型体征，偶可出现局限性腹膜炎；病程晚期腹痛和感染加重，严重者可出现休克、多脏器功能衰竭。

（四）实验室检查

感染早期可有白细胞和中性粒细胞计数升高；发生休克和多器官功能衰竭时，有相应的改变。

（五）辅助检查

逆行胰胆管造影过程中发现造影剂外溢；CT 可发现腹膜后积气、胆总管周围组织水肿或积液，偶见非血管结构内造影剂沉积。

二、鉴别诊断

需除外逆行胰胆管造影后产生的胰腺炎和胆管炎，胆红素和淀粉酶升高可明确诊断，当同时合并胆胰肠结合部损伤时,不能鉴别。

三、治疗原则

非手术治疗受到严格限制,在严格禁食、胃肠减压、抑酸、生长抑素和抗生素治疗前提下,密切临床观察一般不超过24小时;某些逆行胰胆管造影术中发现造影剂外溢或 CT 发现腹膜后积气,经鼻留置胆管引流(ENBD)可部分增加保守治疗的成功率,但仍然不能替代手术干预。

早期外科干预能显著降低病死率。术中应充分清创引流和旷置十二指肠(包括胃造瘘、胆总管造瘘、空肠造瘘)以控制和降低感染,增加营养支持。

(李振伟)

第三节　胆囊息肉样病变

胆囊息肉样病变或称胆囊隆起样病变,是指向胆囊腔内突出的胆囊壁局限性病变,随着B超技术的进步,胆囊隆起样病变的检出率明显增加。

胆囊息肉样病变分为两大类。①真性肿瘤:包括腺瘤、癌等;②假性肿瘤:包括腺肌增生症、胆固醇性息肉、黄色肉芽肿等。

一、胆固醇息肉

(一)诊断

1.症状和体检

大部分患者无症状,可有右上腹或中上腹隐痛不适,合并结石或息肉位于胆囊颈部有较长蒂时,可有胆绞痛。多无体征。

2.实验室检查

多无异常。

3.辅助检查

B超是首选检查。B超表现为高回声或等回声团,无声影,不随体位移动。

(二)鉴别诊断

1.胆囊结石

可有发作性右上腹痛或无症状,B超表现为后方伴声影的强回声光团,有助鉴别诊断。部分胆囊息肉样病变患者可合并有胆囊结石。

2.其他性质的胆囊息肉样病变

B超是主要鉴别手段。多个小息肉多为胆固醇息肉;单发息肉,直径<1 cm,多为炎性息肉或腺瘤。

3.胆囊癌

早期无特异症状,晚期可表现为右上腹包块、黄疸。早期病变不易鉴别,主要依靠B超检查。直径>1 cm,无蒂,回声不均应考虑胆囊癌。CT 表现为隆起样病变、基底较宽,或胆囊壁增厚,囊壁不规则,向腔内外生长的肿物。

（三）治疗原则

有症状的胆囊息肉，原则上应行胆囊切除术；合并有胆囊结石的胆囊息肉样病变也应行胆囊切除术；无症状者，如病变多发，有蒂，直径＜1 cm，可定期复查 B 超随诊；直径＞1 cm，基底较宽，边缘不规则，回声不均者，或随诊中直径有增大，形态恶变者，应手术治疗。术中应注意检视胆囊标本，肉眼观察可疑恶性病变者应在术中送冰冻病理检查。病理证实恶性病变时应及时中转开腹行胆囊癌根治术。

二、胆囊腺肌增生症（GBA）

（一）诊断

GBA 可分为 3 型。①弥漫型：整个胆囊壁呈弥漫性增厚；②节段型：在增厚的胆囊壁中出现环状狭窄，把胆囊分隔成相互连通的腔；③局限型（基底型）：又称胆囊腺肌瘤，胆囊底部囊壁呈局限性增生。

1.症状和体检

各型均无特异性症状，常合并胆囊结石及胆囊炎，主要表现为胆囊结石和胆囊炎症状，可有反复发作的右上腹痛，大部分患者可无症状。多无体征。

2.实验室检查

多无异常。

3.辅助检查

术前诊断主要依赖于影像学检查，诊断的主要依据是胆囊壁增厚及罗-阿窦显影。B 超检查主要表现为明显增厚的胆囊壁内可见点状或小圆形无回声或强回声区，部分可见彗星尾征。CT 及 MRI 较 B 超有更高的诊断准确率。MRI 在显示胆囊壁病变、罗-阿窦显影上均优于 CT。

（二）鉴别诊断

1.胆囊结石及胆囊炎

部分患者可合并存在。胆囊炎时有炎症性改变，结合 B 超及 CT、MRI 等影像学检查，有助鉴别诊断。

2.胆囊癌

早期病变有时影像学鉴别诊断较困难。

（三）治疗原则

目前认为胆囊腺肌增生症，尤其是节段型 GBA，有恶变可能，一旦考虑胆囊腺肌增生症诊断，对于合并胆囊结石、胆囊炎者，节段型 GBA，肿物直径超过 1 cm，以及中老年患者，应积极行手术治疗。单纯胆囊切除术是有效的治疗方法，术后标本应常规送病理检查。

三、胆囊腺瘤

（一）诊断

1.症状和体检

大部分患者可无症状，合并有胆囊结石或胆囊炎时可有反复发作的右上腹痛。多无体征。

2.实验室检查

多无异常。

3.辅助检查

诊断主要依靠影像学检查,特别是 B 超检查,B 超能显示胆囊腺瘤的大小、形态、内部血流、基底情况、是否随体位变化、是否合并胆囊结石等,可与其他胆囊息肉样病变鉴别,但常较困难。

(二)鉴别诊断

1.胆囊结石及胆囊炎

部分患者可合并胆囊结石,胆囊炎时有炎症性改变。

2.胆囊癌

B 超可从大小、形态、基底、血流多方面特征加以鉴别,但早期病变有时影像学鉴别诊断较困难。

(三)治疗原则

胆囊腺瘤是胆囊腺癌的癌前病变,一经诊断胆囊腺瘤应及早手术治疗。手术方式为胆囊切除术。术中应检视胆囊标本,如怀疑恶性病变应送术中冰冻病理检查。如证实为恶性病变应根据肿瘤侵犯深度决定是否中转开腹行胆囊癌根治术。

(李振伟)

第四节 胆 石 症

胆石症是胆道系统的常见病,因急性症状而住院的胆石症占外科急腹症的第 2～3 位。

一、流行病学

胆石症的发病率在不同地区、国家及民族差别很大。在美国成年人中胆石症。可达 10％,其中印第安人的发病率更高。北欧、中美与南美皆为高发地区,日本的成年人中胆石症的发病率＜5％,而在东非胆石症极为少见。亚太地区原发性胆管结石的发病率明显高于欧美国家。黄耀权等调查天津市胆石症的总自然发生率为 8.2％,并发现易患因素是:①胆囊结石易患因素与年龄、居住地、性别和营养有密切关系,$P<0.05$,其密切关系,顺序为年龄＞居住＞性别＞营养;②胆管结石发生率与农民、居住地、年龄和工人有密切关系,顺序为农民＞年龄＞居住地＞工人;③胆囊合并胆管结石自然人群发生率与居住地、工人、营养和年龄 4 种易患因素有关,顺序为居住地＞工人＞营养＞年龄。

西方国家的胆石症以女性,40 岁以上肥胖者为多见,胆固醇结石为主。

我国胆石症患者女性稍多于男性,年龄范围较宽。据国内尸检材料统计,胆石症检出率约为7％,80 岁以上的老年人可高达 23％。根据国内 26 个省市146 所医院经手术治疗的 11 298 例的分析,胆囊结石最为多见,共 5 967 例,占 52.8％;胆囊、胆总管结石 1 245 例,占 11.0％;肝外胆管结石 2 268 例,占20.1％;肝内胆管结石 1 818 例,占 16.1％,原发性肝内、外胆管结石发病率为36.2％,较 20 世纪 60 年代报道的 50％已有所降低。胆石症患者占普外住院患者总数的10.05％。在这一大组病例中,男 3 707 例,女 7 635 例,男女之比为1：2。在西北及华北地区,男女之比为 1：3,但在华南地区则为 1：1。发病年龄最小者仅3 岁,最高者为 92 岁,平均年龄为48.5 岁。胆石症发病的高峰年龄为50～60 岁。在我国的西安、兰州等西北地区以胆固醇为主要成分的胆囊结石为多,胆囊癌的发病率亦较高。

近年来，在我国一些中心城市胆囊结石与原发性胆管结石的比例已经发生了明显的变化。胆囊结石与胆管结石的比例，在北京为 3.4：1，在上海为 3.2：1，在天津为 4.5：1。胆固醇结石在天津市占 64.8%，在上海占 71.4%，北京地区胆固醇结石与胆红素缩石之比为 1：0.98，但在广大农村、边远地区及个别胆石症高发地区，仍以胆管结石及胆红素结石为最常见。这些情况显然与食品结构及结石的发病原因不同有关。

二、病因与发病机制

胆石症形成的机制是十分复杂的。近年的研究表明，临床上常见的两大类结石（胆色素与胆固醇结石）的形成机制不同。

（一）胆色素结石

胆色素结石多呈棕色或橘色，形状、大小不一，易碎，切面呈层状，常遍布于肝内、外胆管系统。胆石的成分，以胆色素钙为主，胆固醇的含量一般不超过 20%。

胆色素结石形成机制与胆道的慢性炎症、细菌感染、胆汁淤滞、营养因素等有关。常见的致病因素有复发性化脓性胆管炎、胆道阻塞、胆道寄生虫病（最常见的是胆道蛔虫病和中华分支睾吸虫感染）。感染是导致结石形成的首要因素，感染细菌主要是肠道菌属，大多数患者的胆汁培养均有细菌生长，其中最主要的是大肠埃希菌，厌氧性细菌亦较常见。胆汁淤滞是原发性胆管结石形成时的必要条件之一，因为只有在淤滞条件下，胆汁中成分才能沉积并形成结石。引起胆汁淤滞的原因是多方面的：胆总管下端炎症、狭窄是常见的原因，有时胆总管下端可能并无机械性梗阻，但并不排除由胆管炎所引起的胆管下端水肿和 Oddi 括约肌痉挛时所致的功能性梗阻，在梗阻的近端，胆道内压力升高，胆管扩张，胆流缓慢，因而有利于结石形成。在此种情况下，胆道寄生虫病能促使结石形成，在不少患者中可见到以虫体或虫卵为核心所形成的结石。

正常胆汁中，胆红素主要是水溶性的胆红素二葡萄糖醛酸酯的结合型胆红素，但结石中的胆红素主要是不溶于水的游离胆红素。因而，胆汁中结合型胆红素的去结合化是形成结石的原因。胆道感染时，大肠埃希菌属和一些厌氧杆菌感染能产生 β-葡萄糖醛酸酶，此酶在 pH 为 7.0 条件下，能将结合型胆红素水解生成游离胆红素，游离胆红素与钙离子结合形成不溶于水的胆红素钙，形成了胆色素结石。另外，胆汁中有来自组织的内源性葡萄糖醛酸苷酶，它的最适 pH 为 4.6，在适宜情况下，亦能水解胆汁中的结合型胆红素。此外，胆汁中的黏蛋白、酸性黏多糖、免疫球蛋白等大分子物质，炎性渗出物，脱落的上皮细胞、细菌、寄生虫、胆汁中的金属离子等，均参与结石的形成。

（二）胆固醇结石

该类结石与胆固醇代谢障碍有关。种种原因使胆固醇含量增多和/或胆盐、卵磷脂减少，使胆固醇浓度相对增多，则胆固醇就会从胆汁中析出而形成结石。1968 年 Admirand 和 Small 用三角坐标来表示胆汁中胆固醇、胆盐和卵磷脂的相互关系。三角坐标中的任何一点都同时反映 3 种物质在胆汁中的含量百分比（指其中一种物质占 3 种物质总含量的百分比）。正常胆汁的各点都应在三角坐标的曲线以下，而胆固醇和混合结石患者的各点都在曲线上或曲线以上。

造成过饱和胆固醇沉淀的原因与以下因素有关：①肝脏胆固醇代谢异常；②肝肠循环障碍使胆酸池缩小；③饮食因素；④胆囊黏膜上皮脱落、雌性激素的影响等。

然而，近年来许多学者的研究发现，不但胆固醇结石患者胆囊胆汁中的胆固醇多呈过饱和状态，而且有 40%～80% 的正常人胆囊胆汁也常是过饱和的。此外，肝胆汁的胆固醇浓度往往比胆囊胆汁高得多,胆固醇结石却大都在胆囊内形成。这样,人们已认识到 Admirand-Small 三角还不能充分地说明结石形成的机制。近十年来胆固醇结石形成机制的研究主要在以下方面。

1.胆汁动力学平衡体系的研究

胆固醇在胆汁中主要以微胶粒和泡两种形式维持其溶解状态。微胶粒由胆固醇、磷脂、胆盐组成。泡是胆固醇、磷脂组成的复合体,两者相互联系,可以相互转化,在胆汁中形成一个动力学平衡体系,对胆固醇的溶解和析出起调节作用。泡可以溶解 80％以上的肝胆汁中的胆固醇,是胆汁中胆固醇溶解及转运的主要形式。薄片是新发现的胆固醇、磷脂组成的聚合体,可以溶解一部分胆固醇,其作用机制尚待进一步研究。胆盐通过转运蛋白所产生电化学梯度分泌进入毛细胆管,而胆固醇与磷脂结合,以泡的形式由细胞支架(微管、微丝等)转运通过毛细胆管上皮细胞细胞膜,两个过程在一定程度上相互独立。当泡进入肝胆汁后,才与胆盐相互作用形成微胶粒,在成石性胆汁中泡与微胶粒同时存在。在某些情况下,如胆汁胆固醇分泌增加,胆盐分泌减少,以及某些促成核因子作用下等。胆固醇可以从微胶粒向泡转移,并使泡体积增大,不稳定,并容易发生聚集融合,从单层小泡到大泡进而形成复层大泡,析出胆固醇晶体,并可进一步形成胆固醇单水结晶,而单水结晶的生长和聚集是胆固醇结石的雏形。各种研究表明,由于胆汁胆固醇动力学平衡体系被破坏而产生的胆固醇过饱和是结石形成的基础。

2.胆固醇过饱和胆汁产生的机制

过饱和胆汁是胆固醇结石产生的先决条件。80％的胆固醇在肝脏代谢,而胆固醇结石患者肝胆汁成核时间比胆囊胆汁短,故而肝脏是胆固醇过饱和胆汁的产生场所。过饱和胆汁产生的机制很复杂,主要有以下几个途径。

(1)胆固醇分泌增加:目前认为造成胆固醇分泌增加的因素主要如下。①HMG-辅酶 A 还原酶活性增高,导致肝细胞合成分泌胆固醇增加。20 世纪 70 年代,Salen G、Cogne 等发现胆固醇结石患者的 HMG-辅酶 A 还原酶活性增高,以后 Key、Maton 等也从不同角度证实了这一结果;②酰基辅酶 A-胆固醇酰基转移酶(acyl coenzyme A-cholesterol acyltransferase,ACAT)的系统活性降低,致使胆固醇转化为胆固醇酯减少。ACAT 是胆固醇酯化过程中的限速酶,广泛存在于肝脏及胆囊黏膜中,20 世纪 80 年代以来,陆续报道 ACAT 在胆固醇结石患者的肝脏中活性降低,从而致使游离胆固醇分泌增加,促使结石形成;③脂类代谢紊乱。20 世纪 80 年代以来,不少学者报道胆固醇结石患者存在着明显的脂类代谢紊乱,主要是:低密度脂蛋白(low-density lipoprotein,LDL)及乳糜微粒(chylomicron,CM)含量和/或具有活性的受体数目增加;极低密度脂蛋白胆固醇(very low densitylipoprotein-cholesterol,VLDL-C)含量增加;胆固醇逆向转运的载体高密度脂蛋白(HDL)含量和/或其在肝细胞膜上的受体数目减少;④由于 7-α 羟化酶活性降低,导致胆固醇合成胆酸减少,胆固醇分泌过多,年龄是一个重要因素。

(2)胆酸代谢障碍:胆汁酸是胆汁的主要成分,也是胆固醇体内代谢的最终产物。在肝细胞内质网微粒体酶系统作用下,胆固醇可逐步衍化为胆酸,7-α 羟化酶为这一过程的限速酶。大部分胆固醇结石患者存在胆酸代谢障碍,主要表现在以下几方面。①肝脏合成胆酸下降:胆酸合成主要受限速酶胆固醇 7-α 羟化酶及另外两个关键酶,即 12-α 羟化酶、胆固醇 7-α 羟化酶的调节,也受胆固醇以及肝脏胆酸流量的反馈调节。胆固醇 7-α 羟化酶、12-α 羟化酶等都是细胞色素 P450 家族成员(CYP7A),在胆固醇结石患者中活性降低;②胆盐肠肝循环被破坏:对胆汁酸代谢动力学变化与胆固醇结石病的关系有过不少研究,表明胆盐肠肝循环被破坏可使体内胆酸池下降,从而导致结石形成;③胆盐成分改变:近年来国内外学者对胆盐成分变化对成石的影响进行了一系列的研究。胆固醇结石胆汁中去氧胆酸（DCA）的比例增加；胆酸（CA）鹅脱氧胆酸（CDCA）比例升高；甘氨结合胆酸增多而牛磺酸结合胆酸减少（G/T 比例升高）。

3.促成核因子、抗成核因子

肝胆汁的胆固醇饱和度比胆囊胆汁高，但胆固醇结石很少在肝胆管内形成，从而提示在胆囊胆汁中存在着促成核因子，而 40%～80% 正常人胆囊胆汁为过饱和胆汁，却未形成结石，所以胆囊胆汁中还存在着抗成核因子。

（1）促成核因子：能促使胆固醇结晶析出的胆汁蛋白质中，有黏蛋白性和非黏蛋白性的糖蛋白，而后者有选择性与刀豆蛋白凝结素 A 结合的特性。大部分为免疫球蛋白、磷脂酶、纤维连接蛋白等。①黏蛋白：胆囊黏膜上皮细胞分泌一种黏蛋白，可促使胆固醇成核。过饱和胆汁、胆盐、前列腺素、阿司匹林及炎症刺激等均可影响黏蛋白分泌。黏蛋白分泌过多时，可形成黏性弹力凝胶具有很强的胶着性，可使胆固醇结晶处于胶体状中，并促使其产生聚集，也有可能促进泡融合，形成复层泡，并减弱泡之间的排斥力；②免疫球蛋白：Harvey 等分离、提纯了 ConA 结合蛋白，其中一部分被证实为免疫球蛋白，主要为 IgM 和 IgA 以后，这一研究小组的报道指出 IgG 也具有明显的促成核活性，在胆固醇结石存在的胆囊胆汁中，IgG 的平均浓度是色素结石组或对照组的 3 倍，并且与 CSI 关系密切，当 CSI 处于 1.2～1.4 时 IgG 浓度最高。胆盐，尤其是 DC 可刺激 IgG 分泌，就成核活性而言，IgM＞IgG＞IgA；③其他促成核糖蛋白：近年来，国内外学者应用亲和层析、高效液相等技术，提纯到许多具有促成核活性的糖蛋白；如 130 kDa 糖蛋白，42 kDa 糖蛋白，纤维连接蛋白等。

（2）抗成核因子：20 世纪 80 年代初，Seuell 等人就在胆固醇结石患者的胆囊胆汁中发现多种载脂蛋白，Ktbe 等将 Apo Ai、Apo A2 加入模拟胆汁中，可使成核时间延长 1 倍。另外，12、58、63 kDa 的糖蛋白，以及胆汁蛋白的片段等被认为具有抗成核作用。

4.胆囊动力学异常

早在 1856 年 Meckel von、Hensbach 就已提出胆汁淤滞是胆石一个重要发病因素。

胆囊运动过缓导致胆囊剩余容积增大，当胆囊胆汁处于过饱和状态，且滞留在胆囊内时间过长时，可沉淀在胆囊黏膜表面，并且刺激黏蛋白的分泌，促使胆固醇成核。大量的动物实验表明，在结石形成之前，胆囊收缩力就已减弱。Carey 等发现，正常人 50% 的肝胆汁进入胆囊，另 50% 排入十二指肠；而在胆固醇结石患者中，只有 30% 肝胆汁进入胆囊，70% 则排入十二指肠，从而说明胆固醇结石患者胆囊排空容积减少，利用现代影像技术，如超声波、核素扫描等发现胆固醇结石患者的空腹胆囊容积、餐后或静脉注射缩胆囊素（CCK）后残余容积均较正常人大，胆囊排空也延迟。

5.胆固醇结石的免疫学研究

胆固醇结石患者往往伴有急、慢性胆囊炎提示感染也可能是胆石形成的重要因素，在炎症反应中，细胞因子充当了一个重要角色。TNF-α 可以使肝细胞摄取胆酸，特别是牛磺酸减少。IL-6可抑制体外原代培养的肝细胞摄取胆盐，还抑制牛磺酸的转运蛋白以及 Na^+，K^+-ATP 酶的活性，TNF、IL-2、IL-4 等可降低细胞色素 P450（如 CYP2A、CYP3A 等）的活性，而胆酸合成的限速酶 7-α 羟化酶就是 CYP7a。

6.胆固醇结石的分子遗传病因学研究

胆固醇结石患者有明显的家族聚集倾向。多数学者认为，胆固醇结石是具有遗传背景的多基因疾病。与胆固醇结石成因关系密切的 7-α 羟化酶、载脂蛋白、胆固醇转运蛋白等均发现存在基因多态性。寻找胆固醇结石成因的独立候选基因已成为当前的一个研究热点。

(三)黑色结石

近年来黑色结石受到普遍的重视,有人称为第3结石。根据日本东北大学第一外科的报道,在20世纪60—70年代,黑色结石仅占10%以下,但到20世纪80年代已增加到22%,现在已知,黑色结石的形成往往与并存的疾病背景和施行过某些特定的手术有关。

1.肝硬化与胆石

根据佐藤寿雄的报道,在肝硬化的患者中并发胆石者为13.3%,约为一般成年人的两倍。在这些结石中黑色结石占半数以上。在推论肝功能障碍与黑色结石形成的关系时,有学者认为,肝硬化患者常有高胆红素血症,有利于结石的形成;另外,由于充血性脾大及脾功能亢进,可增加红细胞的破坏及溶血或为黑色结石的来源。

2.溶血性黄疸与胆石

溶血性黄疸的患者,由于高胆红素血症存在常并发胆囊黑色结石。在佐藤寿雄报道的因溶血性黄疸而施行脾切除术的58例中,有28例(48%)已发生胆石,其中黑色结石23例,占82%。

3.胃切除术后的胆石症

许多报道证实在胃次全切除术后胆石症的发病率明显增高。佐藤寿雄等对胃切除前没有胆石的300例,进行了术后随访,术后发生结石者58例,占19.3%。樱庭等对120例因胃癌而进行胃次全切除术的患者进行了随访。在随访半年以上的43例中,有11例发生了结石,发生率为26%。一些学者认为,胃切除术后的时间与胆石发生率之间似无明显的关系,术后两年之内胆石的发生率已达20%左右,说明在术后短期内即开始有结石形成。从结石的部位来看,仍以胆囊结石为主。从结石种类来分析,黑色结石约占40%,其次为胆固醇结石,胆色素钙结石约占17.4%。樱庭等的研究表明,在胃切除术后胆囊收缩功能低下,多呈弛缓性扩张,经过3~6个月后运动功能才大体上恢复到术前水平。该学者认为胆囊收缩功能低下,胆汁排出延缓,进而引起炎症,是术后结石形成的主要原因。如果对胃癌的患者进行胆道周围淋巴结清除术,由于胆囊周围粘连,会进一步加重排空障碍,从而结石形成的机会也进一步增加。

4.心脏瓣膜替换术后的结石

瓣膜替换术后胆石的发生率明显增高。Mevendins报道,胆石的发生率高达31%,均为黑色结石。佐藤寿雄等对日本东北大学胸外科进行过瓣膜替换手术1年以上的103例患者进行了随访观察,发生胆石者17例,占16.5%。替换机械瓣膜的胆石发生率高于生物瓣。因机械瓣更易产生溶血。结石以黑色结石为主。

除上述4种特殊情况外,有的报道还表明,在Ⅳ型高脂血症胆石的发生率增高。Ahl-learg等的研究表明,此类患者肝HMG-辅酶A还原酶的活性增高,约为正常人的两倍,故此类患者的胆汁多属于胆固醇超饱和胆汁,这可能是胆石发生率高的主要原因。糖尿病患者胆石发生率亦较高。佐藤寿雄等报道,男性发生率为14%,女性为16%。成石的原因可能是多方面的,有人认为与糖尿病患者胆囊收缩功能低下有关,还有人报道糖尿病患者胆汁酸浓度下降,从而引起胆固醇的超饱和。

三、病理生理

胆石症发生后,可引起胆道系统、肝脏以及全身一系列病理解剖及病理生理改变,主要有以下几项。

(一)胆囊

由于胆石的长期刺激及继发感染可引起急性或慢性胆囊炎,胆囊管发生梗阻后可导致胆囊积水,若继发细菌感染,则可形成胆囊积脓。胆囊坏死穿孔后则出现胆汁性腹膜炎。胆囊颈部结石可对肝总管形成压迫,甚至导致肝总管梗阻、坏死、穿孔,临床上可发生感染、黄疸,称为米瑞兹(Mirizzi)综合征。

(二)胆管

胆管结石造成胆管梗阻后使胆汁流通不畅,出现胆道压力增高,临床上表现为梗阻性黄疸。若有继发性细菌感染则可出现轻重不同的胆管炎。

(三)肝脏

胆石症引起的继发性肝损害与胆石的部位、胆管梗阻的程度与持续时间有关。据临床肝脏活体组织检查所见,胆管结石的患者几乎百分之百、胆囊结石则有70%以上的患者肝脏形态学改变,病变程度可由轻微的炎细胞浸润直至胆源性肝脓肿、间质性肝炎、局灶性肝萎缩病和胆汁性肝硬化。

(四)全身损害

当胆石症并发严重感染及梗阻性黄疸时,可引起败血症等一系列全身性损害,甚至导致多器官系统衰竭。

四、胆石症的分类

(一)根据结石形态特点分类

1.结石部位

按部位分为:①胆囊结石;②胆总管及肝总管结石;③肝内胆管结石。

2.结石大小

按大小分为:①泥沙样结石及微结石(横径<0.3 cm);②小结石(横径<0.5 cm);③中结石(横径0.5~1.5 cm);④大结石(横径≥1.5 cm)。

3.结石形状

圆形、梭形、多角形、不规则形等。

4.结石数量

单发结石、多发结石。

(二)根据结石成分和结石表面、剖面的特点分类

1.放射状石

灰白、透明,剖面呈放射柱状,由结晶组成,核心多为少量色素颗粒团块。

2.年轮状石

多为棕黄色,切面有放射状结晶,同时具有多个同心圆的深棕色年轮纹,此年轮纹非真正层次不能分离。

3.岩层状叠层石

淡黄或灰白,呈致密光滑的叠层状,可以剥离,实体镜下为片状胆固醇结晶组成,各层间夹有细线状结构,为胆红素颗粒或黑色物质组成。

4.铸形无定形石

多为深棕色结石,其形态由于所在解剖部位不同而各异,切面无定形结构。电镜下为大量胆

红素颗粒和一些胆固醇结晶所构成。

5.沙层状叠层石

剖面呈松弛的同心圆层状,为大小相仿的胆红素颗粒组成,各层间被白色颗粒分离,经定性大部分为胆固醇,少数结石的间隔为黑色物质所组成。

6.泥沙状石

棕色、易碎、小块或泥沙状,电镜下皆为稀疏的胆红素颗粒集聚。

7.黑色结石

黑色结石即所谓"纯色素"石,见于胆囊内,直径约为 0.5 cm,黑色有光泽、硬、表面不规则,切面如柏油状。电镜下为片状颗粒状结构,排列极为致密。

第 1～3 类结石的主要成分为胆固醇,此类结石多发生于胆囊内。第 4～6 类结石主要成分为胆红素钙结石,此类结石可以发生在胆道的任何部位,但以肝内胆管与胆总管为多见,结石无一定形状,有时呈泥沙或胆泥状,硬度不一,常易压碎。

(三)根据中医辨证特点分类

(1)气滞型(肝郁气滞型)。

(2)湿热型(湿热蕴结型)。

(3)毒热型(热毒积聚型)。

(4)血瘀型(肝郁血瘀型)。

(四)根据临床特点分类

1.胆囊结石

(1)无症状胆囊结石。

(2)有症状胆囊结石(绞痛性、急性及慢性胆囊炎)。

(3)胆囊与胆管结石:①以胆囊结石症状为主的胆石症;②以胆管症状为主的胆石症。

(4)伴有严重并发症的胆囊结石:①胆囊管狭窄;②胆囊积水;③胆囊积脓;④胆囊胰腺炎;⑤Mirizzi综合征;⑥并发胆囊癌的胆囊结石;⑦并发 Oddi 括约肌狭窄的胆囊结石。

2.胆管结石

(1)胆总管下端结石:①伴括约肌狭窄;②无括约肌狭窄。

(2)胆总管结石。

(3)肝内胆管结石:①右肝管结石;②左肝管结石;③多发性肝内胆管结石。

(4)胆囊与胆管结石。

(5)伴有严重并发症的胆管结石:①梗阻性黄疸;②急性梗阻性化脓性胆管炎(AOSC);③胆管炎性肝脓肿;④胆道出血;⑤胰腺炎;⑥胆汁性肝硬化;⑦并发胆管癌变。

(五)胆囊结石的 B 超分类

CT 和 B 超均能够初步满足这种分类的要求。由于 B 超费用低廉且可进行多次重复检查,故更受到医学界的重视。

日本千叶大学第一内科土屋幸浩等提出了如下的分类方法,很有参考价值。

1.大结石

直径在 1.0 cm 以上的结石为大结石,根据其超声影像的特点分为 3 型。

(1)I型结石:胆囊表面呈现较浊回声的光团影像,向内部逐渐减弱,结石下面可出现声影,根据光团的形状又可分为Ia(球型)、Ib(半月型)及Ic(新月型)。此类结石为胆固醇结石,无钙化。

（2）Ⅱ型结石：在结石的浅部出现一个狭窄的强回声光团，伴有一个强声影此为Ⅱa，如在结石的中心部又出现一个强光点则为Ⅱb。多为伴有钙化的混合结石，呈层状结构。

（3）Ⅲ型结石：结石虽可显示，但光团较弱，声影亦较模糊不清。此类结石为色素结石，多容易伴有细菌感染。

2.小结石

直径在1.0 cm以下的结石属于小结石，多发性为主，根据其占据胆囊容积的大小及结石群体结构又可分为：①充满型结石；②堆积型结石；③游离型结石；④浮游型结石；⑤块状型结石。充满型结石及堆积型结石除表示结石数量多以外，也反映胆囊运动功能已经丧失或严重障碍。小结石容易引起胆囊管的梗阻及容易引发胰腺炎。

五、临床表现

胆石症的症状和体征与胆石的部位、大小、胆管梗阻的程度以及并发症的有无等因素有关，现将主要临床表现分述如下。

（一）临床症状

1.腹痛

腹痛是胆石症的主要临床表现之一。胆石症发作时多有典型的胆绞痛，为上腹和右上腹阵发性痉挛性疼痛，伴有持续性加重，常向右肩部或肩胛部放射。腹痛的原因是胆石从胆囊移动至胆囊管或胆管内结石移动至胆总管下端或从扩张的胆总管移行至壶腹部时结石嵌顿所引起。由于胆囊管或胆道梗阻使胆囊或胆管内压升高，胆囊或胆总管平滑肌扩张及痉挛，企图将胆石排出而产生剧烈的胆绞痛。90%以上的胆绞痛为突然发作，常发生在饱餐、过劳或激烈运动之后。除剧烈胆绞痛外，患者常表现坐卧不安；甚至辗转反侧，心烦，常大汗淋漓，面色苍白，恶心呕吐。每次发作持续时间可以数十分钟到数小时。如此发作往往需持续数天才能完全缓解。疼痛缓解和消失表示结石退入胆囊或嵌顿于胆管下端的结石移动或通过松弛的括约肌排出胆道，此时其他症状亦随之消失。由于结石所在部位的不同，腹痛的临床表现特征也有所不同。

（1）胆囊结石：胆囊内结石（尤其是较大结石）不一定均产生绞痛，有的可以终生无症状，称为安静胆囊结石。胆囊颈部结石极易引起急性梗阻性胆囊炎。胆囊袋，又称哈德门袋，是胆囊颈部一个袋状结构，极易堆积结石而产生胆绞痛。除胆绞痛外，还可出现恶寒、发热等感染症状，严重病例由于炎性渗出或胆囊穿孔可引起局限性或弥漫性腹腔炎，因而出现腹膜刺激症状。部分病例可在腹部检查时触及胀大的胆囊。如结石不大或胆囊管直径较粗时，从胆囊排出的结石进入胆总管，但可能嵌顿在壶腹部引起胆绞痛、梗阻性黄疸、化脓性胆管炎，甚至出血性坏死性胰腺炎。

（2）胆总管结石：约75%的患者有上腹部或右上腹部阵发性剧烈绞痛，继疼痛之后约70%的患者出现黄疸，黄疸的深浅随结石嵌顿的程度而异，且有波动性升降、如胆石阻塞胆道合并胆道感染时，可同时出现腹痛、寒战与高热、黄疸三联征症状。病变在胆总管时，疼痛多局限在剑突下区，如感染已波及肝内小胆管时，可出现肝区胀痛和叩击痛。

（3）肝内胆管结石：常缺乏典型的胆绞痛，发作时常有患侧肝区持续性闷胀痛或叩击痛，伴有发热、寒战与不同程度的黄疸。一侧肝内胆管结石多无黄疸。如结石位于肝右叶疼痛可放散至右肩及背部；左侧肝胆管结石放散至剑突下、下胸部。如结石梗阻于肝左、右胆管或二、三级胆管，亦可引起高位梗阻性化脓性胆管炎的表现。

2.胃肠道症状

胆石症急性发作时,继腹痛后常有恶心、呕吐。呕吐内容物为胃内容物,此后腹痛并不缓解。急性发作后常有厌油腻食物、腹胀和消化不良等症状

3.寒战与发热

与胆道感染的程度有关;胆囊炎多继发于胆囊结石,它们之间有互为因果的关系,可出现不同程度的发热,梗阻性坏疽性胆囊炎可有寒战及高热,胆管结石常并发急性胆管炎,而出现腹痛、寒战高热和黄疸三联征。当胆总管或肝内胆管由于结石、蛔虫和胆管狭窄等造成胆管急性完全梗阻时,胆管扩张,胆管内压升高,管腔内充满脓性胆汁,大量细菌和内毒素滞留于肝内,通过肝窦状隙进入血液循环而导致败血症和感染性休克,此种病变称为急性梗阻性化脓性胆管炎(AOSC)。典型的 AOSC 除上述三联征外,还可出现血压降低(四联征),如再出现神志障碍则称为 Reynald 五联征。

4.黄疸

胆囊结石一般不出现黄疸,但约有 10% 的患者可以出现一过性黄疸。发生黄疸的原因可有以下几种:①胆囊炎同时并发胆管炎或结石排出至胆总管;②肿大的胆囊压迫胆总管,引起部分性梗阻,即 Mirizzi 综合征;③由于感染引起肝细胞一过性损害,在合并胆总管结石时,70% 以上的患者可以出现黄疸,黄疸呈波动性,如不清除结石或解除梗阻,虽经各种药物治疗亦消退很慢,迁延日久可引起胆汁性肝硬化。

(二)体格检查

胆囊结石的体征与胆道梗阻的有无及炎症的严重程度密切相关。

1.全身检查

在发作期呈急性病容,感染严重者有体温升高及感染中毒征象,如伴有呕吐或进食困难可有脱水、酸中毒表现,当引起胆道梗阻时巩膜与皮肤有黄染。

2.腹部检查

胆囊结石的腹部压痛多局限于剑突偏右侧和/或右上腹胆囊区,胆囊复发性梗阻时可触及胀大的胆囊,随着炎症的加重,也可出现肌紧张与反跳痛。墨菲征在胆囊结石引起的胆囊炎中多呈阳性。

胆管结石的腹部压痛多在剑突下偏右侧,可能触及胀大的胆囊;位于肝内胆管的结石压痛在右肝区,有时伴有肝大;左肝管结石压痛位于剑突或左上腹部。

六、诊断与鉴别诊断

(一)诊断

根据病史、体检及必要的特殊检查,胆石症的诊断多无困难。对于少数缺乏明确病史及典型症状的病例,特别是老年患者,需借助于超声波或 X 线检查加以确诊。在出现梗阻性黄疸时,要结合实验室和其他胆道图像检查加以确诊。对胆石症的诊断,不能仅仅满足于是否有胆石的初级层次诊断,还应对结石的部位、结石的大小及数目、胆囊的形态与功能改变、胆总管下端(包括 Oddi 括约肌)有无梗阻,以及是否合并有其他并发症等作出明确的判断。现将常用的诊断方法及检查程序分述如下。

1.病史与临床表现

除无症状的胆石症外,70% 以上的患者有典型的胆绞痛或胆道感染的病史,部分患者可有胆

道手术史。为了能全面明确胆石症的诊断,必须仔细询问胆绞痛发作的情况,以及胆绞痛与其他症状如恶心呕吐、发热寒战、黄疸等之间的关系。腹部检查要注意压痛点的位置、右上腹饱满和胀大的胆囊。

2.实验室检查

(1)在胆石症的发作间歇期,实验室检查多无阳性发现。

(2)发作期的检查所见与急性胆囊炎、急性胆管炎或 AOSC 相同。

(3)如出现梗阻性黄疸可见血清胆红素增高,血清碱性磷酸酶和 r-谷氨酰转肽酶升高。黄疸持续时间较长,可有不同程度的肝功能损害,严重者可出现凝血机制障碍。对梗阻性黄疸患者要按"半急症"对待,尽可能在较短时间完成各项检查并采取有效的治疗措施。

3.十二指肠引流液检查

十二指肠液中查到胆沙或胆固醇结晶,有助于诊断,若查到细菌或寄生虫卵则更有参考价值。胆汁缺乏说明胆囊管有梗阻或者胆囊功能已经丧失。

4.超声波检查法

该法是一种无创伤性的检查方法,是胆石症的首选诊断方法。除能发现胆石的光团和声影外,还能了解胆管扩张的程度、胆囊的大小和炎症程度,对疾病能作出定性定量的诊断,对选择治疗方法很有帮助。

5.内镜逆行胆胰管造影术(ERCP)检查

ERCP 为一种诊断与介入治疗的理想方法。ERCP 常能显示胆管的内部病变,如结石阴影、胆管扩张的程度以及胆管下端有无梗阻等。

6.经皮肝穿刺胆道造影术(PTC)检查

PTC 是梗阻性黄疸的重要检查方法。一般在 CT 或 B 超导向指引下进行 PTC,可显示胆管扩张的程度和梗阻部位。肝内胆管扩张达 0.5 cm 以上者,PTC 的成功率可达 95% 上。

7.手术中胆管造影、胆道镜检查与 B 超检查

胆管结石的术中检查也十分重要,除常规检查外,应用手术中胆道造影与胆道镜检查可以大大减少残余结石的发生率。胆道镜检查还能直接观察胆道黏膜,作出胆管炎的形态学分类,对胆管的其他病变,如胆管狭窄、肿瘤等也能作出准确的判断。

术中 B 超检查已在越来越多的临床单位中应用于临床。此种检查方法更便于肝内胆管结石的定位,同时还可较具体的了解肝、胰等邻近器官的病理损害,对于提高胆石症的手术效果有十分重要的实用价值。值得注意的是,上述几种特殊检查除需要有专用设备外,进行这些检查还延长了手术时间,增加了手术污染的机会,故应严重选择适应证,注意无菌操作,以免给患者增加额外负担。

(二)鉴别诊断

胆石症的鉴别诊断亦十分重要。

1.发作期需要鉴别的疾病

先天性胆总管囊性扩张、胆道蛔虫病、胆道运动障碍、溃疡病穿孔、胰腺炎、肠梗阻、右侧肾结石、右下肺炎或胸膜炎等。

2.非发作期需要鉴别的疾病

肝炎、肝硬化、肝或胆囊癌、胆管癌、壶腹周围癌、慢性胰腺炎、胰腺癌等。值得提出的是,胆石症常常伴发或继发于许多其他消化道疾病,如肝硬化、溃疡病、先天性胆总管囊性扩张、胆囊癌

等。这些都增加胆石症的诊断与鉴别诊断上的困难性。

七、治疗

回顾我们治疗胆石症的历史，不难发现，20世纪50年代以前基本上是采用外科手术治疗，20世纪60年代在中草药治疗的基础上出现了排石疗法，20世纪70年代许多单位开展了溶石疗法。之后，随着现代化诊断设备与技术的引进，人们发现原来采用的中药治疗对某些病例存在较大的盲目性，疗效也不肯定。而对于胆道感染、胆道功能性疾病疗效甚佳，因此在中西医结合围术期、胆道感染、胆道术后应用中药防止结石再生等方面有广泛应用并获良好临床结果。

胆石症治疗方法的选择，要根据患者的周身情况，发病原因，以及结石的位置、大小、伴随的病变等，进行合理的选择，有时还需要几种治疗方法配合使用。

(一)合理的选择治疗方法

1.胆囊结石

原则上宜采用手术治疗，但也要区分不同情况，灵活对待。

(1)无症状胆囊结石：对这类结石是不是需要施行预防性胆囊切除术，目前尚有不同意见。主张不做胆囊切除术的理由是，这类患者术前无症状或仅有轻微上腹部疼痛，如贸然手术，于术后症状有时比术前还要多。多数外科医师认为，凡确属在查体中发现的无症状结石，均可采用定期随诊的方法进行观察，待有明确的手术指征时再考虑手术。口服溶石药物对肝功能有一定损害，一般不主张采用。如有急性发作，应立即进行手术治疗，切除胆囊。

(2)症状性胆囊结石。①伴急性胆囊炎的胆囊结石：除并发急性梗阻性坏疽性胆囊炎的胆囊结石需采用急性期手术治疗外，多数病例均先采用中西医结合非手术治疗以控制急性症状。然后进行胆道系统的全面检查，根据检查结果再决定施行手术治疗或非手术治疗。②伴慢性胆囊炎的胆囊结石：若患者已有反复发作，胆道系统检查有多发或较大结石者，宜采用手术治疗。对于3mm以下的微小结石，直径＜0.5cm的小结石，有人认为是一种危险结石，因游动性大，容易嵌顿在胆囊管内或引起胰腺炎等严重并发症，宜早期手术。③胆囊结石伴有继发性胆总管结石：这类结石原则上宜采用手术治疗，但在具备较好内镜条件的单位，应先行内镜括约肌切开术(EST)，先取出胆总管结石然后再行腹腔镜胆囊切除术，可缩小手术范围，减少住院时间。④伴有严重并发症的胆囊结石：这类结石应及时采用手术治疗，术前应尽量将病变的性质和程度判定清楚，以便选用合理的手术术式并最大限度地避免手术并发症的发生。

2.胆管结石

胆管结石的适应证选择，大致可分为以下两类情况。

(1)非手术治疗适应证：肝胆管泥沙样结石、胆总管结石直径＜2.0cm，均可采用十二指肠取石，一些内镜中心具有胆道镜的"子母镜"，更可以取出肝内胆管的结石。

当胆总管下端的狭窄段不超过2cm，结石直径不超过2cm者，可先行经内镜括约肌切开术(EST)，用网篮取出结石，对较小分散的结石可给予复方大柴胡汤以增加胆汁分泌，冲刷胆道，可取得良好的治疗效果。较大结石可采用液电碎石或激光碎石的方法1次或数次取出结石。据天津市中西医结合急腹症研究所一组病例统计，在施行EST及中药治疗的115例中，排出结石者114例，占99.1%，其中完全排净者105例；结石排净率为91.3%。

(2)手术治疗的适应证：对于有一叶或一段肝组织萎缩、肝内胆管多发结石、伴有胆管(肝内或肝外)狭窄以及其他并发症的胆管结石，应采用手术治疗。

(二)非手术治疗方法

1.排石疗法

在 20 世纪 80 年代,有人将具有疏肝利胆、通里攻下作用的中药与具有解痉止疼效果的针刺疗法和能促进排便作用的硫酸镁按时间顺序联合给予,称为排石的"总攻疗法",以增加疗效。

该种"排石"方法在 20 世纪七八十年代广为应用,对适应证选择较好的病例有一定疗效,但在排石过程中还应密切观察病情变化。如患者先有腹痛加重,随后突然缓解、体温下降或黄疸消退,往往提示为排石现象;若腹痛持续不止,体温升高,脉搏加快,血压下降,黄疸加重,则是病情加重,服用通便药物时,切忌太过,对体质虚弱者还要适当补液。排石过程中还进行常规的大便筛石。遇有结石过大、严重胆道感染、结石与胆管壁粘连等情况,排石可能无效,应及时中转手术。

2.溶石疗法

胆石的溶解剂亦具备以下条件:①具有促进胆固醇、胆色素的溶解能力;②对身体无毒;③能与胆石较长时间接触或能维持一定的浓度。

胆囊结石的溶石疗法:目前最常用口服溶石剂是鹅脱氧胆酸(chenodeoxycholic acid,CDCA)和熊脱氧胆酸(ursodeoxycholic acid,UDCA)。胆囊结石的溶解剂只对无钙化的胆囊胆固醇结石效果较好,而且结石的直径在 0.5 cm 以下、胆囊功能较好的病例。CDCA 的开始剂量为每天 1 000 mg,然后减至每天500 mg。近年不少报道指出:CDCA 并非治疗胆石症的理想药物,因为溶石率较低(一般在 20% 左右)、服药时间长(一般要服半年到 1 年)、停药后结石还会再度形成。重要的是此类胆酸制剂对肝功能有一定损害,要每月进行肝功能检查,一旦有肝功能异常即应停药。

3.内镜取石

由于现代科技的发展,内镜性能的不断改善,在胆石症的治疗中也发挥越来越明显的作用。内镜取石的途径如下。①经十二指肠镜取石:用网篮或取石钳取石;②胆道镜或经皮肝胆道镜取石:胆道镜取石已相当普遍,可手术中取石,也可手术后经过 T 型管窦道进行取石。经皮肝胆道镜取石多用于胆管狭窄或不能接受再次手术的病例;③经腹腔镜胆道镜取石术,即"二镜联合"取石术:这种技术已在一些有条件的医疗中心应用于胆管结石中。首先在腹腔镜下切开胆总管,再以胆道镜进行胆道探查、取石。该术式不仅可用于肝外胆道结石的患者的治疗,亦可用于肝内胆管结石患者。其疗效确切,恢复快,住院时间短,已获得成熟经验;④碎石疗法:多用于胆道术后的残余结石中,可通过十二指肠镜进行,其碎石方法有:机械碎石、电气水压碎石、ND-YAG 激光碎石。

4.胆囊结石的体外冲击波碎石

体外冲击波碎石自 1985 年开始应用于临床,最初始于德国慕尼黑大学,现已有不少国家开始应用。最初的体外冲击波碎石装置由冲击波发生装置,超声波或 X 线装置、浴槽、脱气及给水装置以及油压悬动台等。新一代的碎石装置已不必以水浴方式进行操作。体外冲击波碎石主要适用于以下几种情况:①无钙化的胆固醇结石;②单发结石或最多不超过 3 个的多发结石,最大直径不超过 3.0 cm;③当患者体位变化时,可见移动的结石;④胆囊功能较好,适合于服用溶石剂者;⑤无严重系统疾病又能耐受冲击波治疗者。患者在硬膜外或全身麻醉后先用 B 超捕捉结石,随后移动悬动台对好冲击波焦点,再次用 B 超或 X 线核对位置。发射冲击波约 1 800 次,治疗时间为 20～45 分钟,冲击波治疗后 2 小时可经口进食,次日生活可转为正常。

在冲击波治疗1周前开始口服溶石剂,每天CDCA及UDCA各300 mg,一般需服用以碎石完全排净后3个月为止。

根据德国Sackmann的报道,97例患者进行了101次冲击波碎石治疗,除1例外均取得了良好的碎石效果。碎石的排出还需要一定的时间:1个月内排净者仅30%,3个月为56%;6个月为75%。在碎石及排石的过程中患者可出现一定的反应,在Sackmann报道的病例中,有36例(37.1%)有偶发的肚腹痛,有一个患者并发了轻度胰腺炎。

经近30年的临床应用,体外碎石并未显示出早期报道的临床疗效。日本村田等人的报道表明,B超Ⅰa型胆石消失率最高,可达70%,Ⅰb型为38.9%,Ⅰc型则仅为15.4%。结石愈大消失率愈低,10～14 mm结石的消失率为83.3%,15～19 mm者为61.5%,20～24 mm者为35%,25～29 mm者仅为33.3%。

体外冲击波碎石为胆囊结石的治疗开辟了一条可能的新途径,但还必须正确地选择治疗适应证及进一步改进碎石及排石措施,否则也难取得满意的疗效。

(三)手术疗法

手术疗法是治疗胆石症十分重要的手段。由于我国胆石症在发病上的一些特点,如肝内胆管结石多、胆管狭窄多等,在胆石症的手术疗法上也积累了十分丰富的经验,治疗效果也不断提高。

手术时机:胆石症的手术时机,应根据胆道伴随病变的不同情况来选定。在可能的情况下,应尽量选择择期手术,避免急症手术。只是在胆道伴随有严重急性病变、难于用非手术疗法控制时,方考虑急症或早期手术,如胆囊结石伴有急性坏疽性胆囊炎,胆管结石并发急性梗阻性化脓性胆管炎等。

在有下列两种情况时,可考虑分期手术。

1.胆囊结石的分期手术

胆囊结石并发急性坏疽性胆囊炎,因患者周身情况较差或伴有其他重要器官并发症或因胆囊周围解剖关系不清,难以采用胆囊切除术时,可先行经皮肝胆囊穿刺引流术(PTGD)或胆囊造瘘术,待病情好转后(一般为术后3个月左右),进行第2次手术。

2.胆管结石的分期手术

在胆管结石合并急性梗阻性化脓性胆管炎(AOSC)或急性高位梗阻性化脓性胆管炎(AHOSC)时,以及布满胆管的肝内与肝外胆管结石(还常伴有胆管狭窄或肝叶的萎缩等),也很难采用1期手术予以解决。第1期手术通常要解决严重的感染或对肝脏影响较大的肝内梗阻问题,第2期手术再解决胆道的残余结石或建立新的胆肠引流。

(李振伟)

第五节　胆道寄生虫病

一、胆道蛔虫病

(一)概述

胆道蛔虫病是一种常见的胆道寄生虫病,农村儿童较为多见,是原发性胆管结石的原因之一。随着卫生条件的改善和防治工作的提高,近年来本病发生率已有明显下降。

(二)病因

肠道蛔虫病是常见的寄生虫病,蛔虫通常寄居在人体小肠的中段。当蛔虫寄生环境变化时而发生窜动,向上游动至十二指肠,便有可能进入胆道。胆道蛔虫病发生大致有以下原因:①蛔虫有喜碱厌酸的特性,胃酸度降低时蛔虫便可因其寄生环境的变化而向上游动至十二指肠,儿童和孕妇发病率较高,可能与其胃酸度低有关;②蛔虫有钻孔特性,上行游动至十二指肠时可经十二指肠乳头进入胆道,特别在 Oddi 括约肌收缩功能失调时,蛔虫更易钻入胆道;③全身或局部环境改变,如发热、呕吐、腹泻及饮酒等可刺激蛔虫活动,上行至十二指肠进入胆道;④驱蛔虫药应用不当,可刺激蛔虫钻入胆道。

(三)病理

蛔虫进入胆道时由于机械性刺激,引发 Oddi 括约肌痉挛收缩产生剧烈的上腹钻顶样绞痛,当虫体完全进入胆总管后,疼痛有所缓解。进入胆道内的蛔虫,可以停留在胆总管内或继续向上至肝内胆管,以左侧肝胆管较为常见,蛔虫经过胆囊管进入胆囊则较少见。虫体在胆总管内引起机械性胆道梗阻,胆汁排泄不畅致胆道内压增高,梗阻常为不完全性,较少引起黄疸。蛔虫同时可带入大量肠道内细菌进入胆道,在胆汁淤积的同时,细菌大量繁殖,可引起胆管炎、急性胆囊炎,并可能发生肝实质感染并脓肿形成,也可引发胆道出血、胆道穿孔等并发症,严重时可引发急性梗阻性化脓性胆管炎,危及生命。蛔虫进入胆道内后,仍可继续排卵,蛔虫卵亦可存在肝组织内,刺激周围组织反应,引起肝脏的蛔虫卵性肉芽肿。当蛔虫退出胆道时,上述病理改变或可消退。当蛔虫未退出胆道时,往往不能长期存活,虫体的尸体碎片或虫卵又可成为结石核心,引发胆石症。

(四)临床表现

1.病史

曾有便、吐蛔虫史,多有不当驱蛔虫史或有消化道功能紊乱病史。

2.症状

虫体刺激可产生 Oddi 括约肌的强烈收缩或痉挛。这种痉挛可引发剑突下偏右的剧烈阵发性绞痛,并有钻顶的感觉,以致患者坐卧不安,捧腹屈膝,但始终未能找到一舒适的体位。疼痛开始时可伴有恶心、呕吐。起病初期,一般无发冷、发热等胆道感染症状。患者可呕吐蛔虫,当虫体蠕动停止或括约肌疲劳时,疼痛可完全消失,因此,患者常有突发、突止的上腹部剧烈钻顶样绞痛。虫体带入的细菌大量繁殖并发胆道感染时,临床上可出现寒战、发热和黄疸等,甚至急性梗阻性化脓性胆管炎的临床表现,即 Reynolds 五联征,并发肝脓肿、胰腺炎时出现相应临床表现。

3.体征

腹部体征在缓解期可无明显异常,发作期可有剑突下或偏右方深压痛,无反跳痛和肌紧张,常与症状不符,体征轻微与症状不符是本病特点,黄疸少见。当伴有不同并发症时,可有相应体征。

(五)辅助检查

1.实验室检查

嗜酸性粒细胞多增高,合并感染时白细胞计数增高。呕吐物、十二指肠引流液、胆汁或粪便中可查见蛔虫卵。

2.影像学检查

B 超可见胆道内典型的蛔虫声像图等；ERCP、MRCP 有助于诊断。

(六)诊断

剧烈的腹部绞痛与不相称的轻微腹部体征是本病的特点和诊断要点，结合 B 超和 ERCP 检查可明确诊断。诊断依据如下。

(1)幼虫移行至肝脏时，常引起暂时性肝炎，可表现为发热、荨麻疹和肝区钝痛不适。

(2)成虫移行肝脏时，常有以下特点：①发病初期常有胆道蛔虫的典型症状，如突发性上腹阵发性绞痛和不伴有与此绞痛相应的腹痛体征，疼痛间期则宛如常人；②发病过程中可并发急性化脓性胆管炎、肝脓肿和胆道出血以及感染中毒性休克等；③少数患者有吐蛔虫史；④粪便或十二指肠引流液中查到蛔虫卵，对诊断有参考意义；⑤超声检查对肝脓肿可提供重要诊断依据。

(七)鉴别诊断

1.急性胰腺炎

腹痛常为持续性剧痛，位于上腹或偏左，向腰背部放射、无钻顶感，腹部体征明显。血清淀粉酶可明显增高。但要注意胆道蛔虫病合并急性胰腺炎存在。

2.急性胆囊炎、胆囊结石

起病相对缓慢，腹痛多为持续性、阵发性加重，位于右季肋或剑突下，可向腰背部放射，疼痛没有胆道蛔虫病时严重，呕吐相对较少发生，腹部查体时右上腹压痛明显，可有肌紧张和反跳痛，B 超可资鉴别。

3.消化性溃疡穿孔

多有长年消化道症状，发病也急骤，但上腹剧痛可很快波及全腹，为持续性疼痛，查体腹膜炎体征显著。X 线检查 50% 患者可见膈下游离气体。

4.急性胃肠炎

多有不洁饮食史，可有阵发性腹部绞痛，并恶心、呕吐，其疼痛程度没有胆道蛔虫病时剧烈，位置也多在脐周或偏上，腹部查体无明显压痛点，听诊肠鸣音亢进。

(八)治疗

1.非手术治疗

解痉镇痛、利胆驱虫、控制感染。早期的胆道蛔虫病一般采用中西医结合非手术治疗，治疗方法如下。

(1)解痉止痛：可针刺足三里、太冲、肝俞、内关等穴位；药物可用阿托品、山莨菪碱(654-2)等胆碱能阻滞剂，阿托品成人每次 0.5～1.0 mg 肌内注射，单用解痉药物止痛效果欠佳时，加用镇痛药物，必要时给予哌替啶50～100 mg肌内注射，可间隔 8 小时注射 1 次。另外，加用维生素 K 类、黄体酮等肌内注射亦有作用。

(2)利胆驱蛔：常用 30% 硫酸镁溶液口服、中药利胆驱蛔汤(木香、陈皮、郁金、乌梅、使君子肉、生大黄和玄明粉等)，也可口服噻嘧啶(驱虫灵)等药物，经胃管注入氧气也可驱虫镇痛。驱虫时机最好在症状缓解期，如症状缓解后 B 超发现胆道内存在虫体残骸时，应继续服用利胆药物至少 2 周，以排除虫体残骸，预防结石形成。

(3)控制感染：应选用杀灭或抑制胆道内需氧菌和厌氧菌的抗生素，同时要求红胆汁中浓度较高，常用庆大霉素或头孢菌素，可配合使用甲硝唑。

2.手术治疗

在非手术治疗下症状不能缓解或出现并发症者,应及时用手术治疗。

(1)手术指征:①胆囊蛔虫病经非手术治疗 3～5 天症状仍未能缓解;②进入胆道蛔虫较多,难于用非手术方法治愈或合并胆管结石;③出现严重并发症,如重症胆管炎、急性坏死性胰腺炎、肝脓肿、胆汁性腹膜炎等。

(2)手术方式:①内镜下取虫,具有痛苦小、恢复快等优点,在胆道蛔虫急性发作时,若发现蛔虫尚未全部进入胆道内,可将其钳夹取出;当蛔虫已全部进入胆道内时,可将 Oddi 括约肌切开,并将异物钳伸入至胆总管内将蛔虫钳夹取出。如果已经并发急性胆管炎,则宜在术后行 ENBD,引流胆汁控制感染。②胆总管探查取虫和引流:手术时切开胆总管后,尽量将肝内、外胆管中的蛔虫取尽,按摩肝脏有助于肝内胆管蛔虫排出,如有条件,可行术中胆道镜或胆道造影,明确胆道内是否残留虫体。手术毕,应放置一管径较粗的"T"形管,以便于手术后胆道内蛔虫排出。手术后应定期驱蛔治疗,以防肠道内蛔虫在手术后再次进入胆道内。

二、华支睾吸虫

(一)概述

华支睾吸虫病是因摄入含活的华支睾吸虫囊蚴的淡水鱼(虾)致华支睾吸虫寄生于人体肝内胆管,引起胆汁淤滞、肝损害的寄生虫病。

(二)流行病学

本病主要分布在东南亚,其中又以中国、朝鲜半岛、越南等地多见。考古学证实远在约 2100 年前我国已有本病存在。我国目前大部分省区均有本病发现,但感染率各地不尽相同,广东、东北两地区感染率较高。

1.传染源

感染了华支睾吸虫的人和哺乳动物(如猫、狗、鼠、猪等)是主要的传染源。

2.传播途径

通过进食未经煮熟含有活的华支睾吸虫囊蚴的淡水鱼虾而从消化道感染。生食鱼肉或虾是主要的感染方式,此外,烤、煎等烹饪时间不够,未完全杀灭囊蚴,或炊具生、熟食不分也可致感染。

3.人群易感性

人类对本病普遍易感,因此只要进食了含活的华支睾吸虫囊蚴的淡水鱼虾均可被感染。不同地方人群的感染率差异主要与生活习惯、饮食嗜好及淡水鱼类分布的不同有关。

(三)病因病理

寄生在人体胆管的虫体数目多少不一,感染轻者仅有十余至数十条,可不出现明显的病理损害及临床表现。较严重的感染者,其肝内胆管中的虫体数目可多达上千条,甚至见于肝外胆道、胆囊、胆总管及胰管。成虫本身的机械刺激及其分泌物的化学刺激作用,使胆管上皮细胞发生脱落继而显著增生,可呈腺瘤样。随着感染时间延长,胆管壁增厚,管腔逐渐变窄而阻塞致胆汁淤积。有时阻塞以上之胆管扩张成圆筒形、壶形或憩室。胆管及门静脉周围纤维增生,淋巴细胞与嗜酸性粒细胞浸润,并向肝实质侵入。长期重复感染者可能导致肝纤维化。左肝管与肝外梗阻。继发细菌感染则发生胆管炎、胆囊炎。虫体进入胰管可导致胰管炎或胰腺炎。虫卵在胆道沉积后,可以其为核心形成胆道结石。长期的华支睾吸虫感染与胆管细胞癌的发生密切相关。

（四）临床表现

潜伏期为 1~2 个月。急性感染表现见于部分初次感染者,尤其是 1 次摄入大量囊蚴时。患者于摄入囊蚴 1 个月内可出现寒战、发热、右上腹胀痛、肝大伴压痛、轻度黄疸,部分患者有脾大。血中嗜酸性粒细胞增高,肝功能损害。数周后急性表现消失。

轻度感染者多无症状,偶因在粪便或胆汁中找到虫卵而得到确诊。

普通感染者可有食欲缺乏、上腹隐痛、腹胀、腹泻、乏力等症状,肝轻微肿大,尤以左叶为甚。部分患者尚可出现头痛、头晕、失眠、精神萎靡、记忆力减退等神经衰弱症状。偶有胆绞痛及阻塞性黄疸表现。

严重的慢性感染者除上述普通感染者所具有的症状更重之外,可伴有消瘦、水肿、贫血等营养不良体征,部分可进展至胆汁性或门脉性肝硬化,此时患者可出现黄疸、肝脾大及腹水等表现。

儿童患者可影响生长发育,严重者甚至可致侏儒症。

（五）辅助检查

1.血常规检查

嗜酸性粒细胞增多,可有轻度贫血。

2.肝功能检查

肝功能多有轻微损害,血清球蛋白可增高。

3.虫卵检查

取粪便查虫卵对于确诊本病有重要意义,宜采用能显著提高阳性检出率的浓集虫卵的方法,如醛醚法、酸醚法或改良加藤法进行,并可同时做虫卵计数。虫卵计数有助了解感染程度及治疗效果,以十二指肠引流液检查虫卵,检出率更高。

4.免疫学检查

酶联免疫吸附试验(ELISA)等多种免疫学检查方法可用于检查患者血清中的特异性抗体或该虫的血清循环抗原和粪便抗原,可用于患者的初筛及流行病学调查。

5.物理检查

B 超探查肝,肝内光点不均匀,有斑片状回声,肝内胆管可有扩张。

（六）诊断

1.流行病学资料

如有进食未经煮熟的淡水鱼或虾的病史有助诊断,但须注意部分患者因并未自觉而可能否认此类病史。

2.临床表现

在本病的疫区如有食欲缺乏等消化道症状、神经衰弱症状、肝区隐痛、肝大或有胆管炎、胆石症者应考虑本病的可能。

3.实验室检查

嗜酸性粒细胞增多、血清特异性抗体阳性或肝 B 超斑片状回声有助诊断,但确诊有赖粪便或十二指肠引流液发现虫卵。

（七）鉴别诊断

1.病毒性肝炎及肝炎后肝硬化

患者消化道症状及肝功能损害均较著,病原学检查可检出相关病毒标志阳性。

2.其他肝胆及肠道寄生虫病

根据不同虫卵的检出结果可与其他寄生虫病鉴别。

3.脂肪肝

肝功能损害较多轻微,与本病相似,但患者体型较多肥胖,血脂增高,B超可见肝质地较密,粪便中无虫卵发现,肝穿刺活检可确诊。

(八)治疗

1.病原治疗

吡喹酮是治疗本病的首选药物,为广谱抗蠕虫药,毒性低,吸收、代谢、排泄快,对华支睾吸虫病有肯定而满意的疗效。治疗剂量,无论感染轻重,以 25 mg/kg,可有头痛、头晕、腹痛、腹泻、恶心、乏力等,一般治疗剂量对心、肝、肾均无明显影响,个别患者可有心律失常、期前收缩等,治疗前宜做常规心脏检查(包括心电图),心功能不良者慎用或剂量酌减。此外,阿苯达唑于本病也有较好的去虫效果,剂量每次 10 mg/kg,2 次/天,连服 7 天,可获满意疗效,但疗程较长。短程治疗可选用总剂量 60～84 mg/kg 为,分 3 天服用,效果亦佳。本药较吡喹酮不良反应更轻,停药后自行缓解,驱虫更为安全。

2.对症和支持治疗

对重度感染有较重营养不良者,应加强营养,给予高度蛋白、高热量饮食,少量多餐。如患者消化功能不好,不能接受过多饮食则考虑静脉注射葡萄糖液、复方氨基酸、水解蛋白等以供应热量及补充蛋白质。肝功能明显损害者,使用护肝降酶药物保护肝,待情况好转后予以驱虫。合并胆道细菌感染时,加用抗菌药物。若合并胆总管狭窄梗阻、胆石症,则予手术治疗,术后予以驱虫。

三、胆道姜片虫

(一)概述

姜片虫本虫长扁圆形,肌肉丰富,因其肌肉收缩可使虫体的大小有显著不同。胆道姜片虫病是在 Oddi 括约肌松弛的情况下姜片虫可进入胆道而引起。姜片虫在胆道内起着异物阻塞的作用,并可从肠道带入细菌而引起急性胆管炎、胆囊炎,如果其死亡虫体或虫卵遗留在内,则可成为核心而形成胆结石。

(二)临床表现

应同时注意检查有无胆石症和胆道姜片虫病的有关体征。如有无黄疸、腹胀和腹部压痛;有无胆囊或肝脾大,肝区有无叩击痛,肠鸣音是否亢进;有无腹肌紧张及其范围和程度等。

(三)诊断

(1)须考虑胆石症与寄生虫病的密切关系,病原学检查至关重要。如大便常规检查姜片虫虫卵,必要时尚可进行各项免疫学检查。

(2)合并有胆石症的患者,尚须检查血、尿常规、肝功能、血清胆红素、血清碱性磷酸酶、尿三胆、血浆蛋白、凝血酶原活动度以及胆固醇等。十二指肠引流液检查十分重要,因可检查胆汁的清浊、颜色、稠度以及有关虫体、虫卵等;还可进行胆汁细菌培养,显微镜下检查时,应特别注意寄生虫卵及胆固醇,胆红素等结晶体。

(3)其他各项检查:X线、B超检查、CT 检查、经皮肝穿刺胆道造影(PTC)、放射性同位素胆道扫描以及经"T"形管导光纤维胆道窥镜检查,以至剖腹探查等对于胆石症和胆道姜片虫的诊断,都具有一定的价值。

(四)治疗

因本病多有严重并发症,患者处于休克状态,一般以手术治疗为原则,手术方法为切开胆总管取虫。术后待一般情况恢复后再行驱虫治疗。

(任大花)

第六节　胆系良性肿瘤

胆系良性肿瘤多见于胆囊,而胆管中则少见。胆囊中最常见为胆囊息肉。胆囊息肉或称胆囊息肉样病变、胆囊隆起样病变,是向胆囊腔内突出的局限性息肉样病变的总称。本病自 B 超检查广泛应用于临床后发现率明显增加,其中以非肿瘤性息肉占绝大多数,如胆固醇息肉、炎性息肉、腺肌瘤样增生。

胆囊息肉可发生在胆囊黏膜上任何部位,大部分为多发,呈蒂状或疣状,向胆囊腔内突出,其基底部与正常胆囊黏膜相连,形态不一,大小不等。但大部分直径<10 mm。

一、病理

(一)胆固醇息肉

胆固醇息肉最为常见,特点为胆囊黏膜上可见众多的小结节,疣状或带小蒂的赘生物,有的聚集,有的分散;黄色、透明、分叶状;质软易碎,直径一般<10 mm。镜检可见表面为柱状上皮细胞,极少有纤维成分。扫描电镜下可见黏膜表面微绒毛上附有胆固醇结晶。

(二)炎性息肉

炎性息肉单发或多发,有蒂或无蒂,呈乳头状,直径<10 mm;外观苍白,呈慢性炎症改变,周围胆囊壁有明显炎症。镜检见表面柱状上皮呈单层或少数呈多层覆盖,部分黏膜呈炎性坏死;黏膜下有淋巴细胞及单核细胞为主的炎性细胞浸润。扫描电镜下提示黏膜表面的绒毛减少、变短或缺损,呈"剥脱"状。

(三)腺瘤样增生

腺瘤样增生也叫增生性息肉,来源于上皮,通常无蒂,表面光滑,直径约 5 mm。单发或多发,多见于胆囊体、底部。组织学的特征为黏膜化生的上皮细胞增生为主,伴有上皮细胞增生,无异型性倾向。

(四)腺肌瘤样增生

腺肌瘤样增生多见于胆囊底部,呈一狭窄环,局部胆囊壁呈局限性增生、肥厚,直径平均为10 mm。有的可见息肉样物向腔内突出,也有的仅呈颗粒状,肉眼所见有时很难与胆囊癌鉴别。切面呈蜂窝状结构;镜检胆囊黏膜及平滑肌均明显增厚,腺腔由柱状上皮细胞构成,周围有数量不等的平滑肌增生、环绕。

二、临床表现与诊断

本病一般少有明显症状,部分病例可有上腹部不适或右季肋部疼痛,位于胆囊颈部的长蒂息肉或合并结石时可出现疼痛。

由于息肉类型较多,缺乏特异性临床表现,所以术前确诊困难。B超为首选检查方法,表现为胆囊壁上附着固定的光团而不伴声影,其中胆固醇息肉呈颗粒状或桑椹状不均的高回声,多发常见,直径<5 mm;炎性息肉或腺瘤多呈类圆形或乳头状实质性低回声,无蒂,直径<10 mm;腺肌瘤病的胆囊壁呈局限性增厚,突向腔内,肥厚的胆囊壁中呈小圆形囊泡影像和散在的回声光点;腺癌呈乳头状或结节状肿块向胆囊腔内突出,无蒂,边缘不整齐,回声不均匀的实质性光团,直径多>15 mm。CT检查对胆囊息肉病变的诊断价值不如B超检查,内镜超声扫描(EUS)包括经皮肝穿刺胆囊双重造影(PTDCC)和胆囊镜检查(PTDCCS)可以进一步提高胆囊黏膜病变的定性诊断率,其确诊率高达90%。

三、治疗

对胆囊息肉的治疗方法尚无一致意见,一般认为有临床特征能排除恶变者。如B超检查所见息肉直径<10 mm,多发为主;B超图像显示布满强回声光点,表面不光滑,常有细蒂垂于胆囊内;年龄<45岁;不合并结石,也无明显主诉症状可暂缓手术,B超检查随访观察。因为胆囊息肉,尤其是最多见的胆固醇息肉迄今尚未见癌变报道,且胆囊切除并非完全没有危险,所以手术指征还应从严掌握。对症状明显,影响工作和生活者,合并慢性胆囊炎及结石者;息肉单发,直径超过10 mm,基底较大或有蒂位于胆囊颈部者是胆囊切除的适应证。但目前由于本病术前确诊困难,患者常有恐癌心理,医者存在防止贻误恶变的想法,从而有使手术扩大化的趋势。

(任大花)

第十三章　胰腺疾病

第一节　急性胰腺炎

急性胰腺炎(acute pancreatitis,AP)是外科临床常见的急腹症之一,从轻症急性胰腺炎到重症急性胰腺炎,由于两者严重度不一,所以预后相差甚远。在急性胰腺炎中,80％左右为轻型胰腺炎,经非手术治疗可以治愈。而另20％表现为病情严重,伴有局部和全身并发症,出现一个或多个脏器功能衰竭,甚至导致患者死亡,被称为重症急性胰腺炎(severe acute pancreatitis,SAP)。重症急性胰腺炎即使给予及时治疗(包括外科的干预),仍有30％左右的病死率。

一、病因与发病机制

胆道疾病、酗酒、高脂血症和医源性创伤都可以诱发胰腺炎,其中,最常见的病因是胆道疾病,约占50％。其次,则是酗酒及医源性的创伤包括手术损伤、内镜操作等。近年来,高脂血症诱发的急性胰腺炎逐渐增多。其他的病因还有外伤、十二指肠病变如十二指肠憩室、高钙血症、药物因素(如硫唑嘌呤、氨基水杨酸、磺胺、皮质激素等)的诱发等。另外,有部分急性胰腺炎找不到原因,称特发性胰腺炎。

二、病理

急性胰腺炎的基本病理改变包括水肿、出血和坏死。任何类型的急性胰腺炎都具有上述3种改变,只是程度有所不同。一般急性胰腺炎在病理上分为间质水肿性胰腺炎和坏死性胰腺炎。

(一)间质水肿性胰腺炎

肉眼可见胰腺呈弥漫性和局限性水肿、肿胀、变硬,外观似玻璃样发亮。镜下可见腺泡和间质水肿、炎性细胞浸润,偶有轻度的出血和局灶性坏死,但腺泡和导管基本正常。此型胰腺炎占急性胰腺炎的绝大多数,其预后良好。

(二)坏死性胰腺炎

大体上胰腺肿大,胰腺组织因广泛出血坏死而变软,出血区呈暗红色或蓝黑色,坏死灶呈现灰黄、灰白色。腹腔伴有血性渗液,内含大量淀粉酶,网膜及肠系膜上有小片状皂化斑。镜检胰腺组织呈大片出血坏死,腺泡和小叶结构模糊不清。胰腺导管呈不同程度扩张,动脉有血栓形成。坏死灶外有炎性区域围绕。当胰腺坏死灶继发感染时,被称为感染性胰腺坏死。肉眼可见胰腺腺体增大、肥厚,呈暗紫色。坏死灶呈现散在或片状分布,后期坏疽时为黑色,全胰坏死较少发生。

三、分类

急性胰腺炎因发病原因众多,病程进展复杂,预后差别极大,因此,分类侧重的方面不同,分类的方法也就有所不同。

(一)病因学分类

1.胆源性胰腺炎

由于胆管结石梗阻或胆管炎、胆囊炎诱发的急性胰腺炎。患者首发症状多起自中上腹或右上腹,临床上 50% 以上的急性胰腺炎都是胆道疾病引起。

2.酒精性胰腺炎

因酗酒引起的急性胰腺炎,国外报道较多,在西方国家约占急性胰腺炎的 25% 左右。

3.高脂血症性胰腺炎

高血脂诱发的急性胰腺炎。近年来逐渐增多,正常人群如血脂高于 11 mmol/L,易诱发急性胰腺炎。

4.外伤或手术后胰腺炎

胆道或胃的手术、胆道口括约肌切开成形术,ERCP 后诱发的急性胰腺炎。

5.特发性胰腺炎

病因不明的急性胰腺炎,多数是微小胆石引起。

6.其他

药物性急性胰腺炎、妊娠性急性胰腺炎等。

(二)病理学分类

(1)间质水肿型胰腺炎。

(2)坏死型胰腺炎。

(三)病程和严重程度分类

1.轻症急性胰腺炎

轻症急性胰腺炎占 AP 的多数,不伴有器官功能衰竭及局部或全身并发症,通常在 1～2 周内恢复,病死率极低。

2.中重症急性胰腺炎

伴有一过性(≤48 小时)的器官功能障碍。早期病死率低,后期如坏死组织合并感染,病死率增高。

3.重症急性胰腺炎

重症急性胰腺炎占 AP 的 5%～10%,伴有持续(>48 小时)的器官功能衰竭。SAP 早期病死率高,如后期合并感染则病死率更高。

四、临床表现

(一)症状

急性胰腺炎起病急骤,临床表现的严重程度和胰腺病变的轻重程度相关,轻型胰腺炎或胆源性胰腺炎的初发症状较轻,甚至被胆道疾病症状所掩盖。而重症胰腺炎在剧烈腹痛的临床表现基础上症状逐渐加重,出现多脏器功能障碍,甚至衰竭。

1.腹痛、腹胀

突然出现上腹部剧烈疼痛是急性胰腺炎的主要症状。腹痛前,多有饮食方面的诱因,如暴饮暴食、酗酒和进食油腻食物。腹痛常为突然起病,剧烈的上腹部胀痛,持续性,位于中上腹偏左,也可以位于中上腹、剑突下。胆源性胰腺炎患者的腹痛常起于右上腹,后转至正中偏左。可有左肩、腰背部放射痛。病情严重的患者,腹痛表现为全上腹痛。腹痛时,患者常不能平卧,呈弯腰屈腿位。

2.恶心呕吐

伴随腹痛而来,恶心呕吐频繁,呕吐物大多为胃内容物,呕吐后腹痛腹胀症状并不能缓解为其特点。

3.发热

多数情况下中重症急性胰腺炎及重症急性胰腺炎早期体温常在38℃左右,但在胆源性胰腺炎伴有胆道梗阻、化脓性胆管炎时,可出现寒战、高热。此外,在重症急性胰腺炎时由于胰腺坏死伴感染,高热也是主要症状之一,体温可高达39℃以上。

4.休克

在重症急性胰腺炎早期,由于大量的液体渗透到后腹膜间隙、腹腔内、肠腔内或全身的组织间质中,患者出现面色苍白、脉搏细速、血压下降等低血容量性休克症状,并尿量减少。此外,在重症急性胰腺炎的感染期,如果胰腺和胰周坏死感染,组织及化脓性积液不及时引流时,可出现感染性休克。

5.呼吸困难

在重症急性胰腺炎的早期,一方面由于腹胀加剧使横膈抬高影响呼吸,另一方面由于胰源性毒素的作用,使肺间质水肿,影响肺的气体交换,最终导致呼吸困难。患者呼吸急促,呼吸频率常在30次/分以上,$PaO_2 < 8.0\ kPa(60\ mmHg)$。少数患者可出现心、肺、肾、脑等多脏器功能衰竭及弥散性血管内凝血(DIC)。

6.其他

约有25%的患者会出现不同程度的黄疸,主要是由结石梗阻和胰头水肿压迫胆总管所致,也可因胰腺坏死感染或胰腺脓肿未能及时引流引起肝功能不良而产生。此外,随着病情的进展,患者会出现少尿、消化道出血、手足抽搐等症状,严重者可有DIC的表现。

(二)体征

1.一般情况检查

患者就诊时呈急腹症痛苦面容,精神烦躁不安或神态迟钝,口唇干燥,心率、呼吸频率较快,大多心率在90次/分以上,呼吸频率在25次/分以上,一部分患者巩膜可黄染,血压低于正常。

腹部检查:压痛,轻度水肿性胰腺炎,仅有中上腹或左上腹压痛,轻度腹胀,无肌卫,无反跳痛。重症坏死性病例,全腹痛,以中上腹为主,上腹部压痛,伴中重度腹胀,上腹部有腹肌紧张、反跳痛等腹膜炎体征。根据胰腺坏死程度和胰外侵犯范围及感染程度,腹膜炎可从上腹部向全腹播散。左侧腰背部也会有饱满感和触痛。有明显的肠胀气,肠鸣音减弱或消失。重症患者可出现腹水,腹腔穿刺常可抽到血性液体,查腹水淀粉酶常超过 1 500 U。坏死性胰腺炎进展到感染期时,部分患者有腰部水肿。

一些患者左侧腰背部皮肤呈青紫色斑块,被称为 Grey-Turner 征。如果青紫色皮肤改变出现在脐周,被称为 Cullen 征。这些皮肤改变是胰液外渗至皮下脂肪组织间隙,溶解皮下脂肪,使毛细血管破裂出血所致,出现这两种体征往往预示病情严重。

2.全身情况

胆源性胰腺炎患者如果有结石嵌顿在壶腹部,会出现黄疸。也有少数患者会因为炎症肿大的胰头压迫胆总管产生黄疸,但这种类型的黄疸程度较浅,总胆红素指数很少超过100 mmol/L。

早期或轻型胰腺炎体温无升高或仅有低于 38 ℃的体温。坏死性胰腺炎患者病程中体温超过 38.5 ℃,预示坏死继发感染。

患者左侧胸腔常有反应性渗出液,患者可出现呼吸困难。少数严重者可出现精神症状,包括意识障碍、神志恍惚甚至昏迷。

重症坏死性胰腺炎在早期急性反应期就易出现循环功能衰竭、呼吸功能和肾衰竭,此时会出现低血压和休克及多脏器功能衰竭的相关表现和体征,如呼吸急促、发绀、心动过速等。

五、辅助检查

(一)实验室检查

1.淀粉酶的测定

血、尿淀粉酶的测定是胰腺炎诊断最常用和最重要的手段。血清淀粉酶在急性胰腺炎发病的 2 小时后升高,24 小时后达高峰,4~5 天恢复正常。尿淀粉酶在发病的 24 小时后开始上升,下降缓慢,持续 1~2 周。血尿淀粉酶在发病后保持高位不能回落,表明胰腺病变持续存在。很多急腹症都会有血清淀粉酶的升高,如上消化道穿孔、胆道炎症、绞窄性肠梗阻等,故只有血尿淀粉酶升高较明显时才有临床诊断的意义。使用 Somogyi 法,血淀粉酶正常值在 40~110 U,超过 500 U,有诊断急性胰腺炎的价值。测值越高,诊断的意义越大。

淀粉酶/肌酐清除率比值:淀粉酶清除率/肌酐清除率(%)=(尿淀粉酶/血淀粉酶)/(尿肌酐/血肌酐)×100%,正常人该比值是 1%~5%,一般<4%,>6%有诊断意义。急性胰腺炎时,肾脏对淀粉酶的清除能力增加,而对肌酐不变,因此,淀粉酶/肌酐清除率比值的测定可以协助鉴别诊断。

2.血清脂肪酶的测定

因血液中脂肪酶的唯一来源是胰腺,所以具有较高的特异性。发现血中淀粉酶和脂肪酶平行升高,可以增加诊断的准确性。

3.C 反应蛋白、PMN-弹力蛋白酶的测定

C 反应蛋白是急性炎症反应的血清标志物,PMN-弹力蛋白酶为被激活的白细胞释放,也反映了全身炎症反应的程度,因此,这两个指标表明急性胰腺炎的严重程度。48 小时的 C 反应蛋白达到 150 mg/L,预示为重症急性胰腺炎。

4.血钙的测定

由于急性坏死性胰腺炎周围组织脂肪坏死和脂肪内钙皂形成消耗了钙,所以,血钙水平的降低也侧面代表了胰腺坏死的程度。血钙降低往往发生在发病后的第 3 天后,如果血钙水平持续低于1.87 mmol/L,预后不良。

5.血糖的测定

急性胰腺炎早期,血糖会轻度升高,是与机体应激反应有关。后期,血糖维持在高位不降,超过11.0 mmol/L(200 mg/dL),则是因为胰腺受到广泛破坏,预后不佳。

6.血红蛋白和血细胞比容的测定

急性胰腺炎患者血红蛋白和血细胞比容的改变常常反映了循环血量的变化。病程早期发现血细胞比容增加>40%,说明血液浓缩,大量液体渗入人体组织间隙,表明胰腺炎病情危重。

7.其他

在胰腺炎的治疗过程中,要随时监测动脉血气分析、肝肾功能、血电解质变化等指标,以便早期发现机体脏器功能的改变。

(二)影像学检查

1.超声检查

彩超由于无创、费用低廉、简便易行而成为目前急腹症的一种普查手段。在急性胆囊炎、胆管炎、胆管结石梗阻等肝胆疾病领域,诊断的准确性甚至达到和超过 CT。但是,彩超检查结果受到操作者的水平、腹腔内脏器气体的干扰等影响。彩超也是急性胰腺炎的首选普查手段,可以鉴别是否有胆管结石或炎症,是否是胆源性胰腺炎。胰腺水肿改变时,彩超显示胰腺外形弥漫肿大,轮廓线膨出,胰腺实质为均匀的低回声分布,有出血坏死病灶时,可出现粗大的强回声。因坏死性胰腺炎时常常有肠道充气,干扰了彩超的诊断,因此彩超对胰腺是否坏死诊断价值有限。

2.CT 检查

平扫和增强 CT 检查是大多数胰腺疾病的首选影像学检查手段和有效检查方法,对于坏死性胰腺炎病变的程度、胰外侵犯范围及对病变的动态观察,则需要依靠增强 CT 的影像学判断。

单纯水肿型胰腺炎 CT 表现:胰腺弥漫性增大,腺体轮廓不规则,边缘模糊不清。

出血坏死型胰腺炎 CT 表现:肿大的胰腺内出现皂泡状的密度减低区,增强后密度减低区与周围胰腺实质的对比更为明显。

同时,在胰周小网膜囊内、脾胰肾间隙、肾前后间隙等部位可见胰外侵犯。目前,CT 的平扫和增强扫描已是胰腺炎诊疗过程中最重要的检查手段,临床已接受 CT 影像学改变作为病情严重程度分级和预后判别的标准之一。

(三)穿刺检查

1.腹腔穿刺检查

腹腔穿刺检查是一种安全、简便和可靠的检查方法,对有移动性浊音者,在左下腹和右下腹的麦氏点作为穿刺点,穿刺抽出淡黄色或咖啡色腹水,腹水淀粉酶测定升高对诊断有帮助。

2.胰腺穿刺检查

胰腺穿刺检查适用于怀疑坏死性胰腺炎继发感染者。一般在 CT 或 B 超定位引导下进行,将吸出液或坏死组织进行细胞学涂片和细菌或真菌培养,对确定是否存在坏死组织感染、何种细菌感染、采用何种抗生素及是否需要手术引流都有一定帮助。

六、治疗

在非手术治疗的基础上，根据不同的病因，不同的病程分期选择有针对性的治疗方案。

(一)非手术治疗

减少胰腺分泌，防止感染，防止病情进一步发展。单纯水肿型胰腺炎，经非手术治疗可基本治愈。

1.禁食、胃肠减压

禁食、胃肠减压主要是防止食糜进入十二指肠，阻止促胰酶素分泌，减少胰腺分泌胰酶，阻断可能加重疾病发展的机制。禁食、胃肠减压也可减轻患者的恶心、呕吐和腹胀症状。

2.抑制胰液分泌

使用药物对抗胰酶的分泌。包括间接抑制和直接抑制药物。间接抑制药物有 H_2 受体阻滞剂和质子泵抑制剂如西咪替丁和奥美拉唑，通过抑制胃酸分泌减少胰液分泌。直接抑制药物主要是生长抑素，它可直接抑制胰酶的分泌。有人工合成的生长抑素八肽和生物提取物生长抑素14肽。

3.镇痛和解痉治疗

明确诊断后，可使用止痛剂，缓解患者痛苦。要注意的是哌替啶可产生胆道口括约肌痉挛，故联合解痉药物如山莨菪碱等同时使用。

4.营养支持治疗

无论是急性水肿性胰腺炎还是急性坏死性胰腺炎，起病后，为了使胰腺休息，都需要禁食较长的一段时间，因此营养支持尤为重要。起病早期，患者有腹胀、胃肠道功能障碍，故以全胃肠道外的静脉营养支持为主。

5.预防和治疗感染

抗生素的早期预防性使用目前尚有争议。在没有感染出现时使用预防性抗生素，有临床研究证实并未减少胰腺感染的发生和提高急性胰腺炎的治愈率，反而长期的大剂量的抗生素使用加大了真菌感染的机会。我们认为，在急性水肿性胰腺炎，没有感染的迹象，不建议使用抗生素。而急性坏死性胰腺炎，当影像学资料判断胰腺坏死范围超过 30%，可以预防性使用抗生素。首选广谱的、能透过血胰屏障的抗生素如喹诺酮类、三代或四代头孢菌素、碳青霉烯类等。

(二)手术治疗

部分重症急性胰腺炎，非手术治疗不能逆转病情的恶化时，就需要手术介入。手术治疗的选择要慎重，何时手术，做何种手术，都要严格掌握指征。

1.手术适应证

(1)胆源性急性胰腺炎：分梗阻型和非梗阻型，对有梗阻症状的病例，要早期手术解除梗阻。非梗阻的病例，可在胰腺炎缓解后再手术治疗。

(2)重症急性胰腺炎病程中出现坏死感染：有前述坏死感染的临床表现及辅助检查证实感染的病例，应及时手术清创引流。

2.手术方法

(1)坏死病灶清除引流术：是重症急性胰腺炎最常用的手术方式。该手术主要是清除胰腺坏死病灶和胰外侵犯的坏死脂肪组织及含有毒素的积液，去除坏死感染和炎性毒素产生的基础，并对坏死感染清除区域放置灌洗引流管，保持术后有效地持续不断地灌洗引流。

（2）胰腺残余脓肿清创引流手术：对于已进入残余感染期的患者，感染残腔无法自行吸收，反而存在有全身炎症反应综合征者，可行残余脓肿清创引流术。操作方法同坏死病灶清除引流术，只要把冲洗引流管放在脓腔内即可，也不需要再行"三造瘘"手术。

（3）急性坏死性胰腺炎出血治疗术：出血可以发生在急性坏死性胰腺炎的各个时期。胰腺坏死时一方面胰腺自身消化，胰腺实质坏死胰腺内血管被消化出血；另一方面大量含有胰蛋白酶、弹性蛋白酶和脂肪酶的胰液外渗，腐蚀胰腺周围组织和血管，造成继发出血。当进行胰腺坏死组织清创术时和清创术后，出血的概率更高，即有有活性的胰腺组织被清除时引起的创面出血，但主要是已坏死的组织被清除后，新鲜没有坏死栓塞的血管暴露于高腐蚀性的胰液中，导致血管壁被破坏出血。

（侯利涛）

第二节 慢性胰腺炎

慢性胰腺炎（chronic pancreatitis，CP）是各种病因引起胰腺组织和功能不可逆改变的慢性炎症性疾病，近年来发病率有增高的趋势。CP 基本病理特征包括胰腺实质慢性炎症损害和间质纤维化，胰腺实质钙化、胰管扩张及胰管结石等改变。临床主要表现为反复发作的上腹部疼痛和胰腺内、外分泌功能不全。目前各种治疗针对慢性胰腺炎的并发症及改善症状，是处理起来比较棘手的疾病。

一、病因

目前比较公认的观点是环境因素、遗传因素加上慢性饮酒及它们之间的相互作用共同参与了 CP 的发病过程，酒精是引起慢性胰腺炎的主要原因。吸烟是 CP 的另外一个独立危险因子，它能增加 CP 的复发率。

二、临床表现

腹痛是 CP 患者主要临床症状，其典型表现为发作性上腹部疼痛，常因高脂饮食或饮酒诱发，随着胰腺外分泌功能不断下降，疼痛程度会减轻，甚至消失。外分泌功能不全早期患者无特殊症状，后期可出现脂肪泻、消瘦及营养不良表现。内分泌功能不全早期患者可出现糖耐量异常，后期表现为糖尿病症状。有些患者合并胆道梗阻、十二指肠梗阻、胰腺假性囊肿、胰源性门脉高压及胰源性胸腹水等并发症，会出现相应的临床表现。

（一）腹痛

腹痛是慢性胰腺炎最主要的症状，90％的病例诉腹痛，可为阵发的隐痛，也可以是持续的无法耐受的剧痛，通常位于中上腹或左上腹并放射至背部。进餐后腹痛加剧。

腹痛的部位与胰腺病变的位置有关，胰头病变引起右上腹痛，胰体尾部病变时腹痛位于中上和左上腹部。背部放射痛提示炎症已扩展至腹膜后。腹痛常为持续性隐痛或剧痛，饮酒和饱餐可引起发作，每次发作持续数天。

(二)体重减轻

体重丧失也是慢性胰腺炎的重要症状之一,约发生于75%的病例,主要由畏食和惧怕进食引起腹痛所致。其次,严重的胰腺病变可引起胰酶分泌减少导致消化和吸收不良。

(三)胰腺功能不全

胰腺腺泡丧失95%以上,脂肪泻是最常见的症状,这时粪便奇臭,量多且呈泡沫状,含大量脂肪颗粒。30%左右患者并发糖尿病,糖尿病一般早于脂肪泻。

三、影像学检查

(一)CT检查

CT检查是CP诊断首选检查方法。对中晚期病变诊断准确性较高,对早期病变诊断价值有限。可见胰腺实质增大或萎缩、胰腺钙化、结石形成、主胰管扩张及假性囊肿形成等征象。

(二)超声与内镜超声(EUS)检查

超声检查通常作为CP的初筛检查,可显示胰腺形态改变,胰管狭窄、扩张、结石或钙化及囊肿等征象,但敏感性和特异性较差。EUS除显示形态特征外,还可以辅助穿刺活检组织学诊断。

(三)X线检查

胰腺区域可见钙化灶或结石影。

(四)磁共振成像(MRI)和磁共振胆胰管成像(MRCP)检查

MRCP可以清晰显示胰管病变的部位、程度和范围。胰泌素增强MRCP能间接反映胰腺的外分泌功能,有助于CP的早期诊断。

(五)内镜逆行胆胰管造影(ERCP)检查

ERCP主要显示胰管形态改变,作为有创性检查,目前多被MRCP和超声内镜(EUS)替代,仅在诊断困难或需要治疗操作时选用。

(六)胰管镜检查

胰管镜检查可直接观察患者胰管内病变,同时能收集胰液、细胞刷片及组织活检等检查,对CP早期诊断及胰腺癌鉴别诊断有意义。

四、诊断

诊断具体如下:①一种及一种以上影像学检查显示CP特征性形态改变;②组织病理学检查显示CP特征性改变;③患者有典型上腹部疼痛,或其他疾病不能解释的腹痛,伴或不伴体重减轻;④血清或尿胰酶水平异常;⑤胰腺外分泌功能异常。①或②任何一项典型表现,或者①或②疑似表现加③、④和⑤中任何两项可以确诊。①或②任何一项疑似表现考虑为可疑患者,需要进一步临床观察。

五、治疗

治疗原则:缓解急慢性疼痛,改善生活质量;去除病因和纠正存在的胰管梗阻因素,阻断损伤性的病理过程;预防和治疗并发症及寻找胰腺内、外分泌功能的替代治疗方法;并发症治疗和社会心理治疗。

(一)非手术治疗

非手术治疗包括戒烟戒酒、调整饮食结构、避免高脂饮食、补充脂溶性维生素及微量元素,如果出现营养不良可给予肠内或肠外营养支持。疼痛治疗主要依靠选择合适的镇痛药物。初始宜选择非甾体抗炎药物,效果不佳可选择弱阿片类药物,仍不能缓解甚至加重时选用强阿片类镇痛药物。

患者出现脂肪泻、体重下降及营养不良表现时,需要补充外源性胰酶制剂改善消化吸收功能障碍。效果不佳可增加剂量或联合服用质子泵抑制剂。出现胰腺内分泌功能不全,根据糖尿病进展程度及并发症情况,一般首选二甲双胍控制血糖,必要时加用促胰岛素分泌药物,对于症状性高血糖、口服降糖药物疗效不佳者选择胰岛素治疗。CP合并糖尿病患者对胰岛素敏感,需特别注意预防低血糖发作。

(二)内镜治疗

随着微创技术在临床应用的推广,内镜介入治疗在 CP 中占越来越重要地位,可作为 CP 非手术治疗失败后的初始方案。内镜治疗的适应证主要包括胰胆管结石和狭窄引起的梗阻及伴随症状的胰腺假性囊肿。其缓解 CP 疼痛的有效率为 $60\%\sim70\%$,假性囊肿的治疗有效率 $80\%\sim95\%$。

(侯利涛)

第十四章 阑尾疾病

第一节 正常位急性阑尾炎

一、常见型急性阑尾炎

急性阑尾炎是急腹症中最为常见的病种之一,也是外科领域中一个常见病、多发病,临床表现典型者诊断相对容易。但实际上,急性阑尾炎的临床和病理表现多变,也易被误诊,处理上偶也会遇到意外或复杂情况。本节提到的常见型急性阑尾炎,是指在成年患者中临床表现相对典型的常见病例,但不应由于病情简单而不予重视。

(一)概述

急性阑尾炎如能及时治疗,预后良好;但延误诊断或不合理治疗,也会发生严重并发症甚而死亡。瑞典的相关统计资料显示:117 424 例阑尾炎相关手术统计资料,患者中位年龄为 23 岁,男女分别占 50.7% 和 49.3%。80.9% 病例的出院诊断为阑尾炎,余为非外科性腹痛或淋巴结炎。20.2% 存在阑尾穿孔。术后 30 天内共死亡 287 例(0.24%),占每年 10 万人口中的 0.2%。在瑞典每 1 000 例阑尾切除术中,死亡率为 2.44‰,与年龄明显相关,其中 0~9 岁组为 0.31,20~29 岁降至 0.07,以后随年龄的增长而逐增,至 90~99 岁组可高达 164 例。在老年组的死亡原因多为心血管疾病(占 25.8%),穿孔性阑尾炎次之(占 19.9%),非穿孔性阑尾炎为 14.3%,合并肿瘤者为 12.9%。国内尚缺乏大宗病例统计,但因阑尾炎诊治问题引起的医疗纠纷者不在少数。国内急性阑尾炎的发病年龄以 20~39 岁组为多见,小儿不易配合和表达,易发生误诊;老年人反应差,合并症多,病死率高,不能轻视。

(二)病因和病理

阑尾腔梗阻并继发细菌感染是急性阑尾炎的最常见病因。阑尾腔常因阑尾扭曲(与其阑尾系膜短有关)、腔内粪石、淋巴组织增生、肿瘤、寄生虫或异物等而引起阻塞,继而腔内细菌或身体其他部位感染的细菌(扁桃体炎或上呼吸道感染等)经血液循环进入阑尾壁致病。在少数无阑尾腔梗阻存在者,细菌感染则是急性阑尾炎的直接致病原因。

由于阑尾动脉是终末血管,与其他动脉极少侧支吻合,一旦栓塞,迅速引起阑尾壁坏死和穿破,故阑尾感染若不及时控制或行阑尾切除,阑尾坏疽和穿孔是其必然的结果。

病理和临床分类有急性单纯性阑尾炎、急性化脓性阑尾炎(又称蜂窝织炎性阑尾炎)、坏疽性和穿孔性阑尾炎、阑尾周围脓肿4型,后者是指炎性阑尾被大网膜等周围组织粘连包裹形成炎性包块,或是阑尾穿孔伴发局限性腹膜炎而形成阑尾周围脓肿,但将两者统称为阑尾包块并不妥当,两者的处理原则并不相同。

(三)典型的临床表现

典型的临床表现分为症状、体征和实验室检查三方面。

1.症状

持续性腹痛是最主要的表现。腹痛位置多先位于中上腹或脐周,数小时后转移至右下腹,这一转移性腹痛是急性阑尾炎的特征表现。因为早期阶段阑尾炎症局限于其黏膜和黏膜下层,刺激内脏神经,疼痛为反射性,范围弥散,程度不重,定位不明确;待炎症扩展至浆膜层或腹层腹膜,疼痛固定于右下腹,定位确切,是由体神经刺激的结果。20%~30%患者没有这一转移性腹痛特征,如阑尾黏膜层内脏神经感受器已损害(见于慢性阑尾炎急性发作病例)或阑尾壁感染迅速蔓延至全层(见于小儿的血液循环细菌感染)而未能反映内脏神经传导腹痛的情况时,故无转移性腹痛并不能否定阑尾炎的诊断。如起病时即有剧烈腹痛而后变轻,则需要首先排除其他病变,如女性的黄体或滤泡破裂、异位妊娠等。

不同病理类型的阑尾炎腹痛有所差异,如单纯性阑尾炎的腹痛常较轻微,呈持续性胀痛和钝痛;如渐加重成持续性剧痛往往提示化脓性或坏疽性阑尾炎。持续剧痛波及中下腹或两侧下腹,常为阑尾坏疽穿孔的征象。有时阑尾穿孔,神经末梢失去感受和传导功能,或腔内压力骤减,腹痛会有所减轻,但这种疼痛缓解是暂时的,且其他伴随症状和体征并未改善,甚至有所加剧。

单纯性阑尾炎也可伴有食欲缺乏、恶心、呕吐等胃肠道症状,盆位阑尾炎或阑尾坏疽穿孔因直肠周围炎而排便次数增多。并发腹膜炎、肠麻痹则出现腹胀和持续性呕吐。频繁腹泻者要首先考虑肠道炎性疾病。

全身症状极少,主要为不同程度的发热,在发生坏疽、穿孔之前,体温一般不超过38 ℃,且多出现在腹痛之后。如发热为首发症状,要首先考虑内科疾病。严重高热或伴寒战者仅见于化脓性门静脉炎或肝脓肿并发症之时。

2.体征

腹部压痛是壁腹膜受炎症刺激的表现,也是诊断急性阑尾炎的最重要证据,多数位于麦氏点(右髂前上棘与脐部连线的外、中1/3的交界处),但由于压痛部位取决于阑尾的位置,因此凡位于麦氏点邻近部位而不是真正的麦氏点位置,只要压痛点固定(指反复检查时其位置不变)者即为典型的体征。反跳痛和肌紧张等腹膜刺激征的轻重是阑尾炎症轻重程度的反映,要注意在肥胖或盲肠后位阑尾炎患者,腹部压痛可不明显,但可有反跳痛,后者有重要的诊断价值,提示阑尾炎症存在。结肠充气试验可帮助诊断,腰大肌试验提示炎症阑尾位置较深或呈后位,贴近腰大肌;闭孔内肌试验阳性提示阑尾位于闭孔内肌前方;直肠指诊有直肠右前方触痛提示炎症阑尾位于盆腔内。

在阑尾炎早期,尤其是阑尾腔有梗阻时,可出现右下腹皮肤感觉过敏现象,范围相当于第10~12胸髓节段神经支配区,位于右髂峰最高点、右耻骨峰及脐构成的三角区,也称Sherren三角,它并不因阑尾位置不同而改变。如果阑尾已坏疽穿孔,则这三角区的皮肤过敏现象即消失。

3.实验室检查

一般见血白细胞计数和中性粒细胞分类升高,但其升高程度不一定与其炎症的严重程度成正比。粪、尿常规检查可以与其他疾病相鉴别。

4.影像学检查

在急性阑尾炎并发局限性或弥漫性腹膜炎时,腹部 X 线片可见盲肠扩张和气液平、右下腹软组织影或穿孔所致的气腹等,偶可见钙化粪石,但该检查特异性差。B 超检查可发现肿大阑尾或脓肿,是一种较有价值的手段,有报道其准确率可高达 95%。CT 扫描与 B 超有相似的效果,并可显示阑尾周围软组织影及其与邻近组织的关系,其敏感性达 94%,但特异性仅为 79%。腹腔镜探查也是可以选择的方法之一。但是需要强调的是这些特殊检查不是诊断阑尾炎所必需的,只有当诊断困难时选择性应用。

(四)诊断和鉴别诊断

1.诊断要点

诊断根据三大临床表现为主,即腹痛、压痛和血白细胞计数及中性粒细胞分类增高。典型的急性阑尾炎诊断比较容易,但 20%～30% 患者缺乏典型的临床表现,误诊和漏诊时有发生,其主要原因在于临床医师草率处理和忽视不典型急性阑尾炎的多变的临床表现;或对转移性右下腹痛的理解出现偏差,而把其他疾病的右下腹痛均认为是急性阑尾炎的表现。另外,对于腹痛和压痛部位的认识不足也是误诊的原因之一,急性阑尾炎的腹痛和压痛通常位于右下腹,但如果中肠旋转异常、盲肠和阑尾异位,则腹痛和压痛部位会发生相应变化,故要重视病史的采集,详细询问腹痛的起始、性质和变更。腹部检查是重点,但也不能忽视胸部的检查。凡腹痛、压痛及血液检查三者均典型者,可列为诊断明确。如症状和体征中任一项典型者应列为可疑病例,宜严密观察随访,暂留急诊室,如其中伴有血白细胞计数增高者要考虑腹腔镜探查。

对于急性阑尾炎的诊断不可仅仅满足于"是"与"不是",还应根据其临床表现估计其病理类型,以便制定相应的治疗方案。

2.鉴别诊断

鉴于很多疾病可以有右下腹痛病史,尤其女性患者,需予详细鉴别。首先需除外非外科疾病引起的急性右下腹痛,常见的有右下肺的大叶性肺炎、右侧胸膜炎、溃疡病、胃肠炎、代谢性疾病、过敏性紫癜、尿毒症等。这类疾病通常先有发热史,后出现腹痛,主诉多而模糊。女性患者要详细询问月经史,腹痛剧烈的要排除右侧输卵管妊娠破裂、右侧卵巢囊肿扭转、右侧卵巢滤泡或黄体破裂,作直肠指诊(在已婚妇女作阴道腹部双合诊)常有阳性发现;急性输卵管炎和急性盆腔炎多见于已婚妇女,通常发病初期即有明显发热,腹痛位置偏腹部下方。其次要与其他脏器引起的外科急腹症项鉴别,如胃、十二指肠溃疡穿孔、急性胆囊炎坏疽穿孔、肝肿瘤破裂出血、急性胰腺炎、Meckel 憩室炎等。需要仔细分析腹痛性质,如呈阵发性腹痛并向外生殖器区放射,要排除右侧输尿管结石,注意结石嵌顿时尿液检查可呈阴性,待腹痛缓解时反见血尿(肉眼或镜检)征象。盲肠后位炎症阑尾与输尿管邻近,尿液检查也可见少量红细胞,需作 X 线尿路平片。急性肠系膜淋巴结炎多见于儿童,常有上呼吸道感染病史,腹痛前后常有高热,体检腹部压痛范围较广,反跳痛不明显,有时很难与急性阑尾炎鉴别,可在短时期内重复比较。如此逐一排除,最后才考虑急性阑尾炎的诊断,这一思路可防止片面主观思维的错误。如果先入为主,一开始就考虑急性阑尾炎,病史询问中集中与之有关的问题而忽视重要的阳性病史,出现片面性和主观臆断的思维错误。

（五）治疗

1.开放的阑尾切除术

一旦急性阑尾炎诊断明确后，应尽早手术切除阑尾。如诊断不能完全肯定，经短期观察后症状和体征继续加重，尤其是右下腹压痛明显或已能排除内科疾病的可能，还是以手术探查为宜。如仍属可疑者，可按下文"可疑急性阑尾炎的处理"内容进行治疗。非手术治疗只适合于早期单纯性急性阑尾炎，因伴其他严重器质性疾病而禁忌手术者；或者感染已局限而形成炎性包块，且病情有进一步好转。

急症阑尾切除术的禁忌证：①阑尾脓肿经药物治疗后好转，不必急于做手术，可择期行阑尾切除术；②阑尾坏疽伴周围脓肿，尚未局限者；③术中见阑尾脓肿周围粘连致密，解剖不清或组织严重水肿，不要强行剥离以解剖阑尾而致肠道损伤，改做引流术。

术前准备：应在短期内补液以初步纠正失水和电解质紊乱，尤在病情较重、小儿或老年患者。全身感染严重或伴腹膜炎者应给予抗菌药物治疗，但在急性单纯性阑尾炎病例不宜常规使用抗菌药物。

切口的选择。诊断明确的做右下腹麦氏切口，其优点如下：更符合解剖学，肌肉和筋膜损伤最少；切口虽小，但距阑尾较近，瘢痕愈合好，不易发生切口疝等。但其最大的缺点是暴露不够，不能有效地详细探查腹内脏器。故凡诊断不完全肯定而需探查其他脏器者，以作右腹直肌旁切口为好。

阑尾切除术操作要点如下。

（1）寻找阑尾：宜首先找到盲肠，因阑尾部恒定位于盲肠 3 条结肠带的会合处。用海绵钳轻轻提起盲肠，沿纵行结肠带向下即可找到阑尾。尽量不用手接触阑尾，更不可用手指挖出阑尾。如未能找到，可扩大切口沿斜方向切开原切口的上、下端 $1\sim 2$ cm。如在充分的显露下，仍不能找到者，要考虑盲肠后位阑尾的可能，将盲肠向左侧推开，使盲肠的外下方清楚暴露。切开盲肠外侧的后腹膜，游离盲肠并将其向内上方翻起，盲肠和结肠后面得以显露，有时仍不能发现阑尾，仔细触摸盲肠后壁，始能在其浆膜下摸到，切开浆膜，即可将阑尾分出。凡经努力仍找不到阑尾者应终止手术。

（2）分离阑尾系膜和切除阑尾：如系膜暴露容易，用阑尾钳或鼠齿钳夹住阑尾系膜向外提出，但不能钳夹阑尾本身。游离和全部提出阑尾后，用两把止血钳钳夹阑尾系膜，在其间切断和结扎贯穿缝扎。最后将阑尾自根部直至其尖端完整取出。

（3）处理阑尾残端：阑尾残端先后用纯苯酚烧灼（破坏残端腔内黏膜，以防黏液分泌和黏液囊肿形成），75％乙醇中和盐水棉签涂抹，弃去围在盲肠上的纱布，助手一手将无齿镊提起盲肠，另一手持蚊式止血钳将残端向盲肠内推入，使残端内翻，术者则收紧预置的荷包缝线后打结。残端的处理方法很多，术者可根据各自的实践经验和习惯采用不同的方法，如残端不推入盲肠内或推入后仅做荷包缝合。残端结扎处血管钳压榨几下，然后结扎，期望缝线在数天后脱落，不使结扎处和荷包缝合之间的残端有无效腔形成。也有主张以电灼法切除阑尾，残端结扎后不做内翻包埋，或用网膜或邻近组织覆盖，操作简易，效果也满意，但须注意电灼时易灼伤肠壁。前述的荷包缝合法在有些单位已长期习用，仍不失为一种可以应用的方法，但不宜应用于小儿阑尾切除术中，因幼儿的肠壁较薄，荷包缝合时易穿破肠壁。

（4）缝合切口：依次缝合腹膜、肌筋膜、皮下和皮肤。不管采用什么方法，留有阑尾残端，不属阑尾全切除术,仍属近似全切除范畴。

（5）引流物的放置。凡有下列情况,宜引流腹腔:①阑尾坏疽已伴穿孔;②伴腹膜炎和腹腔内积液、积脓;③阑尾残端周围组织水肿严重经估计愈合不良而有肠内容物渗漏可能者。凡阑尾无穿孔,伴有腹腔内清澄积液,可吸净积液而不予引流。在切除手术中,不慎挤破阑尾而污染腹腔不严重者,清洗后也可不予引流,但术后可适当应用抗菌药物治疗。

（6）引流物有双套管和闭式引流塑料管两种,前者用于腹腔积脓、感染严重或有坏死组织者。引流管均需另作戳创引出引流管,不宜经切口引出,以免污染切口。

（7）引流管放置的数目依具体情况而定,阑尾残端附近髂窝必须放置一根,有积液、积脓处（如盆腔）也须放置一根。待感染控制和渗液量极少时先后分别拔除。

2.腹腔镜阑尾切除术

近年来,随着腹腔镜技术的发展,腹腔镜阑尾切除术得到广泛应用。诊断明确的急、慢性阑尾炎,排除腹腔镜手术禁忌后,多首选腹腔镜阑尾切除术;腹腔镜也可以作为诊断不能明确的疑似急性阑尾炎患者的探查手段。

腹腔镜阑尾切除术的禁忌证:①不能耐受全身麻醉,如严重的心、肺、肝等主要脏器功能不全;②严重凝血功能障碍;③妊娠期患者;④肠梗阻伴有明显腹胀;⑤阑尾穿孔合并急性腹膜炎;⑥腹腔广泛严重粘连等导致不能进行穿刺;⑦身体衰竭,如感染性休克等。

术前准备:同开放阑尾切除术。

腹腔镜摆放:腹腔镜屏幕置于患者右膝水平,术者立于患者左脚侧,扶镜手立于患者左头侧。

患者体位:在造气腹时取平卧位,置入腹腔镜探查全腹后改头低脚高的左倾位;若腹腔积脓时,宜采用头高脚低位的左倾位,以防止脓液流入膈下造成膈下感染,若术野显露不清,可采用小纱布推开小肠,以充分显露视野。

Trocar 数量和位置:常用 3 枚 trocar,脐上置入 10 mm trocar 为观察孔,麦氏点、反麦氏点和耻骨联合上方 2 cm 阴毛处任选两点置入 5 mm trocar 为操作孔（图 14-1）。取耻骨联合上方穿刺点时,应注意预先留置导尿管排空膀胱,以免穿刺损伤膀胱。

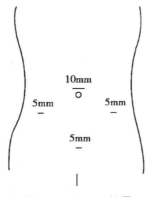

图 14-1　Trocar 位置

腹腔镜阑尾切除术操作要点。

（1）腹腔镜探查:脐上缘做弧形切口,建立气腹,置入 10 mm trocar 与镜头,再于麦氏点或反麦氏点置入 5 mm trocar,在肠钳辅助下探查腹盆腔积液性状、阑尾周围粘连情况及是否有脓肿形成等。

（2）手术步骤：顺结肠带找寻阑尾，如有粘连，可用电钩或超声刀予以分离；牵起阑尾，于其根部系膜上开窗，超声刀或ham-lock离断阑尾系膜，圈套器套扎阑尾根部（图14-2），注意不要套扎过紧，以免造成切割，导致阑尾残端漏，再用超声刀距离阑尾根部5 mm处离断阑尾，阑尾标本装入异物袋取出；阑尾残端用电灼法去除黏膜；若阑尾炎性水肿明显或根部坏疽，残端电灼后再荷包缝合包埋；必要时于麦氏点trocar孔放置引流。

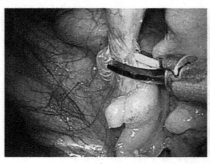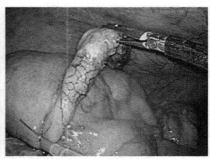

图14-2　腹腔镜阑尾切除术

注：左：ham-lock离断阑尾血管；右：圈套器套扎阑尾根部

（3）缝合切口：10 mm穿刺口用胖圆针粗线缝合，5 mm穿刺口创可贴粘合。

近年来单孔腹腔镜或经自然腔道的内镜阑尾切除术也有开展，在病情允许、术者操作熟练或患者对腹壁外形要求高的情况下可以考虑应用，其操作要点同上，本节不再赘述。

3.阑尾包块的治疗

（1）治疗原则：已如前述，所谓阑尾包块者，有两种情况，一种是炎性阑尾与其周围组织包括网膜粘在一起成块，病史较短，仅2～3天者仍可行急症手术，此时较易钝性分离粘连而完成阑尾切除手术。如粘连的网膜水肿严重，也可予一并切除。如病程历时较长，可先予抗菌药物治疗和继续观察。另一种是阑尾周围脓肿，均应暂缓手术，行保守疗法，伴急性腹膜炎时处Fowler半坐位，禁食48小时，给静脉营养输注，给抗菌药物治疗，待包块逐渐缩小乃至消失，在3个月后再行阑尾切除。在保守治疗过程中，肿块无缩小趋向，或反见增大，体温和白细胞计数继续增高，则需行引流手术。

（2）脓肿引流术：切口同常规阑尾切除术。如阑尾容易见到而不需寻找或估计切除阑尾毫无困难者，可同时切除阑尾。否则，不应强行分离粘连，以免引起炎症扩散或肠曲穿破，仅置一引流管引流，待切口愈合后2～3个月再择期切除阑尾。

二、特殊类型急性阑尾炎

（一）小儿急性阑尾炎

1.发病情况

急性阑尾炎也是小儿急腹症最常见的疾病，虽较成人的发病率为低，但也不少见。更重要的是误诊率高、穿孔率高和病死率高，必须引起足够的重视。

2.解剖和病理特点

幼儿和婴儿的阑尾腔多呈漏斗状，基底部较宽大，不易产生腔内梗阻。至年龄较大的儿童，阑尾腔渐变细，与成人的阑尾几乎无区别。系膜一般较阑尾为短，因而易使阑尾呈弯曲状。小儿的阑尾壁较薄，易发生缺血、坏死和穿孔，这是小儿阑尾炎的病理特点。在幼小婴儿中，细菌感染占主导地位，如在扁桃体炎、上呼吸道感染的链球菌经血液循环流至阑尾，由于阑尾壁内淋巴组织丰富，细菌停留于阑尾壁淋巴组织内而发生急性阑尾炎。链球菌感染以引起组织渗出为主，造成感染后容易扩散。幼儿的大网膜较短，不易包裹阑尾，一旦发生穿孔，也不易局限。

小儿阑尾炎的病理分型与成人者相同，但另有一型，称之痉挛性阑尾炎，由于小儿的肠蠕动活跃、生活环境和饮食改变等因素，使受神经支配的阑尾肌层和血管发生痉挛，所谓阑尾痉挛症促使阑尾壁的损害或加重原已存在的阑尾腔部分梗阻，而致阑尾炎发作，病理切片示阑尾壁正常，也仅一些嗜酸性粒细胞浸润和淋巴滤泡增生，有人认为可能是被蛔虫钻入而又退出所致，但缺乏直接证据。

3.临床表现特点

较大儿童急性阑尾炎的临床表现与成人相似，但在婴幼儿和年龄较小儿童的临床表现多不典型。

（1）腹痛：发病前常有扁桃体炎、咽喉炎、上呼吸道感染、肠炎等诱发因素。由于较小儿童不能准确主诉腹痛的演变过程。加上炎性渗出较早，腹痛的程度和范围也随之迅速加剧和扩大，甚至波及全腹。

（2）胃肠道症状：恶心、呕吐是最常见的症状，较成人多见。呕吐次数不多，量不大，少数有频繁呕吐。早期呕吐，多为反射性胃肠道痉挛的结果，较晚期往往是腹膜炎肠麻痹所致。腹泻症状较成人多见，容易引起脱水和电解质及酸碱平衡失调。

（3）全身反应：较成人严重，因腹腔内渗透毒素易迅速经腹腔吸收，发热发生较早且显著，39～40 ℃不在少数，有时出现全身中毒症状。

（4）体征：压痛和肌紧张，仍是小儿急性阑尾炎的重要体征。由于小儿的盲肠位置较高较游离，其压痛范围较大，且位置较高和偏内侧。由于小儿腹肌薄弱，腹肌紧张不明显，且不易取得配合，检查结果常不满意。

其他体征与成人型相似，但腹胀和肠鸣音减弱是小儿急性阑尾炎的特征。年龄越小，腹胀越多见，反映了胃肠功能抑制的结果。肠鸣音以减弱为多见，也有个别呈亢进，这与存在恶心、呕吐和腹泻等症状有关。

4.诊治原则

年龄较大的儿童诊断不难，年龄较小者的临床表现多不典型，故诊断较难。凡小儿有腹痛，甚至婴儿有呕吐、腹泻和原因不明的发热时，应保留急性阑尾炎的可能，设法进一步检查以确诊或排除这一可能性。尤要注意与肠系膜炎、淋巴结炎的鉴别。

由于小儿急性阑尾炎病情发展较快，易穿孔而发生腹膜炎，故一旦诊断明确，更应及早做手术治疗。手术操作基本上同成人型急性阑尾炎，如果做麦氏切口，应略较成人典型切口的位置为高。至于残端的处理，盲肠有炎症或水肿，荷包缝合相当勉强者一般不作荷包埋入残端。幼小婴儿有时阑尾根部粗而盲肠相当小，残端翻入后有成为肠套叠起点的可能，因此可以不予翻入，而取周围系膜组织覆盖缝严，以免残端暴露而发生粘连。婴儿盲肠壁薄，不宜作荷包缝合，因易穿破肠壁。

（二）老年急性阑尾炎

老年急性阑尾炎占急性阑尾炎总数的 1%～4%，其发病原因、病理、临床表现和诊断原则与成人型相似,以下仅指出老年型的不同点和特点。

(1)老年人合并症多,术后并发症和病死率高,尤在 70 岁以后。

(2)老年人动脉大多硬化,一旦阑尾发炎而致动脉栓塞,易使阑尾迅速坏疽穿孔;老年人抵抗力差,免疫反应能力低下,使炎症较易扩散而不能局限,这是老年型急性阑尾炎的病理特点。

(3)老年人对疼痛反应迟钝,起病不如青年人突然,腹痛一般不剧烈,转移性腹痛出现较晚或不明显;老年人腹肌萎缩,腹肌紧张常不明显;全身反应如体温、脉搏和白细胞计数变化不如青年人明显。这些是临床表现的特点。

(4)鉴于上述临床表现特点,诊断有时不易而致误诊,治疗原则仍以早期急症手术为主,为了顺利度过手术和减少术后并发症,宜加强手术前准备和围术期护理。

(三)妊娠急性阑尾炎

妊娠期急性阑尾炎的诊断是比较困难的。恶心、呕吐常被误认为早期妊娠症状。妊娠后期,阑尾位置的变更使体征不典型而被忽略以致延误治疗。一旦发生穿孔和腹膜炎,胎儿和妊娠妇女的病死率将明显增多,应慎重对待。

1.在妊娠期阑尾位置的改变

根据 Baer 的研究得知阑尾的位置随子宫的增大而被推向上外方。妊娠 2 个月时,阑尾基部的位置在髂耻线上两横指处;3 个月后,阑尾向上移位,约在髂嵴线下两横指处;4 个月后,在髂嵴下一横指处;5 个月后,大部分达髂嵴平面,甚至有 1/3 病例的阑尾超过髂嵴平面以上;6 个月后,有 2/3 病例在髂嵴平面以上;在 7 个月后,有 88% 妊娠妇女的阑尾移位至髂嵴平面以上约 1 横指半处;在 8 个月以后,93% 妊娠妇女的阑尾位置均超过髂嵴平面,平均在髂嵴以上两横指处。至分娩以后 10 天,阑尾才恢复至原来髂耻线上的位置。

同时,Baer 也观察到阑尾的长轴方向也有改变。原阑尾的尖端是处于向下向内的方向;随着妊娠的进展,阑尾的长轴逐渐向内向上旋转,最后形成阑尾基部在下而其尾部在上的垂直位置。同样,盲肠的位置也随同被推向外上方。这一位置的改变,对诊断妊娠期急性阑尾炎造成了不少困难。

2.病因和发病机制

各学者对于妊娠与急性阑尾炎的发病关系,尚未有统一的意见。妊娠 3 个月后子宫增大,迫使阑尾移位,并压迫了盲肠和升结肠,引起阑尾区域的循环不良。结肠和盲肠的蠕动减少,使粪便易于淤积,更增加了细菌繁殖的机会,容易引起阑尾发炎。如阑尾以往经常有炎症的发作,日益增大的子宫确能促进阑尾炎症复发,其复发率可高达 50%。

3.临床表现特点

在妊娠早期,恶心的发生较多见,此点须与妊娠早期反应相区别。在妊娠中、后期,由于阑尾位置的改变更显著,腹痛和压痛点也随之移至脐旁或脐上外方。胀大的子宫可能部分或全部覆盖了盲肠和阑尾,压痛受子宫影响可会不明显,或出现右后腰痛。在体征方面,不能过分偏重于肌紧张或痉挛的存在,因在妊娠后期,腹腔前部被增大的子宫所占满,甚至当腹膜炎存在时,腹肌紧张或痉挛不易显现。要注意,在正常的妊娠妇女,白细胞计数一般较非妊娠者稍高。总之,在妊娠后期,临床表现较不典型,在诊断时更要慎重考虑和仔细分析。

4.治疗原则

妊娠期急性阑尾炎的治疗原则依旧是早期手术切除阑尾,主要的问题在于如何减少早产和胎儿的死亡。由于大网膜被推离阑尾,感染局限的能力减弱,一旦发生阑尾穿孔,炎症不易局限,这给妊娠妇女和胎儿均带来巨大的危害。故无论在妊娠任何时期并发急性阑尾炎,依然以早期切除阑尾为上策,但要注意以下几点。

(1)切口的选择:其目的是改善阑尾的显露和减少子宫的牵动。在妊娠早、中期,切口的部位应随妊娠期的增长和压痛点而偏向上外方,切口稍长些。在妊娠后期,子宫增大而占满了腹腔前方,显露阑尾比较困难。尤当阑尾呈盲肠后位时,手术视野显露不够令人满意。为了改善显露,常需牵开子宫,因此移动子宫,增加了流产(妊娠早期)或早产(妊娠后期)的机会。在妊娠后期,也可尝试采用右上腹外侧斜切口。术时患者向左侧,右腰背下放置一枕头,使子宫移向左侧。在肋缘下两横指处,自腋中线开始,向下向内侧作斜行切口。切开部分背阔肌,以及腹内外斜肌,进入腹腔。这种切口的位置较偏向后方,切口在阑尾的后外侧,不受前方的子宫所妨碍,手术野显露较好,不须牵动子宫。在伴发的腹膜炎病例中,引流管自切口的下方引出,不刺激子宫,引流也通畅,无发生早产的危机。

(2)麻醉:采用硬脊膜外麻醉,但剂量要酌减,因在同样的麻醉平面,妊娠妇女易受呼吸障碍的影响,故麻醉平面不宜过高。

(3)操作轻柔:尽量缩短手术时间。

(4)术后处理:对早期妊娠,给保胎药物,如黄体酮肌内注射,10 mg 每天 1～2 次,给 3～7 天不等。术后给镇静剂,对减少子宫收缩有帮助,但剂量不宜过大过多,以免影响胎儿。

三、可疑急性阑尾炎

具有典型临床表现的急性阑尾炎诊断多不困难。但是可疑病例仍不少见,长久以来这一问题仍然困扰着人们。有报道急性阑尾炎一旦发生急性腹膜炎其病死率可高达 76%,鉴于此,外科医师对待诊断不明或可疑的阑尾炎病例均是持着早期手术探查的态度,结果是阴性探查率增加了。直至今日,尽管开展了 B 超和 CT 扫描及腹腔镜检查,延误诊断和治疗阑尾炎穿孔率和阴性切除率仍无改变。Hale 等分析 4 950 例阑尾切除术的资料,发现男女患者的阑尾穿孔率分别为 25% 和 22%($P=0.016$)。阑尾阴性切除率占 13.2%,其中 5 岁以下、45 岁以上和 5～45 岁组分别为 22%、4% 和 13%。可见阑尾穿孔和阴性切除率仍无明显下降,这正是由于缺乏有效的客观诊断方法的缘故。

(一)主要的诊断依据

已如上述,症状、体征及血白细胞计数是传统上采用的阑尾炎诊断方法,也可以说是主要的诊断依据,这些诊断依据在可疑急性阑尾炎病例也不例外。强调腹痛和压痛的固定性,因为这是躯干神经系统受刺激的反映,尤其是压痛的程度伴有反跳痛、肌卫或痉挛反映炎症的严重程度,转移性腹痛史是阑尾炎的一个特征性表现,但缺乏特异性,因为任何一个器官随着炎症的加重,它的疼痛是由内脏神经向躯干神经为主传导的反映,其部位必然由内脏神经根部(上腹或正中部)向病灶部位转移。况且又在慢性阑尾炎的基础上,其阑尾黏膜感受器已损毁或阑尾炎症发展迅速扩展至其浆膜层,则不出现典型的转移性腹痛病史。

不管如何,比较症状和体征的加重或减轻是确诊的一个重要内容,尤在积极观察阶段。要详细分析病史,做出鉴别诊断,排除阑尾炎以外的情况,仔细检查。即使在科技迅速发展的今天,详尽的病史询问和仔细的体格检查在阑尾炎的诊断中仍占有重要地位,不能本末倒置而过分依赖其他的辅助检查。

根据麦氏点压痛和白细胞计数增高所得的急性阑尾炎确诊率不到 80%,为了减少不必要的阑尾切除,Gronroos 分析白细胞计数和 C 反应蛋白(CRP)在急性阑尾炎的诊断价值。在 300 例患者中,分成 A 组阑尾无炎症,B 组单纯性阑尾炎,C 组穿孔性和阑尾周围脓肿,每组各 100 例,其平均年龄分别为 32、32 和 41 岁,男性分别占 38、55 和 67 例。在 A 组中,多是泌尿道感染、肠系膜淋巴结炎、急性肠憩室炎或卵巢囊肿误诊为阑尾炎而施行了手术,术前均做白细胞值和 CRP 测定,结果如表 14-1,t 检验示 B、C 组的白细胞计数明显高于 A 组,而 C 组的 CRP 值明显高于 A、B 组($P < 0.001$)。

表 14-1　3 组患者的白细胞计数和 CRP 值

分组	白细胞计数(10^9/L)	CRP(mg/L)
A	10.9±0.4	32±5
B	14.5±0.4	31±4
C	14.3±0.4 *	99±7△

注:* C 组与 B 组比,P>0.05;△ C 组与 A、B 组比,P<0.01。

可见白细胞计数在单纯性阑尾炎组多低于阑尾穿孔或脓肿形成,但差别不大,如与 CRP 测定联合应用对于阑尾炎的诊断有一定的价值。

(二)积极有效的观察

遇到诊断尚不肯定的病例,可进行短期的、有计划的、积极的观察。诊断不明者应进行积极有效的观察,包括静脉输液、禁食、规范化护理记录和严密观察,以及系列检查血白细胞和分类复查,近期还包括 C 反应蛋白测定,3 小时后最好由同一外科医师再进行评估,一般可将患者分为 3 类。

1.第一类

第一类尤在儿童,确定腹痛为内科疾病所致,如急性呼吸道或泌尿道感染、便秘和少见的糖尿病酮症酸中毒等。即可开始针对性治疗。

2.第二类

第二类少数但属重要组,数小时后出现明显的腹腔内病变征象,在儿童和男性成人需手术探查,但在女性患者问题比较复杂,需做妊娠试验,排除炎性盆腔疾病和卵巢异常等,需要精确的评估,此时腹腔镜检查有帮助。

3.第三类

第三类占全部病例的 30%～40%,在第一次再检查时仍不能肯定诊断,病情不见进展,可继续严密观察,多数恢复,回顾性分析这是急性非特异性腹痛的发作。

少数患者的症状和体征持续不变,诊断仍不肯定。可作腹部超声扫描,除急性阑尾炎外偶可发现 Mechel 憩室炎、乙状结肠或盲肠憩室炎、阑尾类癌或卵巢病变等,在观察期间仍需随访白细胞做分类和 C 反应蛋白。经过上述严密而积极的观察,至少有 1/3 病例可免除不必要的手术探查。

(三)辅助诊断方法

在积极观察的过程中,要考虑阑尾穿孔的危机。综合 11 篇文献总共 2 491 例可疑阑尾炎病例,经严密积极观察,阴性阑尾切除者(即正常阑尾者)160 例(6%),死亡 1 例,是入院时已有严重腹膜炎的患儿。穿孔率仅为 1.2%(共穿孔 87 例,其中 80 例在入院后即行手术,2 例需经复苏后行手术,仅 5 例是在观察期间发生穿孔的)。Walker 报道 248 例不同年龄患者经观察 24 小时后行手术者并不明显增加穿孔率(这里需要严密观察,根据不同变化给予相应处理)。另 7 篇文章报道 9 147 例未经观察而行手术者,阴性阑尾切除率达 14％～27％。

要注意幼儿和老年阑尾炎穿孔率较高,一般在婴儿阑尾穿孔率为 50％,随着年龄的增长其穿孔率逐步下降,一般在 10～39 岁为 10％,40～59 岁为 30％,至 75 岁以上又为 50％。另一类是患者经观察后症状缓解而出院,对非特异性腹痛者要追究其病因,尤在 50 岁以上者要排除结肠直肠癌的可能。为了减少阑尾穿孔的危机和降低阴性阑尾切除率,不能观察时间过长,可选用下列辅助检查方法。

1.腹部 B 超

腹部 B 超不列为常规检查方法,但它具有无创性、简易可行的优点,对不典型或可疑病例均可适用,包括儿童、妇女和老年患者。正常阑尾呈条索状中等回声,6～7 mm 粗细,内腔不易显示。阑尾炎可在声像图上显示充血、水肿的阑尾,为条索低回声。

若扫描见阑尾周围低回声区,横切面呈同心圆形"靶状",直径＞12 mm 时可诊断为阑尾炎,但有假阳性结果,须结合临床表现才能提高确诊率。穿孔后则见液体积聚,如遇有右下腹包块,B 超声检查有一定帮助。Gallego 等分析 192 例可疑阑尾炎的临床诊断和超声扫描的评分结果(表 14-2)。根据病理结果,阳性权重＝10×ln[敏感性/(1－特异性)],阴性权重＝10×ln[(1－敏感性)/特异性]。

表 14-2　诊断因素评估价值

指标	诊断权重(阳性→阴性)	敏感性(％)	特异性(％)	预测值(％)		正确率(％)
				阳性	阴性	
反跳痛	3→－3	60	56	60	56	58
肌卫	3→－7	81	37	58	64	60
白细胞＞10 500	4→－9	82	46	63	70	65
白细胞左移 75％	5→－10	81	52	65	71	67
腹部摄片	3→－2	20	99	95	52	57
超声扫描	3→－16	82	96	95	82	88

2.CT 扫描和磁共振成像检查

对阑尾炎的诊断缺乏实用价值,仅供排除腹腔内其他疾病之用,尤其对肿瘤的诊断有一定的帮助。Rao 报道 CT 检查可排除 99％非阑尾炎病例,由此均未行手术探查,阑尾穿孔率自应用 CT 扫描前的 22％降至应用 CT 扫描后的 14％,故对降低阴性阑尾切除(指阑尾正常者)和阑尾穿孔率很有帮助。

3.腹腔镜检查

腹腔镜检查可以直接窥视阑尾的真实情况,其诊断正确率几乎高达 100％(除盲肠后位,腹膜外位阑尾炎外),并可以同时做阑尾切除术,目前应用逐渐增多。

(张　健)

第二节 异常位急性阑尾炎

第六周的胚胎，中肠远侧支系膜出现一个锥形盲囊，即盲肠和阑尾的原基。盲囊的尖端渐成长为阑尾。于第十周，脐带内的中肠返回腹腔，并开始逆时针方向旋转。至出生共旋转720°，原左下方的盲肠和阑尾旋转到右髂部。如果中肠不旋转或旋转不全，盲肠和阑尾则位于左下腹原位或转位途中的某一位置，即形成异常位急性阑尾炎。异常位急性阑尾炎的另一个原因是中肠固定不完全致盲肠和阑尾处于游离状态。后天发生的阑尾异位多由于炎症粘连所致。

一、盲肠后腹膜外急性阑尾炎

这是由于盲肠突生长较慢，细小的阑尾未能突出浆膜而贴近后壁，因之形成阑尾位于后腹膜的后方，又称后腹膜外阑尾。一旦发生炎症，其临床表现与位于后腹膜前方的腹膜后位阑尾炎（又称腹腔内盲肠后位阑尾炎）相仿。但腹膜外阑尾缺乏浆膜，故发生急性炎症时易向腹膜外疏松组织内扩散。由于不能及时确诊，阑尾炎穿孔而不易局限。不少腹膜外阑尾炎常以髂窝脓肿、腰部脓肿或肾周围感染等疾病就诊。

二、高位急性阑尾炎

高位阑尾是指阑尾位于脐水平线以上者，由于胚胎时中肠旋转后盲肠未降而仍停留在右上腹肝下区所致。临床表现示右上腹疼痛和压痛，酷似急性胆囊炎，甚至也有炎症刺激膈神经而引起右肩背放射痛，麦氏征阴性。肝区叩击胆囊部位无震痛感。B超检查可排除急性胆囊炎。由于局部压痛明显而需右腹直肌旁切口探查，确诊后常规切除阑尾。

三、低位急性阑尾炎

低位阑尾是指阑尾基部位置位于两髂前上棘水平线以下的盆腔内，均是胚胎发育异常的结果。低位阑尾的炎症刺激邻近脏器可引起相应的症状，如刺激膀胱的尿频、尿痛，直肠的腹泻、里急后重等。腹痛的位置可移至耻骨上方，在女性常需与输卵管炎或盆腔炎相鉴别，直肠指诊对诊断有很大的帮助，如发现直肠壁触痛或盆腔内压痛。闭孔肌试验可呈阳性。

四、左位急性阑尾炎

先天性内脏转位，有心脏转向右侧，而盲肠、阑尾转向左侧，肠旋转异常，盲肠游离也可使盲肠阑尾位于左下腹。急性阑尾炎发生后，压痛和腹肌紧张局限于左下腹。此时若能注意体检，会发现内脏转位现象，要考虑到左位急性阑尾炎的可能。

五、游离盲肠阑尾炎

小儿比较多见，盲肠的位置变异很大，压痛的位置也随之变异，如接近腹中线的脐下、耻骨上方，甚至左腹侧。由于多数小儿有时也主诉右下腹痛，术中可获确诊。

六、壁内急性阑尾炎

阑尾偶有位于回盲部组织内,多数埋藏在盲肠壁浆膜层下,由于胚胎时阑尾发展过程中出现异常,阑尾组织分化减慢而未从盲肠壁分化出来而被浆肌层所包裹;有些阑尾向回结肠系膜的浆膜下生长,由此派生出盲肠壁内、回肠壁内、系膜内阑尾 3 种类型。壁内阑尾发生急性炎症时,在盲肠或回结肠浆肌层下扪及硬性索条状块物,如在结肠带会合处未能找到阑尾时要考虑这些可能性。可切开探查,注意不要伤及回结肠、回盲部黏膜,切除阑尾后要间断缝合切开的浆肌层,以免发生盲肠瘘。

七、右斜疝合并疝内阑尾炎

右斜疝合并疝内阑尾炎多见于盲肠滑疝病例中,阑尾随盲肠一起滑入疝囊。一旦阑尾炎急性发作,因疼痛、呕吐、疝内容物不能回纳,疝囊处压痛明显,皮肤温度增高,早期往往误诊为嵌顿性斜疝。如感染不严重,在阑尾切除后仍可同时行疝修补术,术后加用抗菌药物。

(张　健)

第十五章 腹外疝疾病

第一节 腹股沟疝

随着肌耻骨孔概念被大家所接受，以及腹膜前补片修补术的应用，股疝作为一特殊类型的腹股沟疝，与腹股沟斜疝和直疝可统称为腹股沟疝。

一、局部应用解剖

在解剖学习和开放手术时接触最多的是由浅入深的腹股沟区解剖，近年来由于腹腔镜技术在疝修补中的应用，腹股沟区后壁的解剖即由内向外的解剖认识就显得更为重要，而对解剖的熟悉和掌握是疝修补手术成功的关键。

(一)由浅入深的顺序

1.腹外斜肌及腱膜

在腹股沟区腹外斜肌腱膜纤维自外上向内下行走并覆盖整个腹股沟管，在耻骨结节外上方形成三角形裂隙，称为外环或皮下环，精索(或子宫圆韧带)从中穿出。此腱膜下缘在髂前上棘到耻骨结节之间增厚并略向内翻转形成腹股沟韧带，该韧带的部分内侧纤维于耻骨结节处继续向上向后扇形展开形成陷窝韧带。陷窝韧带形成腹肌沟管最内侧部分，但不直接构成股管的内侧界。

2.髂腹下、髂腹股沟神经及生殖股神经生殖支

髂腹下、髂腹股沟神经及生殖股神经生殖支起自腰神经，髂腹下神经在髂前上棘前方约2 cm处自腹内斜肌穿出，向下走行于腹外斜肌的深面，又于外环的上方穿出腹外斜肌腱膜，离开腹股沟管。髂腹股沟神经在其外下方，几乎与之平行，在腹股沟管中与精索伴行，出外环，分布于阴囊和大阴唇。生殖股神经的生殖支出内环在精索静脉旁伴行于精索。这三根神经在前路疝修补术中容易受损，应注意保护。如果缝合有妨碍，有学者建议将其离断，以免发生术后慢性疼痛，但绝不能作为常规。

3.腹内斜肌和腹横肌

两肌在腹直肌外侧缘呈腱性融合，脐水平以下腹内斜肌和腹横肌腱膜构成了腹直肌前鞘，而

在腹直肌后面腱膜组织逐渐消失,形成弓状线(Douglas 线),此线下方腹直肌后面是腹横筋膜。腹横肌内侧腱膜止于耻骨梳的内侧和耻骨结节处,形成腹股沟镰,较少情况下部分腹内斜肌腱膜加入腹横肌的内侧腱膜纤维,形成真正的联合腱。腱膜纤维止点所形成的弓状体称腹横腱膜弓,腹横肌的收缩使腱膜弓移向腹股沟韧带,该收缩构成了一关闭机制以加强此薄弱区域。

4.腹横筋膜

腹横筋膜位于腹横肌的内侧,为半透明的结缔组织膜,弓状缘与腹股沟韧带之间由于肌纤维的缺如形成的裂隙,使得该处腹横筋膜成为唯一承受腹内压的组织,也是腹股沟区易发疝的主要原因(图 15-1、图 15-2)。目前有学者认为存在两层腹横筋膜,这在腹腔镜修补中显得格外重要。

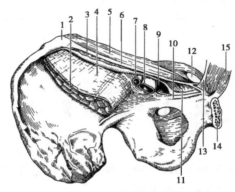

图 15-1　骨盆内观面

注:1.髂前上棘;2.髂腰肌;3.腹横筋膜;4.髂耻筋膜;5.腹外斜肌腱膜;6.腹股沟韧带;7.股动脉;8.股静脉;9.股管;10.耻骨梳韧带;11.陷窝韧带;12.腹股沟管皮下环;13.腹股沟镰;14.耻骨联合面;15.腹直肌

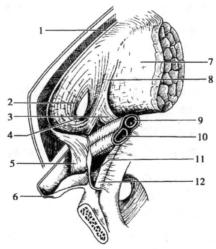

图 15-2　骨盆右内斜观面

注:1.腹横筋膜;2.内环;3.髂耻弓;4.凹间韧带 5.股鞘;6.腹股沟韧带;7.髂耻筋膜;8.髂耻束 9.股动脉;10.股静脉;11.髂耻束;12.耻骨梳韧带

5.腹股沟管

腹股沟管为精索或子宫圆韧带穿过腹壁各层组织—潜在的通道(图 15-3),起始于腹横筋膜形成的内环,沿弓状缘与腹股沟韧带之间的裂隙向内下斜行,于外环处穿出。腹股沟管有四个壁和内外两个环,前壁为腹外斜肌腱膜,后壁为腹横筋膜,上壁为腹内斜肌和腹横肌的弓状缘,下壁为腹股沟韧带和陷窝韧带。精索在穿过内环时被腹横筋膜包绕形成精索内筋膜,其外再由来源于腹内斜肌的肌纤维形成提睾肌,穿过外环时被腹外斜肌筋膜(无名筋膜)覆盖形成精索外筋膜。在女性,子宫圆韧带位于腹股沟管内,与睾丸引带同源,圆韧带和卵巢韧带都位于子宫的侧方,在输卵管下方相连,圆韧带止于大阴唇的皮下组织。

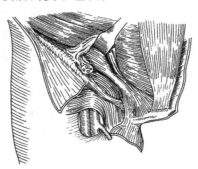

图 15-3　腹股沟管解剖

注:图中腹外斜肌已切除,腹股沟韧带及精索已切断,显示股鞘、腹股沟管的内口、后壁和上界

6.股管

股管位于股静脉的内侧,长 1.25～2 cm,呈锥状,股管的入口是一坚固的环,称为股环。股管内含淋巴结和脂肪组织,股管的下端以盲端终止于腹股沟韧带的下方的卵圆窝。

(二)由内向外的解剖顺序

1.腹膜皱襞

下腹部的腹膜皱襞分成脐正中韧带、左右两侧脐内侧韧带和脐外侧韧带。脐正中韧带是由胚胎时脐尿管的遗迹所形成,从脐到膀胱;内侧韧带是由腹膜覆盖脐动脉末梢形成的皱襞;外侧韧带为腹膜皱襞包绕腹壁下血管和部分脂肪组织形成。这三条腹膜皱襞间又形成三个浅窝,外侧窝位于脐外侧韧带外侧,是腹股沟管内环的部位;内侧窝为外侧和内侧韧带之间的区域,与腹股沟直疝形成相关;膀胱上窝则位于脐内侧韧带和脐正中韧带之间。

2.腹膜前间隙

Ritzius 间隙(又名耻骨后间隙),为耻骨联合与膀胱之间的腹膜前间隙,腹腔镜下全腹膜外腹股沟疝修补时往往需要先分离进入此间隙,找到耻骨结节这一解剖标志。Bogros 间隙(又名腹膜前间隙),与 Ritzius 间隙相通,为腹股沟管后壁腹横筋膜和腹膜之间的空间,该间隙内腹股沟区重要的解剖结构如精索血管、输精管及支配该区域的神经血管都走行于此空间。腹腔镜下腹股沟疝修补时需要从 Ritzius 间隙在腹壁下血管下方向患侧分离进入该间隙。

在腹膜前间隙中,腹横筋膜的准确描述可以帮助理解腹膜前间隙的特征。文献中不同的人所指的腹横筋膜是不一样的。Cooper 报道腹横筋膜是由外(前)层和内(后)层组成。腹横筋膜前层在腹横肌后方,但不是腹横肌纤维的直接延续,这是一层独立的结构,看上去是一层半透明的筋膜,因此,抗张强度没有腱膜大。其下方止于耻骨梳韧带,内侧止于腹直肌外侧缘,在精索穿出的地方形成内环,这层是传统意义上的腹横筋膜,即在行 Bassini 手术时切开的那层腹横筋膜。在内环口下缘该层腹横筋膜增厚形成髂耻束,并向后上方和腰大肌髂腰肌表面的筋膜相延续,向下方和股血管表面及大腿的深筋膜相延续。腹横筋膜后层同样也是一层半透明的筋膜,位于前层和腹膜之间,可以被描述成在腹膜外包绕整个腹腔囊的筋膜,其与腹膜之间由腹膜外脂肪填充,有时被称为腹膜前筋膜。在 Douglas 半环线以下腹外斜肌、腹内斜肌和腹横肌的腱膜都经过腹直肌前方,仅由腹横筋膜后层形成腹直肌后方的筋膜层,但转换并不一定完全,有时该线清楚,如果逐渐改变则界限不清,该部分被称为脐膀胱前筋膜,向下延续到膀胱前。在直疝手术时,可以直接沿着两层腹横筋膜之间将直疝疝囊及其外的腹膜外脂肪从腹横筋膜前层缺损处分离。在腹壁下血管外侧腹横筋膜后层包绕精索结构通过内环口(腹横筋膜前层)进入腹股沟管延续成精索内筋膜,这层菲薄的结构在经福尔马林固定的尸体上较难被观察到,而在新鲜尸体或腹腔镜全腹膜外腹股沟疝修补术中可以看得很清楚,在斜疝手术时必须进入此锥形的筋膜找出疝囊。腹壁下血管在两层腹横筋膜之间走行。腹直肌可以在鞘内存在轻微的活动,腹直肌与后鞘的连接非常松散,它提供了一个位于肌后的间隙,腹腔镜全腹膜外腹股沟疝修补术时沿着腹直肌后鞘的前表面一直向下即进入了所谓的腹膜前间隙,因此腹腔镜全腹膜外腹股沟疝修补术所使用的"腹膜前间隙"是在两层腹横筋膜之间。

3.肌耻骨孔

进入腹膜外间隙后,可以观察到腹股沟区腹壁有一缺乏肌纤维覆盖的区域,Fruchaud 称其为肌耻骨孔。其下界为骨盆的骨性边缘,由耻骨梳韧带和耻骨肌构成,上界为腹前外侧壁的扁阔肌,这些组织为双层排布,浅层由腹外斜肌组成,深层由腹内斜肌和腹横肌组成。在外侧,由髂腰肌、其增厚的腱膜和覆盖股神经的髂筋膜构成,而内侧界由腹直肌和 Henle 韧带一起组成。肌耻骨孔由髂耻束(和腹股沟韧带)分为两部分,上方为腹股沟三角和内环,而下方为股环,在深部,肌耻骨孔由腹横筋膜覆盖,是承受腹内压力的主要组织。

4.腹股沟三角

腹股沟三角的内侧边是腹直肌的外侧缘和腹股沟镰,外侧边是腹壁下血管,底边是腹股沟韧带,直疝从这里脱出,因此也称为直疝三角。女性的弓状缘与腹股沟韧带间的裂隙比男性狭窄,并且女性腹股沟三角的腹横筋膜非常坚固,对防止直疝的发生起着重要的作用。

5.内环

腹横筋膜在腹壁下血管的外侧形成内环,精索从此出腹腔。内环的下缘增厚部分称为凹间韧带,因它具有悬吊精索的作用故又名横筋膜悬韧带,具有限制内环扩大的作用。

6.股环

股环为股管开口,呈一坚固的环。其前界由髂耻束和腹股沟韧带构成,后方为耻骨上支、耻骨肌和筋膜及耻骨梳韧带,外侧界是股静脉,内侧界是髂耻束与耻骨结节扇形连接的内侧部分。股环较小,坚硬而没有弹性,因此易发生疝的嵌顿和绞窄。股环开口通常有腹横筋膜覆盖,内含淋巴结和脂肪组织。

7.耻骨梳韧带

耻骨梳韧带为非常结实有光泽的纤维结构,覆盖于耻骨上支,实质上它不是韧带组织,而是增厚的纤维性骨膜,腹横筋膜、髂耻束及陷窝韧带的弯曲纤维也参与或附着于耻骨梳韧带。

8.髂耻束

髂耻束为连于髂前上棘与耻骨结节之间的结缔组织带,为腹横筋膜增厚形成,与腹股沟韧带平行,位于腹股沟韧带的深面,构成内环的下界,白色、厚而致密,其弓形下份纤维与腹股沟韧带后缘毗邻、相贴,向上续为股鞘前壁,向外上续于髂筋膜,内侧与腹横肌下缘筋膜相会合。在腹膜前疝修补中起着重要的作用。

9.死亡三角

死亡三角最早由 Spaw 医师提出,又称 Spaw 三角,是指内侧为输精管,外侧为精索血管的三角形区域。它的重要性在于髂血管位于其底部,通常由腹膜和腹横筋膜将其覆盖,术中应避免在此处缝合固定,以避免发生严重的并发症。

10.疼痛三角

髂耻束的下方及精索血管外侧所构成的三角区域通常有生殖股神经及股外侧皮神经穿过,手术中该区域过度的分离、电灼或补片固定均可能导致神经的损伤或卡压,从而引起术后局部区域感觉异常或顽固性疼痛。建议腹腔镜手术中补片固定时应在髂耻束以上区域进行。

11.生殖股神经及股外侧皮神经

生殖股神经在第3或第4腰椎水平发出于腰大肌纤维内,越过输尿管后方,在髂耻束下方,分为生殖支和股支,生殖支走向内侧到达腹股沟管内环,与精索一起走行于腹股沟管内,支配提睾肌的运动和阴茎、阴囊和大阴唇的皮肤感觉。股支通常位于腰大肌的外侧缘,走行于髂耻束的下方、股动脉的外侧,支配大腿的前内上部皮肤的感觉。股外侧皮神经发出自腰大肌的外侧缘,于髂前上棘内侧穿出髂耻束下方并分为两支。前支支配大腿前外表面的上部至膝部感觉,后支支配自大转子到大腿的中部的皮肤感觉。

12.腹股沟区的血管

腹壁下动脉构成腹股沟三角的外侧界,在手术中可作为鉴别腹股沟斜疝和直疝的标志。此动脉均在腹股沟韧带中、内1/3交界处起于髂外动脉,其起始段与腹股沟韧带内侧1/3之间的夹角为80°(0°~90°),部分腹壁下动脉行程弯曲或高位弯曲呈S形,有些为低位弯曲呈L形。腹壁下动脉发出两分支提睾肌动脉和耻骨吻合支,耻骨吻合支向下走行与髂内动脉发出的闭孔支常吻合形成一动脉环,由于耻骨吻合支在跨过耻骨上支处有时向上发出不固定的小分支,而在耻骨梳韧带上钉合或缝合固定补片时又极易造成损伤,一旦受损将导致严重后果,因此这一吻合环及其相应的静脉又称"死亡冠"。

二、腹股沟疝的分类与分型

腹内脏器或组织经内环或腹股沟三角薄弱的腹横筋膜区域或股环突出即为腹股沟疝,分别为腹股沟斜疝、腹股沟直疝和股疝,如同时存在则为复合疝,是常见的腹外疝。股疝较为单一,腹股沟疝近40年来发展了很多较复杂的分类法,以达到较精确的界定腹股沟疝。在美国和欧洲广泛使用的有 Nyhus 分类法。

(一)腹股沟疝的分类

1.按疝发生的解剖部位分类

按疝发生的解剖部位可分为斜疝、直疝、股疝、复合疝等。①斜疝:腹腔内组织自内环突入腹股沟管形成的疝。②直疝:腹腔内组织自腹股沟管后壁、直疝三角区域突出形成的疝,大的直疝外观依然可进入阴囊。③股疝:经股环突入股管形成的疝。④复合疝:同时存在以上两种或两种以上类型的疝。

2.按疝内容物回纳的难易状况分类

按疝内容物回纳的难易状况可分为易复性疝、难复性疝、嵌顿性疝。①易复性疝:疝内容物常在直立或活动时突入疝囊,平卧休息后或用手推送后可回纳腹腔。②难复性疝:由于疝病程较长,疝内容物部分与疝囊壁粘连,导致平卧或手推均不能完全回纳。滑动性疝属难复性疝的一种类型,因其有部分疝囊壁是由腹腔内脏(如盲肠)所构成。③嵌顿性疝:疝内容物在疝环处受压,不能还纳,伴有某些临床症状(如腹痛和消化道梗阻的表现)且已有部分血运障碍。绞窄性疝可视作嵌顿性疝病程的延续,疝内容物因血运障碍未能及时处理可发生肠坏死、穿孔、腹膜炎而危及生命。

3.特殊类型的疝

进入疝囊的内容物相对特殊,对疾病的发展和治疗有一定的影响,包括以下几种类型。①Richter疝:嵌顿的疝内容物仅为部分肠壁,即使出现嵌顿或发生了绞窄,但临床上可无肠梗阻的表现。②Littre疝:嵌顿的疝内容物是小肠憩室(通常为Meckel憩室)。此类疝易发生绞窄。③Maydll疝:一种逆行性嵌顿疝,两个或更多的肠襻进入疝囊,其间的肠襻仍位于腹腔,形如"W"状,位于疝囊内的肠襻血运可以正常,但腹腔内的肠襻可能有坏死,需要全面的检查。④Amyand疝:疝内容物为阑尾,因阑尾常并发炎症、坏死和化脓而影响修补。

2.腹股沟疝的分型

(1)腹股沟疝国内分类法:中华医学会外科学分会疝和腹壁外科学组在《成人腹股沟疝、股疝和腹部手术切口疝手术治疗方案(2003年修订稿)》中拟订了国内的分类方法。将腹股沟疝分成Ⅰ、Ⅱ、Ⅲ、Ⅳ型。①Ⅰ型:疝环缺损≤1.5 cm(约1个指尖),疝环周围腹横筋膜有张力,腹股沟管后壁完整。②Ⅱ型:疝环缺损最大直径1.5～3.0 cm(约2个指尖),疝环周围腹横筋膜存在但薄且张力降低,腹股沟管后壁不完整。③Ⅲ型:疝环缺损≥3.0 cm(大于两指),疝环周围腹横筋膜或薄而无张力或已萎缩,腹股沟管后壁缺损。④Ⅳ型:复发疝。

(2)中华医学会外科学分会疝和腹壁外科学组及中国医师协会外科医师分会疝和腹壁外科医师委员会在《成人腹股沟疝诊疗指南(2014年版)》中认为:目前国内外有10余种腹股沟疝的分行方法,但都缺乏临床依据,分型系统也不完善,故认为现行使用系统可作为参照。目前国际上多在使用的有CHARTS、Nyhus、Bendavid、Stoppa、EHS等分型系统。

三、病因

鞘膜突未闭、腹股沟区因血管、神经及精索等出腹腔而形成的生理薄弱是腹股沟斜疝发生的解剖学基础,腹股沟管生理掩闭机制的缺陷及腹内压升高、胶原代谢的异常使腹横筋膜薄弱等,综合导致了腹股沟疝的发生。

四、临床表现

腹股沟区出现可复性肿物是诊断腹股沟疝的重要依据,直疝及早期的斜疝疝囊均不进入阴囊。早期一些患者的疼痛、不适症状表现明显,长时间站立或行走后出现局部疼痛、下坠感或酸胀感,平卧回纳后症状消失。难以回纳后常有便秘、阵发性腹痛等症状。如发生嵌顿,症状加剧,并出现腹痛、高热等症状,严重者可出现感染性休克。也有少数患者仅以肠梗阻为主要表现。

体检时,站位腹股沟区可见一肿物,用手可回纳,回纳困难时,患者取平卧位,患侧髋部屈曲,松弛腹股沟部,顺腹股沟管向外上方轻按肿物即可回纳,鉴别直疝和早期斜疝,可在腹股沟韧带中点上方2 cm处按压内环,并嘱患者站立咳嗽,如肿物不再突出,则为斜疝。股疝在腹股沟韧带下方有一圆形肿块,较难回纳。因位置隐蔽,且发生嵌顿和绞窄的概率较高,很多患者以腹痛、腹胀等肠梗阻症状为首要的临床表现就诊。因此,对外科急腹症的患者不应遗漏腹股沟区和股部的检查。难复性疝肿物较难或只能部分被回纳。如肿物突出后不能回纳而发生嵌顿,突出的疝块有剧烈疼痛,张力高,并有压痛。如嵌顿未解除,局部出现红、肿、疼痛等症状,甚至出现发热、腹部压痛等腹膜炎体征,表明肠管缺血坏死,疝发生绞窄。

五、诊断和鉴别诊断

结合患者的病史、症状和体征,腹股沟疝的诊断并不困难。但必须与以下疾病做鉴别。

(一)睾丸鞘膜积液

肿块透光试验阳性是其特异性的临床表现。另外,肿块边界清楚,上极与外环不相连,睾丸不易扪及,肿块不能回纳,无可复性病史。如腹膜鞘状突未完全闭合,形成交通性睾丸鞘膜积液时,虽肿物亦有可复性,但发生肿物和回纳较慢,透光试验可做鉴别。

(二)子宫圆韧带囊肿

肿物位于腹股沟管,无可复性,呈圆形或椭圆形,有囊性感,边界清楚,张力高,其上端不进入腹腔。

(三)精索囊肿或睾丸下降不全

肿物位于腹股沟管或精索睾丸行径,边界清晰。精索囊肿有囊性感,张力高,阴囊内可扪到同侧睾丸。睾丸下降不全则为实质感,阴囊内同侧睾丸缺如。实际上,鉴别诊断并不困难。

(四)慢性淋巴结炎

慢性淋巴结炎于股三角区可扪及数个肿大的淋巴结,易推动。B超检查发现一实质性肿块可作鉴别。

(五)腰大肌冷脓肿

腰椎结核形成的冷脓肿常沿髂腰肌向下扩展出现于大腿根部内侧,具有波动感。它实际不在股疝出现的位置,仔细确定解剖标记不难作出鉴别。

(六)机械性肠梗阻

肠梗阻的患者务必明确是否有腹股沟疝嵌顿导致的肠梗阻。

上述疾病共有的基本特点是:非可复性肿块,肿块上界不进入外环或内环,无"疝柄",亦无咳嗽冲击感。

六、治疗

除了少数婴幼儿通过发育可以自愈外,绝大多数腹股沟疝是不可自愈的,且有逐渐增大的趋势和嵌顿的危险,一般均需手术治疗。存在手术禁忌证的患者可用疝托保守治疗。

(一)手术原则

1.高位游离及回纳疝囊或高位结扎疝囊

对于较小的疝囊可将疝囊完全游离回纳,较大的疝囊应予横断,近端结扎,远端旷置。高位游离疝囊指游离达疝环水平,腹膜前补片修补需切开疝环口腹横筋膜到达腹膜外脂肪层。组织修补或因疝嵌顿绞窄等情况而不准备做疝修补术者,需要高位结扎疝囊。

2.薄弱区域加强修补

根据腹股沟疝的解剖学特点,原发性腹股沟疝修补的基本原则有两点:一是有效的关闭腹股沟区的薄弱裂隙,即改变只有薄弱腹横筋膜承受腹内压的状况;二是在关闭裂隙的同时建立一个可供精索或子宫圆韧带通过的不再扩大的内环通道。以上两点可利用自身的肌肉腱膜组织或人工材料得以实现。

(二)组织修补

不使用人工材料、利用自体组织进行缝合加强的修补方式称为组织修补。

1.Bassini 及 Shouldice 修补术

目前被公认为经典而有效的腹股沟疝组织修补仍是 Bassini 和 Shouldice 术式。经典 Bassini 术式的关键步骤是从耻骨结节到内环口沿腹股沟管后壁切开腹横筋膜,然后将腹横筋膜、腹横肌、腹内斜肌、腹直肌的外缘于精索后方均匀的与腹股沟韧带(或是髂耻束)间断缝合,而内环由最外侧一针的固定被掩闭重建。其后有许多 Bassini 的演变术式,包括高位游离并回纳疝囊而不是高位结扎,不切除提睾肌,不切开腹横筋膜而直接缝合,以及 Shoudice 术式将间断缝合变成 4 层叠瓦式连续缝合等。有学者认为,如腹横筋膜较强,可不切开,进行内环口的缩小缝合后,再将腹横肌及腹内斜肌形成的联合腱一起缝合到腹股沟韧带上,较为合理。当然,所有演变术式的最终效果并没有明显优于 Bassini 式。

2.Ferguson 修补术

在精索前方将腹内斜肌下缘、腹横腱膜弓和联合腱缝合到腹股沟韧带,可减少对精索的影响。该修补术虽然关闭了腹股沟裂隙,但在耻骨结节处仍需留有一精索出口,空隙的大小及后期的愈合情况将影响复发。此法适用于较小和腹股沟后壁健全的斜疝。

3.Mcvay 修补术

自内环到耻骨结节将腹横筋膜切开,暴露耻骨梳韧带,腹横腱膜弓和联合腱在精索后方与耻骨梳韧带缝合,适用于巨大斜疝和直疝,也是股疝的修补方法。必须注意此术式不兼有掩闭内环的作用。内环明显扩大者,仍应修补内环,缩小内环以仅能通过精索为度。由于内侧为股静脉,如内侧的缝合过紧,将导致静脉回流受阻,发生静脉栓塞。

(三)补片修补

传统术式一直强调无张力缝合,但由于局部解剖的因素很难达到这一理想的境界。近年来的研究表明,结缔组织的病理变化对疝的发生有一定的影响,而将这些本身已经薄弱的组织在有张力的情况下缝合很难达到组织加强作用的。因此主张使用人工合成材料进行修补。人工材料的应用降低了复发率,Lichtenstein 提出"无张力疝修补"概念。人工材料修补与传统组织修补相比具有无缝合张力、创伤小、不适感少、恢复快、复发率低等优点,现已成为广泛使用的术式。

1.腹横筋膜前修补术

Lichtenstein 修补术是最常被应用的无张力疝修补术式,手术的入路与传统术式一样,但对提睾肌是纵行切开而非切除,疝囊高位游离后反转入腹腔但不结扎,使用单纤维的聚丙烯网片,约 8 cm×16 cm 大小,强调将补片与耻骨重叠 1~1.5 cm 缝合,将补片下缘与腹股沟韧带连续缝合达内环外侧,如果同时存在股疝,那么应该将补片缝至耻骨梳韧带以关闭股环。补片上缘缝至腹直肌鞘和腹内斜肌腱膜上,补片外侧方的末端分成两尾,上叶宽(2/3),下叶窄(1/3),精索从之间穿过,两叶交叉,并将两叶的下缘缝至腹股沟韧带上,形成精索的出口,控制其大小仅供精索通过。修剪外侧过多的补片,超过内环至少 5 cm,并铺平在腹外斜肌腱膜下面。局麻下做该手术是安全的。

2.腹横筋膜前及腹横筋膜后修补相结合的术式

Rutkow 疝环充填式修补术是使用一个热成形的、锥形的填充物填补疝环,上置网片待组织长入后加强修补。基本方法是疝囊高位游离并回纳,将填充物置于缺损处,四周与疝环缝合固定。对股疝的修补有着明显的优势。同时存在斜疝和直疝时,可以切开两者之间的筋膜,然后用单个大的填充物修补复合缺损,如果是两个明显分离的缺损,也可以用两个填充物分别修补。由于该修补术式未将上置网片进行 Lichtenstein 式的缝合,因此,其对腹股沟后壁的加强是不完全的,近年来的临床研究表明填充物收缩现象较平片明显,因此,不能完全防止疝囊从填充物旁再次疝出的可能。另外,填充物出现围假体硬化的现象较严重。因此,有应用减少的趋势,但其在复发疝及股疝的应用上仍有一定的优势。于此手术类似的术式还有 Millikan 疝环充填式修补术。

3.腹横筋膜后(腹膜前)修补术

Stoppa 修补术为开放式后入路腹膜外补片修补术。基于肌耻骨孔概念,从下腹正中切口进入腹膜外间隙,向外侧到达腹股沟后区,于腹横筋膜后方用一较大的人工材料广泛覆盖肌耻骨孔以对肌耻骨孔提供全面的保护,可以同时修补股疝、直疝和斜疝,或同时修补双侧疝。腹腔内压对此处放置的网片起到较好地固定作用,不用缝合补片。手术切口较大、创伤较大是其缺点。腹腔镜手术开展后,其应用有所减少。适用于前入路手术后较复杂的复发疝患者或通过下腹部切口同时行其他手术的腹股沟疝患者。

Kugel 修补术也是开放式后入路腹膜外腹股沟疝修补术。切口选在内环口上方 2～3 cm,逐层切开腹外斜肌腱膜、腹内斜肌、腹横机和腹横筋膜进入腹膜外间隙,将疝囊回纳,并与精索分离,较大的疝囊于内环口处横断,缝合腹膜缺损。用手指在腹膜外间隙内钝性分离,内侧达耻骨结节腹直肌后方,下方过耻骨梳韧带,外侧到髂腰肌表面。腹膜前间隙足够容纳一 8 cm×12 cm大小(或依缺损大小选择更大尺寸的补片)含记忆环的双层聚丙烯网片,以覆盖肌耻骨孔。补片的长径大致平行于腹股沟韧带,并且约 3/5 位于腹股沟韧带之上,2/5 位于之下。补片内侧缘应达到耻骨联合,补片下缘要盖住髂血管,并位于腹膜和精索之间。与 Stoppa 式式相比,该术式被认为是微创的、免缝合的、腹膜外无张力疝修补术。其后又发展了直径 10 cm 的圆形及 9.5 cm×13 cm 圆形 Modified Kugel 补片,与 Kugel 修补术类似。该方法是通过我们熟悉的腹股沟区前入路方式进入腹膜外间隙放置补片的修补方式。

腹腔镜腹股沟疝修补术修补原理和 Stoppa 术式一样,腹腔镜疝修补术是从后入路来加强肌耻骨孔。目前主要有三种术式:腹腔内补片置入术,经腹腔放入补片覆盖疝缺损,并用钉合器将其固定。操作简单,但修补材料因直接放入腹腔内,必须是防粘连材料,费用较贵。目前该术式已不再是腹腔镜疝修补的主流术式。经腹腔腹膜前疝修补术先经腹于内环口上方切开腹股沟区腹膜并作分离,显露整个肌耻骨孔的腹膜前间隙,然后在此间隙置入聚丙烯网片,将补片固定,最后将腹膜关闭。完全腹膜外疝修补术整个手术过程不进入腹腔而是在腹膜前间隙内进行分离。游离腹膜前间隙方法是在脐下做一 1.2 cm 切口,切开腹直肌前鞘,向外拉开腹直肌,暴露后鞘,沿后鞘置入球囊扩张器达耻骨结节后充气扩张,建立该间隙;或进入腹腔镜直视下分离。在脐与耻骨结节中点处及耻骨结节上方各置入两个 5 mm 穿刺套管,游离出的腹膜前间隙,内侧过中线,下方进入耻骨后间隙暴露耻骨结节和耻骨梳韧带,将疝囊回纳后暴露髂血管,外侧接近髂前上棘,腹壁下血管应留在视野的上方,放入至少 10 cm×15 cm 的聚丙烯补片,覆盖整个肌耻骨孔区域。由于腹膜和腹内压的作用使补片固定于原位,多不需要固定。腹腔镜腹股沟疝修补术除了腹腔镜手术创伤小的优势外,还能同时处理两侧疝,对斜疝、直疝及股疝可一并修补,适合处理复发疝,可探查和发现隐匿性疝。其缺点为技术要求高,学习曲线长,费用较高,需在全麻和气腹下进行。

Stoppa、Kugel 修补术和腹腔镜疝修补术等术式均属于腹膜前修补方法,近年来应用有逐渐增多的趋势。根据肌耻骨孔概念,腹股沟疝、股疝均是通过肌耻骨孔疝出,肌耻骨孔是真正的"疝环",此时以足够大的补片覆盖整个肌耻骨孔来替代或加强薄弱的腹横筋膜是最为完全的。而将补片置于肌耻骨孔后方符合压力学原理,能更好地对肌耻骨孔提供保护,且有固定补片的作用。补片的位置与 Lichtenstein 术式不同,该部位并非呈平面结构,而是一个凸面向前外下方的立体结构,特别是在内环口处,腹壁与髂腰肌形成约 60°的交角,补片应顺势而放,使其适合该处的三维结构。补片覆盖了肌耻骨孔以后输精管和精索血管位于补片的后下方。因此也不需要剪开补片来围绕精索。腹膜前腹股沟疝修补有其优势,但对于在腹膜前间隙的操作和放置补片对泌尿生殖系统是否有潜在的影响,以及腹膜前间隙再次手术的难度等问题应予以重视。

另外,股疝的手术入路有腹股沟韧带下入径和腹股沟韧带上入径。腹股沟韧带下入径:在腹股沟韧带下方卵圆窝处作一直切口,游离疝囊,打开疝囊并回纳疝内容物,疝囊结扎或回纳后将腹股沟韧带、髂耻束、陷窝韧带与耻骨梳韧带、耻骨筋膜缝合以关闭股环,或用网塞法填补修补股环。此方法较简单,但无法处理绞窄的疝内容物,也无法探查是否合并有腹股沟疝,因此实际使用较少,适合于小的股疝。腹股沟韧带上入径:与常规腹股沟疝手术切口一样,切开腹股沟管,从内环口到耻骨结节打开腹横筋膜,进入 Bogros 间隙,从股环处将疝囊和疝内容物回纳,回纳困难时可切开髂耻束、腹股沟韧带以松开股环,回纳疝囊,可行 Mcvay 法修补。还有开放的 Stoppa 术式、Kugel 术式和腹腔镜术式可用于股疝的修补,其修补方法如前所述。但须注意,由于腹股沟韧带的切断,其对该处补片的支撑作用降低,因此,应将补片缝合至耻骨梳韧带上,并选择较大的补片修补是该手术成功的要点。

腹股沟疝手术方式有多种,但到目前为止尚没有一种理想的手术方式。尽管无张力疝修补术已被广泛的应用,组织修补依然是不可完全替代的修补方法,对一些病例还是十分有效的,也是进行补片修补术的基础。当前对疝修补手术的评价已不能单单局限于复发率的高低,我们需要更多地考虑患者术后的舒适度、对生活工作的影响及经济学的评估。另外,术者的经验也很重要,除了掌握腹股沟区的解剖特点外,选择自己熟悉的术式进行修补是手术成功的关键。

(李振伟)

第二节　腹壁切口疝

腹壁切口疝是腹内脏器和/或组织经腹壁原手术切口形成的薄弱区向外突出的病症。

一、病因

腹壁切口疝的病因可分为全身因素和局部因素。

(一)全身因素

主要因素包括长期应用类固醇激素或免疫抑制剂治疗及炎症性肠病等情况。次要因素包括高龄、营养不良、低蛋白血症、贫血、糖尿病、术后肠梗阻、术后胸腔感染、慢性阻塞性肺病和腹水等,这些因素最终都可影响切口的正常愈合,从而导致了腹壁切口疝的发生。另外肥胖和长期吸烟也和切口疝的发生密切相关。肥胖对于切口疝的初发或修复后再发都是重要的危险因素。吸烟使得肺组织中抗蛋白酶活性下降,血清中出现游离的、有活性的蛋白酶和弹力酶复合物,这些复合物可破坏腹直肌鞘和腹横筋膜,导致切口疝发生率上升。

(二)局部因素

腹部手术伤口的愈合遵循组织愈合的共有机制,愈合过程分为3个阶段,首先为炎症阶段,为4~6天,此时伤口的完整性完全依靠缝线的强度和缝合力来保持。之后是纤维增生阶段,伤口通过胶原纤维的桥接其抗张强度快速增强,然后进入塑型期。一般而言,腱膜在缝合后的3周左右其抗张强度约是原组织的20%,4周后是50%,半年后可达80%,但很难恢复到原有的强度。

1.切口感染

切口感染是切口疝发生的最重要的致病因素。术后一年内发生切口疝的患者中,60%曾有严重的切口感染。切口的炎症反应破坏了弹性蛋白、胶原纤维和其他支持组织,使组织不愈合或延迟愈合,愈合后的瘢痕组织抗张强度下降,导致疝的发生。

2.手术切口放置引流管

经切口放置引流管是一个尤为重要的致病因素。Ponka报道所有126例经肋下缘切口行胆道手术并发切口疝的患者,在初次手术时都曾经切口放置过引流。

3.缝合技术

不良的缝合技术可导致伤口脂肪液化、感染或裂开,从而引发切口疝。缝合时要对合腹壁各层次,切口中不应留有空腔、血块和异物,缝线长度与切口长度比例为4:1时,切口感染和切口疝发生率最低,这样的缝线长度既可使缝合的切口保持一定的抗张力,又不会因缝合太紧造成切口组织缺血、坏死、引起感染或裂开而增加发生切口疝的危险。至于是用连续缝合还是间断缝合可减少切口疝发生,目前尚无定论。

4.缝线的选择

不恰当的缝合材料可以导致切口感染及切口裂开等情况的发生,从而增加切口疝发生的危险。多股编织的缝线相对于单股的缝线,易导致细菌存留,引起切口感染的机会增大,因此缝线应尽量选择单股线。由于缝线在切口愈合期间要承受对伤口的支持,因此缝线在一定时间保持其牢固度是很重要的,不可吸收线显然可以做到,降解时间超过半年的可吸收线能够达到同样效果,短时间降解的可吸收线增加了切口疝发生的危险。使用金属丝全层缝合也是一种稳妥的方法。

5.切口的类型

切口疝多见于直切口,腹直肌是纵行走向,其他腹部肌肉纤维、筋膜均横行或接近横行走向。纵向切口无疑切断了这些肌肉纤维和筋膜以及支配这些肌肉的神经,切口缝合后缝线的受力方向与组织纤维方向相同,当腹壁肌肉收缩时,缝线有可能切割纤维组织而造成伤口裂开。横向切口缝合后缝线方向与肌肉组织纤维走向垂直,肌肉收缩时缝线的受力较小,对伤口的影响较小,因而产生切口疝的风险大大降低。

二、临床表现

主要表现为在原手术切口处出现突出的肿物,直立或咳嗽时肿物突出更明显,平卧后肿块常能消失或明显缩小。60%的切口疝患者没有任何症状。如果疝囊较大并有较多肠管或网膜进入其中,则会有坠胀不适及腹部疼痛感,有些患者还因此出现排便不畅。

由于切口疝的疝环一般较大,因此较少发生疝嵌顿。体检时要求患者平卧,回纳疝内容物后一般可清晰扪及疝环的边缘。

另外,切口疝的自发性破裂不太常见,但却是危及生命的并发症。

三、辅助检查

根据临床表现即能明确诊断切口疝,对于少数早期缺损小同时又较肥胖的患者,此时仅有症状,却无腹部体征,辅助检查对明确诊断就较为必要。但更多时候切口疝的辅助检查,在于了解缺损部位、大小、范围、疝内容物的性质及粘连的程度。

(一)CT 检查

CT 检查是目前较理想的一种辅助检查方式。除可清楚地显示腹壁缺损的位置、大小、疝内容物及疝被盖与腹腔内器官之间的关系外,还可用于计算疝囊容积和腹腔容积、评价腹壁的强度与弹性,有助于临床治疗。为真实反映切口疝的大小,在做影像学检查时应注意患者的体位(推荐使用侧卧位,和辅助以屏气等动作以帮助显示切口疝的实际状态)。相对于其他检查手段,CT 具有对患者影响小、操作方便、诊断价值大的优点,推荐作为常规术前检查。

(二)B 超检查

其影像学表现主要是肌层的中断,并可找到与腹腔相通的疝内容物,在体位变动或咳嗽时内容物可进出腹腔。B 超检查对辨别内容物是否为肠管有一定帮助。也是一种简单、无损伤的检查。

(三)X 线检查

X 线检查相对于 CT 和超声检查不具优势,目前较少应用,其诊断疝的存在主要依赖于在成像时疝囊内有肠管,且肠管内最好有对比物,如钡剂等,否则诊断就比较困难。

四、诊断

通过临床表现及辅助检查,切口疝的诊断是不难的,最为重要的是需了解切口疝的部位、疝环的大小及疝内容物与疝囊壁是否有粘连等,以指导手术修补。

五、治疗

手术治疗是目前唯一能够治愈切口疝的方法,对不能耐受麻醉或手术者,可使用弹性腹带包扎以减轻疝的突出,并可改善患者症状及延缓病情的发展。对施行手术者,术前应进行详细评估,尤其是心肺功能的评估,因为术后疝内容物的回纳,尤其是较大疝囊内容物的回纳,会造成腹腔内压力增高,致使膈肌抬高,加重心肺负担,引起心肺功能的下降,甚至衰竭。因此,术前的戒烟、吸氧、腹带加压包扎以及适当的肺功能锻炼对肺功能较差、疝囊较大的患者非常必要。也有学者建议,术前定期行腹腔穿刺注入气体,逐次增加注气量,使患者先行适应腹压增加的状态,减轻疝内容物与周围组织的粘连,但有损伤肠管的危险。对于肥胖患者,术前减重也是重要环节。另外,清洁肠道准备是必需的,并建议预防性应用抗生素。修补方法有如下几种。

(一)组织修补术

仅对于疝环缺损<3 cm 的切口疝才可考虑直接缝合修补。通常选择原手术切口为手术入路,也有人选择疝囊旁新切口。注意避免损伤疝囊内的肠管,分离粘连,完全回纳疝内容物,明确疝环边界,分层缝合腹壁组织,如有可能可将筋膜重叠缝合以加固腹壁。这种术式由于缝合处张力较高,导致高达 25%～50%的复发率,术后伤口疼痛明显。如缝合张力较高,可采用腹壁组织结构分离技术,这种方法的关键是在腹直肌外侧 1 cm 处纵向切开腹外斜肌腱膜,使其每边能向

中线移动 10 cm,从而达到减张的目的。

(二)补片修补术

目前临床使用的补片多为不可吸收材料,大体可分为聚酯补片、聚丙烯补片、聚丙烯膨化聚四氟乙烯复合补片等,聚丙烯补片和聚酯网片因会引起严重粘连,故不能直接放入腹腔内使用。根据补片植入腹壁层次的不同,补片修补术可分为以下几种类型。

1.肌筋膜前放置补片修补术

在打开疝囊,回纳疝内容物后,在疝环四周的肌层或肌筋膜前做皮下组织游离,超出疝环3～5 cm,缝合腹膜后,将聚丙烯补片置于肌筋膜前,选择的补片大小超出疝环 3～5 cm,将补片与肌筋膜在补片边缘与疝环边缘缝合固定两圈。其优点是手术操作简单,手术时间短,较大的切口疝也可修补,缺点是手术创伤大,疼痛明显,由于补片位置表浅,对于脂肪层较薄的患者术后有修补区域僵硬感。由于补片外缺乏肌层、筋膜的帮助,仅由缝合点来抵抗腹腔内的压力,术后复发率虽较单纯缝合有所下降,但仍较高。

2.肌层后放置补片修补术

回纳疝内容物后,在疝环四周的肌层后或腹膜前做组织游离,超出疝环 3～5 cm 距离,缝合腹膜后,于肌后置入超出疝环 3～5 cm 的聚丙烯补片,分别将补片边缘及疝环边缘与肌层缝合固定两圈,补片前方可放置负压引流,减轻浆液肿的发生。其优点是不仅有缝合点抵抗张力,而且补片前方有肌筋膜层协助抵抗腹内压力,术后复发率低,术区僵硬感减轻。缺点是手术创伤大,疼痛明显,腹膜前游离难度增大,手术时间长,有时分离层次较难。

3.疝环间补片植入修补术

将疝囊回纳腹腔后,选择补片与疝环大小相当,其边缘与疝环缝合固定。由于复发率较高,目前该方法已不主张应用。

4.腹腔内放置补片修补术

根据放置补片的方法不同又可分为开放的腹腔内补片修补术和腹腔镜下的补片修补术。开放式腹腔内补片修补术是在回纳疝内容物后,明确疝环的位置,将复合补片置入腹腔,补片防粘连面面向腹腔内组织,补片边缘要大于疝环边缘3～5 cm,在补片边缘和疝环边缘处将补片与疝环周围坚韧组织缝合固定。其优点是补片位置符合力学原理,修补效果理想,复发率较低。缺点是手术需自原切口开放进入,创伤仍较大,补片的缝合固定较困难,由于是近乎全层的缝合,因此疼痛也较明显。对于特别巨大的切口疝,可采取组织结构分离技术联合补片修补术。腹腔镜下的补片修补术是目前较理想的切口疝修补方式,在远离疝的区域做 3 个 0.5～1 cm 的小切口,置入腹腔镜及操作器械,分离粘连并回纳疝内容物,测量疝环大小后,选择大于疝环 3～5 cm 的复合补片并置入腹腔,覆盖疝环,注意将防粘连面对向腹腔,用螺旋钉或多点全层缝合加螺旋钉固定补片,疝环边缘及补片边缘各一圈。其优点是固定补片较开放手术简单、可靠,由于不需做较大切口及疝环周围组织游离,手术创伤明显减轻,疝环周围组织强度得以保留及补片位置符合力学原理,因此术后复发率最低,螺旋钉固定补片使得术后疼痛的程度减轻,恢复快,住院时间短,术后并发症率较低。一般来说,如果一个患者是开放式疝修补术的适当人选,那么对其可以考虑使用腹腔镜技术。既往手术史的次数和类型是评估患者是否选用腹腔镜手术的主要因素。另外绞窄疝是腹腔镜修补术的禁忌证。

(三)手术方式的选择

对于较小的切口疝(疝环直径＜3 cm)一些学者主张组织修补,但由于目前对切口疝发生机制的研究认为胶原代谢的异常在切口疝的发生中起着一定的作用,因此,组织修补复发率较高,建议补片修补作为切口疝的首选修补方式,而腹腔镜补片修补术又是较理想的手术方法,除非有心肺系统或其他疾病不能耐受全身麻醉和气腹的患者。切口疝患者多有腹腔内的粘连,多数的粘连可在腹腔镜下安全分离的,但如出现广泛而致密的粘连致使不能安全的置入穿刺套管及建立气腹,或不能安全的分离,应及时中转行开放补片修补术。腹腔镜补片修补过程中如发生肠管损伤,可选择腔镜下修补肠管,待3个月后再行切口疝修补术,或转为开放手术,修补肠管,并视污染程度决定是否同时行切口疝补片修补术,任何来源的腹腔感染是相对禁忌证。对于腹腔粘连较重的患者,可以先开放做小切口直视下松解致密粘连,然后关闭筋膜,在腹腔镜下用钉枪钉合固定补片,这称为杂交技术。

(四)切口疝嵌顿的处理

传统的观点主张急诊手术解除嵌顿和梗阻即可,因担心感染的发生,不主张对缺损进行一期修补,更是反对使用补片进行修补。然而,手术技术的进步、材料学研究的深入及补片修补手术的广泛应用,营养支持和抗感染水平的提高,以及综合考虑再次手术的创伤及费用,目前认为对于熟练开展这一手术的医师及手术条件较好的医院,在未发生肠管坏死的前提下,解除嵌顿后可行缺损的一期修补,可使用聚丙烯网片修补,并在补片与疝囊之间置放负压引流管,待引流量减少后再拔出,并加强支持和抗感染治疗,患者可得到较好的治疗结果。少数有条件的医院,可考虑使用生物补片修补切口疝,暂时关闭缺损的腹壁。其缺点是补片完全吸收后,腹壁膨出可能重新出现。

(五)术后并发症及处理

常见的并发症有以下几种。

1.血清肿(又称浆液肿)

血清肿是补片修补术后常见的并发症,以腹腔镜修补手术后多见。国外文献报道发生率为43%,一般于术后2～3天就可能出现,疝囊大小、分离的层面不同,血清肿的程度及持续时间亦不同,积极的处理可以减轻其程度和缩短持续时间。开放补片修补主张常规于补片表面放置引流管,并待引流量少于10～20 mL后拔出,血清肿的发生可明显减少。腹腔镜下修补术由于较难在补片和疝囊之间置放引流管,可在严格消毒皮肤后,穿刺抽去积液并加压包扎,平均经2～5次处理后即可治愈。也可不必处理,待其自行吸收。也有外科医师在腹腔镜下缝合缩小或关闭疝环,术后疝囊外加压包扎,可减少浆液肿的发生。

2.疼痛

术后修补区域腹壁疼痛较常见,多表现为锐痛,而且在体位变动时明显,疼痛主要与补片的固定有关,全层缝合固定点较仅用螺旋钉固定引起的疼痛更明显,少数患者疼痛持续时间较长,国外文献报道可超过8周,腹腔镜下单用螺旋钉固定补片的患者其疼痛一般1周后多可缓解。短期内口服非甾体抗炎药对缓解疼痛有帮助,术后3个月内使用腹带加压包扎也可在一定程度上缓解疼痛。慢性疼痛较少见,可使用理疗,热敷同时合并使用非甾体抗炎药。

3.呼吸功能障碍

呼吸功能障碍多发生在切口疝较大的患者,术后腹腔容积缩小,腹压明显增高影响呼吸运动。潜在的呼吸系统疾病,加之手术与麻醉创伤、术后腹壁疼痛等共同作用所引发。术前肺功能检查和评估、并对较大切口疝患者行腹带加压包扎锻炼、吸氧就显得非常必要。术后严密观察,及时发现,早期干预,可给予无创呼吸机辅助呼吸治疗,多能顺利缓解。

4.血肿或出血

开放修补术与腹腔镜修补术发生的部位及原因有所不同,开放修补因分离面广、创面大导致腹壁间血肿或出血的情况多见。如果血肿较大,则应积极再手术清除血肿以防感染。预防方法是创面仔细止血并置放较粗引流管。而腹腔镜修补术多为分离粘连后腹腔内创面出血,国外文献中曾报道发生率达 1.74%。有学者认为辨别粘连的界面非常重要,在正确的界面中分离,血管较少,不易出血。另外,粘连分离后创面应充分止血,恰当地使用超声刀也是避免术后出血的有效办法。

5.肠管损伤

肠管损伤多为分离粘连及回纳疝内容物时所致,主张分离粘连应仔细辨清粘连界面、轻柔使用抓钳、少使用超声刀及电刀,开放手术时发现肠管损伤,应立即修补肠管,减少污染,行腹膜外或肌筋膜外补片修补。对于腹腔镜修补术,发现肠管损伤可在腔镜下修补肠管,待 3 个月后再行切口疝修补。或中转开放手术,修补破损肠管并视污染程度决定是否行缺损修补。最为危险的是隐性的肠管损伤,导致急性腹膜炎,最终不得不再次手术取出补片。故遇到粘连广泛、致密,分离应更加耐心、细致,分离过程少用电刀,可用剪刀锐性分离,分离结束仔细检查分离的肠段。如果分离粘连非常困难,应及时中转开腹手术。另外肠道准备是作为切口疝手术的常规术前准备,可减少因肠损伤引起的污染。

6.补片感染

补片感染发生率较低但处理却非常棘手,多为手术区消毒、操作不当或距离上次手术时间较短所致。尽管有时补片,尤其是轻质大孔径补片的感染可以通过引流、使用抗生素或适当的伤口换药得以缓解,但通常还是必须将补片取出才能完全清除感染灶。

7.复发

补片修补术后复发率较组织修补明显降低。开放补片修补术文献报道复发率为 3%～5%,腹腔镜修补术文献报道随访 23 个月复发率是 3.4%。复发多发生在选择补片过小、固定不牢的较大切口疝。另一现象是疝环边缘是肋骨或髂骨等特殊部位的切口疝也易复发,原因是在骨骼上固定补片较为困难,一旦钉合点脱落,而组织尚未长成,复发在所难免。此外,术中遗漏隐匿性缺损,也将导致复发。因此,选择大于疝环 3～5 cm 的补片、恰当的固定、避免遗漏是非常重要的。对于较大的缺损(>10 cm)腹壁全层缝合加螺旋钉固定是比较合适的。特殊部位的切口疝更应妥善固定。必须充分暴露所有隐匿性缺损并加以修补。腹腔镜手术还有套管部位疝等一些极少见的并发症,但同开腹切口疝修补术相比,腹腔镜切口疝修补术优势是恢复工作时间短。

(任大花)

第三节　食管裂孔疝

食管在相当于第 10 胸椎的水平由后纵隔通过膈肌后部的裂孔进入腹腔,此裂孔称为食管裂孔。当食管裂孔因为先天或后天因素扩大,腹腔内脏器由此裂孔疝入胸腔,称为食管裂孔疝。疝内容物大多是胃,也可是网膜或小肠等其他腹腔内组织。食管裂孔疝是膈疝中最常见的类型,达 90% 以上。但多数患者无症状或症状轻微且不典型,难以得出其确切的发病率,在一般人群普查中发病率为 0.52%。本病可发生于任何年龄,女性多于男性,为(1.5～3):1。

一、应用解剖及病因

在正常状态下,由膈食管韧带及膈肌脚的肌纤维对食管下端及贲门起相对固定作用。膈食管韧带是由食管下端的纤维结缔组织和腹膜返折形成,而膈肌脚的肌纤维则在食管裂孔周围环绕并于后方相交叉。上述正常解剖结构的存在是保证胃食管连接部和食管裂孔相对固定结合的基本条件。导致食管裂孔疝发生的病因有两个,必须具备这两个原因,才能形成食管裂孔疝。

(一)食管裂孔松弛增宽

与其他疝形成的病因一样,食管裂孔疝的出现首先也需要有一个相对薄弱的区域。由于以下因素存在,包括:①先天发育不良;②随着年龄增长,韧带松弛,肌肉萎缩;③外伤、手术等,均会导致食管裂孔扩大,形成了这样一个薄弱区域。

(二)腹腔压力增高

单有薄弱区域还不足以形成疝,腹腔压力增加,胸腹腔压力梯度不断增大,导致薄弱区域破裂,腹腔内脏器进入胸腔才会形成食管裂孔疝,引起腹腔内压力增高的因素包括肥胖、便秘、前列腺增生、慢性咳嗽及大量腹水等。

由于腹段食管及贲门与食管裂孔之间正常解剖关系的改变导致了抗反流机制的破坏,很多患者同时伴有胃食管反流,引起反流性食管炎;有时疝入胸腔的脏器会引起梗阻的症状,如吞咽困难,反复呕吐等,少数情况下还会发生嵌顿引起出血甚至坏死穿孔。另有一部分严重的胃食管反流患者由于食管的炎症及瘢痕挛缩导致腹段食管和贲门上移到胸腔,出现继发性短食管的表现。

二、分型

食管裂孔疝的分型对于诊断及治疗都至关重要,根据美国胃肠内镜外科协会的指南,将食管裂孔疝分为 4 型。

(一)Ⅰ型

滑动型裂孔疝。临床上此型最为多见,占所有食管裂孔疝 95%,此型疝的胃食管连接部上移入胸腔,一般裂孔较小,疝可上下滑动,仰卧时疝出现,站立时消失。因为覆盖裂孔及食管下段的膈食管韧带无缺损,故多无真性疝囊。由于膈食管韧带松弛,使膈下食管段、贲门部经食管裂孔滑行出入胸腔,使正常的食管-胃交接锐角变为钝角,导致食管下段正常的抗反流机制被破坏,故此型多并发不同程度的胃食管反流。

(二)Ⅱ型

食管旁裂孔疝。少见,胃食管连接部仍位于膈下,而一部分胃底或胃体经扩大的食管裂孔薄弱处进入胸腔,由于存在膈食管韧带的缺损,多具有完整的疝囊。膈下食管段和食管-胃交接角仍保持正常的解剖位置和正常生理性括约肌作用,抗反流机制未被破坏,故此型极少发生胃食管反流。约 1/3 的巨大食管旁裂孔疝易发生嵌顿。

(三)Ⅲ型

混合型裂孔疝是前两型并存,且前两型疝后期都可能发展成混合型疝,此型疝胃食管连接部及胃底大弯侧移位于膈上,胃的疝入部分较大,可达胃的 1/3 至 1/2,并常有嵌顿、绞窄及穿孔等急腹症症状。

(四)Ⅳ型

巨大疝。不仅有胃疝入胸腔,还有其他的腹腔内脏器,包括网膜、结肠、小肠等在疝囊内。

也有学者将Ⅲ、Ⅳ型疝合并为一个类型,统称混合型疝,占除Ⅰ型疝外的大部分(剩余的5%中的95%),而真正的Ⅱ型旁疝很少见。

三、临床表现

不同类型的食管裂孔疝其临床表现完全不同,Ⅰ型滑疝往往无梗阻症状,但大多伴有胃食管反流;而Ⅱ、Ⅲ、Ⅳ则以梗阻症状为主,有时伴有压迫症状或有并发症时的临床表现。

(一)Ⅰ型疝的临床表现

很多早期的或小的滑动性食管裂孔疝患者往往没有不适症状或仅有轻微的饱胀不适感,往往不引起重视。当病程较长时会伴有反流的症状,典型的如胃灼热、反酸等,不典型的表现包括胸痛、吐酸水、阵发性咳嗽、声音嘶哑、喉头异物感等,易于其他疾病相混淆;严重的还会出现哮喘及吸入性肺炎;另外如有严重的反流导致食管溃疡的还会引起呕血、黑便等消化道出血的表现。反复的食管炎还有潜在的癌变风险。

(二)Ⅱ、Ⅲ、Ⅳ型疝的临床表现

这些类型的疝临床症状以梗阻为主,较轻的包括恶心、餐后饱胀感、干呕等,症状加重会出现进食后疼痛、吞咽困难,反复呕吐、吸入性肺炎等。如疝囊较大,压迫心肺或纵隔,会出现气急、心悸、咳嗽、发绀等症状;如有疝内容物的嵌顿,则可能出现消化道出血、溃疡甚至疝内容物坏死穿孔等严重并发症。

(三)体征

无并发症时通常无特殊发现,但巨大食管裂孔疝者的胸部可叩出不规则鼓音区与浊音区。饮水后或被振动时,胸部可闻及震水音。

四、诊断与鉴别诊断

(一)诊断

食管裂孔疝的症状和体征均缺乏特异性,诊断主要还是依靠辅助检查,多种辅助检查有不同的作用,应根据患者的不同情况选择合适的方法。

1.X线检查

上消化道钡餐检查为最常用的诊断食管裂孔疝的方法,但小型的滑疝有时需要采用头低脚高位,对上腹加压方能通过X线显示,常见的食管裂孔疝的X线表现包括膈下食管段(腹段)变短增宽或消失,贲门部呈现幕状向上牵引,膈上可见胃囊,膈上出现食管胃狭窄环(Schatzki环形狭窄)等。但如果怀疑有食管裂孔旁疝的急性梗阻,不宜选用上消化道造影,因为这些患者在造影过程中可能引起误吸导致严重肺部并发症。

2.内镜检查

内镜检查不是直接确诊食管裂孔疝的方法,但在内镜下会有一些间接的征象帮助我们诊断食管裂孔疝,如可在食管内见胃黏膜;可见食管下括约肌松弛,呼气和吸气时均呈开放状态;正常情况下吸气时食管胃交界点下降,如有疝则位置不变等。内镜检查更重要的作用是排除引起上消化道梗阻的其他原因,如肿瘤、贲门失弛缓、硬化性食管炎等,另外食管镜检查还有助于了解食管黏膜上皮的损伤情况,来判断食管炎的严重程度。

3.CT检查

食管裂孔疝的患者常规行CT检查,如在胸腔发现胃或其他腹腔脏器可以帮助诊断,特别是有严重的梗阻症状时,这时不适合做上消化道造影,CT 是很好也很有必要的辅助检查方法,同时也有一定鉴别诊断的作用。

4.食管功能检查

食管功能检查是食管裂孔疝患者重要的辅助检查方法。本检查包括两部分:食管动力学功能检查(测压)和食管下段 24 小时 pH 及阻抗 pH 监测(测酸)。通过检查可了解下食管高压带的压力、腹段食管长度、食管体的长度及胃-食管反流的严重程度、反流与症状之间的关系、食管排空能力等。食管下段 24 小时 pH 及阻抗 pH 监测是诊断胃食管反流病的金标准,对手术指征的掌握非常重要,特别是一些难治性的胃食管反流病。食管动力学的检测则是手术方式选择的重要参考,本检查也是评估手术治疗的效果及术后有无复发的主要手段。

5.其他检查

如以 B 超来测量腹段食管的长度,MRI 来帮助判断疝内容物的性质等。

(二)鉴别诊断

本病应与心绞痛、心肌梗死、胃炎、消化性溃疡、上消化道肿瘤、胆道疾病,以及胃肠或咽喉神经症等鉴别。

五、治疗

不同类型的疝治疗原则不同,根据患者的病情选择合适的治疗方法。

(一)观察、随访

无论何种类型的食管裂孔疝,如果是辅助检查发现的,无任何不适症状,都可以观察、随访。但临床上真正无症状的 Ⅱ、Ⅲ、Ⅳ 型疝非常少,需要仔细询问病史以鉴别。

(二)内科治疗

在所有的食管裂孔疝患者中,Ⅰ 型滑动性疝占到了 95%,其中大多数患者症状轻微,以胃食管反流症状为主,可通过内科保守治疗来控制和缓解症状。但这些患者停药后复发率高,许多需终身治疗。内科保守治疗方法如下。

1.改变生活习惯

(1)改变饮食习惯:减少脂肪摄入、避免大块食物、减少刺激胃酸分泌和反流的食物如酒精、含咖啡因的饮料、巧克力、洋葱、辛辣食物、薄荷等。

(2)戒烟。

(3)减肥。

(4)进食后 3 小时内避免睡眠,进食后多活动。

(5)睡眠时抬高床头。

(5)减轻工作压力。

2.抑酸药物

大多数患者可通过抑酸药物来减轻或控制反流症状。常用的药物为质子泵抑制剂如奥美拉唑、兰索拉唑、埃索美拉唑等。症状较轻时也可选择 H_2 受体阻滞剂如雷尼替丁、法莫替丁等食管和胃动力药。部分患者食管功能检查发现食管胃排空能力下降,此时可加用多潘立酮(吗丁啉)或莫沙必利等以缓解症状。

(三)外科手术治疗

1.手术适应证

对于Ⅱ、Ⅲ、Ⅳ型及症状较重的Ⅰ型食管裂孔疝患者,仍需手术治疗以消除其嵌顿的风险并控制症状。其适应证包括以下几种。

(1)Ⅱ、Ⅲ、Ⅳ型疝伴有不适症状的患者。

(2)Ⅰ型疝症状严重影响生活,经内科治疗无效或药物不良反应无法耐受。

(3)Ⅰ型疝内科治疗有效,但无法停药又不愿意长期服药治疗。

(4)已出现严重的反流的并发症:①B级以上的食管炎(洛杉矶分级);②反流所致的食管狭窄、严重出血等;③反流引起的严重消化道外病变,如吸入性肺炎、哮喘等。

2.手术方法

食管裂孔疝修补的方法很多。早期大部分食管裂孔疝都是由胸外科经胸修补,随着外科微创手术的开展,发现腹腔镜手术视野清晰,创伤小,修补效果好,术后恢复快,并发症少,具有很多优势,因此腹腔镜食管裂孔疝修补＋胃底折叠术已成为治疗食管裂孔疝的金标准术式,当然手术技术的细节还有很多争议之处,但手术步骤已基本达成共识,包括:①从左向右打开膈食管韧带。②保留迷走神经前干的肝支。③分离双侧膈肌脚。④经食管裂孔游离食管使腹段食管长度达到3 cm。⑤尽量剥离或切除疝囊。⑥膈肌脚在食管后以不可吸收线缝合。⑦如果膈肌脚薄弱明显或食管裂孔直径＞5 cm,可以补片加强修补。⑧胃底折叠的长度为2 cm左右并固定于食管。⑨其他:当膈肌脚在食管后方缝合张力过大时,也可考虑在食管前方的缝合;补片只做加强修补不做桥联修补;应该常规做胃底折叠,因为即使术前无反流症状,手术时也会破坏食管裂孔周围正常的解剖结构从而引起术后反流;折叠的术式以短松型360°Nissen折叠最多见,Toupet(270°折叠)和Dor(180°折叠)也可以在合适的患者中应用,最好根据术前食管测压的结果,有条件的根据术中测压结果选择折叠术式。

3.并发症及处理

(1)术中并发症。①出血:术中应妥善处理胃短血管,注意保护脾脏,否则可能引起无法控制的出血。如果发生应及时中转开腹,有时甚至要切除脾脏。②胸腔脏器损伤:固定补片时应注意使用螺旋钉的方法,避免打穿膈肌损伤胸腔脏器,没有把握时缝合可能更安全。③腹腔脏器损伤:除了游离胃底时损伤脾脏外,大多数腹腔脏器的损伤出现在回纳疝内容物时或牵拉胃食管时。应注意手术操作时动作轻柔,解剖结构不清时应以钝性分离为主,避免锐性分离直接损伤脏器。④气胸:胸膜破裂是术中常见的情况,一般无需胸腔闭式引流,只需手术结束时正压通气吹张肺即可。

(2)术后并发症。①复发:食管裂孔疝的复发率远高于腹股沟疝、切口疝等其他常见的疝。如果术后出现Ⅰ型疝复发且无不适症状的可以随访;如果复发引起明显的梗阻和反流症状的需要再次手术,对有经验的医师再次手术也可以在腹腔镜下完成。②进食困难:术后第1个月出现进食困难的患者可能超过一半以上,大多数患者可以自行缓解,术后6个月仍有进食困难的患者低于5％。非常少的患者需要扩张治疗甚至再次手术。但修正手术需慎重,要有客观证据而且要排除患者精神因素的干扰。

随着检测手段的不断进步和国人对生活质量要求的不断提高,因食管裂孔疝和胃食管反流病而就诊的患者越来越多,只有对此疾病有充分的了解,才能做到早期诊断,及时准确的治疗。

(张　健)

第十六章 泌尿外科疾病

第一节 阴茎损伤

阴茎损伤较少见。在受外力打击、骑跨等情况下,可以发生阴茎损伤。单纯的阴茎损伤较少见,阴茎损伤常伴有尿道损伤,而且表现类型复杂,各种类型处理的方法也不同。

一、阴茎损伤病因与分类

(一)病因

(1)直接暴力:阴茎勃起时,受到直接暴力(如打击、骑跨、被踢、挤压等)时,阴茎被挤于体外硬物或耻骨弓之间,易损伤,严重者可发生阴茎折断。

(2)锐器切割:阴茎被各种锐器切割而致。

(二)分类

按有无皮肤损伤,可分为闭合性损伤和开放性损伤两种类型。

1.闭合性损伤

(1)阴茎挫伤:各种暴力均可造成阴茎挫伤,引起皮下组织或海绵体损伤,皮下组织淤血,皮肤水肿,严重时出现纺锤形血肿,多不伴有尿道损伤。

(2)阴茎折断:又称阴茎海绵体破裂,是严重的阴茎闭合性损伤。阴茎勃起时,受到直接外力作用,造成阴茎海绵体周围白膜及阴茎海绵体破裂,可伴发尿道损伤。多见于 20～40 岁的青壮年,在手淫、粗暴性交(以女性上位性交时多见)等情况易发生。

阴茎折断一般为单侧阴茎海绵体白膜横行破裂,左右侧发生率相近,一般不超过海绵体周径的 1/2,最常见的损伤部位是阴茎远端 1/3。10%～20%同时伴有尿道破裂,20%～30%可波及两侧甚至尿道海绵体。尿道海绵体破裂往往与阴茎海绵体损伤部位在同一水平。

(3)阴茎绞窄伤:常因好奇、性欲异常、精神失常或恶作剧等,将金属环、大号螺丝帽、线圈、橡皮筋等环状物套扎在阴茎上没有及时取下,或阴茎包皮上翻后没有及时复位,引起阴茎缩窄部末梢血液循环障碍,致组织水肿、缺血,严重时发生阴茎远端组织坏死。

(4)阴茎脱位伤:是指男性会阴部遭到挤压、阴茎在勃起时扭曲或在疲软时遭钝性暴力打击、过度牵拉或骑跨伤等时，或外力继续不停，可造成阴茎、尿道海绵体在冠状沟外与包皮发生环形撕裂，引起阴茎、耻骨韧带以及周围组织撕裂，阴茎脱离其皮肤，脱位到腹股沟、耻骨下部、大腿根部或阴囊会阴部的皮下，与存留原位的包皮分离，空虚无物。

2.开放性损伤

开放性阴茎损伤多数发生于刀割伤、刺伤、枪弹伤、卷入机器、牲畜咬伤及其他意外损伤；精神病患者的自伤或他伤亦偶有发生。有时因粗暴的性行为发生包皮及其系带撕裂伤，造成包皮裂口和出血。

(1)阴茎离断伤：临床少见，1929年有学者首次报道。较常见的原因是受到性伴侣的报复，或牲畜咬伤，致使阴茎远端往往缺损。按其损伤程度，阴茎离断伤可分成阴茎部分离断伤或阴茎完全离断伤。

(2)阴茎皮肤损伤：阴茎皮肤损伤类型有阴茎干全部皮肤撕脱伤、阴茎部分皮肤撕脱伤、阴茎皮肤刺伤、切割裂伤、烧灼伤等。

阴茎头表面皮肤菲薄，无移动性，很少发生撕脱伤。而阴茎体皮肤薄而松弛，有疏松的皮下组织，其移动性很大，较易发生撕脱伤。阴茎皮肤撕脱伤发生于机器损伤时，阴茎皮肤可同衣裤一起被转动的机器拉扯，从Buck筋膜外分离撕裂甚至撕脱，常发生于阴茎根部，止于冠状沟，又称之筒状撕脱伤。常伴有阴囊皮肤撕脱，由于阴茎深筋膜的保护，阴茎海绵体及尿道多不易受伤。

利器切割或弹片可造成阴茎皮肤切割伤或阴茎贯穿伤。

包皮系带撕裂的主要原因是阴茎皮肤受力超负荷，如手淫时动作过于剧烈；其次在新婚之夜，在性交时过于急躁而又凶猛，或因处女膜坚韧，或因阴道痉挛，在阴茎强行插入时，由于阻力的关系造成包皮牵拉包皮系带而引起包皮系带撕裂、包皮裂口和出血。包皮系带断裂多见于包皮系带过短或包皮过长者。

二、阴茎损伤的临床表现

阴茎损伤随外力作用方向、作用力大小和损伤类型而各有特点，主要的临床表现包括疼痛、肿胀、局部出血、尿血、排尿障碍等，甚至有休克表现。

(一)阴茎挫伤

患者感觉阴茎疼痛且触痛明显，能自行排尿。轻者皮下组织淤血形成青紫色瘀斑、阴茎肿胀，重者海绵体白膜破裂，形成皮下、海绵体或龟头肿胀，皮下出血及大小不等的血肿，使阴茎肿大呈纺锤形，疼痛难忍。若合并尿道损伤，则可见尿道流血或排尿障碍。

(二)阴茎折断

多发生于阴茎根部，可为一侧或双侧海绵体破裂。患者自己可感到局部组织破裂，在受伤的瞬间可听到阴茎部发出的响声，勃起的阴茎随即松软，血液由海绵体喷出至阴茎皮下，形成局部血肿，剧痛于活动时加重。局部肿胀，阴茎血肿，皮肤呈青紫色，若为一侧海绵体破裂，阴茎弯曲变形偏向健侧或扭曲，状如紫茄子。若出血形成较大的血肿压迫尿道时，可发生排尿困难。由于受阴茎筋膜限制，肿胀只限于阴茎部，若阴茎筋膜破裂，则血肿可扩至阴囊、会阴及下腹部。若并发尿道损伤，可有排尿困难，排尿疼痛，尿道口可见有血液流出，或发生肉眼性血尿。

(三)阴茎绞窄伤

可见阴茎上有套扎物，轻症者仅出现套扎物远端阴茎水肿、胀痛；如不解除病因，远端阴茎肿胀加重,继而发生缺血、坏死改变,如远端阴茎表面皮肤色泽变化、厥冷,疼痛加剧,感觉迟钝。当感觉神经坏死后,痛觉减弱。嵌顿处皮肤糜烂,同时伴有排尿障碍。

（四）阴茎脱位伤

一般表现为阴茎疼痛,周围软组织肿胀。局部特异体征有阴茎、尿道海绵体在冠状沟外与包皮发生环形撕裂,阴茎、耻骨韧带以及周围组织撕裂,阴茎脱离其皮肤,于腹股沟、耻骨下部、大腿根部或阴囊会阴部的皮下可发现或触及脱位的阴茎,存留原位的包皮分离,空虚无物,伤后可出现尿失禁。阴茎脱位伤多伴有尿道外伤及尿外渗,有时即使无尿道撕裂或断裂,因尿道挫伤较重,亦可有尿外渗及会阴部血肿。

（五）阴茎离断伤

阴茎离断后,因失血较多,患者面色苍白、四肢冰凉、血压下降,出现休克现象。离断阴茎残端出血明显,且不易止血。离断远端如为外伤或动物咬伤则创面不整齐,挫伤明显。如为刀剪切割伤,则创面整齐,切割伤患者皮肤及皮下组织受伤不会出现大出血,仅局限血肿;若深达海绵体组织可导致严重出血甚至休克。

（六）阴茎皮肤损伤

阴茎皮肤损伤若发生于衣裤连同阴茎皮肤一起被卷入各种类型机器,由转动的机器绞缠而撕脱皮肤时,则表现为撕脱伤呈脱手套式,常会累及会阴部皮肤。受累皮肤表现有部分撕脱或阴茎干全周皮肤撕脱。部分撕脱的皮片特点多以会阴部皮肤为顶点,阴茎根部或耻骨联合为基边的三角形,深达会阴浅筋膜与白膜之间,一般不累及较深的阴茎海绵体等;完全撕脱则导致阴茎体裸露。

阴茎皮肤切割伤患者表现为局部皮肤、皮下组织或海绵体裂开或断裂,切口呈多种形态,伤口整齐,如仅累及阴茎皮肤及皮下组织时一般不会发生大出血,仅有局限血肿。

包皮系带撕裂伤最常见的部位在靠近龟头前端处,这是由于系带前端固定在龟头,后端连于阴茎皮肤,可移动。包皮系带撕裂伤可导致痛性勃起、性快感下降等严重后果,同时出现包皮裂口。

三、阴茎损伤的诊断

对阴茎损伤的诊断,一般根据外伤史及阴茎局部损伤情况,如皮肤瘀斑、裂口、出血、皮肤撕脱、阴茎肿胀、弯曲变形等表现,做出诊断一般不难。

（一）病史

有明确直接暴力史或锐器切割伤史,可出现阴茎局部疼痛、出血、肿胀畸形、缺损,严重者可出现休克。阴茎受到暴力打击以及骑跨伤时,阴茎被挤压于硬物和耻骨之间,常引起不同程度的阴茎损伤,特别是在阴茎勃起时受暴力打击或粗暴性交,闻及明显响声,为白膜破裂所致,且有剧痛感,阴茎随之软缩,继而出现肿胀,此即发生阴茎折断。阴茎折断常合并排尿困难,尿道海绵体损伤时可于排尿时发现尿瘘。阴茎脱位伤时根据受伤情况及阴茎形状,即可判断。阴茎绞窄伤应根据阴茎上的环状物及皮肤缺血、肿胀、坏死,即可判断。开放性阴茎损伤时,阴茎可见创面。

（二）辅助检查

B超可确定阴茎白膜缺损处及阴茎折断者的破裂位置。阴茎海绵体造影可见海绵体白膜破损处有造影剂外溢。但是,该检查属有创性,且由于造影剂外渗,可引起严重的海绵体纤维化,及一定假阴性率和假阳性率,目前已较少应用。

对于有明确病史和体征，即使 B 超不能明确诊断，也不可轻易行海绵体造影，而应手术探查。

当患者出现尿道滴血或排尿困难时，应想到尿道损伤的可能，应行逆行尿道造影检查，造影剂外溢可明确诊断。

四、阴茎损伤的治疗

阴茎损伤的治疗，应尽量保存有活力的组织，特别是海绵体，以利再植或再造，考虑性功能的恢复和排尿功能。术后应加强抗感染治疗，给予适量的雌激素，防止术后阴茎勃起。

(一)阴茎挫伤

无尿道损伤的轻度阴茎挫伤仅需适当休息、止痛、阴茎局部抬高如用丁字带兜起阴囊和阴茎、预防感染、辅以理疗。

急性期仍有渗血时，可冷敷，出血停止后，用热敷促进血肿吸收。给予抗生素，以防止感染。

较严重的挫伤，如皮下继续出血，血肿增大，应穿刺或切开引流，放出积血，必要时结扎出血点，并轻轻挤压阴茎海绵体，以防止血肿机化。如就诊较晚，血肿液化或合并感染形成脓肿或气肿时，可切开引流或穿刺放脓。

(二)阴茎折断

治疗原则是恢复阴茎海绵体的连续性，彻底清创，控制出血，防止海绵体内小梁间血栓形成。治疗上目前主张早期手术，以免血肿扩大，继发感染，形成纤维瘢痕，导致疼痛和阴茎成角畸形而影响性生活。治疗方法包括手术和保守治疗。

1.保守治疗

20 世纪 70 年代前多采用非手术治疗，包括镇静止痛、留置导尿管、阴茎加压包扎。局部先冷敷，24 小时后改热敷，并给予口服雌激素，静脉输注或口服抗感染药治疗；为防止纤维化，有些医师还给患者链激酶或胰蛋白酶，口服羟基保泰松等。然而，这些治疗方法的效果却难以评价，而且阴茎肿胀消退缓慢，患者住院时间长，并发症高达 $29\%\sim53\%$，主要包括血肿扩大、继发感染形成脓肿、阴茎成角畸形、阴茎纤维化、局部遗留有瘢痕硬结及阴茎勃起不坚、阴茎勃起疼痛、性交困难、ED 等。因非手术治疗所导致勃起功能障碍等并发症发生率较高，目前多主张手术治疗。对于阴茎弯曲不明显、血肿轻微的患者或只有尿道海绵体损伤的患者，可以采取保守治疗。

2.手术治疗

不仅可以降低损伤后并发症的发生率，而且可以使患者阴茎功能早日恢复，一般术后 10 天内阴茎肿胀消退，术后性功能恢复良好。手术有传统的修复术式和改良的修复术式。传统的修复术式采用距冠状沟 1 cm 处阴茎皮肤环形一周切口，并使其翻转至阴茎根部，清除血肿，术中可充分探查 3 条海绵体情况，显露损伤部位，有效清除血肿，结扎出血点，以免血肿机化形成纤维瘢痕导致阴茎勃起功能障碍、阴茎成角畸形而影响性生活。白膜破裂处用丝线或可吸收线间断缝合修补。该手术方法具有暴露充分、利于寻找白膜破口、同时修补双侧阴茎海绵体及尿道等优点，故对不能确诊的、合并尿道损伤的患者采用此种方法较好。

改良的阴茎折断修复术式即在阴茎根部结扎橡皮筋阻断血流后，在折断部位行半环形切开阴茎皮肤，挤出积血，清除血肿，找到白膜及海绵体破裂处，应用 3-0 号可吸收线间断缝合修补。手术的关键是确定海绵体破裂的具体部位，方法包括阴茎血肿最明显处；阴茎弯曲变形的凸出处；触诊阴茎有明确、孤立包块或硬结处；术前彩超检查结果。术后往往会形成阴茎向折断缝合处背侧的弯曲。手术处理时间越晚,越难恢复阴茎原状,甚至导致阴茎勃起功能障碍。本术式克服了传统的环形冠状沟切口术式手术创伤大、时间长的缺点,值得推广应用。

(三)阴茎绞窄伤

治疗原则是尽快去除绞窄物而不附加损伤,改善局部循环。处理的关键是尽快去除绞窄物。

对软性绞窄物如丝线、橡皮筋、塑料环等可剪断去除,如被皮肤包埋,可在局麻下从正常皮肤开始到水肿区做一纵向切口,即可切断之。对绞窄物为钢圈、螺丝帽等硬性环圈可采取台钳夹碎或钢丝剪锯裂等措施,对于阴茎包皮嵌顿环可采用手术松解。绞窄时间长,皮肤极度水肿出血坏死者,可将坏死皮肤切除,创面用带蒂阴囊皮瓣移植或游离中厚皮片移植。对已造成阴茎坏疽者,则考虑择期行阴茎再造术。

金属环阴茎绞窄伤是常见的一种,根据金属材料和形状特征以及嵌顿的严重程度,所选方法有所不同。

1.断环取出法

对薄而较软的金属环,可以采用专门剪刀将环切断两处。但是,金属越硬越不易切断。常有的工具有线锯、牙科砂轮等。操作时,由于金属切割金属要产生高温,故必须同时给予生理盐水降温,避免局部烧伤。

2.减压取环法

消毒阴茎包皮,用一次性针头多处刺入包皮,再用纱布包好阴茎握在手中轻轻按摩,使包皮内积液经小孔渗出,包皮萎缩。然后,用粗针头直刺阴茎海绵体内,抽吸出阴茎海绵体内的积血50～80 mL,阴茎体积明显缩小。最后,涂上液状石蜡,一手固定金属环,一手在环上方,牵拉阴茎包皮向上移,即可取下完整的金属环。

3.带子缠绷取环法

该方法适用于阴茎水肿不严重者。首先在水肿处切许多小切口,使组织中液体排出;然后取长而窄的布条,紧贴环之远端向龟头方向缠绕2～3 cm,将布条近端从环和阴茎皮肤间送至环的近侧。此时,在缠好的布带表面涂润滑剂,术者边向远端缠绕,边向远端滑动金属环,并边松开近端之布条,直至环由远端脱下为止。

4.手术法

如已有嵌顿远端阴茎皮肤坏死者,或金属环既不能摘除也不能切断,则应将金属环至冠状沟之间 Buck 筋膜表面的阴茎皮肤和皮下组织切除,这样金属环即可滑出。去除环状物后,必须估计阴茎体的坏死程度。行耻骨上造瘘引流尿液,局部彻底清洁,再涂抹磺胺米隆醋酸酯和磺胺嘧啶,每天两次。这种处理持续到坏死区分界线清楚为止。必要时,可行阴茎部分切除术。

全身使用抗生素抗感染。局部可注射透明质酸酶、肝素等,以防血栓形成。

(四)阴茎脱位伤

应及早清创、止血,去除血肿,将阴茎复位,并固定于正常位置。有尿道损伤者按尿道损伤处理,必要时行耻骨上造瘘。如阴茎复位困难或支持组织撕裂严重时,可进行手术复位,缝合支持韧带。

预后取决于早期发现和及时处理。因为这类患者常在严重挤压伤后发生,由于体检的疏忽,常未能及时发现,得不到及时处理。如能及时发现并明确诊断,将阴茎、尿道海绵体复位到袖筒式的包皮内,并行修复包皮,则预后良好。

（五）阴茎皮肤损伤

治疗方法根据阴茎皮肤损伤的范围、损伤程度和邻近皮肤状况而定。原则上伤后应立即修补，因延期修补会导致瘢痕形成、挛缩和生殖器畸形。处理前需仔细检查损伤范围、深度、阴茎海绵体、尿道海绵体是否完整，阴囊及阴囊内容物是否受累等。

首先应彻底清创，剪除无活力的组织。对阴茎皮肤缺损近侧有活力的组织要尽量保留，但远侧皮肤及包皮则须切除，即使有活力也要剪除至距阴茎头 2～3 cm 处，以防术后淋巴水肿。

1.刺伤及切割伤

因其伤口不大，彻底清创后一期缝合，多可愈合。对于较少阴茎皮肤缺损者，清创后创缘皮肤稍做游离行无张力缝合。因阴茎皮肤血循环丰富，有利于伤口的愈合，故凡有活力的组织应尽可能保留。

2.阴茎皮肤撕脱伤

对于阴茎皮肤部分撕脱伤者，先彻底清洗创面，尽可能清除污染坏死组织，保留有生机的皮肤及组织。若撕脱皮肤与正常组织相连，且色泽无明显变化者，可在清创时尽量保留，并将皮肤与皮下组织缝合。术后包扎要求恰到好处，不宜过紧，数天后撕脱皮肤便可以复活。因此对于阴茎皮肤缺损＜2/3、撕脱皮肤血液循环良好者，特别是年轻人，最好采用直接缝合。

如果创面已经发生感染，应将丧失生机的感染组织清除，每天更换两次湿敷料。待感染被控制，创面长出健康肉芽组织之后，于 5～7 天行成形手术。

阴茎皮肤缺损时，无论皮片移植还是将近侧皮肤延长覆盖创面，阴茎远端残留之皮肤必须切除直达冠状沟 3～5 mm 处，否则将来会形成象皮肿，影响外形及功能。

皮肤缝于阴茎背侧还是腹侧，尚无统一意见。缝于腹侧者外形近似于正常，唯恐日后瘢痕收缩产生腹曲；缝于背侧时，虽然外观差些，但却无上述损伤。术后阴茎保持背侧位，第 5 天换敷料，检查伤口。若阴囊完好，也可用阴囊皮肤做隧道状阴茎包埋，露出龟头，过 3～4 周后再与阴囊分离成形。也可采取带血管蒂阴囊皮瓣修复阴茎皮肤缺损，使其一期愈合。尿道内需留置导尿管引流尿液，防止尿液浸湿敷料而发生感染。

阴茎皮肤完全撕脱者，多伴有阴囊皮肤损伤或撕脱，则应切除后采用其他部位皮肤植皮。可采取大腿内侧、腹股沟区或下腹部带蒂皮瓣植皮，亦可采取中厚皮片游离植皮。其中，以下腹部皮瓣较好。该处皮瓣具有移动性好、抗感染力强、成活率高，且术后半年即可恢复感觉。皮肤移植者皮肤对接处不宜对合成直角，以利于愈后的性生活，如皮片移植处位于海绵体缝合处，则应放置引流物，同时合理的使用抗生素控制感染，提高移植皮肤的存活率。

皮肤撕脱伤的患者如伴有尿道损伤，应尽可能吻合尿道并保持阴茎形态，必要时施行耻骨上膀胱穿刺造瘘。

如同时伴有阴囊皮肤缺损者，因组织顺应性强，弹性大，即使缝合时有张力，也应将所剩皮肤缝于一起，包裹其内容。数月之后，阴囊即可恢复正常大小。阴囊皮肤全部丧失时，可暂时把两侧睾丸置于股内侧皮下浅袋内。据观察该处温度低于腹腔和腹股沟部位的温度，不会影响精子生成。尽管如此，对年轻患者仍应尽量行阴囊成形术为宜。

3.阴茎皮肤烧灼伤

原则上先采取保守治疗，在组织活力未能明确判断之前，积极预防或控制感染，待丧失生机组织分界明显后，可切除坏死组织，并立即植皮，必要时可行带蒂皮瓣植皮。

4.阴茎切割伤

切伤浅且未伤及海绵体白膜者按一般软组织切割伤处理;切割深累及海绵体时,对因严重出血而致休克者,应及时采取防治措施,动脉出血者应立即缝合止血,海绵体渗血者,可连同白膜一起缝合压迫止血,并积极纠正休克。

5.包皮系带撕裂伤

如包皮裂口不大、系带撕裂不严重、出血不多者,经局部清洗,包扎即可愈合。如裂口较大、系带撕裂严重、出血不止者应急诊手术缝合止血,术后一部分人伤口愈合良好;一部分人可能愈合不佳,使系带处形成瘢痕或系带过短,可能造成以后阴茎勃起时弯曲或疼痛。

(六)阴茎离断伤

阴茎离断伤的治疗包括阴茎的修复、恢复排尿功能及性功能等。其治疗效果因受伤部位、程度、缺血时间和治疗方法而异,迄今尚无统一的治疗方案,但均强调吻合血管的再植术。

对于出血性休克者,需立即给予输血补足血容量,纠正休克后再行手术处理。

牲畜咬伤所致阴茎损伤,远端往往缺失,而不能行再植术,对于此类患者由于阴茎血运丰富,愈合能力较强,应尽量保留残端尚有生机的组织,尤其是保存海绵体,以备做阴茎再造术。妥善处理尿道,可行耻骨上膀胱穿刺造瘘。对牲畜咬伤者还应注意对破伤风及狂犬病的防治。

1.阴茎再植术

对所有阴茎离断伤,都应考虑行阴茎再植术。进行清创处理后,若阴茎离断时间短,边缘整齐,切下的阴茎未遭到进一步的破坏时,可及时施行阴茎再植手术。

应用显微外科技术吻合阴茎动脉及阴茎浅、深静脉、白膜和尿道,效果确切。阴茎离断后距再植的时间以 6 小时为"临界点",但国内已有许多超过 6 小时再植成功的报道,故目前认为对阴茎离断伤,只要不是外伤严重或远端丢失,都应争取再植,不应随意放弃。如有尿道海绵体、部分皮肤或阴茎海绵体相连,则再植的成功机会明显增加。

手术时对离体部分阴茎应妥善处理,最好能在入院途中将离体部分保存于抗生素冰盐水中。患者入院后,应争取尽早手术,远端用盐水或林格液加抗生素肝素冲洗液灌洗,不健康皮肤尽量清除,尽量用近侧皮肤或皮瓣行皮肤修复。仔细清创,尽量避免盲目结扎血管,行耻骨上造瘘,通过离断远端尿道插入一根 Foley 导尿管,再通过断离近端进入膀胱,使阴茎结构形成一直线。以尿管为支架,首先用 3-0 号肠线间断吻合尿道海绵体 4～6 针,勿穿透尿道黏膜,以促进肠线吸收,防止感染及尿漏,吻合后拔除尿管。其次缝合阴茎海绵体,为下一步吻合血管提供必要的稳定性。再应用显微外科技术用 10-0 号尼龙线显微吻合海绵体动脉,再吻合白膜,继而吻合阴茎背动脉、静脉及神经、浅筋膜、皮肤。可不必结扎或吻合阴茎深动脉,手术成功的关键是要保证一支海绵体动脉及阴茎背静脉吻合成功。常规行耻骨上膀胱造瘘,术后阴茎背伸位宽松包扎,有利于静脉和淋巴回流,必须把吻合好的阴茎固定在身体的适当位置,避免受压和痛性勃起,术中及术后需广谱抗生素和抗凝血治疗。口服雌激素防止阴茎勃起。

如伤口血管遭到进一步的破坏,无法进行动静脉吻合,单纯行清创缝合阴茎海绵体和尿道海绵体、Buck 筋膜和皮肤。虽然可以借助于远近两端海绵体来沟通血运使 3 个海绵体可能存活,但龟头和阴茎远端皮肤可能坏死。如阴茎远端皮肤缺损较多,而海绵体能得到再植,可于吻合后将阴茎包埋在阴囊皮下或行中厚皮片植皮。如阴茎缺失,创口应清创,一期缝合创面或用断层皮肤封闭创面。在伤后 1～3 个月再行带蒂管形皮瓣阴茎再建手术。可使患者站立排尿,如安装软骨或假体,还可性交。行阴茎再植术后可能发生一些并发症,其发生率由高到低依次为皮肤坏死、尿道狭窄、阴茎远端感觉不良、尿瘘、尿道坏死、阳痿。对于手术失败者,只能进行阴茎再造术。

由于阴茎的血液供应特点,未经吻合血管的再植阴茎是可以成活的。不完全离断的病例,即使仅有少数皮肤相连,其术后皮肤坏死发生率偏低;而完全离断的病例,较易发生皮肤坏死。手术吻合血管可以使皮下血液循环很快恢复,因此可以减少皮肤坏死;而不吻合血管者,其远端阴茎皮肤血供主要靠血流透过海绵体及皮下组织来提供,增加了皮肤缺血时间,导致皮肤坏死。另外,行血管吻合的病例其并发症发生率明显低于吻合海绵体和尿道的病例。所以,在阴茎再植术中应采用显微外科技术行血管吻合,减少皮肤坏死等情况。

对于婴幼儿阴茎离断伤,是否行血管神经吻合,尚无一致意见。由于婴幼儿血管神经纤细,吻合特别困难,一定程度增加了显微技术的难度。有报道未行血管神经吻合的婴幼儿阴茎再植术,术后阴茎勃起,皮肤感觉无异常,无排尿困难,效果较好,但缺乏远期随访报道。

2.清创缝合术

对于阴茎损伤严重,损伤时间太长,就诊医院的医疗技术力量确实不能实施阴茎再植术,则应先行清创缝合术,待以后择期行阴茎再造术。

3.阴茎再造术

阴茎再造术可分为传统阴茎再造术和现代阴茎再造术两类。

传统阴茎再造术包括利用腹部皮管阴茎再造、腹中部皮瓣阴茎再造、大腿内侧皮管阴茎再造等。传统阴茎再造术是一种技术复杂,需要分期完成的手术,其中某一次手术的失败都可能前功尽弃,因此这类手术需要由有经验的整形外科医师来完成。目前可应用显微外科进行的阴茎再造,体表许多游离皮瓣的供区都可游离移植进行阴茎再造。可以进行游离移植或岛状移植阴茎再造的皮瓣很多,如前臂游离移植阴茎再造、下腹部岛状皮瓣移植阴茎再造、脐旁岛状皮瓣移植阴茎再造及髂腹股沟皮瓣移植阴茎再造等。

腹部双皮管阴茎再造术属于传统阴茎再造术,一般需历经皮管成形、皮管转移、尿道及阴茎体成形、支撑物植入等几个阶段,历时较长。但对于不适合用皮瓣法移植的病例,仍不失为是一种可供选择的方法。该术式分四期完成。

第一期皮管成形术:第一期皮管成形术于两侧腹壁各设计一皮管。左侧腹壁制备一条较大的斜行皮管,切口长 17～20 cm,宽 8.5 cm;右侧腹壁制备一条较小的皮管,长 12～15 cm,宽约 4.5 cm。两条皮管的下端靠近耻骨联合部位,以便后期转移。

第二期皮管转移术:第二期皮管转移术在第一期手术后 3～4 周,切断大皮管上端,缝合腹壁创面。在距尿道外口 0.5 cm 处做一与皮管横断面相应大小的创面,将大皮管扭转一定角度并与尿道外口上方所做创面缝合。注意缝合后应使皮管缝合处位于侧方。

第三期阴茎体和尿道成形术:第三期阴茎体和尿道成形术于第二期手术后 5～8 周,经皮管夹压训练,确定有充分的血供建立后进行。切断大小皮管的下端,将两皮管靠拢,在两皮管的对合面上,从尿道口开始各做两条平行切口,直达皮管的游离端,大皮管平行切口宽约 1.5 cm,小皮条宽约 1.1 cm,做成尿道,使缝合后能包绕 16～18 号导尿管。将切口边缘两侧皮下略做分离并剪除多余的皮下组织,将相对的切口内侧缘以 3-0 线做真皮层的缝合,形成新尿道。再将大小皮管的外侧缘各做相对缝合,形成阴茎。

第四期阴茎头成形及支撑物植入术:第四期阴茎头成形及支撑物植入术于第三期手术后 3 个月进行。在修复再造阴茎末端做阴茎头时,可在阴茎背部及两侧,距末端约 4 cm 处做 3/4

环状切口,并削除宽约0.5 cm的表层皮肤,游离远端创缘,重叠于切除表皮部的创面上进行缝合。也可在阴茎体远端两侧各切除1～1.5 cm"V"形皮肤,缝合后呈圆锥形酷似龟头。于再造阴茎根部一侧做一切口,在再造阴茎和尿道皮管之间分离一隧道,将阴茎海绵体残端劈开,以自体肋骨和硅胶作为支撑物,插入劈开的海绵体残端纵隔内并缝合固定。

对于阴茎损伤的预防,应尽可能避免暴力和锐器损伤阴茎。若系精神患者应积极治疗好精神病,这是唯一的预防措施。

(付邦国)

第二节　睾　丸　损　伤

睾丸由于其活动度较大和其坚韧的白膜存在,因而发生损伤的机会较少。睾丸损伤多发生于青少年,直接暴力损伤是常见原因,往往伴有附睾、精索及鞘膜组织损伤。

睾丸损伤可由于劳动意外、交通事故、外伤等引起,而且损伤程度亦轻重不等。轻度挫伤仅有睾丸内毛细血管小出血灶、曲细精管破裂等;重者有睾丸破裂、睾丸严重挫裂伤,甚至发生睾丸脱位。

一、睾丸挫伤

(一)诊断

患者感到局部剧痛,疼痛可放射到下腹、腰部或上腹部,可发生痛性休克。偶尔疼痛并不严重,而以局部肿胀或阴囊胀痛为主,伴有恶心或剧烈呕吐。

查体多有阴囊肿大,阴囊皮肤有瘀斑。睾丸肿胀明显,触之有剧烈疼痛,疼痛向下腹部和腹部放射。因睾丸白膜的限制,触诊时睾丸质硬。

彩色多普勒超声检查:睾丸外伤后,由于受伤血管痉挛,组织水肿,特别是坚韧白膜的压迫等因素,睾丸血供减少是本病的特征表现。

CT检查。①白膜下血肿:睾丸白膜完整,其下方与睾丸实质间见弧形高密度影。②单纯睾丸实质血肿:表现为睾丸内类圆形高密度影,不伴有鞘膜积血和白膜破裂,睾丸仍保持为正常的卵圆形。③睾丸挫伤:睾丸实质因受到打击或挤压而挫伤,CT上显示睾丸增大,密度增高,睾丸实质内血肿表现为低密度(图16-1)。

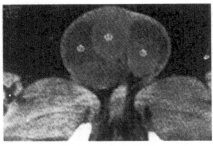

图16-1　睾丸挫伤

(二)治疗

睾丸损伤如为轻度挫伤可卧床休息、阴囊抬高及局部冷敷。严重损伤伴有休克者,应先抗休克治疗。开放性损伤应行清创缝合术。当有较大的阴囊血肿或鞘膜积血时,应尽早手术探查。

二、睾丸破裂

(一)诊断

受伤后睾丸疼痛剧烈,疼痛向同侧下腹部放射,可伴有恶心、呕吐。阴囊逐渐肿大,皮下出现淤血。查体见阴囊局部肿胀,压痛明显,睾丸界限不清。睾丸破裂应与睾丸扭转、睾丸挫伤和阴囊血肿相鉴别。

1.彩色超声检查

受损睾丸无固定形态,内部回声不均,睾丸白膜线连续性中断,其裂口深入睾丸实质深部,部分睾丸完全断离。残存睾丸实质内部彩色血流分布稀少,走行紊乱,阻力指数明显高于健侧。

2.放射性核素睾丸扫描

睾丸破裂时可见睾丸图像有缺损,诊断准确率达100%。

3.CT检查

睾丸失去正常的卵圆形结构,白膜连续性中断,睾丸组织突出或睾丸断片分离,睾丸实质中散在分布不规则的低密度影。如为睾丸广泛裂伤,形成多发断片,则漂浮于大量阴囊血肿中(图16-2)。

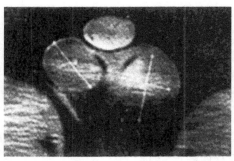

图16-2 睾丸破裂

(二)治疗

睾丸破裂诊断明确后应立即手术治疗。手术应尽早进行,时间拖得愈长,手术后感染机会就愈大,睾丸功能的恢复就愈差。在睾丸破裂诊断可疑时,亦应尽早进行手术探查;即使术中未发现睾丸破裂,也可同时进行血肿清除及时引流,预防感染。术后托起阴囊,应用抗生素治疗。

手术时可取阴囊切口,清除血肿,对破裂的睾丸用可吸收缝线间断缝合睾丸白膜。对突出白膜外的睾丸组织应切除后再缝合。在睾丸肿胀严重时,可在睾丸其他部位切开减张后缝合裂口。缝合张力过大时可引起睾丸缺血而致睾丸萎缩。睾丸鞘膜内放置引流皮片。

三、外伤性睾丸脱位

当睾丸受暴力打击,脱离阴囊而至附近皮下时,称为睾丸脱位。睾丸脱位临床上较少见,脱位类型依暴力方向而定。浅部脱位时,睾丸被推至腹股沟、耻骨前、阴茎、会阴或大腿内侧皮下;深部脱位时,睾丸则被推向腹股沟管、腹部或股管。

（一）诊断

睾丸脱位多数发生在青年人。症状是会阴部外伤后剧痛、呕吐、检查发现阴囊空虚，脱位睾丸触痛，可扪及睾丸。此时应与隐睾鉴别，后者往往有明确病史。偶尔伤处血肿误认为是睾丸脱位，但阴囊内有睾丸存在。

彩色超声检查：患侧阴囊内空虚，于腹股沟管外环口外上方软组织内探及脱位睾丸回声。其轮廓清晰完整，但内部回声不均匀，血流分布稀少。

（二）治疗

睾丸脱位应尽早行睾丸复位，恢复睾丸的血液循环。对浅部脱位者可采取闭合手法复位；对深部脱位者，则手术复位，复位时应注意精索的位置，并作睾丸固定。对受伤当时未明确睾丸脱位诊断的晚期就诊者，外环达阴囊的通道已闭合消失，则需游离精索，使精索达到足够长度，重新建立到达阴囊底部的通道，并作睾丸固定。术后应定期随访，了解患者的睾丸情况。

睾丸脱位的同时可发生睾丸扭转或睾丸破裂，伤后常致睾丸萎缩，甚至有恶变的报道，必须引起重视。

临床上创伤性睾丸脱位常漏诊、误诊，主要有以下原因：①本病少见，临床医师对其认识不足，尤其非泌尿外科医师只注意了其他严重复合伤，往往不会仔细检查阴囊、睾丸情况；②伤后阴囊血肿致睾丸触诊不清。因此，对于有会阴部损伤或骨盆骨折者，尤其伴有会阴部剧烈疼痛、恶心、阴囊淤血肿胀而无尿道损伤时，应考虑创伤性睾丸脱位的可能，仔细检查阴囊。不能明确诊断者，可借助 B 超检查确诊，必要时 CT、放射性核素扫描检查。

（付邦国）

第三节　膀　胱　损　伤

一、病因

膀胱位于盆腔深部，耻骨联合后方，周围有骨盆保护，通常很少发生损伤。究其受伤原因大体分为以下三种。

（一）外伤性

最常见的原因为各种因素引起的骨盆骨折，如车祸、高处坠落等；其次为膀胱在充盈状态下突然遭到外来打击，如下腹部遭受撞击、摔倒等；少见原因尚有火器、利刃所致串通伤等。

（二）医源性

最常见于妇产科、下腹部手术，以及某些泌尿外科手术，如 TURBT、TURP 及输尿管镜检查等均可导致膀胱损伤。尤其是近年来随着腹腔镜手术的日益开展，医源性损伤更加不容忽视。

（三）自身疾病

比较少见，可由意识障碍引起，如醉酒或精神疾病；病理性膀胱如肿瘤、结核等可致自发性破裂。

二、临床表现

无论何种原因，膀胱损伤病理上大体分为挫伤及破裂两类。前者伤及膀胱黏膜或肌层，后者根据破裂部位分为腹膜外形、腹膜内型及两者兼有的混合型，从而有不同的临床表现。轻微损伤仅出现血尿、耻骨上或下腹部疼痛等；损伤重者可出现血尿、无尿、排尿困难、腹膜炎等。

（一）血尿

可表现为肉眼或镜下血尿，其中肉眼血尿最具有提示意义。有时伴有血凝块，大量血尿者少见。

（二）疼痛

多为下腹部或耻骨后的疼痛，伴有骨盆骨折时，疼痛较剧。腹膜外破裂者，疼痛主要位于盆腔及下腹部，可有放射痛，如放射至会阴部、下肢等。膀胱破裂至腹腔者，表现为腹膜炎的症状及体征：全腹疼痛、压痛及反跳痛、腹肌紧张、肠鸣音减弱或消失等。

（三）无尿或排尿困难

膀胱发生破裂，尿液外渗，表现为无尿或尿量减少，部分患者表现为排尿困难，与疼痛、恐惧或卧床排尿不习惯等有关。

（四）休克

常见于严重损伤者。由创伤及大出血所致，如腹膜炎或骨盆骨折。

三、诊断

膀胱损伤的病理类型关系到治疗效果，因而应尽量做出准确诊断。和其他疾病一样，需结合病史（如外伤、手术史等）及症状、体征，以及辅助检查，综合分析，做出诊断。膀胱损伤常被腹部、骨盆外伤引起的症状干扰或被其所掩盖。当患者诉耻骨上或下腹部疼痛，排尿困难，结合外伤、手术史，耻骨上区触疼，腹肌紧张，以及肠鸣音减弱等，应考虑膀胱损伤的可能。

（一）导尿检查

一旦怀疑膀胱损伤，即应马上给予导尿，如尿液清亮，可初步排除膀胱损伤；如尿液很少或无尿，应行注水试验：向膀胱内注入 $200\sim300$ mL 生理盐水，稍待片刻后抽出，如出入量相差很大，提示膀胱破裂。该方法尽管简便，但准确性差，易受干扰。

（二）膀胱造影

膀胱造影是诊断膀胱破裂最有价值的方法，尤其是对于骨盆骨折合并肉眼血尿的患者。导尿成功后，经尿管注入稀释后的造影剂（如 $15\%\sim30\%$ 的复方泛影葡胺），分别行前后位及左右斜位摄片，将造影前后 X 线片比较，观察有无造影剂外溢及其部位。腹膜内破裂者，造影剂溢出至肠系膜间相对较低的位置或到达膈肌下方；腹膜外破裂者可见造影剂积聚在膀胱颈周围。亦有人采用膀胱注气造影法，向膀胱内注气，观察气腹症，以帮助诊断。需要指出的是，由于 $10\%\sim29\%$ 的患者常同时出现膀胱和尿道损伤，故在发现血尿或导尿困难时，尚应行逆行尿道造影，以排除尿道损伤。

（三）CT 及 MRI

临床应用价值低于膀胱造影，不推荐使用。但患者合并其他伤需行 CT 或 MRI 检查，有时可发现膀胱破口或难以解释的腹部积液，应想到膀胱破裂的可能。

(四)静脉尿路造影

在考虑合并有肾脏或输尿管损伤时,行 IVU 检查,同时观察膀胱区有无造影剂外溢,可辅助诊断。

四、治疗

除积极处理原发病及危及生命的并发症外,对于膀胱损伤,应根据不同的病理损伤类型,采用不同的治疗方法。

(一)膀胱挫伤

一般仅需保守治疗,卧床休息,多饮水,视病情持续导尿数天,预防性应用抗生素。

(二)腹膜外膀胱破裂

钝性暴力所致下腹部闭合性损伤,如患者情况较好,不伴有并发症,可仅予以尿管引流。主张采用大口径尿管(22Fr),以确保充分引流。2 周后拔除尿管,但拔除尿管前推荐行膀胱造影。同时应用抗生素持续至尿管拔除后 3 天。

以下情况应考虑行膀胱修补术:①钝性暴力所致腹膜外破裂,有发生膀胱瘘、伤口不愈合、菌血症的潜在可能性时;②因其他脏器损伤行手术探查时,如怀疑膀胱损伤,应同时探查膀胱,发现破裂,予以修补;③骨盆骨折在行内固定时,应对破裂的膀胱同时修补,防止尿外渗,从而减少内固定器械发生感染的机会。而对于膀胱周围血肿,除非手术必需,否则不予处理。

(三)腹膜内膀胱破裂

腹膜内膀胱破裂其裂口往往比膀胱造影所见要大得多,往往难于自行愈合,因而一旦怀疑腹膜内破裂,即应马上手术探查,同时检查有无其他脏器损伤。术中发现破裂,应用可吸收线分层修补,并在膀胱周围放置引流管。根据情况决定是单纯行留置导尿管,还是加行耻骨上膀胱高位造瘘,但最近观点认为后者并不优于单独留置导尿管。术后应用抗生素。有时,膀胱造影提示膀胱裂口很小,或患者病情不允许,可暂时行尿管引流,根据病情决定下一步是否行手术探查或修补。

以下两点需注意:①术中在修补膀胱裂口前,应检查输尿管有无损伤,通过观察输尿管口喷尿情况,静脉注射亚甲蓝或试行逆行插管来判定。输尿管壁内段或邻近管口的损伤,放置双 J 管或行膀胱输尿管再植术;②术中如发现直肠或阴道损伤,应将损伤的肠壁或阴道壁游离,重叠缝合加以修补,同时在膀胱与损伤部位之间填塞有活力的邻近组织,或者在修补的膀胱壁处注入生物胶,尽量减少膀胱直肠(阴道)瘘的发生;但结肠或直肠损伤时,如粪便污染较重,应改行结肠造瘘,二期修补。

(四)膀胱串通伤

应马上手术探查,目的有二:①观察有无腹内脏器损伤;②观察有无泌尿系统损伤。发现膀胱破裂,分层修补;同时观察有无三角区、膀胱颈部或输尿管损伤,视损伤情况做对应处理。当并发直肠或阴道损伤时,处理同上。

对于膀胱周围的血肿,应予以清除。留置的引流管需在腹壁另外戳洞引出。术后应用抗生素。

（付邦国）

第四节 尿 道 损 伤

尿道损伤多见于 15～25 岁青壮年,90％以上是骨盆骨折或骑跨伤等闭合性损伤引起,开放性贯通伤罕见,偶可遇到开放性枪伤损伤尿道。骨盆骨折引起的尿道损伤常伴有膀胱、脾、肝或肠道等器官的损伤,合并伤时死亡率可高达 30％。尿道损伤的初步处理取决于尿道损伤的程度、部位、患者的血流动力学是否稳定和相关的损伤情况。近年经尿道手术,特别是根治性前列腺切除的增加,使医源性尿道损伤有增加趋势。

一、后尿道损伤

（一）病因

1.尿道外暴力闭合性损伤

此类损伤最多见,主要是骨盆骨折。4％～14％骨盆骨折伴有后尿道损伤,80％～90％后尿道损伤伴有骨盆骨折。后尿道损伤中 65％是完全断裂,另外 10％～17％后尿道损伤患者同时有膀胱损伤。骨盆骨折的常见原因是交通事故、高处坠落和挤压伤,损伤部位在后尿道,常伴其他脏器的严重创伤。不稳定骨盆骨折比稳定骨盆骨折损伤后尿道多,坐骨耻骨支的蝶形骨折伴骶髂关节骨折或分离时后尿道损伤的机会最大,其次为坐骨耻骨支的蝶形骨折、Malgaigne 骨折、同侧坐骨耻骨支骨折和单支坐骨或耻骨支骨折。后尿道有两处较为固定,一是膜部尿道通过尿生殖膈固定于坐骨耻骨支,另一是前列腺部尿道通过耻骨前列腺韧带固定于耻骨联合。骨盆骨折时,骨盆变形,前列腺移位,前列腺从尿生殖膈处被撕离时,膜部尿道被牵拉伸长,耻骨前列腺韧带撕裂时更甚,最终使尿道前列腺部和膜部交界处部分或全部撕断,全部撕断后前列腺向上方移位,尿道外括约肌机制可能受损,尿生殖膈也撕裂时可伤及球部尿道,前列腺背侧静脉丛撕裂时引起严重的盆腔内血肿使前列腺向上和背侧推移,活动度较大的膀胱和前列腺之间的牵拉可引起膀胱颈损伤,骨盆骨折碎片刺破尿道很少见。另一种观点认为尿道球部和膜部交界处较为薄弱,损伤往往发生于此处,尿道的前列腺部、膜部和外括约肌为一个解剖单位,骨盆骨折时此解剖单位移位,牵拉膜部尿道,而球部尿道相对固定于会阴筋膜上,使尿道的膜部和球部交界处撕裂,严重时损伤延伸到球部尿道。另外高达 85％的尿道损伤患者行尿道成形手术后尿道外括约肌保存完好也支持后一种观点。

膀胱颈部、前列腺部尿道损伤通常仅发生于儿童,而且儿童发生坐骨耻骨支蝶形骨折、Malgaigne骨折和坐骨耻骨支的蝶形骨折伴骶髂关节骨折比成人多见。骨折儿童骨盆骨折时损伤尿道机制有两种可能:一种是活动的膀胱和相对固定的前列腺之间的牵拉而损伤膀胱颈部和尿道;另一种是儿童前列腺未发育,前列腺部尿道短,与成人一样的机制撕裂损伤膜部尿道时蔓延到前列腺部尿道和膀胱颈部。尿道损伤离膀胱颈部越近,发生创伤性尿道狭窄、勃起功能障碍和尿失禁的机会越大。

骨盆骨折损伤女性尿道极少见,占骨盆骨折的 1％以下。女性尿道短,活动度大,无耻骨韧带的固定,不易受伤。女性尿道损伤大部分是尿道前壁的部分纵行裂伤,完全裂伤常位于近膀胱颈部的近端尿道,常伴阴道和/或直肠撕裂伤,所以女性尿道损伤患者应常规作阴道与直肠检查。

女性尿道损伤机制通常由骨盆骨折碎片刺伤引起,而非男性那样的牵拉撕裂伤。

2.尿道内暴力损伤

尿道内暴力损伤多为医源性损伤,由于经尿道手术或操作的增多,近年此类损伤有增加趋势。大部分是尿道内的器械操作损伤,保留导尿时导尿管气囊段未插到膀胱就充盈气囊或气囊未抽尽就强行拔出气囊导尿管,或经尿道前列腺或膀胱肿瘤切除等操作和输尿管镜检查通过尿道时和尿道内时,或尖锐湿疣电灼时,均有可能发生尿道损伤,有的尿道损伤当时未发现,过一段时间后直接表现为尿道狭窄,尿道内异物也会引起尿道黏膜损伤。

3.尿道外暴力开放性损伤

枪伤和刺伤等穿透性损伤引起,但少见,偶可见于牲畜咬伤、牛角刺伤,往往伤情重,合并伤多,治疗较为困难。妇科或会阴手术有损伤尿道的可能,近年有报道经阴道无张力尿道中段悬吊术患者在术中或术后损伤尿道。长时难产尿道和膀胱颈部也有可能受压引起缺血性尿道和膀胱颈部损伤。

4.非暴力性尿道损伤

非暴力性尿道损伤较为少见,常见原因有化学药物烧伤、热灼伤、放射线损伤等。体外循环的心脏手术患者有出现尿道缺血和发生尿道狭窄的可能,胰腺或胰肾联合移植胰液从尿液引流者由于胰酶的作用有出现尿道黏膜损伤甚至尿道断裂的报道。

(二)病理分类

1.按损伤部位

尿道损伤包括膜部尿道损伤和前列腺部尿道损伤。可分为四型。

(1)Ⅰ型:后尿道受盆腔内血肿压迫与牵拉伸长,但黏膜完整。

(2)Ⅱ型:后尿道损伤指泌尿生殖膈上方前列腺和/或膜部尿道撕裂伤。

(3)Ⅲ型:后尿道完全裂伤伴有尿生殖膈的损伤。

(4)Ⅳ型:膀胱颈损伤累及后尿道(图 16-3)。

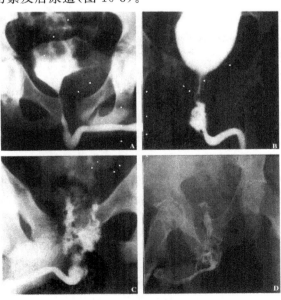

图 16-3　后尿道损伤
A.Ⅰ型;B.Ⅱ型;C、D.Ⅲ型

2.按损伤程度

(1)尿道挫伤:仅为尿道黏膜损伤,局部肿胀和淤血。

(2)尿道破裂:尿道部分全层裂伤,尚有部分尿道连续性未完全破坏。

(3)尿道断裂:尿道伤处完全断离,连续性丧失,其发病率为全部尿道损伤的 40%～70%。

3.病理分期

(1)损伤期:伤后 72 小时之内的闭合性尿道损伤为损伤期。此期的病理生理改变是出血和创伤性休克,尿道组织破坏和缺损,尿道失去完整性和连续性,引起排尿困难和尿潴留,血液和尿液经损伤处外渗到尿道周围组织,此期行尿道修补术或恢复尿道连续性的手术效果较为满意。限制血尿外渗部位和蔓延的筋膜有:①阴茎筋膜(Buck 筋膜);②会阴浅筋膜(Colles 筋膜);③腹壁浅筋膜深层(Scarpa 筋膜);④尿生殖膈(三角韧带);⑤膀胱直肠筋膜(Denonvilliers 筋膜)。会阴浅筋膜向前与腹壁浅筋膜的深层会合。会阴浅筋膜与尿生殖膈之间的间隙称会阴浅袋。阴茎部尿道破裂或断裂若阴茎筋膜完整,血尿外渗仅局限在阴茎部,出现阴茎肿胀出现紫褐色,若阴茎筋膜破裂则血尿外渗范围与球部尿道破裂时相同。球部尿道损伤伴阴茎筋膜破裂后血尿外渗先到会阴浅袋内并可向腹壁浅筋膜的深层之下发展,形成下腹部肿胀。后尿道损伤若位于前列腺尖部或前列腺部尿道而尿生殖膈完整时,血尿外渗于前列腺和膀胱周围疏松结缔组织内,向前上可发展到下腹部腹膜外组织,向后上可达腹膜后组织,膜部尿道损伤时若尿生殖膈上下筋膜完整,血尿外渗位于尿道膜部及周围,若尿生殖膈完整仅有尿生殖膈上筋膜破裂,血尿外渗至前列腺膀胱周围,若尿生殖膈及其上下筋膜都破裂,血尿外渗还可渗到会阴浅袋。

(2)炎症期:闭合性尿道损伤后 72 小时到 3 周,开放性尿道损伤有时虽未达 72 小时,有明显感染迹象者也称炎症期。创伤性炎症反应达到高峰,可伴细菌感染,全身病理生理变化以中毒和感染为主,可出现高热和血白细胞计数升高。损伤局部血管扩张,渗透性增加,组织水肿,白细胞浸润,尿外渗未引流可能出现化学性蜂窝织炎,创伤性组织液化坏死等。临床上以控制感染为主,尿外渗引流和膀胱造瘘使尿液改道,不宜进行尿道有关的手术或尿道内操作。

(3)狭窄期:尿道损伤 3 周后损伤部位炎症逐渐消退,纤维组织增生,瘢痕形成,导致尿道狭窄,称创伤性尿道狭窄。尿道破裂或断裂未经适当早期处理,均出现不同程度的尿道狭窄,引起尿道梗阻,时间久者出现上尿路积水、尿路感染和结石形成,一般在 3 个月后局部炎症反应基本消退,可进行恢复尿道连续性的尿道修复成形手术。

(三)临床表现

1.休克

骨盆骨折后尿道损伤常合并其他内脏损伤发生休克。休克主要原因为严重出血及广泛损伤。骨盆骨折、后尿道损伤、前列腺静脉丛撕裂及盆腔内血管损伤等,均可导致大量出血。内出血可在膀胱周围及后腹膜形成巨大血肿。凡外伤患者都应密切注意生命体征,包括神志、皮肤黏膜指甲色泽等外周血管充盈情况,观察患者血压、脉搏、呼吸和尿量等,密切注意有无休克发生。

2.尿道滴血及血尿

尿道滴血及血尿为后尿道损伤最常见症状。尿道滴血及血尿程度与后尿道损伤严重程度不相一致,有时尿道部分断裂时血尿比完全断裂还要严重。后尿道损伤多表现为尿初及终末血尿,或尿终末滴血,尿道滴血或血尿常在导尿失败或因排尿困难而用力排尿而加重,后尿道断裂伤可因排尿困难和外括约肌痉挛而不表现为尿道滴血或血尿。

3.疼痛

后尿道损伤疼痛可放射至肛门周围、耻骨区及下腹部,直肠指检有明显压痛,骨盆骨折者有骨盆叩压痛及牵引痛,站立或抬举下肢时疼痛加重,耻骨联合骨折者耻骨联合处变软,有明显压痛、肿胀。

4.排尿困难及尿潴留

轻度挫伤可无排尿困难,严重挫伤或尿道破裂者,因局部水肿或外括约肌痉挛而发生排尿困难,有时在数次排尿后出现完全尿潴留,尿道断裂伤因尿道已完全失去连续性而完全不能排尿,膀胱充盈,有强烈尿意,下腹部膨隆。

5.血肿及瘀斑

伤处皮下见瘀斑。后尿道损伤血肿一般位于耻骨后膀胱及前列腺周围,严重者引起下腹部腹膜外血肿而隆起,有尿生殖膈破裂者血肿可蔓延至坐骨直肠窝甚至会阴部。

6.尿外渗

尿外渗的程度取决于尿道损伤的程度及伤后是否频繁排尿。伤前膀胱充盈者尿道破裂或断裂且伤后频繁排尿者尿外渗出现较早且较广泛。一般伤后尿道外括约肌痉挛,数小时内不发生尿外渗,多在12小时后仍未解除尿潴留者才出现尿外渗。盆腔内尿外渗可出现直肠刺激症状和下腹部腹膜刺激症状。尿外渗未及时处理或继发感染,导致局部组织坏死、化脓,出现全身中毒症状甚至全身感染,局部坏死后可能出现尿瘘。

(四)诊断

后尿道损伤的诊断应根据外伤史、受伤时的体位、暴力性质、临床表现、尿外渗及血肿部位、直肠指检、导尿检查、尿道造影或其他 X 线检查等明确诊断,确定尿道损伤的部位、程度和其他合并伤等。

1.外伤史和临床表现

尿道内操作或检查后出现尿道出血、排尿困难,骨盆骨折后有排尿困难、尿潴留、尿道外口滴血者首先要想到尿道损伤。伤后时间较长者耻骨上能触到膨胀的膀胱。骨盆骨折患者都应怀疑有后尿道损伤,有下列情况者要高度怀疑有后尿道损伤:尿道外口滴血,排尿困难或不能排尿,膀胱区充盈,血尿外渗常在耻骨膀胱周围,体表青紫肿胀可不明显,有时见会阴部典型的蝶形肿胀。

2.直肠指诊

直肠指诊在尿道损伤的诊断中具有重要意义,可以判断前列腺的移位、盆腔血肿等。后尿道损伤时前列腺位置升高,但在盆腔血肿时可难以判定,骨折导致耻骨或坐骨支移位,有时在直肠指诊时可触及,尿外渗和血肿引起的肿胀可能掩盖前列腺的正常位置,因此直肠指诊的更主要意义是作为一种筛查有无直肠损伤的手段,指套有血迹提示有直肠损伤。

3.尿道造影

怀疑后尿道损伤时逆行尿道造影是首选的诊断方法。逆行尿道造影可以清晰和确切地显示后尿道损伤部位、程度和各种可能的并发症,是一种最为可靠的诊断方法。摄片时应首先摄取骨盆平片,了解是否有骨盆骨折及是否为稳定骨折,有无骨折碎片和异物残留,12～14 号 Foley 尿管气囊置于舟状窝并注水1～3 mL,然后患者置 25°～35°斜位,应用水溶性造影剂,在荧光透视下用 60％碘剂 20～30 mL 注入尿道,在尿道充盈状态下行连续动态摄片,无法进行实时动态摄片时应进行分次摄片,每次注入 60％碘剂10 mL,在急症抢救室也能进行。同时行耻骨上膀胱造影和逆行尿道造影可精确了解尿道损伤的位置、严重性和长度,若进行延迟修补术,应在伤后

1周内进行,若进行晚期修复手术应在伤后3个月以上进行。

4.导尿检查

后尿道挫伤或较小的破裂患者有可能置入导尿管,但要有经验的泌尿外科专科医师进行,仔细轻柔地松开导尿管,如果置入尿管较为困难,应该马上终止,在确定已放入膀胱前不能充盈气囊,一旦置入不可轻易拔出,导尿管留置7~14天,拔除导尿管后常规做1次膀胱尿道造影。能顺利置入导尿管者,拔管后仍有出现尿道狭窄的可能,要密切随访,轻度的狭窄可以通过定期尿道扩张达到治疗目的。另有许多学者认为诊断性导尿有可能使部分尿道裂伤成为完全裂伤,加重出血并诱发感染,还有可能使导尿管从断裂处穿出,而误认为放入膀胱并充盈气囊导致进一步加重损伤,因此在诊断不明时不宜采用。

5.超声检查

超声在尿道损伤的急症诊治工作中不是常规检查方法,仅用于评价盆腔内血肿范围、膀胱的位置高低和膀胱是否充盈等情况。特别在进行耻骨上膀胱穿刺造瘘前,了解膀胱充盈度和位置有较大价值。近年报道超声在了解尿道周围和尿道海绵体纤维化方面有潜在优势。

6.膀胱尿道镜检查

膀胱尿道镜检查是诊断后尿道损伤最为直观的方法,单纯的急症诊断性膀胱尿道镜检查尽量不做,应由经验丰富的泌尿外科医师进行,同时做好窥镜下尿道会师术的准备,用比膀胱镜细的输尿管镜检查尿道更有优势。女性尿道短不适合尿道造影检查,尿道镜检查是诊断女性尿道损伤的有效方法。后期进行后尿道修复性成形手术前,怀疑有膀胱颈部功能异常时,可通过膀胱造瘘口检查膀胱颈部和后尿道,有很大价值,通过膀胱造瘘口仔细观察膀胱颈部的完整性和功能,但有时膀胱颈部的外形完整性与功能不一定完全一致。

7.CT和MRI检查

在诊断尿道损伤本身的意义不大,但可详细了解骨盆骨折、阴茎海绵体、膀胱、肾脏及其他腹内脏器的损伤。

(五)治疗

后尿道损伤的治疗应根据患者的全身情况,受伤时间,尿道损伤的部位、严重程度以及合并伤的情况等,综合考虑制订治疗方案,对威胁生命的严重出血和脏器损伤应先于尿道损伤予以处理。

1.全身治疗

(1)防治休克:及时建立输液通道、纠正低血容量,补充全血和其他血液代用品,受伤早期休克主要是严重创伤出血或其他内脏损伤。

(2)防治感染:全身应用抗菌药物,时间长者根据尿及分泌物培养结果选用最有效的抗菌药物。

(3)预防创伤后并发症:预防肺部感染、肺不张,保持大便通畅,避免腹压升高引起继发性出血,对于骨盆骨折或其他肢体骨折卧床较久的患者,注意改变体位,避免发生压疮和泌尿系统结石。

2.损伤尿道的局部治疗

原则是恢复尿道的连续性,引流膀胱尿液,引流尿外渗。在损伤期内的患者应设法积极恢复尿道连续性。后尿道破裂或断裂应根据伤情及医疗条件,有可能时争取解剖复位。炎症期(闭合性尿道损伤72小时后和开放性尿道损伤48小时后)的患者仅行耻骨上膀胱造瘘和尿外渗切开引流,待炎症消退后再行尿道手术。

(1)尿道灼伤的治疗:当腐蚀性或强烈刺激性化学物质进入尿道时,有剧烈疼痛应立即停止注入,嘱患者排尿以排出残留在尿道内的化学物质,并用等渗盐水低压灌注尿道进行冲洗。给予强效止痛剂,避免留置导尿管,排尿困难者行耻骨上膀胱造瘘引流尿液。如无继发感染,2周后开始定期尿道扩张,防治尿道狭窄,狭窄严重尿道扩张治疗失败者行手术治疗。

(2)尿道挫伤的治疗:轻微挫伤,出血不多排尿通畅者密切观察。出血较多者,局部加压与冷敷,排尿困难或尿潴留者保留导尿管3~7天。

(3)后尿道破裂的治疗:试插导尿管成功者留置2~4周,不能插入导尿管者行耻骨上膀胱造瘘,3周后试排尿和行排泄性膀胱尿道造影,若排尿通畅无尿外渗可拔除膀胱造瘘管,尿道会师术也可以用于治疗后尿道破裂,尿道会师法置一18~20号气囊导尿管,气囊充水25~30 mL,稍加牵引,使前列腺向尿生殖膈靠拢,一般牵引5~7天。导尿管留置3~4周。以后根据排尿情况进行尿道扩张。

(4)后尿道断裂的治疗:这类患者多系骨盆骨折引起,一般伤情重,休克发病率高,且尿道完全断离,有分离和移位,使其处理比其他尿道损伤复杂得多。目前对后尿道断裂伤的局部治疗有三种观点。①耻骨上膀胱穿刺或开放造瘘术,3个月后行后尿道修复成形术;②尿道会师术;③急症后尿道吻合术。

所有尿道外伤的最初处理是患者的复苏,先处理可能危及患者生命的其他损伤,后尿道损伤更是如此,因为后尿道损伤往往伴有骨盆骨折、腹内脏器损伤和肢体骨折等。尿道损伤急症处理的第二步是分流膀胱内尿液。从尿道破裂口外渗的血液和尿液可能引起炎症反应,有发展成脓肿的可能,外伤受损的筋膜层次决定了可能发生感染的范围,感染可能发生于腹腔、胸部、会阴部和股内侧等,这些感染可能导致尿瘘、尿道周围憩室,甚至少见的坏死性筋膜炎,早期诊断尿道损伤、及时的尿液改道引流和适当应用抗生素降低了这些并发症发生的可能性。及时的分流膀胱内尿液可防止更多的尿液外渗到尿道周围组织中,并可准确记录尿液排出量。耻骨上膀胱穿刺造瘘是尿液改道引流的简单方法,大部分泌尿外科医师和专业外科医师都熟悉其操作技术,若耻骨上膀胱是否充盈不能扪清,膀胱穿刺造瘘术可在B超引导下进行,开放性耻骨上膀胱造瘘术只在膀胱空虚、合并有膀胱破裂或膀胱颈部损伤时进行,开放手术时应避免进入耻骨后膀胱前间隙,从膀胱顶部切开膀胱,在膀胱腔内探查有无膀胱或膀胱颈部裂伤,若有也应从膀胱内部用可吸收线加以修补,4周后先行排尿性膀胱尿道顺行造影,若尿道通畅可尝试夹管,排尿正常可安全拔除造瘘管。否则3个月后行后尿道瘢痕切除成形术。

伤后3~6个月的后尿道瘢痕切除再吻合手术采用经会阴的倒"人"字形切口,损伤部位确定后切除瘢痕和血供不良组织,游离远近端尿道,在骨盆骨折后尿道断裂断端完全分离情况下,前列腺远侧血肿肌化瘢痕远端的球部尿道游离到阴茎根部可获得4~5 cm的尿道长度,长2~2.5 cm的瘢痕的尿道行瘢痕切除,两断端劈开或做斜面的无张力吻合。后尿道断裂前列腺移位位置高造成前列腺远端断端与球部尿道断端距离2~3 cm者,或由于外伤或以前手术造成粘连球部尿道不能游离延长进行无张力断端吻合时,可考虑球部尿道改道,从一侧阴茎脚上方或切除耻骨支,通常耻骨联合下方耻骨部分切除足以使后尿道两断端无张力吻合,极少数情况下可用耻骨联合全切除,极少见的耻骨骨髓炎是耻骨部分切除的反指征。90%以上的后尿道断裂,特别是膀胱颈部功能正常者经会阴径路足以完成手术,不必联合经腹径路。经会阴后尿道瘢痕切除两断端再吻合的后尿道成形修复手术效果良好,术后10年发生再狭窄的概率约12%。

后尿道修复成形手术的原则是：①瘢痕切除彻底；②黏膜对黏膜缝合；③吻合口血供良好；④缝合处组织健康不被缝线切割；⑤熟练的手术技巧。

处理可能伴有外括约肌机制受损的后尿道断裂缺损要保护膀胱颈部功能，对伤后 3 个月以上的后尿道损伤经会阴一期后尿道成形修复术是推荐的首选方法，此时尿道损伤外其他器官的合并损伤，包括皮肤、软组织损伤和血肿已愈合和吸收，至于受伤到后尿道决定性成形修复手术要间隔多长时间目前还有争议。绝大多数前列腺远端后尿道断裂导致的尿道断离瘢痕较短，可以通过经会阴切口一期瘢痕切除再吻合术，若有广泛的血肿纤维化和膀胱颈部的结构和功能受损就不适合行经会阴瘢痕切除再吻合术。

尿道会师术可以早期恢复尿道连续性，可通过牵引固定前列腺位置缩短尿道分离长度。主要有两种牵引方法，一是气囊尿管与躯体纵轴 45°，300～750 g 重量牵引 5～7 天；另一是前列腺被膜或前列腺尖部缝线牵引固定于会阴部。但该手术术后尿道狭窄和阳痿发生率高，国外较少采用。

内镜窥视下尿道内会师术运用导丝引导置入导尿管治疗后尿道断裂成为一种新的手术方式，后尿道断裂甚至前尿道断裂都可试用，内镜下会师可能减少缺损的距离，一般用输尿管镜可以直接在断裂处找到近端，先放入导丝或输尿管导管，然后沿导丝或输尿管导管置入 18～20Fr 号三腔导尿管，如在断裂处找不到尿道近端，行耻骨上膀胱穿刺造瘘置入软性膀胱镜或输尿管镜，从后尿道插入导丝或输尿管导管引导尿道内置入的膀胱镜或输尿管镜进入膀胱，或直接拉出导丝或输尿管导管引导置入导尿管。内镜窥视下尿道内会师术须经验丰富的泌尿外科专科医师进行，否则有潜在的并发症，远期通畅率比急症膀胱造瘘 3 个月以后再行后尿道成形修复手术低，尿道会师术后总的术后勃起功能障碍、再狭窄和尿失禁发病率分别约 35%、60% 和 5%。耻骨上膀胱造瘘待 3 个月后再行后尿道修复成形术仍是大部分泌尿外科医师治疗后尿道断裂的首选方法。

后尿道损伤的急症开放性吻合手术，术后狭窄、再缩窄、尿失禁和勃起功能障碍发病率高，损伤时尿道周围组织血肿和水肿，组织结构层次不清，判别困难，尿道断端游离困难影响两断端的正确对位。Webster 总结 15 组病例共 301 例行急症手术，术后尿道狭窄发病率 69%，勃起功能障碍 44%，尿失禁 20%。

目前认为，急症后尿道吻合术仅在下列情况下进行：①有开放性伤口；②合并有骨盆内血管损伤需开放手术；③合并的骨折或骨折引起的出血等情况需手术处理者；④合并有膀胱破裂；⑤合并直肠损伤。

二、前尿道损伤

（一）病因

1.尿道外暴力闭合性损伤

此类损伤最多见，主要原因是会阴部骑跨，损伤前尿道的尿道球部。典型的会阴部骑跨伤多发生于高处跌落或摔倒时，会阴部骑跨于硬物上，或会阴部踢伤、会阴部直接钝性打击伤，球部尿道被挤压在硬物与耻骨下缘之间，造成球部尿道损伤，少数伤及球膜部尿道。阴茎折断伤者有 10%～20% 合并有尿道损伤，阴茎折断伤发生在勃起状态时，在性生活时突发阴茎海绵体破裂，可能同时有前尿道损伤。

2.尿道内暴力损伤

多为医源性损伤,由于经尿道手术或操作的增多,近年此类损伤有增加趋势。前后尿道均有可能被损伤,大部分是尿道内的器械操作损伤,保留导尿时导尿管的压迫、感染和化学刺激,导尿管气囊段未插到膀胱而充盈气囊或气囊未抽尽强行拔出气囊导尿管、经尿道前列腺或膀胱肿瘤切除等操作和输尿管镜检查通过尿道时和尿道内尖锐湿疣电灼有时会发生前尿道损伤,有的前尿道损伤当时未发现,过一段时间后直接表现为前尿道狭窄,尿道外口附近的尖锐湿疣电灼易引起尿道外口狭窄。尿道内异物摩擦也会引起尿道黏膜损伤。

3.尿道外暴力开放性损伤

枪伤和刺伤等穿透性损伤引起,但少见,偶可见于牲畜咬伤、牛角刺伤,往往伤情重,合并伤多,治疗较为困难。儿童包皮环切术后有少数出现尿瘘和尿道外口损伤。阴茎部没有感觉的截瘫患者使用阴茎夹时间过长可能引起阴茎和尿道的缺血坏死性损伤。

4.非暴力性尿道损伤

较为少见,常见原因有化学药物烧伤、热灼伤等。体外循环的心脏手术患者有出现尿道缺血,此后可能出现长段尿道狭窄。胰腺或胰肾联合移植胰液从尿液引流者由于胰酶的作用有出现尿道黏膜损伤甚至前尿道断裂的报道。

(二)病理

1.按损伤部位

按损伤部位前尿道损伤包括球部尿道损伤、阴茎部尿道损伤和尿道外口损伤。球部尿道起于尿生殖膈,止于阴茎悬韧带,位于会阴部比较固定,是前尿道易损伤的部位,常由骑跨伤引起损伤。阴茎部尿道是全尿道最为活动的部分,较不易发生损伤,尿道外口损伤常由于尿道外口附近的手术引起。

2.按损伤程度

(1)尿道挫伤:仅为尿道黏膜或尿道深入海绵体部分损伤,局部肿胀和淤血。

(2)尿道破裂:尿道部分全层裂伤,尚有部分尿道连续性未完全破坏。

(3)尿道断裂:尿道伤处完全断离,连续性丧失,其发病率为全部尿道损伤的40%～70%。

3.病理分期

分为损伤期、炎症期和狭窄期,详见后尿道损伤。

(三)临床表现

阴茎或会阴部的损伤都要怀疑有前尿道损伤的可能,如果阴茎或会阴部没有瘀斑或青肿,尿道外口也无滴血,插入导尿管保留导尿作为进一步排除前尿道损伤的方法,常是诊治急症患者的重要措施。

1.尿道滴血及血尿

尿道滴血及血尿为前尿道损伤最常见症状,75%以上的前尿道损伤有尿道外口滴血。前尿道损伤患者在不排尿时即有血液从尿道口滴出或溢出,或出现尿初血尿,特别是伤后第一次排尿见初血尿强烈提示有前尿道损伤的可能。尿道黏膜的挫裂伤可出现较大量的血尿,尿道完全断裂有时反而可仅见到少量血尿。

2.疼痛

前尿道损伤者,局部有疼痛及压痛,排尿时疼痛加重向阴茎头及会阴部放射。

3.排尿困难及尿潴留

轻度挫伤可无排尿困难,严重挫伤或尿道破裂者,因局部水肿或外括约肌痉挛而发生排尿困难和尿痛,有时在数次排尿后出现完全尿潴留,尿道断裂伤因尿道已完全失去连续性而完全不能排尿,膀胱充盈,有强烈尿意,下腹部膨隆。

4.血肿及瘀斑

伤处皮下见瘀斑。会阴部骑跨伤患者血肿可积聚于会阴及阴囊部,会阴阴囊肿胀及青紫。阴茎折断伤引起的前尿道损伤患者出现袖套状阴茎肿胀说明 Buck 筋膜完整,若出现会阴部蝶形肿胀说明 Buck 筋膜已破裂,血肿被 Colles 筋膜所局限。

5.尿外渗

尿外渗的程度取决于尿道损伤的程度及伤后是否频繁排尿。伤前膀胱充盈者尿道破裂或断裂且伤后频繁排尿者尿外渗出现较早且较广泛。一般伤后尿道外括约肌痉挛,数小时内不发生尿外渗,多在 12 小时后仍未解除尿潴留者才出现尿外渗。尿外渗未及时处理或继发感染,导致局部组织坏死、化脓,出现全身中毒症状甚至全身感染,局部坏死后可能出现尿瘘。

6.休克

前尿道损伤一般不出现休克,合并有其他内脏损伤或尿道口滴血和血尿重而时间长者也应观察患者血压、脉搏、呼吸和尿量等,密切注意有无休克发生。

(四)诊断

前尿道损伤的诊断应根据外伤史、受伤时的体位、暴力性质等病史;尿道外口滴血、血尿、局部疼痛和排尿困难等临床症状;阴茎和会阴尿外渗及血肿等体征,结合尿道造影或其他 X 线检查等明确诊断。

1.外伤史和临床表现

会阴部骑跨伤、尿道内操作或检查后出现尿道出血、排尿困难者首先要想到尿道损伤。伤后时间较长者耻骨上能触到膨胀的膀胱。会阴部骑跨伤者绝大部分为尿道球部,一般临床症状较轻,伤员都可持重及步行,很少发生休克,可表现为尿道外口滴血,不能排尿,尿外渗和血肿引起的阴茎或会阴肿胀,Buck 筋膜完整时仅表现为阴茎肿胀,Buck 筋膜破裂后 Colles 筋膜作为尿外渗或血肿的限制组织,形成会阴阴囊血肿,有时见会阴部典型的蝶形肿胀。女性尿道损伤罕见,但骨盆骨折患者出现小阴唇青肿者应注意有尿道损伤的可能。

2.尿道造影

怀疑前尿道损伤时逆行尿道造影是首选的诊断方法。逆行尿道造影可以清晰和确切地显示尿道损伤部位、程度、长度和各种可能的并发症,是一种最为可靠的诊断方法。摄片时首先摄取骨盆平片后,45°斜位,应用水溶性造影剂,在尿道充盈状态下行连续动态摄片,无法进行实时动态摄片时应进行分次摄片,每次注入 60% 碘剂 10~20 mL,在急症抢救室也能进行。临床上诊断有前尿道损伤的患者若逆行尿道造影正常可诊断为前尿道挫伤,有尿外渗同时有造影剂进入膀胱者为前尿道部分裂伤,有尿外渗但造影剂不能进入膀胱者,可诊断为前尿道完全断裂。

3.导尿检查

尿道挫伤或较小的破裂患者有可能置入导尿管,但要有经验的泌尿外科专科医师进行,仔细轻柔地松开导尿管,如果置入尿管较为困难,应该马上终止,在确定已放入膀胱前不能充盈气囊,一旦置入不可轻易拔出,导尿管留置 7~14 天,拔除导尿管后常规做 1 次膀胱尿道造影。拔管后仍有出现尿道狭窄的可能,要密切随访,轻度的狭窄可以通过定期尿道扩张达到治疗目的。另有许多学者认为诊断性导尿有可能使部分尿道裂伤成为完全裂伤,加重出血并诱发感染,还有可能使导尿管从断裂处穿出,而误认为放入膀胱并充盈气囊导致进一步加重损伤,因此在诊断不明时不要进行导尿检查,若有尿潴留应采用耻骨上膀胱穿刺造瘘。

4.超声检查

超声可评价会阴及阴囊血肿范围、是否伴有阴囊内容物的损伤、膀胱的位置高低和膀胱是否充盈等情况。特别在进行耻骨上膀胱穿刺造瘘前,了解膀胱充盈度和位置有较大价值。近年报道超声在了解尿道周围和尿道海绵体纤维化方面有潜在优势。

5.膀胱尿道镜检查

膀胱尿道镜检查是诊断尿道损伤最为直观的方法,单纯急症诊断性膀胱尿道镜检查尽量不做,应由经验丰富的泌尿外科医师进行,同时做好窥镜下尿道会师术的准备,用比膀胱镜细的输尿管镜检查尿道更有优势。女性尿道短不适合尿道造影检查,尿道镜检查是诊断女性尿道损伤的有效方法。

(五)治疗

前尿道损伤的治疗目标是提供恰当的尿液引流,恢复尿道的连续性,有可能时争取解剖复位,把形成尿道狭窄、感染和尿瘘的可能性降到最小。

1.前尿道灼伤

当腐蚀性或强烈刺激性化学物质进入尿道时,有剧烈疼痛应立即停止注入,嘱患者排尿以排出残留在尿道内的化学物质,并用等渗盐水低压灌注尿道进行冲洗。给予强效止痛剂,避免留置导尿管,排尿困难者行耻骨上膀胱造瘘引流尿液。无继发感染者 2 周后开始定期尿道扩张,防治尿道狭窄,狭窄严重尿道扩张治疗失败者行手术治疗。

2.前尿道挫伤

轻微挫伤,出血不多排尿通畅者密切观察。出血较多者,局部加压与冷敷,排尿困难或尿潴留者保留导尿管 7~14 天。

3.前尿道破裂与断裂

轻度破裂无明显尿外渗和血肿且能插入导尿管者,保留导尿管 2 周后拔除,以后间断尿道扩张。若导尿失败、有明显血肿或尿外渗者均应行急症尿道修补或端端吻合术。尿道修补或断端吻合术是治疗前尿道破裂或断裂的最好方法,愈合后很少需要进行尿道扩张治疗。血流动力学稳定的无泌尿生殖器官以外脏器损伤的开放性前尿道损伤也必须行前尿道修补或吻合术,缝合时要用细的缝合材料,缝合足够的尿道海绵体,利用周围血供丰富的组织覆盖避免尿瘘形成,较重的部分裂伤和完全断裂可作修剪再吻合术,需要做移植或皮瓣的长段尿道缺损不宜在急症手术进行,因为污染和不良血供将影响此类手术的效果,若术中探查发现尿道缺损范围大不能作一期吻合或损伤已过 72 小时者仅行耻骨上膀胱造瘘术及尿外渗引流术,2~3 个月后再视情况决定行择期性尿道修复手术。

三、尿道损伤的远期并发症

尿道损伤的远期并发症主要有外伤性尿道狭窄、勃起功能障碍和尿失禁。

(1)外伤性尿道狭窄。

(2)勃起功能障碍:前尿道损伤一般不会出现勃起功能障碍,但阴茎折断伤同时有阴茎海绵体和前尿道损伤的患者可能会出现勃起功能障碍。后尿道损伤后发生勃起功能障碍的概率是

20％～60％,后尿道损伤后勃起功能障碍的原因主要是由骨盆骨折等原发损伤损害勃起神经引起,双侧耻骨支骨折最易引起勃起功能障碍。随着尿道损伤和尿道断裂后前列腺位置上移,勃起功能障碍发生率也随之增高,骨盆骨折后勃起功能障碍患者行阴茎海绵体内罂粟碱注射研究显示,骨盆骨折后勃起功能障碍患者的89％由神经因素引起,血管性因素引起的只占少数,仅5％由尿道损伤后相关手术操作引起,前列腺远侧膜部尿道侧后方与勃起神经紧贴,并与会阴中心腱有些粘连,后尿道断裂后前列腺上浮移位总会不同程度损伤勃起神经机制,部分会出现临床上的勃起功能障碍。因此在前列腺尖部后方的血肿或纤维化区域的任何部位进行即刻或延迟性手术操作,都有一定危险加重或扩大损伤当时引起的局部勃起神经的原发损害,特别是需要解剖或分离前列腺尖部后方的组织平面时,所以这些部位的尿道损伤有关的手术操作尽量避免前列腺尖部后方的操作。

(3)尿失禁:前尿道损伤不会发生尿失禁,后尿道损伤后发生尿失禁的概率是5％,膜部后尿道断裂时,尿道的外括约机制可能受损,只要膀胱颈部的尿道内括约机制功能完整,一般不会出现尿失禁,只有当膜部尿道的外括约机制和膀胱颈部的内括约机制两处的功能同时受损时才会出现尿失禁。后尿道损伤时骨盆骨折可能直接损伤膀胱颈部,这时可以通过手术修补膀胱颈部,少数情况下骨盆底的广泛血肿纤维化压迫或血肿吸收后形成的牵拉作用都可能损害膀胱颈部功能出现尿失禁,这种情况可通过仔细游离,去除致密的血肿纤维化组织将膀胱颈前方与侧方从耻骨后方游离开来,前列腺周围间隙充填以大网膜组织预防继发性纤维粘连,保护膀胱颈部自由括约机制的功能灵活性。

尿道损伤的预后与损伤性质和尿道损伤治疗方法效果都有关,并受到手术操作技术和外科修复的时机选择的影响。治疗的目标是恢复无症状的储尿和排尿功能。评价治疗效果的方法包括症状、尿流率、尿道造影和尿道镜检查,后两者敏感性最高。

(付邦国)

第五节　输尿管损伤

一、病因

输尿管是位于腹膜后间隙的细长管状器官,位置较深,有一定的活动范围,一般不易受外力损伤。输尿管损伤多为医源性。

(一)外伤损伤

1.开放性损伤

外界暴力所致输尿管损伤率约为4％,主要是由刀伤、枪伤、刃器刺割伤引起。损伤不仅可以直接造成输尿管的穿孔、割裂或切断,而且继发感染,导致输尿管狭窄或漏尿。

2.闭合性损伤

多发生于车祸、高处坠落及极度减速事件中,损伤常造成胸腰椎错位、腰部骨折等。损伤机制有两方面:一方面由于腰椎的过度侧弯或伸展直接造成输尿管的撕脱或断裂;另一方面由于肾脏有一定的活动余地,可以向上移位,而相对固定的输尿管则被强制牵拉,造成输尿管的断裂,最常见的就是肾盂输尿管连接处断裂。

（二）手术损伤

医源性损伤是输尿管损伤最常见的原因，常见于外科、妇产科的腹膜后手术或盆腔手术，如子宫切除术、卵巢切除术、剖宫产、髂血管手术、结肠或直肠的肿瘤切除术等。临床上尤以子宫切除术和直肠癌根治术损伤输尿管最为常见。

（三）器械损伤

随着腔内泌尿外科的发展及输尿管镜技术的不断进步，输尿管镜引起输尿管损伤率也由 7% 下降至 $1\%\sim5\%$。

1.输尿管插管损伤

在逆行肾盂造影、PCNL术前准备、留置肾盂尿标本等检查或操作时需行输尿管插管，若输尿管导管选择不当、操作不熟练会引起输尿管损伤，尤其是在狭窄段和交界段。轻者黏膜充血水肿，重者撕裂穿孔。

2.输尿管镜检查损伤

输尿管扭曲成角或连接、交界处处于弯曲时，行硬性输尿管镜检查，如果操作不当或输尿管镜型号选择不当，就会损伤输尿管，形成假道或穿孔，甚至输尿管完全断裂。

3.输尿管碎石损伤

无论是选择取石钳、套石篮还是输尿管镜下钬激光碎石，较大的结石长期嵌顿刺激，结石周围黏膜水肿，甚至形成息肉，对于这种情况如果强制通过输尿管镜或导丝可能损伤输尿管。

4.其他碎石损伤

腔镜下使用激光或体外冲击波碎石治疗输尿管结石，可能会发生不同程度的管壁损伤。

（四）放疗损伤

宫颈癌、前列腺癌等放疗后，输尿管管壁易水肿、出血、坏死，进而形成纤维瘢痕或尿瘘。

二、临床表现

输尿管损伤的临床表现复杂多样，有可能出现较晚，也有可能不典型或者被其他脏器损伤所掩盖。

（一）尿外渗

开放性手术所致输尿管穿孔、断裂，或其他原因引起输尿管全层坏死、断离者，都会有尿液从伤口中流出。尿液流入腹腔会引起腹膜炎，出现腹膜刺激征；流入后腹膜，则引起腹部、腰部或直肠周围肿胀、疼痛，甚至形成积液或尿性囊肿。

（二）血尿

血尿在部分输尿管损伤中会出现，可表现为镜下或肉眼血尿，具体情况要视输尿管损伤类型而定。输尿管完全离断时，可以表现为无血尿。

（三）尿瘘

溢尿的瘘口1周左右就会形成瘘管。瘘管形成后常难以完全愈合，尿液不断流出，常见的尿瘘有输尿管皮肤瘘、输尿管腹膜瘘和输尿管阴道瘘等。

（四）感染症状

输尿管损伤后，自身炎症反应、尿外渗及尿液聚集等很快引起机体炎症反应，轻者局部疼痛、发热、脓肿形成，重者发生败血症或休克。

(五)无尿

如果双侧输尿管完全断裂或被误扎,伤后或术后就会导致无尿,但也要与严重外伤后所致休克、急性肾衰竭引起的无尿相鉴别。

(六)梗阻症状

放射性或腔内器械操作等所致输尿管损伤,由于长期炎症、水肿、粘连等,晚期会出现受损段输尿管狭窄甚至完全闭合,进而引起患侧上尿路梗阻,表现为输尿管扩张、肾积水、腰痛、肾衰竭等。

(七)合并伤表现

表现为受损器官的相应症状,严重外伤者会有休克表现。

三、诊断

(一)病史

外伤、腹盆腔手术及腔内泌尿外科器械操作后,如果出现伤口内流出尿液或一侧持续性腹痛、腹胀等症状时,均应警惕输尿管损伤的可能性。

(二)辅助检查

1.静脉尿路造影

部分输尿管损伤可以通过静脉尿路造影显示。

(1)输尿管误扎:误扎的输尿管可能完全梗阻或者通过率极低,因而造影剂排泄障碍,出现输尿管不显影或造影剂排泄受阻。

(2)输尿管扭曲:输尿管可以表现为单纯弯曲,也可以表现为弯曲处合并狭窄引起完全或不完全梗阻。前者造影剂可以显示扭曲部位,后者表现为病变上方输尿管扩张,造影剂排泄受阻。

(3)输尿管穿孔、撕脱、完全断裂:表现为造影剂外渗。

2.逆行肾盂造影

表现为在受损段输尿管插管比较困难,通过受阻。造影剂无法显示,自破裂处流入周围组织。该检查可以明确损伤部位,了解有无尿外渗及外渗范围,需要时可以直接留置导管引流尿液。

3.膀胱镜检查

膀胱镜不仅可以直视下了解输尿管开口损伤情况,观察有无水肿、黏膜充血,而且可以观察输尿管口有无喷尿或喷血尿,判断中上段输尿管损伤、梗阻的情况。

4.CT 检查

CT 检查可以良好显示输尿管的梗阻、尿外渗范围、尿瘘及肾积水等,尤其配合增强影像可以进一步提高诊断准确率。

5.B 超检查

B 超检查简易方便,可以初步了解患侧肾脏、输尿管梗阻情况,同时发现尿外渗。

6.放射性核素肾图

对了解患侧肾功能及病变段以上尿路梗阻情况有帮助。

(三)术中辨别

手术中,如果高度怀疑输尿管损伤时,可以应用亚甲蓝注射来定位诊断。方法是将 $1\sim2$ mL 亚甲蓝从肾盂注入,仔细观察输尿管外是否有蓝色液体出现。注射时不宜太多太快,因为过多亚甲蓝可以直接溢出或污染周围组织,影响判断。

四、治疗

输尿管损伤的处理既要考虑输尿管损伤的部位、程度、时间及肾脏膀胱情况,又要考虑患者的全身情况,了解有无严重合并伤及休克。

(一)急诊处理

(1)首先抗休克治疗,积极处理引起输尿管损伤的病因。

(2)术中发现的新鲜无感染输尿管伤口,应一期修复。

(3)如果输尿管损伤24小时以上,组织发生水肿或伤口有污染,一期修复困难时,可以先行肾脏造瘘术,引流外渗尿液,避免继发感染,待情况好转后再修复输尿管。

(二)手术治疗

1.输尿管支架置放术

对于输尿管小穿孔、部分断裂或误扎松解者,可放置双J管或输尿管导管,保留2周以上,一般能愈合。

2.肾造瘘术

对于输尿管损伤所致完全梗阻不能解除时,可以肾脏造瘘引流尿液,待情况好转后再修复输尿管。

3.输尿管成形术

对于完全断裂、坏死、缺损的输尿管损伤者,或保守治疗失败者,应尽早手术修复损伤的输尿管,恢复尿液引流通畅,保护肾功能。同时,彻底引流外渗尿液,防止感染或形成尿液囊肿。手术中可以通过向肾盂注射亚甲蓝,观察术野蓝色液体流出,来寻找断裂的输尿管口。输尿管吻合时需要仔细分离输尿管并尽可能多保留其外膜,以保证营养与存活。

(1)输尿管-肾盂吻合术:上段近肾盂处输尿管或肾盂输尿管连接处撕脱断裂者可以行输尿管-肾盂吻合术,但要保证无张力。若吻合处狭窄明显时,可以留置双J管做支架,2周后取出。近年来,腹腔镜下输尿管-肾盂吻合术取得了成功,将是一个新的治疗方式。

(2)输尿管-输尿管吻合术:若输尿管损伤范围在2 cm以内,则可以行输尿管端端吻合术。输尿管一定要游离充分,保证无张力的吻合。双J管留置2周。

(3)输尿管-膀胱吻合术:输尿管下段的损伤,如果损伤长度在3 cm之内,尽量选择输尿管-膀胱吻合术。该手术并发症少,但要保证无张力及抗反流。双J管留置时间依具体情况而定。

(4)交叉输尿管-输尿管端侧吻合术:如果一侧输尿管中端或下端损伤超过1/2,端端吻合张力过大或长度不足时,可以将损伤侧输尿管游离,跨越脊柱后与对侧输尿管行端侧吻合术。尽管该手术成功率高,但也有学者认为不适合泌尿系统肿瘤和结石的患者,以免累及对侧正常输尿管,提倡输尿管替代术或自体肾脏移植术。

(5)输尿管替代术:如果输尿管损伤较长,一侧或双侧病变较重,无法或不适宜行上述各种术式时,可以选择输尿管替代术。常见的替代物为回肠,也有报道应用阑尾替代输尿管取得手术成功者。近年来,组织工程学材料的不断研制与使用,极大地方便并降低了该手术的难度。

4.放疗性输尿管损伤

长期放疗往往会使输尿管形成狭窄性瘢痕,输尿管周围也会纤维化或硬化,且范围较大,一般手术修补输尿管困难,且患者身体情况较差时,宜尽早行尿流改道术。

5.自体肾脏移植术

当输尿管广泛损伤,长度明显不足以完成以上手术时,可以将肾脏移植到髂窝中,以缩短距离。手术要将肾脏缝在腰肌上,注意保护输尿管营养血管及外膜。不过需要注意的是,有8%的自体移植肾者术后出现移植肾无功能。

6.肾脏切除术

损伤侧输尿管所致肾脏严重积水或感染,肾功能严重受损或肾脏萎缩者,如对侧肾脏正常,则可施行肾脏切除术。另外,内脏严重损伤且累及肾脏无法修复者,或长期输尿管瘘存在无法重建者,也可以行肾脏切除术。

(付邦国)

第六节　肾　损　伤

一、分类与发生机制

(一)病因与分类

1.闭合性损伤

造成肾脏闭合性损伤的外力因素可以是直接外力,也可以是间接外力。直接外力引起的闭合性损伤往往是钝性外力直接撞击腹部、腰部或背部造成的肾实质损伤。由交通事故、体育活动撞击或暴力冲突等产生的外力挤压肾脏,并导致肾脏与脊柱、肋骨相撞引起肾实质损伤或裂伤。

间接外力引起的闭合性损伤主要是指身体剧烈运动或体位变化导致的肾实质损伤。机动车突然减速、高处坠落等可以诱发瞬间的肾脏过度活动,进而导致肾实质裂伤、肾血管内膜撕脱或肾盂输尿管连接部断裂等。由于轻微外力引起肾损伤的患者往往提示其肾脏可能存在某种先天性或病理性改变如肾盂输尿管连接部狭窄导致的肾积水、肾肿瘤等。

2.开放性损伤

开放性肾损伤主要以刀刺伤、枪击伤多见。刀刺伤引起的肾损伤往往为肾脏贯通伤,严重时可以同时穿透肾实质、集合系统及肾血管。此外,肾损伤的程度与刀具或匕首的长短、粗细、刺入部位和深度密切相关。枪击伤引起的肾脏贯通伤通常伴有延迟性出血、尿外渗、感染及脓肿形成等表现。这是由于子弹穿过肾脏可产生放射性或爆炸性能量,其气流冲击作用使软组织呈洞状损坏,其组织破坏程度与发射子弹的速度相关,并易出现延迟性组织坏死。

3.医源性损伤

医源性损伤是指在疾病诊断或治疗过程中发生的肾损伤。如体外冲击波碎石、肾盂输尿管镜、经皮肾镜以及腹腔镜检查或治疗时造成的损伤。常见的医源性肾损伤是肾血管损伤引起的大量出血、肾实质损伤引起的肾周血肿、肾裂伤以及肾脏集合系统损伤引起的尿外渗等。

4.自发性肾破裂

自发性肾破裂是指在无明显外伤情况下突然发生的肾实质、集合系统或肾血管的损伤,临床较罕见。自发性肾破裂的发生往往由肾脏本身病变所致,如巨大肾错构瘤或肾癌、肾动脉瘤、肾积水以及肾囊肿等疾病引起。

(二)发病机制

肾损伤的发生机制和肾损伤的分类密切相关。

对于闭合性肾损伤的患者来讲,直接外力和间接外力引起损伤的机制也有所不同。直接外力引起的闭合性肾损伤是由于肾脏局部承受的压力突然增加导致肾脏移位并撞击邻近骨骼,或肾被膜破裂而产生。间接外力引起的闭合性肾损伤主要是由于肾脏随呼吸正常活动的范围突然加大导致肾脏过度活动而产生。

显而易见,开放性肾损伤的发生就是肾脏直接受到外界创伤的结果。一般认为贯通性肾损伤约80%同时合并多处脏器的损伤。肾损伤的发生机制也与是否发生泌尿系统以外的脏器损伤相关,腹部贯通伤涉及肾脏的占6%~17%。文献报道贯通性肾损伤合并胸腔或腹腔脏器损伤的比例为85%~95%。而贯通性肾损伤的发生与体表受伤的部位相关。当刀刺进入部位在腋前线或腋后线时,肾损伤同时合并其他脏器损伤的仅占12%。

肾蒂血管损伤的发生主要见于开放性肾损伤的患者,但是也有20%左右闭合性肾损伤的患者可以表现为肾血管损伤。国内外的文献报道显示在肾蒂血管损伤的患者中,肾动脉、肾静脉均损伤者占47%,肾静脉损伤者占34%,而肾动脉损伤者仅占19%。

二、诊断与分级

(一)诊断

在肾损伤的诊断中最主要的一项内容就是创伤或外伤史的了解,同时配合全面的体格检查和各种辅助检查对患者进行全面的评估,获得明确的诊断。

1.创伤史

创伤史的了解应该首先考虑患者的受伤程度和病情的危急状况,尽可能在较短的时间内了解外伤或创伤现场的情况,有无体表创伤的发生,体表创伤的部位,深度和利器的种类。无论损伤是来自钝器直接暴力或刀刺贯通伤,根据体表解剖特点,如果受伤部位是从后背、侧腰部、上腹部或下胸部,均可能导致肾损伤。贯通伤的利器或子弹类型等也是询问并记录的重要内容,这不仅可评估损伤程度,也有助于考虑对失去血供组织清创术的范围。如因机动车交通事故所致,需了解机动车车速、伤者是司机、乘客或是行人。高处坠落伤应了解坠落高度及坠落现场地面情况。无论是机动车或高处坠落突然减速致伤,虽然未出现血尿也不能忽略有肾损伤的可能,必须进一步检查以明确有无肾损伤和是否需要外科治疗。

2.临床表现

患者受到各种创伤后的临床表现非常复杂,同时临床表现会随时发生变化,因此在了解创伤史的同时应该掌握其临床表现的特征,做到不延误治疗时机的目的。

(1)休克:患者受到各种创伤后发生的休克分为创伤性休克和失血性休克。创伤性休克是由于创伤后腹腔神经丛受到创伤引起的强烈刺激,导致血管张力下降和心排血量下降出现暂时性血压下降所致,一般情况下经输液治疗后可以获得恢复。而失血性休克是因为肾损伤伴随的大量出血和血容量的减少导致血压下降,需要及时输血补充患者的血容量,并同时采用各种方法止血,迅速达到救治目的。

(2)血尿:尽管血尿被认为是肾损伤最常见,也是最重要的临床表现,但是不能忽略的是有5%~10%肾损伤的患者可以暂时没有血尿的表现。出现肉眼血尿通常预示患者有较严重的肾损伤,但是血尿的严重程度并不完全和损伤机制及肾损伤的程度相关。某些重度肾损伤如肾血管断裂、肾盂输尿管连接部破裂、输尿管断裂或血块阻塞输尿管,可能表现为镜下血尿,甚至无血尿。而在受到创伤前明确有肾脏疾病的患者如肾肿瘤、肾血管畸形、肾囊肿等,有时较轻的创伤也会出现不同程度的血尿。

(3)疼痛:疼痛往往是患者受到外伤之后的第一个症状。一般情况下,疼痛部位和程度与受创伤的部位和程度是一致的。疼痛症状可以由肾被膜下出血导致的张力增加引起,表现为腹部或伤侧腰部的剧烈胀痛等疼痛症状。输尿管血块梗阻引起的疼痛常表现为钝痛。血块在输尿管内移动可导致痉挛,出现肾绞痛症状。肾损伤后出现的肾周血肿和尿外渗通常伴随明显的进行性的局部胀痛,在部分患者可以触及腰部或侧腹部肿块。

如果肾损伤引起的出血仅局限于腹膜后,疼痛症状以腰肌紧张、僵直以及较剧烈的疼痛为主。如果腹膜后血肿或尿液刺激腹膜或后腹膜破裂,血肿进入腹膜腔就会出现明显的腹痛和腹膜刺激征。同时合并腹腔脏器损伤的患者也会表现为明显的腹膜刺激征,但是应该注意的是出现腹膜刺激征并非一定有腹腔脏器损伤。在我国一项 250 例肾损伤中有腰痛症状者占 96%,有腹膜刺激者占 30%,而合并有腹腔脏器损伤者仅占 8.8%。

(4)多脏器损伤:肾损伤合并其他脏器损伤的发生率和创伤部位与创伤程度有关。与肾损伤同时出现的合并伤主要涉及与肾相邻的脏器如肝、脾、胰腺、胸腔、腔静脉、主动脉、胃肠道、骨骼及神经系统等。有合并伤的肾损伤患者其临床表现更为复杂。合并腹腔内脏器损伤者主要表现为急腹症及腹胀等症状。合并胸腔脏器损伤者多表现为呼吸循环系统症状。合并大血管损伤的患者可以表现为失血性休克,合并不同部位骨折及神经系统损伤的患者也会出现相应的临床表现。国内近期多篇报道肾损伤合并其他脏器损伤占 14%~41%,而国外报道明显高于国内,闭合性损伤合并其他脏器损伤者 44%~100%。贯通性肾损伤合并腹腔胸腔脏器损伤者 80%~95%,其中枪伤全部合并其他脏器损伤。

3.体格检查

对所有创伤患者首先应该积极监测各项生命体征的变化。定时监测患者的血压、脉搏、呼吸及意识等。如果患者的收缩压<12.0 kPa(90 mmHg)应该考虑有发生休克的可能。在进行全面体格检查时,注意观察创伤的部位和创伤程度。如果受伤部位在下胸部、上腹部、腰部并伴随有血尿等症状时,应考虑有肾损伤的可能。腰部或腹部触及肿块表明有严重肾损伤和腹膜后出血的可能。对于体表或体内有利器残留的患者,应该观察利器扎入体内的深度,是否伴随有出血或尿液样体液的流出,以及利器是否随呼吸移动等特征。因肾损伤同时合并腹部脏器损伤发生率高达 80%,临床检查时要除外是否合并腹部脏器损伤。对于已经明确有腹部脏器损伤的患者,应该注意有无同时发生肾损伤的可能。

4.尿液检查与分析

对于疑有肾损伤的患者应尽早获取尿液标本进行检测,判断有无血尿的发生。血尿的判断分为肉眼血尿和镜下血尿两种,出现肉眼血尿的患者同时还应该通过血尿的状况,如有无血块等初步判断出血量的多少以及是否需要留置尿管进行膀胱冲洗等。尿液标本收取过程中应该特别注意收集伤后第一次尿液进行检测,因为有些伤者在受伤后第一次排尿为血尿,而之后的几次排尿由于输尿管血块堵塞的原因出现暂时性血尿消失的现象。

5.影像学检查

影像学检查包括腹部平片、静脉尿路造影、计算机断层扫描(CT)、肾动脉造影、超声检查、磁共振成像(MRI)及逆行造影等各种类型检查手段。

(1)B超检查:由于B超检查的普及以及快捷方便的特点,对于怀疑有肾损伤,尤其是闭合性损伤的患者应该尽早进行B超检查。必要时可以反复进行B超检查进行动态对比,目的就是对肾损伤获得早期诊断。由于方便可靠的特点,在肾损伤的影像学检查中B超检查被认为是首选检查手段。

B超检查可以判断肾脏体积或大小的变化,有无严重肾实质损伤的存在,肾血管的血流是否正常等,同时也能够对肾脏有无积水,肿瘤占位等病变作出判断。对造影剂过敏、不能接受X线检查的患者(如妊娠妇女)及有群体伤员时可以作为一种筛查性手段。

(2)腹部平片与静脉尿路造影:腹部平片应包括双肾区、双侧输尿管及膀胱区。在获得腹部平片后应该首先观察骨骼系统有无异常、伤侧膈肌是否增高等泌尿系统之外的变化,及时判断有无多脏器损伤的可能。对于开放性肾损伤的患者,通过腹部平片还可以了解体内有无金属利器,断裂刀具以及子弹或碎弹片的残留。

静脉尿路造影通常采用大剂量造影剂快速静脉推入后连续观察的手段。当静脉尿路造影显示患肾不显影表明功能严重受损,可能为肾损伤严重或肾动脉栓塞,而肾动脉栓塞的可能性约占50%。

(3)CT检查:CT检查对肾周血肿及尿外渗范围的判断能力均优于静脉尿路造影。采用增强扫描可观察肾实质缺损部位、程度,辨别有无肾动脉或分支的损伤和栓塞。采用螺旋CT可更清晰地显示复杂肾损伤的生理解剖学图像。CT检查应包括全腹及盆腔,必要时口服对比剂或灌肠以排除胃肠道的破裂,达到了解腹膜内脏器有无合并伤的目的,为重度肾损伤患者是否能采用非手术治疗提供更多信息,避免过多开放手术导致肾切除的风险,尤其是孤立肾及双肾损伤患者。

CT平扫对创伤部位、深度、肾血管损伤,有无尿外渗及肾功能的判断效果差,常需增强扫描补充。临床经验认为无论是闭合性还是贯通性损伤常常以CT作为首选,减少过多地搬动患者,并能为医师对病情判断提供更快更有价值的信息。

(二)分级

肾损伤的分级在肾损伤的诊断与治疗中意义重大,对肾损伤严重程度的正确评估是制订合理的进一步检查和处理措施的基础。而根据肾损伤的分级判断患者能否进行进一步检查,选择何种治疗手段,最大限度地达到救治患者及保护患肾的目的。

最初肾损伤按其损伤机制进行分类,即分为闭合性损伤及贯通性损伤,其中包括医源性损伤及自发性肾破裂等。肾创伤有多种分类,而其中被广泛接受和使用的分类(表16-1)是美国创伤外科协会提出的。

表 16-1　美国创伤外科协会肾创伤分级

级别	分型	临床表现
Ⅰ	挫伤	肉眼或镜下血尿,其他泌尿系统检查正常
	血肿	无肾实质裂伤的包膜下血肿
Ⅱ	血肿	腹膜后肾周血肿
	撕裂伤	<1 cm 的肾皮质裂伤,无尿外渗
Ⅲ	撕裂伤	>1 cm 的肾皮质裂伤,无尿外渗及集合系统裂伤

续表

级别	分型	临床表现
Ⅳ	撕裂伤	肾皮质、髓质及集合系统全层裂伤
	血管	肾动脉或静脉主干损伤,伴出血
Ⅴ	撕裂伤	肾碎裂
	血管	肾蒂撕脱伤,肾无血供

为了临床诊治的方便,有学者提出肾损伤只分轻度和重度。轻度损伤为肾挫伤、被膜下少量血肿、肾浅表裂伤。重度损伤为肾深层实质裂伤、裂伤深达髓质及集合系统、肾血管肾蒂损伤、肾破碎、肾周大量血肿。并认为轻度损伤占 70%,破碎肾和肾蒂损伤占 10%～15%。也有学者将肾损伤分为轻度、中度、重度。轻度为肾挫伤和小裂伤占 70%,中度为较大裂伤,约占 20%,重度为破碎伤及肾蒂损伤,约占 10%。

然而,这些分级及分类方法只是根据肾脏本身的损伤程度限定的,并不完全反映伤者的整体状况。创伤患者的特点和整体状况密切相关,如肾损伤常常同时合并多脏器的损伤。然而,目前关注更多的问题是对肾损伤的评估应该建立在对患者全身状况正确评估的基础上,尤其是合并多脏器损伤的患者,在进一步的临床检查和治疗过程中常常需要多个科室医师的密切配合。因此,不论何种肾损伤的分级方法都不能替代对患者全身状况的评估。

三、治疗

在肾损伤的临床治疗中,如何选择手术时机和手术方法一直都是泌尿外科医师关注的问题。在决定治疗方式之前,更重要的一点就是需要判断患者是否具有手术适应证。而手术适应证的判断主要是根据患者的创伤史、损伤的种类与程度、送入急诊室后的临床表现及全面检查的结果决定。

(一)急诊救治

实际上,对送入急诊室的创伤患者来讲,临床治疗和检查是同步进行的。通过对血压、脉搏、呼吸及体温等生命体征的监测,需要立即决定患者是否需要输血、输液或复苏处理。在询问创伤史的同时,完成各项常规检查。根据创伤的分类即闭合性或开放性损伤,初步判断患者是单纯肾损伤还是多脏器损伤。对于仅怀疑为单纯肾损伤的患者,应该根据患者有无血尿以及血尿常规检查和 B 超等辅助检查的结果决定患者进一步的治疗计划。如果是多脏器损伤需要与相关科室的医师取得联系,共同决定下一步临床检查的内容和救治方案。

(二)保守治疗

肾脏闭合性损伤的患者 90% 以上可以通过保守治疗获得治疗效果。近年来随着影像技术的进展与普及,尤其是 CT 检查,对闭合性肾损伤患者肾损伤的程度能够获得明确的判断,手术探查发生率明显下降。手术探查往往会出现难以控制的出血而导致患肾切除,因此,需要严格把握手术探查的适应证。一般认为接受保守治疗的患者应该具备以下条件:①各项生命体征平稳;②闭合性损伤;③影像学检查结果显示肾损伤分期为Ⅰ、Ⅱ期的轻度损伤;④无多脏器损伤的发生。

在保守治疗期间应密切观察各项生命体征是否平稳,采取输液,必要时输血补充血容量和维持水电解质平衡等支持疗法,并给以抗生素预防感染。注意血尿的轻重腹部肿块扩展及血红蛋白、血细胞比容的改变。患者尿量减少,要注意患者有无休克或伤后休克期过长发生急性肾衰竭可能。患者有先天性畸形或伤前有病理性肾病如先天性孤立肾,对侧肾有病理性肾功能丧失而发生肾血管栓塞,尿路血块梗阻等均可导致尿量减少或无尿。必要时进行影像学检查或复查,随时对肾损伤是否出现进展或并发症进行临床判断和救治。在观察期间病情有恶化趋势时应及时处理或手术探查。

接受保守治疗的患者需要绝对卧床 2 周以上,直到尿液变清,并限制活动至镜下血尿消失。因伤后损伤组织脆弱,或局部血肿,尿外渗易发生感染,因此往往在伤后 1～3 周内因活动不当常可导致继发出血。

(三)介入治疗

随着血管外科介入治疗的发展,越来越多的肾损伤患者可以通过介入治疗获得明确的效果。当肾损伤合并出血但血流动力学平稳,由于其他损伤不适宜开腹探查或延迟性再出血,术后肾动静脉瘘及肾动脉分支损伤,均可采用选择性动脉插管技术,在动脉造影的同时栓塞出血的肾动脉。由于介入治疗失败后还存在外科治疗的可能,因此对暂时不具备外科治疗适应证,同时存在出血风险的患者可以考虑进行血管造影及介入治疗。目前介入治疗可以达到超选择性血管栓塞的效果,对止血以及保护肾功能都具有临床意义。介入治疗尤其适用于对侧肾缺如,或对侧肾功能不全的肾损伤患者。肾损伤患者介入治疗后需要卧床休养和观察,在此期间一旦病情发生变化需要外科治疗时应该积极准备下一步外科治疗的实施。

(四)外科治疗

对于肾损伤患者,在决定外科治疗时应该考虑的几个问题是该患者是否需要手术治疗,手术治疗的目的是外科探查还是目标明确的肾修补术。在外科治疗之前一定要明确对侧肾脏的状况,同时要告知患者及其家属伤侧肾脏有切除的可能。因为不论是手术探查还是肾修补术,手术前都很难判断伤侧肾脏的具体情况,必要时术者需要术中和向患者家属交代病情,决定手术方式。

1.外科探查

外科探查主要见于下列几种状况。

(1)难以控制的出血:由于肾外伤导致大量的持续性显性出血或全身支持疗法不能矫正休克状态的患者,应立即手术止血挽救生命。可以在手术中进行静脉尿路造影了解双肾功能。

(2)腹部多脏器损伤:腹部脏器损伤是手术适应证。肾损伤往往伴有腹部多脏器损伤。腹部多脏器损伤采用 CT、超声波等综合诊断后可以进行手术,同时探查肾损伤状况。

(3)大量尿外渗:尿外渗是由于肾损伤导致肾脏集合系统包括肾盂、输尿管连接部损伤断裂所致。少量的尿外渗大部分可以自然愈合,大量的尿外渗可形成尿性囊肿,若继发感染后导致脓肿及肾出血。肾损伤后出现大量尿外渗的患者,应该积极进行手术探查尽早修补集合系统的损伤。

2.外科探查原则

(1)外科探查前或打开腹膜后血肿前未做影像学检查者,应手术中行大剂量静脉尿路造影,了解肾损伤严重程度和对侧肾功能。对侧肾脏有病理性改变及先天缺如者应尽力保留伤肾。对侧肾功能正常者原则上也须尽力保留,不能轻易切除伤肾。

(2)在打开后腹膜清除肾周血肿暴露肾脏前必须控制肾脏的血液循环,以避免出现难以控制的出血而导致生命危险及患肾切除。

（3）探查时肾血管控制温缺血时间不应超过 60 分钟，如超时需用无菌冰降温并给予肌苷以保护肾功能的恢复。

（4）暴露整个肾脏并仔细检查肾实质、肾盂、输尿管及肾血管，并评估损伤程度，注意有无失去活力组织及尿外渗。

（5）需彻底清创，尤其是因枪伤所致的肾损伤。清除因子弹爆炸效应出现的组织缺血坏死，可减少术后感染、出血及高血压等并发症。

（6）腹膜后留置导管引流。因肾损伤常累及集合系统，术后尿外渗及渗血可经引流管导出，避免术后尿性囊肿及感染等并发症。

3.外科探查手术入路

（1）急性肾创伤的手术探查最好采取经腹途径，以便探查腹腔脏器和肠管。通常取剑突下至耻骨的腹正中切口，此入路能在打开肾周筋膜清理血肿前较易游离并控制双肾的动脉及静脉。

（2）迅速进入腹腔，在出血不严重时探查腹腔脏器并可修补。在探查肾脏之前，如有必要，应先对大血管、肝脏、脾脏、胰腺和肠管创伤进行探查及处理。当出血证实主要来自肾脏应尽快暴露肾血管及肾脏控制出血。

（3）由于腹膜后有大量血肿使正常解剖关系破坏变形，需仔细辨别标志。可提起小肠暴露后腹膜，在肠系膜下动脉、主动脉前壁向下剪开后腹膜。血肿过大难以辨认主动脉时可以肠系膜静脉作为标志，祛除血肿找到主动脉前壁向下剪开后腹膜。

（4）从左肾静脉与下腔静脉连接处提起左肾静脉较易暴露双侧肾动脉和腹主动脉。游离双肾的动脉静脉，注意约 25% 患者双侧有多个肾动脉而 15% 患者有多个肾静脉。多个肾静脉者约 80% 发生在右侧肾脏。

（5）将游离的肾脏血管分别用橡皮带提起或用无损伤血管钳夹住。确保肾血管已得到控制后，提起伤肾侧结肠，剪开侧腹膜并打开肾周筋膜清理肾周血肿并完全暴露肾脏，观察肾损伤程度及范围。也可分别从升结肠或降结肠外侧腹膜处剪开上至肝区或脾区，将结肠推向中线，暴露肾脏血管。

4.肾修补缝合术和肾部分切除术

当肾裂伤比较局限时可行肾脏修补缝合术控制出血。在肾上缘或下缘有严重裂伤也可采用肾部分切除术。在控制肾血管及暴露肾脏之后，剥离肾包膜并尽可能保留肾包膜，锐性清除破碎及无活力组织。肾创伤断面有撕裂肾盏或肾盂及较大血管可用蚊式钳夹住并以 4-0 号可吸收铬制线间断缝扎关闭破碎集合系统及止血。再以 2-0 号铬制缝线通过肾包膜贯穿褥式缝合裂开肾实质，以游离的包膜遮盖肾裂伤处，避免术后出血。结扎缝线时应松紧适度，于裂伤及缝线处置垫备好的脂肪或吸收性明胶海绵，避免结扎缝线用力过度，撕裂肾实质。包膜短缺也可用带蒂网膜或邻近裂伤处腹膜遮盖创面并缝合止血。网膜中间切开勿损伤主要血管。将其网膜片由外侧裹向前方，可用 1-0 号可吸收肠线绑扎数道避免大网膜滑脱。开放肾循环观察无出血后，冲洗伤口并腹膜后留置引流管一根，缝合伤口。大网膜包裹伤肾，取材方便，能增加伤肾血供，可促进其恢复。

肾损伤后的修复技术可影响损伤的愈合。过多的缝合肾实质可能导致局部压迫性坏死，破坏肾实质的结构。因此尽可能缝合肾包膜而少缝肾实质。包膜不够时可用腹膜或大网膜移植皮片或特殊结构网套（聚乙醇酸网）包绕肾脏。应用该网套 60 天可完全吸收。肾被膜重建完整而用肠线缝合 3 个月仍有肠线残留且伴炎性反应。因此采用合成缝线较铬制肠线更佳。

5.肾切除术

术中发生难以控制的出血,肾蒂损伤,集合系统断裂无法修复与吻合,或肾栓塞时间过长,功能难以恢复时,在对侧肾功能良好的情况下可考虑肾切除术。以肾蒂钳双重钳夹肾蒂,剪断肾蒂血管,用10号丝线双重结扎及缝扎肾蒂血管,钳夹及剪断上段输尿管,以7号丝线结扎输尿管远端。切除伤肾后清除血肿并冲洗肾窝,如止血充分可不置引流管。如放置引流可于术后1~3天祛除。

6.肾切除术的适应证

肾创伤修补术受很多因素影响。体温低、凝血功能差的病情不稳定患者,如果对侧肾脏功能良好则不应冒险进行肾修补术。如前所述,24小时内有计划的紧急处理(包扎伤口、控制出血和纠正代谢和凝血异常)为治疗提供了选择机会。对于广泛肾创伤,如行肾修补术危及患者生命时,应立即采取完整肾切除术。Nash和同伴回顾由于肾创伤行肾切除术的病例时发现,77%的肾切除是因为肾实质、血管创伤和严重的复合伤,其余的23%是在肾修补术中因血流动力学不稳定而被迫施行肾切除术。

7.肾损伤外科治疗术后观察要点

(1)注意观察生命体征,包括血压、脉搏、体温、尿量、尿颜色、伤口出血、血红蛋白、血细胞比容等变化,必要时可用止血药物。

(2)保持卧床2周以上,直到尿液变清。

(3)引流管无血性液体或尿外渗等分泌物排出可于术后5~10天祛除。

(4)采用抗感染治疗一个月。

(5)定期检测肾功能及影像学检查。

(6)观察可能发生的并发症如延迟性出血,局部血肿,尿性囊肿,脓肿形成及高血压等,必要时应用超声及CT检查。根据不同情况选用穿刺引流,选择性肾动脉栓塞或再次手术肾切除等方法治疗。

(五)医源性损伤的救治

在医源性损伤的救治过程中,及时明确诊断非常重要。由于医源性损伤主要是由于各种腔镜操作不当引起,因此规范化的腔镜操作是预防医源性损伤的唯一途径。一旦发生医源性损伤,应该及时进行治疗,以免延误最佳治疗时机。

1.肾血管损伤引起的大量出血

腔镜操作引起肾血管或腔静脉损伤并继发的大量出血往往来势迅猛,突然之间腔镜的视野全部被出血掩盖。这时就需要迅速判断可能的出血部位。经过迅速腔内处理仍然达不到止血效果时应该及时改开放手术,在清晰的视野下完成损伤血管的修复手术。腹腔镜操作引起肾静脉或腔静脉损伤的另一个特点是由于气腹的高压状态,即使发生了损伤也有可能无明显的出血。当解除或降低气腹压力后,才能表现出明显的出血。对于这类状况最好的处理也是及时发现出血,可以在降低气腹压力后再次观察,或及时观察引流管的引流液,一旦确认有活动性出血应该积极处理。

2.肾周血肿、肾裂伤或尿外渗

腔镜操作引起的肾周血肿、肾裂伤或尿外渗一般通过手术中的缝合处理都能够达到救治的目的,但是需要引起重视的是手术后应该按照肾外伤的处理原则观察引流液的状况、必要的卧床休息和追加的抗感染治疗。

四、并发症

(一)尿外渗和尿性囊肿

国外报道闭合性肾损伤尿外渗发生率为 2%～18%,而贯通伤为 11%～26%。未处理的尿外渗一般伤后 2～5 天可在腹膜后脂肪组织蓄积,随着尿液蓄积增多,周围组织纤维化反应,形成纤维包膜或囊壁而成尿性囊肿。尿性囊肿可在伤后数周内形成,也可在数年后形成,尿外渗或尿性囊肿的出现表明肾的集合系统损伤,也可能因血块、输尿管壁及周围血肿压迫导致尿液引流不畅而外渗。持久的尿外渗可以导致尿囊肿、肾周感染和肾功能受损。这些患者应早期给予全身抗生素治疗,同时严密观察病情。在多数情况下,尿外渗会自然消退。如果尿外渗持续存在,那么置入输尿管支架常常可以解决问题。尿性囊肿可采用在超声或 CT 引导下的穿刺引流,将 22 号穿刺针,经腰部皮肤进入囊腔,抽取液体标本做常规检查、培养,用扩张器逐个扩张通道致使 F12～F16 导管等进入囊内,排空渗出的尿液。长期引流尿液不能减少或消失,应考虑损伤严重或远端输尿管有狭窄或梗阻因素。尿性囊肿长期刺激和梗阻可使肾周组织纤维化,影响肾脏功能,当肾已失去功能,破坏严重,在对侧肾功能良好情况下可考虑肾切除术。

(二)延迟性出血

迟发的肾脏出血在创伤后数周内都有可能发生,但通常不会超过 3 周。最基本的处理方法为绝对卧床和补液。迟发性出血的处理应该根据患者全身状况,出血严重程度及影像学检查结果而定,大量出血危及生命应急诊手术。如果表现为持续性的出血,可以进行血管造影确定出血部位后栓塞相应的血管。

(三)肾周脓肿

肾创伤后肾周脓肿极少发生,但持续性的尿外渗和尿囊肿是其典型的前兆。肾周脓肿可有急性及慢性表现两种。急性表现可在伤后 5～7 天出现高热、腰背疼痛、叩击痛,甚至腹胀、肠梗阻症状。慢性特点仅表现为低烧、盗汗、食欲下降、体重下降,出现感染迹象时应特别注意有可能发生继发性出血。其诊断主要根据超声与 CT 检查。

早期可以经皮穿刺引流,必要时切开引流。应注意肾周脓肿往往是多房性,当引流不畅时,应手术将其间隔破坏,保证引流通畅,或切除已破坏的肾脏。根据感染细菌类型及敏感性选用相应抗生素控制感染。

(四)肾性高血压

创伤后早期发生高血压很少有报道,多数患者出现肾损伤后高血压一般在伤后一年内。然而临床发现有早在伤后 1 天内就有高血压表现,也有在 20 年后才出现高血压。创伤后发生肾性高血压的机制为:①肾血管外伤直接导致血管狭窄或阻塞;②尿外渗压迫肾实质;③创伤后发生的肾动静脉瘘。在以上因素的作用下,肾素-血管紧张素系统由于部分肾缺血而受到刺激,进而引起高血压。

(付邦国)

第十七章 血管外科疾病

第一节 颈动脉狭窄

颈动脉是血液由心脏通向脑和头颅其他部位的主要血管,颈动脉狭窄(carotid artery stenosis,CAS)多是由于颈动脉的粥样斑块导致的颈动脉管腔的狭窄性病变甚至可能逐渐发展至完全闭塞性病变。颈动脉狭窄性病变和脑缺血性卒中的关系非常密切。脑卒中目前已经成为继心肌梗死和恶性肿瘤的第三大致死性疾病。在缺血性脑卒中患者中,近 1/3 的发生与颅外颈动脉病变尤其是颈动脉狭窄有关。颈动脉狭窄造成的脑卒中包括以下几方面:一是严重的狭窄造成的直接脑灌注减少;二是颈动脉粥样斑块脱落或斑块破裂形成的微血栓脱落(图 17-1)。

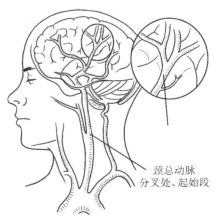

颈总动脉
分叉处、起始段

图 17-1 颈动脉狭窄的好发部位

一、解剖和生理

颈动脉与颈静脉、迷走神经一起被包围在颈动脉鞘内,颈动脉分为颈总动脉、颈外动脉和颈内动脉,颈总动脉是主干,颈内动脉和颈外动脉是其发出的分支。左颈总动脉直接起源于主动脉弓,右颈总动脉与右锁骨下动脉共起源于无名动脉。两侧颈总动脉发出后经过胸锁关节后方,沿气管和喉外侧上升,在甲状软骨上缘分出颈内、外动脉。颈内动脉在外后侧继续上行,经颅底颈动脉孔入颅内。颈动脉在颈部的特点为垂直上行,颅外一般没有分支,是目前颈动脉外科治疗中最常涉及的区域。颈外动脉走行于颅内动脉的前内侧,其在颈部发出甲状腺上动脉、舌动脉、面动脉、枕动脉、耳后动脉和咽动脉。颈动脉窦是位于颈内动脉起始处的膨大部分,窦壁有压力感受器,受刺激后可引起反射性心率减慢、血管扩张和血压降低,颈动脉球是颈动脉分叉处后方一椭圆形小体,属化学感受器,是血液中 CO_2 浓度感受器。在颈动脉鞘内,颈动脉位于颈总动脉外侧,迷走神经位于颈总动脉与颈内静脉中间后侧。在颈动脉鞘下缘及深处有副神经、舌下神经、交感神经干通过。

二、病因

(1)主要病因:颈动脉狭窄的病因主要有动脉粥样硬化、大动脉炎及纤维肌性发育不良等,其他病因如外伤、动脉迂曲、先天性动脉闭锁、肿瘤、夹层、动脉炎、放疗后纤维化等较少见。

(2)常见病因:在西方,约90%的颈动脉病变是由动脉粥样硬化所致。在我国,除动脉粥样硬化外,大小动脉炎也是颅外颈动脉狭窄的常见病因。

(3)动脉粥样硬化所致的颅外颈动脉狭窄多见于中、老年人,常伴存着多种心血管危险因素。

(4)动脉粥样硬化狭窄在颈动脉系统最好发的部位为颈总动脉分叉处,其次为颈总动脉起始端,此外还有颈内动脉虹吸部、大脑中动脉及大脑前动脉等部位。

(5)头臂型大动脉炎造成的颈动脉狭窄多见于青少年,尤其是青年女性。

(6)损伤或放射引起的颅外颈动脉狭窄,发病前有相应的损伤或接受放射照射的病史。

三、发病机制

动脉狭窄理论和微栓塞理论是目前关于颈动脉斑块如何诱发脑梗死的发病机制的两种理论观点。

(一)动脉狭窄理论

该理论认为,颈动脉硬化狭窄导致了血流动力学改变,颈动脉血流减少,导致大脑相应部位的低灌注。也就是说,由于颈动脉病变导致的机械性狭窄引起脑血流灌注缺乏、脑组织缺血而发生脑卒中,外科干预的目的就是解除机械性梗阻。

(二)微栓塞理论

有人观察到,一侧颈动脉即使完全梗阻,某些患者也没有引发神经症状。这是由于人的颅颈部血管的侧支循环非常丰富,只要侧支循环建立及时,依靠完善的自我调节机制,某些颈动脉完全闭塞的患者可以长期处于相对稳定的状态。1955年,Millikan报道来自颈动脉的栓子可以导致短暂性脑缺血发作,当动脉粥样斑块发生溃疡病变时,此处常聚集血小板,形成血栓,血栓脱落可形成脑梗死。斑块下出血引起斑块破裂也可致斑块脱落,导致脑卒中。

目前,关于这两种机制何者更占优势的问题尚存在争议,但多数认为斑块狭窄度、斑块形态学特征均与脑缺血症状之间密切相关,两者共同作用诱发神经症状,而狭窄度与症状间关系可能更为密切。

临床上一般通过测定颈动脉狭窄度和斑块形态学这两个指标对脑卒中的风险进行评价。狭窄度是目前制定颈动脉狭窄外科干预的主要依据,因其为评价斑块危险程度的最主要指标。国际上常用的测定方法有两种,即北美有症状颈动脉内膜切除术试验协作组(North American Symptomatic Carotid Endarterectomy Trial Collaborators,NASCET)标准为(B－A)/B×100%;欧洲颈动脉外科试验协作组(European Carotid Surgery Trial Collaborators Group,ECST)标准为(C－A)/C×100%,式中 A 为狭窄处残留管腔内径或彩色血流宽度,B 为狭窄远端正常动脉管腔内径或彩色血流宽度,C 为狭窄处原血管内径。推荐采用北美有症状颈动脉内膜切除术试验协作组标准:轻度(0~29%)、中度(30%~69%)、重度(70%~99%)。

斑块形态学:斑块溃疡和斑块下出血是颈动脉斑块两个重要的形态学特征。低回声斑块易诱发脑梗死症状,有溃疡的斑块也属危险病变,斑块的钙化程度也是反映局部斑块稳定性的一个标志。

四、临床表现

部分轻至中度颈动脉狭窄患者可无临床症状。对于临床出现与狭窄相关的症状者,称为"症状性颈动脉狭窄",临床表现主要与血管狭窄导致的脑缺血相关。

(1)颈动脉狭窄引起脑部缺血:可表现为单眼失明或黑蒙、单侧肢体或偏侧肢体无力、麻木、语言障碍、偏盲、霍纳综合征等。

(2)临床最为常见的体征是颈动脉区域的血管杂音。

(3)一般认为,根据症状持续时间把颈动脉狭窄引出的脑缺血分成 4 种类型。①短暂脑缺血发作(transient ischemic attacks,TIA):只突然发生了局灶神经功能障碍,症状持续时间小于24 小时,不遗留神经系统症状。②可逆性神经功能缺损(reversible ischemic neurologic deficit,RIND):类似卒中的神经功能障碍较轻,往往在 3 周内完全恢复。③进展性卒中(stroke in evolution,SIE):卒中症状逐渐发展、恶化。④完全性卒中(complete stroke,CS):突然出现卒中症状,快速进展恶化,之后症状持续存在,症状时轻时重。前两型均为可逆性,经积极及时的治疗预后较好;后两型则为不可逆性脑梗死,预后较差。

(4)短暂性脑缺血发作(TIA):是脑暂时性的血液供应不足。①表现为突然发生的,持续几分钟至几小时的某一区域脑功能的障碍,可在 24 小时内完全恢复正常。如:一侧上、下肢瘫痪,无力,轻度感觉减退或异常,失语,有时因眼动脉缺血而出现一侧视力障碍、眼痛。②发作频率因人而异,可 24 小时发作数十次,也可以几个月发作一次,每次发作的临床表现大多相似。可能是由于同一脑动脉供应区的反复缺血所致,缺血的原因大多认为和脑小动脉的微栓、血管痉挛有关,栓子破碎溶解后,缺血症状即得到改善。③未经治疗的短暂性脑缺血发作患者部分可以发展成为脑梗死,导致严重的功能障碍。短暂性脑缺血发作短期内多次发作,是发生严重脑梗死的警报。因此,及时诊断和治疗短暂性脑缺血发作是预防脑梗死的重要手段。

(5)亚临床卒中:从英文名字中我们可以看到对这一类型卒中的定义有一个认知的过程。最早定义为静止性卒中,往往指临床上无症状,只是在其他检查中发现有脑梗死迹象,如"腔隙性脑梗死"。然而,实际上静止性卒中并不是不带来任何临床症状,它可以直接影响到人们的思维、情绪和性格,或称为血管性认知能力障碍。

五、辅助检查

(一)多普勒超声检查

多普勒超声检查是目前首选的无创性颈动脉检查手段,不仅可显示颈动脉的解剖图像,进行斑块形态学检查,如区分斑块内出血和斑块溃疡,而且还可显示动脉血流量、流速、血流方向及动脉内血栓等。整段颈动脉狭窄程度的准确性在95%以上,是重要的筛查手段和干预后随诊评估手段。

(二)经颅多普勒超声检查

经颅多普勒超声检查是另一项无创检查手段。可以检测颅内外动脉的病变,观察血流动力学改变,临床符合率在90%以上。

(三)磁共振血管造影

磁共振血管造影(magnetic resonance angiography,MRA)是一种无创性的血管成像技术,能清晰地显示颈动脉及其分支的三维形态和结构,并且能够重建颅内动脉影像,对诊断确定方案极有帮助。MRA的突出缺点是缓慢或复杂的血流常会造成信号缺失,夸大狭窄度。

(四)CT血管造影

CT血管造影(computer tomography angiography,CTA)是经血管注射对比剂,当循环血中或靶血管内对比剂浓度达到最高峰期间进行容积扫描,然后再行处理,获得数字化的立体影像。CTA已广泛应用于诊断颈动脉狭窄,可以作为术前诊断和制订治疗方案的重要依据,在某种程度上已有取代血管造影的趋势。

(五)数字减影血管造影(DSA)

尽管无创伤性影像学检查手段越来越广泛地应用于颈动脉病变的诊断,但DSA仍被认为是整段颈动脉狭窄的金标准。颈动脉狭窄的DSA检查应包括主动脉弓造影、双侧颈动脉选择性正侧位造影、颅内段颈动脉选择性正侧位造影。DSA可以详细评价病变的部位、范围、程度以及侧支形成情况(图17-2)。

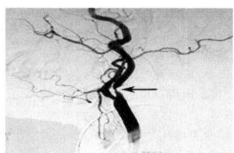

图17-2 颈内动脉狭窄

六、诊断要点

(一)颈动脉狭窄的高危因素和高危人群

年龄>60岁的男性,有长期吸烟史、肥胖、高血压、糖尿病、高血脂和高同型胱氨酸血症等多种心脑血管疾病的危险因素也是颈动脉硬化狭窄的高危因素。动脉硬化是一种全身性疾病,缺血性脑卒中(特别是TIA)患者、肢体动脉硬化闭塞患者、冠心病患者及体检时发现颈动脉血管杂音的患者均是颈动脉硬化狭窄的高危人群。

(二)颈动脉狭窄的影像学诊断

影像学检查是明确颈动脉狭窄诊断的重要依据,通常情况下,多普勒超声是最好的筛选手段,而CTA则可以用于诊断和治疗策略的选择。通常颈动脉狭窄的影像学诊断包括多普勒超声检查、经颅多普勒超声检查、磁共振血管造影、CT 血管造影、数字减影血管造影等。

(三)颈动脉狭窄患者的临床评价

动脉粥样硬化所致的颈动脉狭窄患者临床评价包括以下内容：①危险因素的评价；②心脏检查；③周围血管检查；④脑功能评价要有专职神经内科医师参与，应包括系统的神经系统体检和颅脑影像学检查。神经系统体检包括意识状态、脑神经、运动、感觉和协调性试验等方面。颈动脉狭窄程度分级方法通常参照 NASCET 或 ECST 标准：轻度(0～29%)、中度(30%～69%)、重度(70%～99%)。颅脑影像学检查包括颅脑 CT 和 MRI。

七、治疗

目前对于经颈动脉狭窄的治疗方法在于改善脑供血、纠正和缓解脑缺血的症状；预防 TIA 和缺血性脑卒中的发生。大致包括非手术治疗、手术治疗和介入治疗。

(一)非手术治疗

非手术治疗是基本的治疗方法，主要采用药物治疗预防控制动脉硬化高危因素，降低缺血性脑血管疾病的发生率。很好地控制现患的疾病，如高血压、糖尿病、高脂血症及冠心病等。非手术治疗包括以下几方面。

(1)减轻体重。

(2)戒烟。

(3)限制酒精摄入。

(4)抗血小板凝聚治疗：大型临床试验证实，抗血小板聚集药物可以显著降低脑缺血性疾病的发生率，临床上常用的药物为阿司匹林、氯吡格雷、西洛他唑等。

(5)改善脑缺血的症状。

(6)抗凝血治疗：低分子量肝素用于预防 TIA 和缺血性脑卒中的研究已有报道。

(7)他汀类药物：可起到降低血脂水平、恢复内皮功能和稳定斑块的作用。对无禁忌证患者应给予他汀类药物，无脂质代谢紊乱的患者亦能获得益处。

(8)应常规给予定期的超声检查，动态监测病情的变化。

(二)外科手术治疗

颈动脉狭窄标准的手术方式为颈动脉内膜切除术(carotid endarterectomy，CEA)，已经被多数临床研究证明是治疗颈动脉狭窄安全、有效的手段，可以有效地预防和降低脑卒中的发生。动脉粥样硬化斑块通常仅局限于颈动脉分叉近端和远端数厘米处，这是适宜手术的部位，为颈动脉内膜提供了可能。手术治疗的目的是预防脑卒中的发生，其次是预防和减缓 TIA 的发作。

欧美关于颈动脉内膜切除术的临床试验结果证实：①CEA 治疗对有症状的颈动脉狭窄疗效优于内科药物治疗。颈动脉狭窄度为 70%～99% 的患者行 CEA，可明显获益；②狭窄度为 0～29% 的患者 3 年内发生脑卒中的可能性很小。CEA 的危险性远远超过获益，不宜行 CEA；③狭窄度为 30%～69% 的患者初步认为不宜行 CEA，但有待进一步验证。

1.颈动脉内膜切除术的适应证

(1)绝对指征：6 个月内一次或多次短暂性脑缺血发作，且颈动脉狭窄度≥70%；6 个月内一次或多次轻度非致残性脑卒中发作，症状和体征持续超过 24 小时且颈动脉狭窄度≥70%。

(2)相对指征：无症状性颈动脉狭窄度≥70%；有症状性狭窄度 50%～69%；无症状性颈动

脉狭窄度<70%,但血管造影或其他检查提示狭窄病变处于不稳定状态。

2.手术方法

全身麻醉和局部麻醉后,做胸锁乳突肌前缘切口。游离动脉后,颈动脉窦用1%利多卡因浸润封闭以防颈动脉窦反射,注意避免损伤舌下神经、迷走神经、面神经下颌缘支,全身肝素化后,分别阻断颈内动脉、颈外动脉和颈总动脉。纵行切开颈总动脉和颈内动脉,颈内动脉远端切开超过狭窄平面,测颈动脉残端反流压≤4.0 kPa(30 mmHg),应放置颈动脉转流管,剥离并切除内膜斑块,颈内动脉远端切断的内膜可间断固定3~4针,以防术后出现夹层产生内膜活瓣影响血流,用肝素盐水(12 500 U肝素:500 mL生理盐水)冲洗内腔后,颈动脉偏细者采用颈动脉人工血管补片,术后沙袋压迫切口1小时协助止血,8小时后开始抗凝血治疗。术后控制血压在术前水平范围的10%左右。使用甘露醇、地塞米松减轻脑水肿。

3.手术的并发症

脑卒中、死亡、脑神经损伤、伤口血肿感染、术后高血压、术后高灌注综合征等,心肌梗死、低血压的发生率很低。

(三)介入治疗

颈动脉狭窄血管成形和支架植入术(carotid angioplasty and stenting,CAS)的成功率在80%~90%,使用脑保护装置实施颈动脉血管支架成形术需要经验丰富的术者,良好的器械设备和正确适当的患者选择。

1.适应证

(1)充血性心力衰竭和/或各种已知的严重左心功能不全。

(2)6周内需行开胸心脏手术。

(3)近期的心肌梗死史(4周以内)。

(4)不稳定型心绞痛。

(5)对侧颈动脉阻塞。

(6)继发于肌纤维发育不良的颈动脉狭窄。

(7)特殊情况:①对侧的喉返神经麻痹;②颈部放疗史和颈部根治术后;③CEA术后再狭窄;④外科手术难以显露的病变,颈动脉分叉位置高/锁骨平面以下的颈动脉狭窄;⑤严重的肺部疾病;⑥年龄>80岁;⑦患者拒绝行CEA术或颈动脉经皮腔内血管成形术。

2.介入治疗方法

术前3~5天给予抗血小板准备,术中常规监护,视病情采用局部麻醉和全身麻醉,一般情况下均采用局部麻醉,右股动脉穿刺成功后植入8F鞘,全身肝素化后行主动脉弓上造影及颈动脉,锁骨下或椎动脉造影,评估造影结果,确认所要进行治疗的血管是患者症状的血管,撤出造影管,将导引管放入患侧颈总动脉,在路线图(Roadmap)下将过滤伞通过狭窄处到达远端正常血管,至少距离正常血管处4 cm;释放保护伞后,在过滤伞微导丝的同一轨道上将所选定的支架跨过狭窄部位,透视下将支架安放在选定部分;如支架扩张不满意,可选取合适球囊行后扩张,使支架能充分扩张到和狭窄远端正常需要血管直径接近(大致即可,因支架术后还有自膨功能),回收保护伞。术后常规给予低分子量肝素钠0.4 mL肌内注射,每12小时一次,疗程3天。同时口服氯吡格雷及阿司匹林抗血小板治疗。术后3个月任选一种抗血小板治疗至少6个月以上,严密随访。还有经肱动脉和经颈动脉途径实施CAS的方法。

3.介入治疗并发症

穿刺部位血肿、假性动脉瘤、急性脑梗死、过度灌注性损伤、动脉夹层、血管痉挛、心动过缓、高血压或低血压等。

（范胜家）

第二节　锁骨下动脉狭窄

锁骨下动脉狭窄是指动脉硬化或动脉炎症造成锁骨下动脉管腔变细，影响远端血流，一般最容易发生在双侧锁骨下动脉的起始部位，往往都在分出椎动脉之前。锁骨下动脉盗血是指由于锁骨下动脉近端狭窄或闭塞，其远端供血由椎动脉自上而下反向流动，经 Willis 环"盗取"颅内血液供给上肢，导致脑缺血，主要表现为椎-基底动脉供血不足。

一、病因

动脉粥样硬化是头臂动脉疾病最常见的病因，动脉管腔直径狭窄率超过 75％称为重度病变，管腔内深的溃疡型斑块和血栓也被列入重度病变范畴。动脉粥样硬化病变可为单发或多发，可累及单支或多支血管，由于左锁骨下动脉是由主动脉弓直接发出，所以病变多位于左侧。感染性疾病（梅毒、结核等）可导致头臂动脉的动脉瘤样退行性改变，最常见于锁骨下动脉。多发性大动脉炎常同时累及头臂动脉三分支，好发于各支动脉起始段，其病程可分为急性炎症期和血管损伤硬化期。炎症病程逐渐出现动脉壁的纤维化增厚，当病程进展导致多支血管闭塞时可表现为明显的椎-基底动脉供血不足症状。同时先天性动脉畸形（主动脉弓狭窄，锁骨下动脉发育不良），外伤以及牵涉到锁骨下动脉的血管手术、放射性血管损伤、动脉瘤和夹层等也是常见病因。锁骨下动脉闭塞后，在基底动脉和锁骨下动脉之间存在着一种逆向压力差，当压力差相当于体循环收缩压的 10％时，椎动脉血液停止并逆流向锁骨下动脉，以至于不仅上肢而且脑部供血有不同程度的下降。

二、解剖和生理

锁骨下动脉右侧起自头臂干，左侧起自主动脉弓，出胸廓上口弯向外，在锁骨与第 1 肋之间通过，到第 1 肋外缘处移行为腋动脉。以前斜角肌为标志，将其分为 3 段：第 1 段位于前斜角肌的内侧，越过胸膜顶前方，其前面的内侧有迷走神经，外侧有膈神经越过；第 2 段位于前斜角肌后方，其上方紧靠臂丛，下方为胸膜顶；第 3 段为前斜角肌外侧缘至第 1 肋外侧缘之间的部分，其外上方有臂丛、前方为锁骨下静脉。

三、病理生理

动脉粥样硬化是最常见的闭塞性病因，极少数属于先天性，罕见于胸部外伤、无脉症、巨细胞动脉炎、栓塞或瘤栓。

（一）动脉粥样硬化性

锁骨下或头臂干粥样硬化常同时在颅外颈部其他血管也有同样的损害。如一组 168 例患者中，经血管造影证实，80％同时存在着颈总、颈内、颈外或椎动脉损害。另一组 74 例成人患者中，37 例（50％）同时有其他颈部血管损害，并以颈内动脉者最常见，这是由于动脉粥样硬化是一种全身性血管损害的缘故。

（二）先天性

Pieroni 报道一例经血管心脏 X 线造影证实的先天性锁骨下动脉盗血，该例锁骨下动脉近心段闭锁。先天性患者常同时有心血管缺陷，即本综合征如发生在主动脉弓左位或主动脉弓有缩窄时，则同时多存在着动脉导管未闭和室间隔缺损；如为主动脉弓右位，则常有法洛四联症。主动脉弓为右位，亦可见主动脉弓正常，锁骨下动脉呈局限性发育不良、闭锁或孤立。罕见的报道还有双侧锁骨下动脉近心段发育不良，同时有主动脉缩窄而出现双侧盗血者。

（三）医源性

有报道对 12 例法洛四联症施行 Blalock Taussig 手术时，当将锁骨下动脉近心段和肺动脉吻合后，血管造影证实有"锁骨下动脉盗血"；其中 7 例出现了基底动脉供血不足的症状。此外，由于右锁骨下动脉起于主动脉，且并行于食管的后面，对患畸形性吞咽困难者进行血管手术矫正时，也能引起本综合征。

（四）外伤性

车祸使胸部受伤，在锁骨下动脉上，椎动脉起始处的近心侧发生挫伤性血栓形成，从而导致本综合征。

（五）其他

如风湿性心脏病并发左锁骨下动脉第一段栓塞，无脉症，转移性癌栓和巨细胞动脉炎。

四、病因与发病机制

（一）"盗血"是虹吸作用所引起

在正常生理情况下，颅内动脉的动脉压低于主动脉弓或其分支的压力，以保持正常的颅内供血。当这种压力梯度发生颠倒，血液则可由头部向心脏方向逆流或流往上肢。"锁骨下动脉盗血"就是由于病变使锁骨下动脉的压力低于基底动脉的结果。动物实验发现，当急性闭塞犬的右锁骨下动脉近心侧时，引起右椎动脉血流逆行，这种血流逆行取决于全身血压和右椎-锁骨下脉联结处的血压差，当血压差增加时，即引起血流逆行。

（二）引起锁骨下动脉盗血的因素

在锁骨下动脉或头臂干近心侧有闭塞，但并不都发生"盗血"现象。产生椎动脉血流逆行，要有许多生理或解剖上的因素，其中最重要的是锁骨下动脉狭窄的程度，这在有盗血的患者，其两上肢收缩压差常较不发生盗血者要大。此外，还要看侧支循环的情况。

（三）"盗血"的方式

（1）一侧锁骨下或头臂干近心段闭塞时，血液流动方向为对侧椎动脉→基底动脉→患侧椎动脉→患侧锁骨下动脉的远心段。

（2）头臂干闭塞时，除按上述方式外，同时血液经由后交通动脉→患侧颈内动脉→颈总动脉→患侧锁骨下动脉的远心段。

（3）左锁骨下动脉和右侧头臂干同时狭窄，血液经两侧后交通动脉→基底动脉→两侧椎动脉→两侧锁骨下动脉的远心段。Vollmer 等将所见 40 例分为：椎动脉-椎动脉（占 66％）；颈动脉-基底动脉（占 26％）；颈外动脉-椎动脉（占 6％）；颈动脉-锁骨下动脉（占 2％）。

(四)"盗血"时侧支循环的意义

当锁骨下动脉盗血时,侧支循环的出现是对阻塞的一种反应。脑血管造影常见下列5种侧支循环:①椎动脉和椎动脉;②甲状腺动脉和甲状腺动脉;③颈升动脉和同侧椎动脉及椎前动脉的分支;④同侧颈升动脉和椎动脉的分支;⑤颈外动脉的枕支和同侧椎动脉的肌支(枕椎吻合)。

从理论上来看,基底动脉环是一个良好的侧支循环系统,但它受先天发育的限制,尤其是后交通动脉发育不良(占22%),在颅外有大血管阻塞时,能严重影响血液循环。有人对42例本综合征患者的血管造影观察,发现在出现椎-基底动脉供血不足的患者中,其大脑后动脉血流来自颈内动脉(正常由基底动脉而来);大脑后动脉呈胚胎型(即该动脉由颈内动脉向后方直行)及后交通动脉和大脑后动脉的联结处有一角度(表示发育不良)者,较不出现椎-基底动脉供血不足的患者发生率高。

五、临床表现

(1)单侧锁骨下动脉起始段闭塞可引起锁骨下动脉-椎动脉盗血表现,同侧椎动脉的逆向血流为该侧上肢动脉供血,导致椎-基底动脉供血不足,表现为眩晕、恶心、呕吐、复视、构音障碍、吞咽困难、共济失调、交叉性瘫痪等症状。

(2)上肢动脉缺血表现:疼痛、无力、苍白、发凉等症状,活动后加重。患侧桡动脉搏动减弱或消失,收缩期血压较正常对侧降低≥2.7 kPa(20 mmHg),在锁骨上窝可听到血管杂音。

(3)既往曾使用内乳动脉行冠状动脉旁路移植术的患者,同侧锁骨下动脉起始段闭塞可出现内乳动脉桥的逆向血流导致心肌缺血并再发心绞痛,被称为锁骨下动脉-冠状动脉盗血。

六、辅助检查

(一)体格检查

如患者出现无力、麻木、肢体发凉等上肢缺血症状,或出现头晕、眩晕等椎-基底动脉缺血症状,应引起注意。如发现一侧脉搏减弱或消失,双侧血压不对称,差异超过2.7 kPa(20 mmHg)提示一侧锁骨下动脉狭窄或闭塞,有时听诊可闻及血管收缩期杂音。

(二)超声多普勒检查

对于闭塞性病变,多普勒检查可以发现远端锁骨下动脉血流流速减慢及椎动脉的反向血流,提示椎动脉盗血。对于狭窄性病变,可发现狭窄远端血流流速加快,有时亦可通过压力试验诱发椎动脉盗血。彩色多普勒诊断椎动脉盗血的准确性超过95%。另外,介入治疗术后也应该做超声多普勒检查对患者进行随访,观察血管的通畅性及椎动脉血流。

(三)CTA及MRA

CTA和MRA检查是明确诊断的重要手段,其可以清晰判断病变部位、狭窄程度及闭塞远端血管的情况,对于钙化病变的诊断优于DSA动脉造影,其诊断的特异性达到99%,同时对椎动脉的发育情况可做出明确判断,为下一步治疗方案的制订提供重要参考。

(四)DSA动脉造影

DSA可以检查局部病变,明确诊断,同时可以进行颅内血供的详细评估,但由于其有创性,患者常不易接受,一般不作为常规诊断手段。但在可疑的病例及介入术前判断证实椎动脉盗血逆流有重要价值,应进行检查。

七、诊断要点

（1）头臂动脉疾病的首要筛查方式是体格检查，包括仔细评估上肢动脉搏动情况，测量并比较双上肢血压，听诊锁骨下动脉有无血管杂音等。双功超声主要用于观察椎动脉有无逆向血流及颅外段颈动脉的狭窄、闭塞等病变。

（2）怀疑有头臂动脉病变存在时，无创影像学检查如磁共振成像（MRI）或计算机断层扫描（CT）可对主动脉及其分支清晰地成像。一些有幽闭恐惧症的患者或体内有金属植入物的患者不能进行 MRI 检查；患者的身体形态也会影响 CT 和 MRI 的成像质量；患者体内如果存在金属植入物，可产生假象而影响 CT 和 MRI 对血管的精确成像。在进行头臂动脉各支血运重建手术前应行脑 CT 或 MRI 检查，如明确发现存在近期梗死灶应慎重，因为这些病灶更易出现缺血再灌注损伤。

（3）动脉造影检查仍是动脉疾病诊断的金标准。当无创影像学检查不能明确病变时，应进行动脉造影检查。其不足包括局部动脉损伤、卒中风险、造影剂相关性肾损害等。由于头臂动脉疾病合并冠状动脉粥样硬化改变者发生率约为 40%，因此应对患者进行心脏方面的相关检查，尤其是在经胸血运重建术前应准确地评估心功能。

八、治疗

（一）内科治疗

目的是减轻脑缺血的症状，降低脑卒中的危险，很好地控制现患的疾病，如高血压、糖尿病、高脂血症及冠心病等。

（二）外科治疗

1.血运重建手术

（1）适应证：头臂动脉血运重建术的适应证包括引起临床症状的各种头臂动脉病变，临床症状主要包括大脑缺血症状、椎-基底动脉供血不足症状和上肢缺血症状。大脑缺血症状主要表现为卒中和短暂性脑缺血发作；椎-基底动脉供血不足由颅内持续低血流量状态引起，表现为眩晕、恶心、失衡等，无名动脉和锁骨下动脉起始段闭塞引起的盗血综合征可导致椎-基底动脉供血不足、心肌缺血、大脑前循环缺血症状（如偏瘫、失语）等；上肢缺血症状可表现为活动后上肢疼痛、远端动脉栓塞可出现指端缺血等。

（2）手术方式的选择。①解剖学血运重建术（经胸入路）：预后较好的多头臂血管病变患者首选。人工血管旁路术-左锁骨下动脉起始段同时存在病变，可建立人工血管侧臂方式重建血运。术后 24 小时患者应在监护室密切观察。纵隔引流量低于 200 mL/d 时拔出引流管。患者出院时应给予严格的开胸术后宣教。除术后早期随访外，每 6 个月需行颅外颈动脉及人工血管双功超声检查，1 年后每年复查双功超声；②非解剖学血运重建手术（经颈入路）：适用于单一锁骨下动脉病变患者或存在开胸手术禁忌证的患者。常用手术术式有锁骨下动脉-颈动脉转位术、颈动脉-锁骨下动脉旁路术、腋-腋动脉和锁骨下-锁骨下动脉旁路术、颈-颈动脉旁路术、颈动脉-对侧锁骨下动脉旁路术。术后管理：非解剖学血运重建术后的血流生理压力低于解剖学血运重建术。术后早期应重视有无神经系统并发症（尤其是术中曾阻断颈动脉者）。应在手术室内对所有患者各种运动功能的恢复情况进行观察，然后再送至麻醉恢复室进行至少 1 小时的观察。如果患者无神经系统改变，应在遥测监护式病房监测 24 小时。除早期随访外，术后每 6 个月需行血管移植物双功超声检查评价通畅情况,1年后每年复查双功超声。

2.经皮腔内血管成形术

目前多采用经皮腔内血管成形术(percutaneous transluminal angioplasty,PTA)来治疗,是指应用球囊导管、支架等介入器材,采用球囊扩张技术或植入支架,对各种原因所致的血管狭窄或闭塞性病变进行血管开通或维持血管通畅的微创技术。术后长期应用抗凝及抗血小板聚集药物取得理想的远期疗效。

(范胜家)

第三节　肾动脉狭窄

肾动脉狭窄(renal artery stenosis,RAS)常由动脉粥样硬化及纤维肌性发育不良及大动脉炎引起,并不是一种罕见疾病,肾动脉狭窄是导致继发性高血压最常见的原因之一。

一、解剖和生理

(一)肾的解剖

肾是实质性器官,位于腹腔后上部,脊椎两旁,左右各一。肾实质分为皮质和髓质两部分,皮质位于表层,富含血管,主要由肾小体和肾小管构成。髓质位于深部,血管较少,由 15～25 个肾椎体构成。椎体的底朝向皮质髓质交界,而顶部伸向肾窦,终止于肾乳头。在肾单位和集合管生成的尿液经集合管在肾乳头处开口进入肾小盏,再进入肾大盏和肾盂。最后经输尿管进入膀胱。肾盏、肾盂和输尿管内含有平滑肌,其收缩运动可将尿液驱向膀胱。在排尿时,膀胱内的尿液经尿道排出体外。

(二)肾功能

正常情况下,肾是维持血容量与成分的主要器官。因此,肾具有 3 种基本的生理功能:肾小球过滤、选择性的肾小管分泌和重吸收。

二、病因与发病机制

动脉粥样硬化、纤维肌性结构发育不良(fibromuscular dysplasia,FMD)、大动脉炎(Takayasu arteritis,TA)为肾动脉狭窄的相对常见病因。其中动脉粥样硬化为最常见疾病,主要累及中大动脉,基本病变是动脉内膜的脂质沉积、内膜灶状性纤维化、粥样斑块形成,致血管壁变硬,管腔变窄,并引起一系列继发性病变。

肾动脉狭窄是引起肾血管性高血压(renal vascular hypertension,RVH)的重要原因。这是由于肾缺血刺激肾素分泌,体内肾素-血管紧张素-醛固酮系统(RAAS)活化,外周血管阻力增高和水、钠潴留,导致血压升高。这种状况持续下去会导致心血管系统的顺应性重构,造成慢性肾血管性高血压的持续性加重。

三、临床表现

肾动脉狭窄由动脉粥样硬化或大动脉炎引起者,常有肾外系统表现,前者可出现脑卒中、冠心病及外周动脉硬化,后者可出现无脉病。

(一)肾血管性高血压

常呈如下特点:血压正常者(特别是年轻女性)出现高血压后即迅速进展;原有高血压的中、老年患者血压近期迅速恶化,舒张压明显升高。重症患者可出现恶性高血压(舒张压超过17.3 kPa(130 mmHg),眼底呈高血压 3 或 4 期改变),不应用抗 RAAS 药物高血压常难以控制。此外,约 15% 的本病患者因血浆醛固酮增多,可出现低钾血症。单侧肾动脉狭窄所致肾血管性高血压,若长久不能良好控制,还能引起对侧肾损害(高血压肾硬化症)。

(二)缺血性肾脏病

可伴或不伴肾血管性高血压。肾脏病变主要表现为肾功能缓慢进行性减退,由于肾小管对缺血敏感,故其功能减退常在先(出现夜尿多,尿比重及渗透压减低等远端肾小管浓缩功能障碍表现),然后肾小球功能才受损(患者肾小球滤过率下降,进而血清肌酐增高)。尿改变常轻微(轻度蛋白尿,常<1 g/d,少量红细胞及管型)。后期肾脏体积缩小,且两肾大小常不对称(反映两侧肾动脉病变程度不等)。另外,部分肾动脉狭窄患者腹部或腰部可闻及血管杂音(高调、粗糙收缩期或双期杂音)。

四、辅助检查

(一)超声检查

RAS 的超声诊断指标可分为形态学和血流动力学两大类。由于肾动脉位置较深,易受肥胖、肠气等因素的影响,二维超声常不能满意显示肾动脉,故形态学指标较少应用于临床。目前主要应用血流动力学指标分析诊断 RAS,血流动力学指标又分为直接和间接指标。

1.直接指标

直接指标包括肾动脉杂色血流信号、肾动脉峰值流速、肾动脉舒张期末流速、肾动脉峰值流速与腹主动脉流速比值(renal-aortic ratio, RAR)、肾动脉和段动脉峰值流速比值(renal-segmental ratio, RSR)、肾动脉和叶间动脉峰值流速比值(renal-interlobal ratio, RIR)。

2.间接指标

间接指标是通过观察肾内叶间动脉或段动脉的流速曲线形态改变,并进行相关参数的测量来诊断肾动脉狭窄。间接指标包括流速曲线形态、峰值流速、收缩早期加速时间(acceleration time, AT)、收缩早期加速度(acceleration, AC)、阻力指数(RI)和双侧肾脏 RI 差值(ΔRI)。在间接指标中,以 AT、AC 和 ΔRI 最为重要。

(二)放射性核素检查

分侧肾功能可以通过量化特异的放射性分子,如 ^{99m}Tc 分子标记巯基乙酰三甘胺酸的吸收和排泄来衡量。如果吸收和排泄异常聚集在有肾动脉狭窄一侧的肾,则提示肾功能受损。高血压患者在从血管重建中受益后,一般肾图显示正常。此外,对于存在氮质血症的单侧 RAS 患者,对侧肾肾图通常和存在狭窄病变的肾图同样显示为异常。

(三)磁共振或螺旋 CT 血管造影

肾动脉 CTA 是一种无创性检查方法,可以通过三维重建多方位地观察血管及血管周围情况,提供血管内外影像信息,显示血管与邻近结构的关系,以及血管本身的病变、管壁钙斑、血管畸形及肾脏病变等,可对 RAS 做出可靠而全面的评估。

(四)肾动脉血管造影

需经皮经腔插管做主动脉-肾动脉造影(以免遗漏肾动脉开口处粥样硬化斑病变)及选择性肾动脉造影,适用于非侵入性检查不能明确诊断而临床又高度怀疑肾动脉狭窄的患者,能准确显示肾动脉狭窄部位、范围、程度及侧支循环形成情况,是诊断金标准。

五、诊断与鉴别诊断

(一)诊断要点

诊断肾动脉狭窄主要依靠超声检查、放射性核素检查、磁共振或螺旋 CT、肾动脉血管造影检查,前两项检查仅为初筛检查,后三项为主要检查手段,尤其肾动脉血管造影常被认为是诊断的"金指标"。

(二)鉴别诊断

(1)嗜铬细胞瘤:患者的"面红"、血压迅速的变化和不稳定性,有时使人联想到嗜铬细胞瘤。但嗜铬细胞瘤发作时出现面色苍白、心慌、出汗等症状;组胺激发试验呈阳性反应,24 小时尿儿茶酚胺(VMA)含量增高,CT 及腹部超声检查有助于诊断。

(2)肾血管性高血压可继发醛固酮增多并可出现低血钾,故需与以下疾病鉴别:①原发性醛固酮增多症;②肾小球旁细胞瘤。

(3)当发现两肾大小不对称时,需与以下疾病鉴别:①慢性肾盂肾炎;②创伤后肾瘢痕形成也可表现高血压及伤侧肾脏缩小;③先天性肾发育不全。

(4)肾下垂:下垂肾脏若牵拉肾蒂亦可致高血压,往往有腰痛及消化道功能紊乱症状。血尿亦属常见,采取平卧后症状可减轻或消失;立位及平卧位尿路造影或超声检查肾脏位置明显变化。

六、治疗

肾动脉狭窄的治疗目标包括两方面,有效控制血压,改善或延缓患侧肾功能损伤。具体方法有以下 4 种。

(一)药物治疗

积极控制血压适用于所有肾血管性高血压患者,虽然药物治疗不能阻止肾动脉狭窄进展,但能帮助控制高血压,改善症状。单侧肾动脉狭窄呈高肾素者,现常首选 ACEI 或 ARB,但是必须从小量开始,逐渐加量,以免血压下降过快过低。双侧肾动脉狭窄者应禁服上述药物。可选择的药物包括利尿药、β 受体阻断剂、钙通道阻滞剂等。

(二)经皮肾血管成形术

经皮肾血管成形术(PTRA,用球囊扩张肾动脉)尤适用于纤维肌性发育不良患者。对于无临床症状但血流动力学改变明显的双侧或孤立肾动脉狭窄的患者,或单侧狭窄而肾功能进展性下降的患者,也可考虑行 PTRA。FMD 患者动脉狭窄病变通常位于肾动脉主干远侧段,因而非常适合行 PTRA。

(三)安置支架

由于动脉粥样硬化及大动脉炎患者在单纯的扩张后易发生再狭窄而使治疗失败,故这些患者扩张术后应放置血管支架,同时需要积极控制基础疾病。绝大多数的病例通过 PTRA 治疗效果良好,压力梯度消失,而不需要支架植入。相对年轻的患者禁忌行支架植入。复杂的肾动脉狭窄病变一旦行支架植入会使病变更加难以处理,此类患者更适合开放手术治疗。

FMD 患者肾动脉支架植入的适应证包括 PTRA 严重并发症(血管破裂、夹层等)、反复血管成形术后仍存在明显的肾动脉压力梯度或小肾动脉瘤。

(四)外科手术治疗

外科手术适用于肾动脉狭窄介入治疗无效、多分支狭窄或狭窄远端有动脉瘤形成等复杂肾动脉狭窄,年轻的纤维肌性发育不良患者也可以考虑手术治疗。手术方式包括血管重建、动脉内膜切除、自身肾移植等。如上述治疗无效的顽固性高血压患者,可行患肾切除术。

开放手术目前仅限用于治疗那些行 PTRA 后出现严重并发症且靠腔内技术无法处理者,如血栓形成、穿孔或夹层等。发生上述并发症时,多数情况可选择应用支架或覆膜支架。对具体治疗方法的选择要根据病变范围和当时的肾动脉血流情况而定。实施 RTPA 的医疗中心应具备能够熟练处理上述并发症的能力,对于特别复杂的 FMD 应该集中在这些医疗中心来治疗。当PTRA 技术失败、狭窄血管段回缩、狭窄血管无法扩张或血管腔内治疗后再狭窄时,应考虑开放手术治疗。

1.主动脉-肾动脉旁路术

动脉粥样硬化病变多位于动脉起始段开口处,对此类病变的开放手术,血管吻合应超过病变部位吻合到正常血管壁。FMD 病变多位于主干动脉的远侧,且经常合并有分支动脉狭窄,这些病变通常可通过原位手术技术来修复。多选择肋骨下横切口,根据对主动脉暴露的要求程度来选择腹膜外入路。大多数 FMD 患者可选择主动脉或髂动脉作为旁路的近端吻合部位,没有动脉粥样硬化病变那样的限制。

2.自体肾移植

FMD 患者行自体肾移植治疗适用于以下情况:肾动脉开放手术失败后再次手术、多次尝试腔内治疗失败、多阶段肾动脉发育异常和孤立肾且多根肾动脉狭窄。

由于血管腔内技术的进步,自体肾脏移植及体内修复的适应证目前已有所改变。PTRA 治疗肾动脉分支狭窄的疗效满意。目前,FMD 患者很少需要手术治疗。需要手术治疗的患者中,很大一部分具有复杂病变,不仅在肾动脉的一级分支,而且在其二级分支广泛分布多阶段病变。此种情况下,就需要进行体外修复和自体肾移植,类似于同种异体肾移植那样将移植肾放入髂窝。

成人肾动脉 FMD 行开放手术的死亡率很低。其中尿路感染和术后肺炎是主要的非严重的并发症。肾动脉 FMD 行开放手术后早期闭塞率为 3.8%~13%,自体静脉移植血管比自体动脉更容易闭塞。肾动脉管径较小时或血流量较小的肾动脉分支重建术后更容易发生闭塞。血管重建术中进行恰当的评估极其重要,以避免产生技术操作失误,导致移植血管血栓形成。如果术后短期内发生了肾区疼痛加重、尿量减少(由于应用甘露醇及缺血时间的不同,常导致尿量减少,较难评估)或血压急剧升高,要高度怀疑移植血管堵塞的可能。高质量的超声检查、常规的血管造影及目前常作为首选的 CTA 或 MRA 检查有助于明确诊断。然而,有些患者发生移植血管闭塞时症状可以是轻微的。即使是移植血管闭塞发生数天之后,如果患肾肾实质能被造影剂强化,仍可考虑行血管重建术。因为血管常被扩大为卵圆形,所以远期再狭窄目前已不常见。FMD 患者在开放手术后再手术率是不同的,这取决于初次手术时病变的复杂程度及手术方式。再次手术治疗移植血管再狭窄更易发生纤维变性,所以通过血管腔内技术治疗再狭窄的效果更好。

(范胜家)

第四节　主髂动脉闭塞

主髂动脉闭塞(aortoiliac occlusive disease,AIOD)是指因动脉粥样硬化或血栓形成等原因导致的主动脉-髂动脉闭塞性疾病,是最常见的外周动脉闭塞性疾病。根据病情进展的快慢,可分为急性闭塞和慢性闭塞。

一、病因

目前主髂动脉硬化性病变属于全身动脉粥样硬化病变的一部分,病因尚未明确,主要的危险因素包括吸烟、高血压、高脂血症、糖尿病、饮酒等。有研究显示这些高危因素与病因呈正相关性或负相关性(图 17-3)。

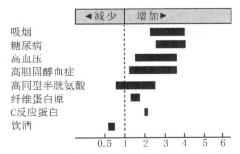

图 17-3　高危因素与主髂动脉狭窄发生的相关性

(一)吸烟

主动或被动吸烟是参与本病发生和发展的重要环节,下肢动脉硬化性疾病发病率吸烟者为不吸烟者的 3 倍。烟碱能使血管收缩,烟草浸出液可致实验动物的动脉发生炎性病变。

(二)高血压

高血压是目前公认的心脑血管系统疾病及动脉粥样硬化性疾病的重要危险因素。高血压是促进动脉粥样硬化发生、发展的重要因子,而动脉因粥样硬化所致的狭窄又可引起继发性高血压。

(三)高脂血症

多种脂蛋白的升高可致血脂升高,尤其是低密度脂蛋白的升高。低密度脂蛋白是一种运载胆固醇进入外周组织细胞的脂蛋白颗粒,可被氧化成氧化低密度脂蛋白,当低密度脂蛋白,尤其是氧化修饰的低密度脂蛋白(OX-LDL)过量时,它携带的胆固醇便积存在动脉壁上,久了容易引起动脉硬化。因此低密度脂蛋白被称为"坏的胆固醇"。

(四)糖尿病

血糖增高是动脉硬化的重要危险因素之一。

(1)糖尿病患者高血糖、脂质代谢紊乱等可加重炎症反应,炎症反应的一些炎症因子可使血管内皮受损、血管壁通透性增高及血管平滑肌细胞增生,促进动脉粥样硬化斑块形成。

(2)糖尿病患者存在脂质代谢异常可导致血中载脂蛋白升高,载脂蛋白通过与纤溶蛋白结合,抑制纤溶系统,延缓血栓溶解,促进斑块形成及发展。

(3)糖尿病患者糖化血红蛋白水平升高,发生非酶糖基化反应,产生大量氧自由基并可形成糖基化终产物,进而影响血管壁功能和结构,促进粥样斑块形成。

(五)年龄

年龄与动脉粥样硬化之间亦存在明显的相关性,动脉粥样硬化性疾病发病率随年龄增长而增加,因为随着年龄增长,动脉壁弹力逐渐减弱,对血流压力的缓冲能力逐渐下降,血管内皮损伤后易引发动脉粥样硬化性斑块形成。

(六)性别

国内男性动脉粥样硬化性疾病的发病率高于女性,原因在于绝经前的女性雌激素水平明显高于男性,有研究表明雌激素对血管系统具有明确的保护作用,可以使低密度脂蛋白在血管壁的沉积减少,并可减少脂蛋白 A 在循环血液中的浓度。

(七)纤维蛋白原

纤维蛋白原是动脉粥样硬化的独立危险因素,是一种参与生理性止血过程的蛋白质,由肝脏分泌合成,纤维蛋白降解产物在血管壁沉积参与动脉粥样硬化斑块形成,因此积极控制纤维蛋白原的水平可以同时预防颈动脉硬化斑块形成。

(八)血同型半胱氨酸

动脉粥样硬化程度与血同型半胱氨酸水平密切相关,有研究发现随动脉粥样硬化程度的增加,血同型半胱氨酸水平也明显升高,并引起和加速动脉粥样硬化改变。

二、病理生理/发病机制

动脉硬化闭塞症的主要发病机制可有下列几种学说。

(1)损伤及平滑肌细胞增殖学说。

(2)脂质浸润学说。

(3)血流动力学学说。

(4)炎症反应学说。

(5)血栓形成和血小板聚集学说。

三、临床表现

发病的急慢、病变的分布和范围,明显影响闭塞过程中的症状和自然病程。

(一)急性闭塞的特点

发病急骤、病情凶险、常出现典型的"5P"症状,截肢率高,如处理不及时,易发生严重并发症,如再灌注损伤,筋膜室综合征,电解质紊乱、酸碱平衡失调,多器官功能衰竭等,病死率可高达30%～50%。

(二)慢性闭塞的特点

有不同程度的间歇性跛行,通常涉及大腿、髋部或臀部肌肉,双下肢可同时出现症状,常常一侧肢体症状较严重,有时可能掩盖另一侧肢体的症状,30%～50%的男性患者发生不同程度的阳痿,病程晚期出现静息时缺血性疼痛或不同程度的缺血性组织坏死。

四、辅助检查

(一)实验室检查

1.血脂检查

血脂增高或高密度脂蛋白下降常提示有动脉硬化性病变的可能,但血脂及高密度脂蛋白正常也不能排除其存在,故血总胆固醇、三酰甘油、β-脂蛋白以及高密度脂蛋白的测定对诊断仅有参考价值。

2.血糖、尿糖、血常规和血细胞比容测定

目的在于了解患者有无伴糖尿病、贫血或红细胞增多症。

(二)其他辅助检查

1.踝肱指数

踝肱指数(ankle brachial index,ABI)是血管外科最常用、最简单的一种检查方法,通过测量踝部胫后动脉或胫前动脉及肱动脉的收缩压,得到踝部动脉压与肱动脉压之间的比。正常人休息时踝肱指数的范围为0.9～1.3。异常结果:低于0.8预示着中度疾病,低于0.5预示着重度疾病。间歇性跛行的患者踝肱指数多在0.35～0.9,而静息痛的患者踝肱指数常低于0.4,一般认为这样的患者若不积极治疗将可能面临截肢的危险。当踝肱指数>1.3则提示血管壁钙化及血管失去收缩功能,同样也反映严重的周围血管疾病。

2.阴茎肱动脉压力指数

阴茎肱动脉压力指数为阴茎背动脉收缩压与肱动脉收缩压比值,是筛查阴茎动脉血流是否正常的常用检查方法。当患者存在勃起功能障碍时可行此项检查,当PBI>0.75时阴茎血流正常,PBI<0.6时提示阴茎动脉血流异常。

3.多普勒超声

将多普勒血流测定和B超实时成像有机结合,为目前首选的无创性检查手段,具有简便、无创、费用低的特点。超声检查诊断准确率高,可较清晰地显示斑块大小、位置、斑块形态学特征、血管走行、狭窄程度、血流速度等。

4.磁共振血管造影

磁共振血管造影(magnetic resonance angiography,MRA)为无创性血管成像技术,流入性增强效应和相位效应是基本成像原理,可清晰地显示髂内动脉及其分支的三维形态和结构,并且能够进行血管影像的三维重建,对诊断动脉狭窄和制订进一步治疗方案极有帮助。

5.CT血管造影

CT血管造影(CT angiography,CTA)是在螺旋CT基础上发展起来的经血管注射造影剂的血管造影技术,受解剖及血流因素影响相对较小,当循环血流或靶血管内对比剂浓度达最高峰期间进行容积扫描,然后行后处理得出数字化立体影像。CTA影像直观,可清楚地观察到血管走行,血管狭窄程度、斑块形成、溃疡、血管壁厚度、动脉硬化程度。

6.数字减影血管造影

数字减影血管造影(digital subtraction angiography,DSA)一直是公认的当今诊断下肢动脉粥样硬化性狭窄的金标准。

五、诊断与鉴别诊断

(一)诊断

急性主髂动脉闭塞的初步诊断主要靠症状和体征,根据急性病史如突发双下肢疼痛、双下肢无脉、肢体苍白、感觉异常、肢体运动功能障碍等急性缺血症状,基本可以初步考虑急性主髂动脉闭塞。初步考虑该病后,为了进一步明确诊断,主要应从以下几点考虑:①考虑缺血的严重程度,判断肢体是否坏死;②主髂动脉急性血栓形成和主动脉骑跨血栓的鉴别;③了解患者既往是否有慢性下肢缺血性疾病,并判断此次患病是在原有慢性下肢缺血性疾病基础上的急性加重还是血栓栓塞造成的急性缺血;④是否伴有其他能引起该病的内科疾病。问诊过程应全面、仔细,根据患者有无间歇性跛行病史、有无房颤病史等,可以对诊断提供很大帮助。患者应常规行彩色多普勒超声检查,有助于判断造成堵塞的原因是栓子还是原位的血栓形成,但是并不应常规行动脉造影或 CTA 检查,因为此类患者多有肾损伤,碘造影剂会加重肾损伤,且动脉造影和 CTA 检查费时,可能因此错过最佳手术时机。

慢性主髂动脉闭塞主要是因动脉硬化、大动脉炎或纤维肌性发育不良等引起的慢性主髂动脉狭窄或闭塞及在狭窄或闭塞基础上的血栓形成。临床症状主要是有不同程度的间歇性跛行,疼痛常累及髋部、臀部或大腿肌群,双下肢可同时出现症状,但严重程度常有不同,常常一侧肢体缺血症状较另一侧严重,从而导致较轻一侧肢体的症状被掩盖,后期出现静息痛,如不进行临床干预,将出现不同程度的组织丧失。根据典型的症状体征,结合全面的询问病史,仔细的体格检查,一般很容易做出慢性主髂动脉闭塞的诊断。在一些动脉闭塞的患者中,腿部、臀部、髋部的疼痛,有时被错误地诊断为腰椎管狭窄或腰椎间盘突出引起的神经根刺激、脊柱或髋关节病变、糖尿病神经病变或其他神经肌肉病变。但是对于那些典型的沿坐骨神经分布的疼痛,出现或加重与体位有关,而不是行走一段距离后产生,休息后缓解(间歇性跛行),即可认为非动脉性疾病。

(二)鉴别诊断

1.腰椎管狭窄

腰椎管狭窄是多种原因所致的椎管、神经根管、椎间孔的狭窄,并使相应部位的脊髓、马尾神经或神经根受压的病变。主要表现是神经性间歇性跛行,疼痛多为腰骶部或臀部向小腿后外侧或足背、足底放射的疼痛,伴有麻木症状,伸展或弯曲腰部可使症状加重或缓解,与行走距离无关,下肢动脉搏动正常,可通过腰椎 CT 及磁共振进行鉴别。

2.髋关节炎

髋关节炎是指由于髋关节面长期负重不均衡所致的关节软骨变性或骨质结构改变的一类骨关节炎性疾病。其主要表现为臀外侧、腹股沟等部位的疼痛(可放射至膝)、肿胀、关节积液、软骨磨损、骨质增生、关节变形、髋的内旋和伸直活动受限、不能行走甚至卧床不起等。内旋或外旋髋部可诱发或加重疼痛。可通过髋关节的 X 线、CT 等进行鉴别。

3.多发性大动脉炎

多发性大动脉炎多见于年轻女性,主要侵犯主动脉及其分支的起始部,如颈动脉、锁骨下动脉、肾动脉等。病变引起动脉狭窄或阻塞,出现脑部、上肢或下肢缺血症状。临床表现有记忆力减退、头痛、眩晕、晕厥、患肢发凉、麻木、酸胀、乏力、间歇性跛行,但无下肢静息痛及坏疽,动脉搏动可减弱或消失,血压降低或测不出。肾动脉狭窄即出现肾性高血压,如合并双侧锁骨下动脉狭窄,可有上肢低血压,下肢高血压;胸腹主动脉狭窄,产生上肢高血压,下肢低血压。在动脉狭窄附近有收缩期杂音。病变活动期有发热和血沉增快等现象。根据患者的发病年龄及症状、体征、动脉造影等,较易与 ASO 相鉴别。

六、治疗

(一)非手术治疗

一般慢性动脉闭塞患者均须经过一段时间的非手术治疗,有助于限制病变的发展,建立侧支循环。主要措施有禁烟、减轻体重、控制高血压、治疗糖尿病和纠正异常血脂水平,有规律地活动下肢,注意足部局部护理特别重要,因为足趾损伤和感染常常是坏疽和截肢的突发原因。虽然有许多可选择的药物,其中血管扩张药物疗效较显著,如前列地尔、西洛他唑等,但可能仅对 25% 间歇性跛行患者有效。经过适当的非手术治疗,一些患者症状可自发性改善,然而大多数患者的症状都将预期缓慢地发展,最终需要行血管重建手术。

(二)手术治疗

1.急性闭塞治疗

确诊为急性闭塞后,必须采取积极的治疗措施,应尽可能争取早期施行取栓术。主要方法:为 Fogarty 球囊导管取栓术或导管吸栓、溶栓术。另外,还需辅以抗凝、镇痛、扩血管等综合治疗。

2.慢性闭塞治疗

根据指南,TASC B 级病变建议采用腔内介入治疗,TASC C/D 级病变包括长段和多节段的狭窄和闭塞性病变建议采用开放性手术治疗。当患者出现影响生活工作的间歇性跛行症状甚至出现静息痛、肢体缺失等症状,结合患者病史及辅助检查确诊为主髂动脉病变后,常需手术治疗。

3.腔内介入治疗

血管腔内介入手术技术经十几年的发展,日渐成熟,其具有微创、安全、操作简便、恢复快、患者易于接受等优点,3 年通畅率可达 90% 左右,已成为公认的治疗动脉闭塞性疾病的首选方法之一。主要适用于病变较为局限的 I 型和部分 II 型病例,而 III 型病例成功率低。较适合腔内介入治疗的主髂动脉病变:①短段 <2 cm 没有钙化的狭窄;②中等长度 2~5 cm 无钙化的不复杂狭窄,短段 <2 cm 有钙化的狭窄;③长段 5~10 cm 的单纯狭窄,中等长度有钙化的狭窄或闭塞。如长段 >5 cm 的复杂狭窄,>10 cm 的狭窄或闭塞,导丝难以通过,易形成夹层或破裂等则须行开放手术。

血管腔内治疗新技术包括低温冷凝成形术、切割球囊、激光辅助血管成形术、应用药物涂层球囊和药物洗脱支架、自体骨髓干细胞移植、基因疗法、血管内超声消融等。

术后治疗。①抗凝治疗:围术期继续应用普通肝素静脉泵入抗凝治疗,根据活化部分凝血活酶时间(APTT)来调节静脉肝素的用量,维持 APTT 在 60~80 秒,以防止治疗部位术后继发血栓形成。根据病变程度及手术情况,出院时给予口服华法林短期抗凝治疗(1~6 个月)或长期口服抗血小板药物(阿司匹林及氢氯吡格雷)治疗。②扩血管药物治疗:包括应用前列腺素 E_1(凯时)、贝前列素钠等扩张血管,改善患肢血运治疗。③术后检查:于出院前、术后 6~12 个月及此后每年行 CT 血管造影(CTA)和踝肱指数(ABI)测定,复查腹部及下肢动脉,以了解腹主动脉及髂动脉通畅情况。

(范胜家)

第五节　急性下肢动脉栓塞

急性动脉栓塞是指来源于心脏、近端动脉壁,或者其他来源的栓子随动脉血流冲入并栓塞远端直径较小的分支动脉,继而引起此动脉供血脏器或肢体的缺血坏死。由于该类疾病在发病期间较为迅速、进展较快,如不尽快实施早期治疗,会导致患者出现截肢现象,严重者将导致患者生命受到威胁,因此对该类疾病应进行早期诊断及早期治疗。急性动脉栓塞多见于下肢,其特点是起病急骤、进展迅速、后果严重,严重者将最终导致截肢。

一、病因

急性下肢动脉栓塞是引起腿部急性缺血的主要病因之一,其他病因还包括动脉内急性血栓形成、急性动脉创伤及急性动脉夹层等,统称为急性下肢缺血性疾病。此类血管急症常与截肢和死亡等重大威胁密切相关。如患者年龄偏大,在某种程度上急性下肢缺血性疾病可危及其生命。

动脉栓塞栓子可由血栓、动脉粥样硬化斑块、细菌性纤维素凝集物、空气、肿瘤组织、异物(如弹片)、折断的导丝或导管、羊水或脂肪等组成,以左心房血栓最常见。血栓来源有以下几方面。

(一)心源性

最常见的栓子来源,心脏疾病以风湿性心脏疾病、二尖瓣狭窄、心房纤颤和心肌梗死占多数,其中以风湿性心脏病最常见。

(二)血管源性

相对少见。动脉瘤、动脉粥样硬化、动脉壁炎症或创伤时,病变部位常有血栓形成,血栓、斑块或碎片脱落便形成栓子。当右心房压力超过左心房时,静脉系统血栓可经未闭的卵圆孔到达体循环形成动脉栓塞,称为"反常栓塞"。

(三)医源性

随着心血管手术和介入治疗的进展,医源性因素也成为动脉栓塞的一个重要原因。

(四)肿瘤性

较罕见。多为恶性肿瘤浸润血管后形成,由于患者自身情况较差,甚至可能忽略由动脉栓塞引起的症状。

(五)不明来源栓子

尽管进行非常详细的检查,仍然有 5%～10% 的动脉栓子找不到来源,通常称为不明来源栓子。

二、病理生理

动脉栓塞的预后主要取决于受累血管的大小、阻塞程度,特别是侧支循环的数量。如果栓塞发生在正常动脉,由于无法迅速建立侧支循环,可以导致严重的远端缺血;如果栓塞发生在已经狭窄或者既往慢性缺血的血管,由于已经形成侧支血管,也可以表现为原缺血症状加重。

(一)栓塞动脉的变化

动脉分叉部管径突然变窄,解剖形态呈鞍状,因此栓子几乎总是停留在动脉分叉部或分支开口处。在肢体动脉栓塞中,90%以上发生在下肢,以股动脉发病率最高,其次是髂总动脉、腹主动脉和腘动脉。栓塞发生后,动脉腔呈部分性或完全阻塞,其远端动脉及侧支血管发生痉挛,通过交感神经舒缩中枢反射,引起远端血管及其邻近侧支动脉强烈痉挛,使患肢缺血加重。痉挛程度愈剧烈,缺血愈严重。动脉本身的滋养血管也可发生痉挛,造成动脉壁血供障碍,内弹力层发生水肿、增厚、断裂,血管内皮细胞损伤、脱落,血小板、纤维蛋白黏附于动脉内膜,导致继发性血栓形成。此种血栓与动脉内膜粘连较紧密,摘除时容易损伤内膜。血栓蔓延能破坏侧支循环,有时动脉栓子裂解,碎片进入远端循环,形成复杂的动脉栓塞,可迅速加重病情。另外,动脉长时间缺血,相应静脉血流速度缓慢,缺血导致相应静脉内膜损伤,可以发生静脉血栓形成。由于栓塞近端动脉血流滞缓,正常轴流发生紊乱,血液中有形成分沉积,血液发生凝固而形成继发性血栓,这种血栓与动脉内膜粘连疏松,较易摘除。继发性血栓常发生于栓塞后8～12小时。伴行静脉继发血栓形成,提示肢体循环障碍严重,预后不佳。

(二)受累肢体的变化

由组织缺氧所致,周围神经对缺氧最敏感,其次是肌肉组织,因而疼痛和麻木为肢体动脉栓塞的最早临床表现。感觉消失时,肌肉组织同时发生坏死,释放肌酸激酶(CK)和溶菌酶等物质,加剧组织溶解破坏。厌氧代谢引起组织酸中毒和细胞钠泵障碍,使细胞外及血液中钾浓度升高。通常缺血4～8小时后开始发生组织坏死,栓塞部位、受累动脉痉挛程度、形成继发性血栓的范围和侧支循环可以影响病程进展。少数病例发病后可不发生坏疽,由缺血所致的功能障碍则很明显。

(三)心血管系统和全身影响

动脉栓塞加重了原来的心血管功能紊乱,严重者可导致血压下降、休克、严重心律失常甚至心脏骤停。单纯动脉栓塞可引起较严重的缺血表现,但不足以危及患者生命,因而缺血引发的代谢症是非常重要的致死原因。Haimovici估计,由外周动脉栓塞导致死亡的病例,有1/3是由血管再通后的代谢并发症引起的。由于动脉栓塞造成组织缺血,发生骨骼肌溶解、坏死,细胞内物质如高浓度的钾、乳酸、肌红蛋白、血清谷草转氨酶、各种细胞酶、代谢产物等释放。肢体缺血的病例中,外科血栓切除术后5分钟,平均静脉血pH为7.07,血清钾升高到5.77 mmol/L。血管再通后,积聚的代谢产物突然释放到静脉血液循环中,造成严重的缺血再灌注损伤,表现为高钾血症、代谢性酸中毒及肌红蛋白尿,酸性条件促进肌红蛋白沉积于肾小管,造成肾小管坏死,形成肌源性代谢性肾病,可迅速发展为急性肾衰竭。

三、临床表现

动脉栓塞的肢体表现为特征性的"5P"征:疼痛、动脉搏动消失或减弱、苍白、麻木和运动障碍。

(一)疼痛

患肢剧烈疼痛是大多数患者就诊的主要症状。疼痛的主要原因是组织缺血,局部血管压力骤增和血管痉挛等均为疼痛原因,疼痛部位开始位于栓塞水平,逐渐向远侧延伸,疼痛部位可以随栓子移动而改变。

(二)动脉搏动消失或减弱

栓塞部位的动脉有条索感和压痛,栓塞远侧动脉搏动消失,栓塞近侧动脉因流出道受阻,可出现弹跳状强搏动(水冲脉)。当动脉痉挛严重或形成继发性血栓时,栓塞近端动脉搏动也可减弱。如果为不完全性栓塞,血流仍可通过,远端动脉可探及微弱的动脉搏动。

(三)苍白、厥冷

由于组织缺血,皮肤乳头层下静脉丛血流排空呈蜡样苍白。若血管内尚积聚少量血液,则在苍白皮肤间呈现散在的青紫斑块。肢体周径缩小,浅表静脉萎瘪,皮下出现蓝色线条。皮肤厥冷,肢端尤甚,皮肤可降温 3~4 ℃,皮温改变平面位于栓塞平面下 10 cm 左右。

(四)麻木、运动障碍

麻木、运动障碍是判断疾病进程最重要的临床表现,常表示已经或者即将出现肌肉坏死。在少数病例,发病后首先出现的症状是患肢麻木,患肢呈阶段性感觉异常,近端可有感觉过敏区,感觉减退区平面低于动脉栓塞平面,远端呈袜套型感觉丧失区,这是由于周围神经缺血所致的功能障碍,患肢还可有针刺样感觉。如果出现肌力减弱,甚至麻痹,表现为不同程度的手足下垂,提示为桡神经或腓总神经缺血性损伤。

四、辅助检查

(一)多普勒超声检查

了解栓塞部位,下游动脉通畅情况。凭借其无创、简单、便携的独特优势,在急诊情况下对血栓的明确诊断及定位,为临床尽快安排手术及溶栓提供了极大帮助,是诊断急性下肢动脉血栓的理想方法。

(二)踝肱指数

踝肱指数即踝压(踝部胫前或胫后动脉收缩压)与同侧肱动脉压之比,正常值>1.0,若>0.5或<1,为缺血性疾病;<0.5,为严重缺血。显像仪可显示动脉的形态、直径和流速等;血流仪可记录动脉血流波形。波形幅度降低或呈直线状,表示动脉血流减少或动脉闭塞。同时还能做节段动脉压测定,了解病变部位和缺血的严重程度。

(三)CTA、MRA

了解栓塞部位、栓子形态,下游远侧动脉是否通畅、侧支循环情况。

(四)动脉造影

动脉造影可以明确患肢动脉阻塞的部位、程度、范围及侧支循环建立的情况,为诊断的金标准,但属于有创检查,一般不作为首选。

五、诊断要点

急性下肢动脉栓塞患者进行诊断并不困难,其主要根据患者临床病症及彩超诊断,可以对患者进行确定,如运动受阻、无力、苍白、无脉搏迹象、疼痛感等。如出现动脉狭窄病变,以及血管变形的现象时,此类现象会给诊断带来一定困难。相关数据显示动脉栓塞手术治疗之前患者诊断正确的概率为 80%(其中动脉血栓患者占 50%),此外有 20%的患者在进行手术治疗前期无法确定诊断。血液流动缓慢、斑块爆破及处于凝固状态都是属于动脉栓塞的原因,其中还包含功能衰竭、流血、脱水等现象。栓塞发病较为隐蔽,也会形成严重性疾病,所以在治疗前期对其进行准确诊断较为困难。

有器质性心脏病、动脉粥样硬化,尤其是有心房纤颤、急性心肌梗死、动脉栓塞病史者,如果突然发生肢体剧烈疼痛、肢端苍白和无脉,急性动脉栓塞的诊断基本成立。

皮温降低的平面比栓塞平面低,出现感觉和运动障碍表明已经出现不可逆性组织坏死。临床判断栓塞的部位相对简单,超声多普勒血流仪可以更准确判断动脉栓塞的部位,病变近侧动脉可闻及明确的血流音,而其远侧血流音立即消失或明显减弱。此外,栓塞远侧节段性动脉收缩压明显降低或者测不到,血流波幅明显低平。选择性肢体动脉造影可以了解栓塞远侧动脉是否通畅,侧支循环状况,有无继发性血栓形成,有无动脉粥样硬化性病变,特别是有慢性动脉粥样硬化病变的患者,术前应尽可能行血管造影检查。

血管造影有助于鉴别栓塞及血栓形成。典型栓塞征象是在正常血管内突然出现截断,有时表现为凸起或凹陷的充盈缺损。由于栓子栓塞为急性病史,所以侧支血管形成不足是栓子栓塞的另一个特点。动脉系统其他部位无病变提示为栓塞,数个动脉床内多数充盈缺损是栓塞的病理学基础,栓子栓塞最常见的栓塞部位是动脉分叉处。相反,急性血栓形成的病例通常有明显的弥漫性动脉粥样硬化性改变,以及良好的侧支循环。闭塞部位通常呈不规则尖细状,出现于易发生动脉粥样硬化的部位,如 Hunter 管(收肌管)。

六、治疗

(一)非手术治疗

目前仅用于不适合手术或者不能手术的病例。

1.肢体局部的处理

肢体置于低于心脏平面的位置,一般下垂 15°左右,以利于动脉血液流入肢体。室温保持27 ℃左右,局部不可用热敷,以免组织代谢增强,加重缺氧;局部冷敷可引起血管收缩,减少血供,也属禁忌。

2.抗凝和溶栓

动脉栓塞后应用肝素和双香豆素类衍生物等抗凝剂,可以防止栓塞的远、近端动脉内血栓延伸,心房附壁血栓再生或发展,以及深静脉继发性血栓形成。在急性期应持续泵入肝素,维持一定的抗凝活性。溶栓剂仅能溶解新鲜血栓,一般对发病 6～10 天的血栓效果最好,对 10 天以上者效果较差。

给药途径:①直接穿刺给药;②经导管注入;③持续灌注溶栓剂于栓塞近端的动脉腔内;④以多孔喷雾式导管向血栓内作持续滴注;⑤经静脉滴注给药,每天用尿激酶 50 万～100 万 U,总量不超过2 万～4 万 U/kg。必须严密监测纤维蛋白原、优球蛋白溶解时间和纤维蛋白降解产物(FDP),注意皮肤、黏膜、泌尿道等部位有无出血。纤溶剂对于纤维性栓子本身难以发挥作用。

3.解除血管痉挛

0.1%普鲁卡因静脉滴注,罂粟碱或妥拉唑林直接注入栓塞动脉腔内,或静脉滴注;交感神经阻滞或硬膜外阻滞也可采用,以解除动脉痉挛,促进侧支循环建立。

4.高压氧舱治疗

高压氧舱治疗可以增加血氧饱和度,对改善肢体缺血有一定帮助。

(二)手术治疗

主要术式为栓子和血栓切除术。

1.适应证

(1)发生动脉栓塞后,急性缺血症状严重,无明确手术禁忌证。

(2)栓塞平面位于指(趾)动脉以上。

(3)为已经发生坏疽的病例进行取栓手术,目的在于降低截肢平面或有助于残端愈合,可以采取取栓后即刻开放截肢的方法,避免严重并发症的发生。

2.禁忌证

(1)肢体已经出现明确的感觉和运动障碍,肌肉坏死,栓子摘除也不能挽救肢体。

(2)患者一般情况严重恶化,出现多器官功能衰竭。

3.术前准备

检查血常规、血生化、凝血功能等,尽量减少检查时间,在基本纠正重要脏器功能的基础上争取尽早手术。原则上均可采用局部麻醉,但是估计手术困难,或者有可能行血管旁路移植术时,应当考虑用连续硬膜外阻滞麻醉或全身麻醉。

4.手术方法

(1)取栓术:治疗的目的在于恢复血供,减轻或避免组织坏死,如果发生严重组织坏死,应及时清除坏死组织以保全生命。

(2)溶栓术:导管定向溶栓法由 Dotter 在 20 世纪 70 年代推广。溶栓治疗具有以下优点:①能溶解侵及微循环和侧支血管的血小板-纤维素血栓,这些部位是导管达不到的地方;②溶栓治疗能够显露潜在的动脉狭窄,而这有可能通过腔内治疗得到解决。

(3)取栓术衍生手术:包括在切取栓子的同时进行内膜剥脱术、动脉旁路重建术等。

(4)经皮血栓切除术:现代医疗技术的发展可以完成在细小的血管腔内装备各种复杂装置。

(5)截肢术或取栓术＋截肢术:当肢体已经发生坏疽,必须防感染扩散,改善患肢血液循环。待坏疽与健康组织间的界限明确后行截肢(趾)术。但是已经有湿性坏疽,或者虽然无坏疽平面形成,但是肢体缺血已经导致全身情况恶化而威胁生命时,也应立即截肢。手术时若先行动脉取栓术,使血流尽可能得到恢复后,紧接着行截肢术具有两个优点:①可有效降低截肢平面;②有助于增加残端血供,促进残端愈合。

(范胜家)

第六节　下肢浅静脉曲张

下肢浅静脉曲张(superficial varicose veins of the lower extremities,SVVLE)是指隐静脉、浅静脉伸长、迂曲呈曲张状态,浅静脉内压力升高,管壁相对薄弱,在静脉压作用下可以扩张,瓣窦处的扩张导致原有的静脉瓣膜无紧密闭合,发生瓣膜功能相对不全,产生血液倒流(图 17-4)。

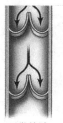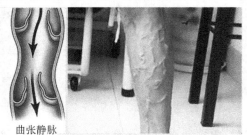

正常静脉　　曲张静脉

图 17-4　下肢浅静脉曲张

该病在持久站立工作、体力活动强度高、久坐者多见。单纯性下肢浅静脉曲张指病变仅局限于下肢浅静脉者,其病变范围包括大隐静脉、小隐静脉及其分支,绝大多数患者都发生在大隐静脉,临床诊断为大隐静脉曲张。

一、解剖和生理

(一)大隐静脉系统

大隐静脉自足背静脉弓的内侧开始直向上行,经内踝前方沿胫骨缘而抵达股骨内侧髁后部,向上外行,在腹股沟韧带下穿过卵圆窝注入股静脉。在大隐静脉进入股静脉之前的 5~7 cm 一段中接纳许多属支,它们分别有以下几种。①旋髂浅静脉:接受腹壁下外侧和大腿外侧近端皮肤的血液;②腹壁浅静脉:接受腹壁下内侧皮肤的血液;③阴部浅静脉:引流男性阴囊与阴茎部血液及女性大阴唇血液;④股外侧浅静脉:位于大隐静脉的外侧;⑤股内侧浅静脉:位于大隐静脉的内侧。

(二)小隐静脉系统

小隐静脉系统起自足背静脉弓的外侧,在跟腱和外踝后缘之间上行,在小腿下 1/3 段,位于深筋膜的浅面处受皮肤和浅筋膜覆盖;在小腿中 1/3 段,在腓肠肌腱覆盖下进入筋膜下组织;在上 1/3 段,穿过深筋膜,进入腘窝注入腘静脉。上段小隐静脉处于较深位置,受筋膜支持,一般无明显曲张静脉。

(三)交通静脉支

交通静脉在下肢静脉曲张中占有重要地位,这是因为交通静脉破坏必然导致浅静脉曲张。下肢浅、深静脉之间和大、小隐静脉之间,都有许多交通支相互沟通。大腿部浅、深静脉之间的交通支,主要位于缝匠肌下、内收肌管和膝部 3 处;小腿部以内踝交通静脉和外踝交通静脉最为重要,内踝交通静脉有 3 支,引流小腿下 1/3 内侧面的静脉血;外踝交通静脉引流小腿下 1/3 外侧面的静脉血。它们的瓣膜功能不全,往往与大、小隐静脉曲张的发生和静脉淤滞性溃疡的形成有密切关系。大、小隐静脉之间最重要的一个交通支位于膝部附近。

二、病因与发病机制

(一)病因

单纯性下肢浅静脉曲张多由于浅静脉第一对瓣膜(隐股静脉瓣膜)关闭不全导致的浅静脉血流反流,增加下肢静脉的压力而引起。再有,重要原因是先天性的静脉壁薄弱。患者常合并有周身或局限性的静脉壁缺陷,在静脉压力增加的情况下,便产生静脉的扩张、迂曲。最后,长期站立、肥胖和腹腔压力等因素因可增加静脉压力,均会增加静脉曲张发生发展的可能。

据统计,我国 25%~40%女性、20%男性均表现有静脉曲张症状。外科医师、护士、教师等需长时间站立的职业均是高危人群。此外,静脉曲张与遗传、口服避孕药及妊娠也有关联。

1.静脉壁薄弱和静脉瓣膜缺陷

静脉壁相对薄弱,在静脉压作用下扩张,瓣窦处的扩张导致原有的静脉瓣膜不能紧密闭合,发生瓣膜功能相对不全,血液倒流。瓣膜发育不良或缺失,不能发挥有效防止倒流的作用,导致发病。

2.静脉内压持久升高

静脉血本身由于重力作用,对瓣膜产生一定的压力,正常情况下对其不会造成损害,但当静脉内压力持续升高,瓣膜会承受过重的压力,逐渐松弛、脱垂、使之关闭不全。多见于重体力劳动、长期站立工作,妊娠、慢性咳嗽、长期便秘等。

3.年龄、性别

由于肢体静脉压仅在身高达最高时才达最高压力,青春期前身体正在发育,故静脉口径较小,可防止静脉扩张,所以尽管30岁前有患严重静脉曲张,大多数随年龄增长,静脉壁和瓣膜逐渐失去张力,症状加剧。

(二)发病机制

(1)正常情况下,下肢静脉回流是依靠心脏搏动而产生的舒缩力量,在深筋膜内包围深静脉的肌肉产生泵的作用,以及呼吸运动时胸腔内负压吸引三方面的协同作用。静脉瓣膜起着血液回流中单向限制作用。若有瓣膜缺陷,则单向限制作用就会丧失,引起血液倒流对下一级静脉瓣膜产生额外冲击,久之就会导致下级静脉瓣膜的逐级破坏。静脉瓣膜的破坏使倒流的血液对静脉壁产生巨大的压力,可引起静脉相对薄弱的部分膨胀。重体力劳动、长期站立、妊娠、慢性咳嗽、长期便秘等可使静脉内压力增高,进一步加剧了血液对瓣膜的冲击力和静脉壁的压力,导致静脉曲张。长期的静脉曲张,血液淤滞,最终产生瘀积性皮炎,色素沉着和慢性硬结型蜂窝织炎或形成溃疡。

(2)静脉曲张的病理变化主要发生在静脉壁的中层。在初期,中层的弹力组织和肌组织都增厚,这种变化可视为静脉压力增大所引起的代偿性反应。晚期,肌组织和弹力组织都萎缩、消失,并为纤维组织所替代,静脉壁变薄并失去弹性而扩张。静脉瓣也发生硬化、萎缩。病变静脉周围组织的微循环由于静脉压的增高而发生障碍,引起营养不良,导致纤维细胞的增生。病变部位的皮下组织弥漫性纤维变性伴水肿,水肿液内含大量蛋白质,蛋白质又可引起纤维组织增生。静脉淤滞使淋巴管回流受阻,淋巴液中含有大量的蛋白质又加重了组织纤维化。如此恶性循环的结果是局部组织缺氧,抗损伤能力降低,而容易发生感染和溃疡。

三、病理生理

下肢静脉曲张的血流动力学改变主要表现为主干静脉和毛细血管压力增高。浅静脉扩张主要由前者引起,而毛细血管压力升高造成皮肤微循环障碍,引起毛细血管扩张,毛细血管周围炎及通透性增加,纤维蛋白原、红细胞等渗入组织间隙及毛细血管内微血栓形成。由于纤溶活性降低,渗出的纤维蛋白积聚、沉积于毛细血管周围,造成局部代谢障碍,导致皮肤色素沉着、纤维化、皮下脂质硬化甚至皮肤萎缩,最后形成静脉性溃疡。由于血清蛋白渗出和毛细血管周围纤维组织沉积,引起再吸收障碍,淋巴超负荷,导致下肢水肿。小腿下内侧区域的深静脉血柱重力最大,肌泵收缩时该区域所承受的反向压力也最高,因此,静脉性溃疡常特征性地出现在该区。

四、临床表现

下肢前静脉曲张多以大隐静脉曲张多见,单独的小隐静脉曲张较少见;以左下肢多见,但双侧下肢可先后发病,主要临床表现为以下几种。①初起可无明显症状,有些患者常感患肢酸感、沉重、胀痛、易疲劳、乏力,休息后可缓解。②患肢小腿浅静脉渐现隆起、扩张、变曲,有时可迂曲成团或囊状,尤以站立时明显,抬高腿后消失。③病程长者,小腿下端、踝部的皮肤有营养的变化,皮肤变薄、色素沉着、瘙痒、湿疹。部分患者可有瘀血性皮炎特点:皮肤萎缩、干燥、脱屑、渗液,湿疹样皮炎和溃疡。④出血:由于外伤或曲张静脉或小静脉自发性破裂,引起急性出血。⑤血栓性浅静脉炎:下肢曲张的静脉出现红肿、硬块、灼热、压痛,沿曲张的静脉可触及硬结节或条索状物。⑥肿胀：在踝部、足背可出现轻微的水肿，严重者小腿下段亦可有轻度水肿。⑦继发感染：由于患者抵抗力减弱，容易发生继发感染。常见的有血栓性浅静脉炎、丹毒、急性蜂窝织炎、象皮肿等。

五、下肢静脉曲张的 CEAP 分级

（1）0 级：无可见或触及的静脉疾病体征。
（2）1 级：有毛细血管扩张、网状静脉、踝部潮红。
（3）2 级：有静脉曲张。
（4）3 级：有水肿，但无静脉疾病引起的皮肤改变，如色素沉着、湿疹和皮肤硬化等。
（5）4 级：有静脉疾病引起的皮肤改变。
（6）5 级：有静脉疾病引起的皮肤改变和已愈合的溃疡。
（7）6 级：有静脉疾病引起的皮肤改变和正发作的溃疡。

六、体格检查

（一）一般情况
应注意患者的发育、营养状况、体质强弱等。

（二）肢体检查
1.皮肤颜色及温度
有无皮肤变色、色素沉着、皮肤散在的红色皮疹、红肿热痛，伴有瘙痒、渗出及溃疡。

2.皮肤营养变化
下肢静脉曲张早期，肢体皮肤无明显营养障碍，随着病情加重，主要表现足靴区皮肤变薄、干燥、脱屑、色素沉着、渗出、瘀血性皮炎等。

3.浅静脉曲张
患肢浅静脉扩张、隆起、弯曲，甚至迂曲成团块状或成蚯蚓状，站立时更为明显。并伴有小腿肿胀。

4.血栓性浅静脉炎
曲张静脉处呈红肿、硬结节和索状肿物，压痛，局部皮肤温度增高。

5.下肢溃疡
下肢静脉曲张的晚期，常伴有瘀血性皮炎，瘙痒，由于患者搔抓或外伤，皮肤破损和继发感染，可致经久不愈的溃疡。溃疡多发生在内踝附近，继发感染。

（三）下肢静脉功能试验
（1）深静脉通畅试验：阳性者不适合行大隐静脉剥脱手术。
（2）大隐静脉瓣膜功能试验。
（3）交通静脉瓣膜功能试验。

七、辅助检查

根据临床表现，选用超声多普勒检查或彩色超声多普勒检查、容积曲线、下肢静脉压测定和静脉造影等辅助检查，以更准确地判断病变性质。
（1）化验室检查。

（2）X线检查。

（3）无创伤性检查。

（4）超声多普勒检查：简单方便，为临床首选。

（5）彩色超声多普勒检查。

（6）CT静脉血管成像检查：适应于复杂性静脉病变。

（7）血管造影。

八、诊断与鉴别诊断

（一）诊断要点

下肢浅静脉曲张具有明显的形态特征，通过一般体格检查即可明确诊断。站立后，下肢浅静脉突起，即提示静脉曲张的可能。若要进一步全面了解病情，则需进一步进行详细体格检查，了解静脉瓣膜功能及深静脉通畅情况，必要时需进行静脉超声或造影检查。如下肢有足靴区溃疡、重度皮炎等，需要注意交通静脉是否受累。

单纯性下肢静脉曲张诊断并不难，根据临床实践总结诊断标准如下。

（1）有长期站立及能够导致腹压增高的病史（妊娠及盆腔肿瘤史、慢性支气管炎、习惯性便秘等），多有下肢静脉曲张的家族病史。

（2）患者下肢静脉明显迂曲扩张，站立时更为明显；常伴有血栓性浅静脉炎，晚期可发生足靴区皮肤色素沉着、纤维化、溃疡等。

（3）深静脉通畅试验：大隐静脉瓣膜功能不全，可能有交通支静脉瓣膜功能不全。

（4）超声多普勒检查或静脉造影示：大隐静脉瓣膜功能不全，大隐静脉迂曲扩张，或同时伴有深静脉瓣膜功能不全。

（5）伴有色素沉着、溃疡、血栓性浅静脉炎、出血、渗液等并发症。

（二）鉴别诊断

1.下肢静脉血栓形成

患者有突发性下肢粗肿、肿胀病史。在深静脉血栓形成后期出现下肢浅静脉曲张，以小腿分支静脉及小静脉曲张为主。患肢肿胀明显，伴有肢体沉重、胀痛不适，活动、站立后加重，卧床休息后不能完全缓解，胫前、足踝部呈凹陷性水肿，皮肤营养障碍较明显。多普勒超声检查提示深静脉血液回流不畅，同时存在血液倒流。下肢静脉造影显示深静脉管壁毛糙，静脉管腔呈不规则狭窄，部分静脉显示扩张。交通支静脉功能不全和浅静脉曲张。

2.布加综合征

布加综合征是指肝静脉和/或肝段下腔静脉部分或完全阻塞，导致静脉血液回流障碍引起的脏器组织淤血受损的临床症状。主要临床表现为脾大，大量而顽固性腹水，食管静脉曲张常合并出血，胸腔壁静脉曲张，双下肢水肿及静脉曲张，皮肤色素沉着、溃疡等。B超检查显示肝体积和尾状叶增大，肝脏形态失常、肝静脉狭窄和闭塞。临床中根据患者的病史，仔细进行体格检查及B超检查，必要时进行腔静脉插管造影，以明确诊断。

3.静脉畸形骨肥大综合征

其特征是肢体增粗、增长，浅静脉异常粗大并曲张，皮肤血管瘤三联征，下肢静脉造影可以发现深部静脉畸形呈部分缺失，分支紊乱，浅静脉曲张等。临床中根据患者的病史及其特征，较易鉴别。

4.原发性下肢深静脉瓣膜功能不全

原发性下肢深静脉瓣膜功能不全症状相对较重,超声或下肢静脉造影,观测到下肢深静脉瓣膜不全的特殊现象。

5.下肢深静脉血栓形成后综合征

下肢深静脉血栓形成后综合征有深静脉血栓形成病史,浅静脉扩张伴有肢体明显肿胀。

九、治疗

下肢浅静脉曲张绝大多数是大隐静脉曲张(少数为小隐静脉曲张或大、小隐静脉曲张),临床上极为常见,主要表现为下肢尤其在小腿,浅静脉隆起、扩张弯曲甚至迂曲成团、酸胀、乏力,久站后出现足部水肿,晚期小腿和踝部皮肤常有褐色色素沉着和湿疹。如时间过长或治疗不当均可导致下肢水肿,局部组织缺氧,引起皮肤角化、脱屑,轻微外伤可导致愈合不良,迁延为经久不愈的慢性溃疡,俗称"老烂腿"。20%～25%或以上的下肢静脉性疾病合并下肢溃疡形成。

由于下肢静脉曲张是一种常见病,医师也会由于认识水平的不同作出不同的治疗方案。

选择下肢浅静脉曲张的正确治疗方法应该结合不同的病因、发病机制、临床表现和患者的全身情况以及治疗要求,不同的诊断,其治疗方法是不同的。明确诊断后,采取相应正确的治疗方法,可以减少误诊误治。

(一)治疗原则

下肢静脉曲张的治疗原则是:①促进下肢血液回流,消除淤血状态;②清热抗炎,控制肢体感染;③保护患肢,防止外伤。

(二)治疗方法

1.非手术治疗

姑息治疗仅能改善症状,适用于妊娠期发病,鉴于分娩后症状有可能消失。早期临床表现轻微、高龄、手术耐受力极差或全身情况差者,应适当卧床休息,间断抬高患肢和避免长期久站、久坐。医用弹力袜(循序减压袜)具有良好的弹性和约束力,可以减少活动时因肌肉收缩产生的浅静脉高压,使静脉曲张处于萎瘪状态,配合适当地增加静脉壁弹性、减少渗出。但合并下肢动脉硬化闭塞症的患者慎用弹力袜,并且弹力袜应白天穿,夜晚脱去并采用下肢稍抬高的体位睡眠。

2.单纯硬化剂治疗

(1)硬化剂注射和压迫疗法:利用硬化剂注入排空的静脉曲张后引起的炎症反应使之闭塞。也可以作为手术的辅助治疗,处理残留的曲张静脉。硬化剂注入后,局部用纱布卷压迫,自足踝至注射处近侧穿弹力袜或缠绕弹力绷带,立即开始主动活动。大腿部维持压迫1周,小腿部6周左右,应避免硬化剂渗漏造成组织炎症、坏死后进入深静脉并发血栓形成。

(2)局部硬化剂注射:即所谓的"打针""注射疗法""液体刀"等,是一种非针对病因的治疗手段,复发率高,并发症较多(如硬化剂过敏,损伤周围神经而引起肢体顽固性疼痛,硬化剂漏入皮下导致皮肤及皮下脂肪坏死而形成难愈性溃疡,甚至造成深静脉血栓形成),仅作为手术后局部轻度复发患者的辅助治疗。目前国内血管外科学者在适当的患者治疗中,推广使用国产新型泡沫硬化剂,疗效有待观察。

3.手术治疗

下肢静脉曲张若不及时治疗,至晚期可并发血栓性浅静脉炎、血管破裂出血、瘀血性皮炎、小腿溃疡等。因此,应及时手术治疗,避免并发症的发生。临床上常用的手术方式有以下几种。

(1)大隐静脉高位结扎剥脱术+激光或电凝腔内成形术:该手术是下肢静脉曲张性疾病最常用的根治方式。手术关键在于高位结扎大隐静脉或小隐静脉主干,全部剥出大、小隐静脉主干,全部结扎大隐静脉高位属支,结扎深浅静脉交通支。若伴有小腿溃疡,应在以上手术的基础上结扎交通支,并于溃疡周围经皮环形缝扎。术后应捆绑弹性绷带,否则仍有复发的可能。优点:小切口,美观,效果好,不复发。

(2)高位结扎剥脱术和经皮缝扎术:适用于大隐静脉瓣膜和交通支瓣膜功能不全所引起的静脉曲张、小腿溃疡等。优点:小切口,美观,效果好,不易复发;缺点:经皮缝扎处疼痛明显,影响术后活动。

(3)下肢静脉曲张点式戳口抽剥术:适用于单纯大、小隐静脉曲张,术后复发的静脉曲张等患者。特点:伤口小而美观,并发症少,术后伤口愈合快。

(4)创面植皮术:并发大面积溃疡,难以自行愈合者,患肢血液循环改善,患部炎症控制,创面干净,肉芽新鲜,可施行邮票状或点状植皮术。促进创面愈合,缩短疗程。注意:一定掌握植皮时机,重视术前和术后处理,术中取透亮的薄皮片,植皮可获得成功。

(5)股浅静脉瓣膜环缩术:又称股浅静脉瓣膜带戒术。适用于股浅静脉瓣膜结构、形态正常、静脉管径扩大造成瓣膜关闭功能不全者。手术操作简单,损伤小,并发症少。

4.腔内治疗

大隐静脉高位结扎+剥脱术+(腹腔镜下)穿通静脉离断术,适用于穿通支瓣膜功能不全患者,单纯高位结扎和剥脱术后仍有下肢顽固性溃疡者。

(1)静脉腔内治疗:是近年来发展起来的大隐静脉曲张的微创治疗方法,是利用激光能量在静脉腔内产生血液气泡,以其独特的方式将热能传递给血管壁,血管壁纤维化收缩、关闭,皮肤却保持完整无损。手术在局部麻醉下进行,创伤很小,仅有微小的皮肤穿刺点,恢复快,住院时间短,仅适宜部分患者。但有神经损伤、皮肤损伤、浅静脉闭合不全、深静脉血栓、静脉炎等并发症。

(2)血管外激光或脉冲光:和去除斑点的激光美容原理一样,优点是只需局部麻醉,治疗时间短,疼痛低,伤口小,不留难看的瘢痕,可立刻行走。但只针对微细的蜘蛛状静脉曲张,要自费且需数次疗程才有效果。

(3)血管内烧灼治疗:在膝盖或足踝内侧做小切口,放入极细的导管,用高频波(或称射频)或激光光束烧灼、阻断曲张的静脉血流。单纯的血管内烧灼治疗手术有可在局部麻醉情况下进行、不必住院、瘢痕与疼痛较少、治疗后绑上弹绷可走动回家、成功率高等优点。且大多数患者可能不仅单用此法解决,需辅以其他方式如微创静脉曲张旋切,才可有较完整的治疗。

(4)微创静脉曲张旋切内视镜系统:使用内视镜及抽吸旋切方式将蚯蚓般的静脉绞碎吸出,伤口比传统手术小,美观。

(5)静脉曲张激光闭合术(静脉 EVLT 技术):应用半导体激光传导的特性,将细细的光导纤维穿刺进入血管内,通过传导激光,从而达到精确损毁血管内膜,使静脉纤维化达到血管闭合的目的。迄今为止,EVLT 激光治疗术治疗静脉曲张损伤最小、操作最简便、方法最安全,是名副其实的微创技术。

5.中药治疗

中药物理治疗法是利用药物渗透性,通过皮肤直达病灶,是最安全的治疗方法。治疗静脉曲张,一般口服药物难以到达患处,药物分子几乎被分解,而脉管舒、脉溃康这类药物,就是通过外用贴敷,药物靶向进入病灶,保证药物充分利用,改善血液高凝状态、血液淤滞的情况,有效缓解静脉曲张引起的酸、沉、肿、胀等症状,对静脉曲张具有良好的治疗作用。

十、预防

(1)该病有遗传倾向,一般在 30 岁左右发病,因此在儿童和青少年时期应勤于运动,增强体质,有助于防治。

(2)肥胖者应该减肥,保持正常体重不能超重。肥胖虽不是直接原因,但过重的分量压在腿上会使腿部静脉负担增加,可能会造成腿部静脉回流不畅,使静脉扩张加重。

(3)长期从事重体力劳动和站立工作者,建议穿弹力袜套。避免提超过约 10 kg 的重物。

(4)妇女经期和孕期等特殊时期要给腿部特殊的关照,多休息,要经常按摩腿部,帮助血液循环,避免静脉曲张。

(5)戒烟,因吸烟能使血液黏滞度改变,血液变黏稠,易淤积。口服避孕药也有类似作用,应尽量少服用。

(6)抬高腿部和穿弹力袜,应养成每天数次躺下将腿抬高过于心脏的姿势,如此可促进腿部静脉循环。抬高双腿使体位改变,帮助静脉血液回流。弹力袜要选择弹性较高的医用袜,在每天离床前,将双腿举高慢慢套入。弹力袜的压力能改善且预防下肢静脉曲张。

(7)每天坚持一定时间的行走,行走可以发挥小腿肌肉的"肌泵"作用,防止血液倒流的压力。应养成每天穿弹力袜运动腿部 1 小时的习惯,如散步、快走、骑脚踏车、跑步等,适量运动可以促进下肢静脉血回流。

十一、健康宣教

对于腿部的"青筋",可以做一些简单的小活动,舒缓静脉曲张,阻止病程恶化。

(一)锻炼小腿肌肉

小腿肌肉是一个辅助血泵,帮助静脉把血液泵回心脏,可减慢静脉曲张恶化。当小腿长期缺乏运动,便失去了这个功能。骑脚踏车、步行和游泳都有助于强化小腿肌肉。

(二)生活上缓解下肢静脉曲张

(1)每晚睡觉前,要养成用热水洗脚的习惯,并自我检查小腿是否有肿胀情形。忌用冷水洗脚。用热水洗脚能消除疲劳,有利于睡眠,更能活血化瘀。但不可使用 40 ℃ 以上的热水长时间泡脚。保持脚及腿部清洁,并避免受外伤造成皮肤破溃。

(2)经常游泳可使机体压力得到减轻,而水的压力则有助于增强血管弹性。常进行腿部按摩,两手分别放在小腿两侧,由踝部向膝关节揉搓小腿肌肉,帮助静脉血回流。

(3)饮食宜清淡而富有营养,多吃新鲜蔬菜、水果等,可选食山楂、油菜、赤豆等活血之品,还可选食牛肉、羊肉、鸡肉等温性食物,以温通经络。

(4)每晚睡前,将腿垫高约 6 cm 并保持最舒适的姿势,即可促进双足血液流动,舒缓静脉的压力,但不要因此而让腿部僵直,适得其反。

(5)坚持穿循序减压弹力袜,并每天早起下床前即穿上弹力袜,因腿部肿胀,通常于下床后站立几分钟就会发生。注意弹力袜的弹性功能是否改变,当失去弹性时应立即更换。

(三)老年人腿足保健七法

(1)足浴:用热水泡脚,特别是生姜或辣椒煮水泡脚,使腿部的静脉血液及时向右心回流,有利于减轻腿部的静脉淤血,防治下肢静脉曲张。另外,临睡前用热水泡脚,有助于安神除烦,进入深度睡眠。

（2）按摩脚：洗脚后，双手搓热，轻揉搓相关部位或穴位，全脚按摩，也可局部按摩，多按摩涌泉穴（足心）或太冲穴（一、二足趾关节后）或太溪穴（内踝高点与跟腱之间凹陷中）。对头晕、失眠、厌食、面色晦暗、疲劳、高血压、便秘等有防治作用。

（3）高抬脚：每天将双脚翘起2～3次，平或高于心脏，此时脚、腿部血液循环旺盛，下肢血液流回肺和心脏的速度加快，得到充分循环，头部可得到充足而新鲜的血液和氧，同时对脚部穴位、反射区也是一个良性刺激。

（4）搓揉腿肚：以双手掌紧夹一侧小腿肚，边转动边搓揉，每侧揉动20次左右，然后以同法揉动另一只腿，能增强腿力。

（5）扳足：取坐位，两腿伸直，低头，身体向前弯，以两手扳足趾和足踝关节各20～30次，能锻炼脚力，防止腿足软弱无力。

（6）扭膝：两足平行靠拢，屈膝微向下蹲，双手放在膝盖上，膝部前后左右呈圆圈转动，先向左转，再向右转，各20次左右。可治下肢乏力、膝关节疼痛。

（7）甩腿：一手扶物或扶墙，先向前甩动小腿，使腿尖前向上翘起，然后向后甩动，使脚尖用力向后，脚面绷直，腿亦尽量伸直。在甩腿时，上身正直，两腿交换各甩数十次。此法可预防半身不遂、下肢萎缩无力及腿麻、小腿抽筋等。

（范胜家）

第七节　下肢深静脉血栓形成

下肢深静脉血栓形成是指血液在下肢深静脉血管腔内不正常凝结，由液体转化为固体，阻塞静脉腔，以致静脉回流障碍，静脉血管壁呈现炎性改变，导致患肢明显肿胀疼痛，浅静脉扩张及患肢皮温及体温均升高。如果未及时治疗，可导致肺栓塞及因血栓形成后综合征，影响正常生活和工作能力，甚至致残。

一、病因

静脉血管壁损伤、血流缓慢及血液高凝状态是导致深静脉血栓形成的三大因素。其中血液高凝状态为最重要的因素，静脉损伤时可因内皮脱落及内膜下层胶原裸露，或因静脉内皮及其功能损害，而引起生物活性物质释放启动内源性凝血系统，静脉壁电荷改变，血小板聚集形成血栓，血流缓慢，主要见于久病卧床、久坐不动、手术以及肢体制动状态的患者。

血液高凝状态主要见于妊娠、产后、术后、创伤、肿瘤，以及长期服用避孕药等情况。使血小板计数增高，凝血因子含量增加，导致血管内异常凝结形成血栓。

危险因素：年老、长期卧床、近期施行较大手术（尤其是下肢、盆腔等手术时的长时间仰卧、长时间截石位、长时间肢体制动、长时间坐位）、脑卒中、恶性肿瘤、骨折、肢体制动、妊娠、产褥期、各种慢性病、静脉曲张、肥胖、真性红细胞增多症、脓毒血症、口服避孕药，长时间乘坐飞机、火车、汽车等。抗凝血酶、蛋白C和蛋白S的缺乏，以及凝血因子Ⅴ基因Leiden突变导致的抗活化蛋白C现象所致的遗传性促血栓因子。高半胱氨酸血症、某些维生素类如维生素B_{12}、维生素B_6或叶酸的缺乏。此外,纤溶系统异常、纤维蛋白原缺乏,因子Ⅱ突变和因子Ⅷ水平的增高也是血栓形成的潜在原因。

　　Virchow 提出静脉血栓形成的 3 个相关因素,至今仍被各国学者所公认。完整的血管内膜是血小板聚集的生理屏障,一旦静脉壁受到损伤,释放促凝物质,使血小板聚集,在此基础上导致血栓形成。内膜损伤又可释放凝血因子Ⅲ及其他组织因子,启动外源性凝血系统,凝血酶原被激活,继而血小板和纤维蛋白及各种血细胞共同形成血栓。任何原因对下肢深静脉的热损伤(如手术中局部渗血,用热盐水纱布的加压)、机械性损伤(如术中的牵拉、压迫)、感染性损失(如术后深静脉旁的软组织感染)都会造成静脉内膜的损伤。临床上常见的术中静脉损伤,挤压、静脉注射刺激性药物如高渗性液体、某些抗癌药、抗生素等,在同一静脉处反复穿刺,静脉内留置导管、静脉置管的各种有创性操作等,这些情况能引起静脉收缩和内膜损伤,导致管壁内弹力板断裂而使血小板和纤维蛋白沉积,并网罗各种血细胞而形成血栓。75% 是因为慢性病如脑卒中、恶性肿瘤、心肌梗死、慢性呼吸系统疾病、肺部感染者,其肢体活动减少,血流缓慢是主要因素。近年来研究表明,乘坐汽车、火车、飞机等旅行持续在 6 小时,尤其是较长时间睡觉者,由于下肢静脉血液的滞缓,使静脉血栓性疾病增加 5 倍左右。恶性肿瘤、外伤或麻醉、手术、卒中等使局部凝血酶聚集,纤维蛋白活性下降,将患者推向血液高凝状态,继而发生血栓形成。髋关节置换术的老年患者,术前运动量已明显减少,甚至卧床,加之心肺功能下降,使下肢血流处于相对滞缓状态,在接受人工关节置换时还会因制动、麻醉、止血带的作用,对深静脉造成挤压,进一步加重血液淤滞,从而导致深静脉血栓形成。胸部、腹部、盆腔、下肢等较大手术应激状态可释放大量组织因子、凝血酶原,使血液凝固增加,手术造成的失血、脱水也可导致血液浓缩。同时患者的自身因素如高龄、肥胖、吸烟、糖尿病、心功能不全等,可促使患者进入高凝状态。

二、病理生理

　　典型的静脉血栓包括头部为白血栓,颈部为混合型血栓,尾部为红血栓,血栓形成后可向主干静脉的近端和远端滋长蔓延,然后在纤溶酶的作用下血栓可溶解消散,然而血栓形成后常引起静脉壁及静脉周围组织的炎症反应,造成血栓与静脉壁粘连并逐渐纤维机化,最终形成边缘毛糙,管径粗细不一的再通静脉,同时因静脉瓣膜被破坏,造成继发下肢深静脉瓣膜功能不全,也就是深静脉血栓形成后综合征。下肢 DVT 分 3 类:周围型、中央型和混合型。

(一)周围型

　　周围型又称为小腿肌肉静脉丛血栓形成,因血栓形成后血栓局限,多数患者症状减轻,多数经过治疗可自溶,少数未治疗或治疗不当者,可向大腿发展成为混合型。临床主要表现为小腿疼痛和轻度肿胀、活动受限,体征为足背屈曲时牵拉腓肠肌引起疼痛(Homans 征阳性)及腓肠肌压痛(Neuhof 征阳性)。

(二)中央型

　　中央型又称为髂股静脉血栓形成,表现为臀部以下肿胀,下肢、腹股沟及患侧腹壁浅静脉怒张,皮温升高,深静脉走向有压痛,血栓向上可延伸至下腔静脉,向下可至整个下肢深静脉,形成混合型,一旦血栓脱落可致肺栓塞,危及患者生命。

(三)混合型

　　混合型即全下肢深静脉及肌肉静脉丛内均有血栓形成,可由周围型发展而来,开始症状轻未注意,以后逐渐肿胀,平面逐渐上升,直达全下肢水肿才被发现。

(四)股青肿

混合型下肢DVT广泛累及肌肉内静脉丛,由于髂股静脉及侧支全部被血栓堵塞,下肢高度水肿,因淤血严重,临床表现为疼痛剧烈,患肢皮肤呈暗紫色,称为疼痛性股青肿,经常伴有动脉痉挛,下肢动脉搏动消失,皮温降低以致发生高度循环障碍。

(五)股白肿

当下肢深静脉发生急性栓塞时,下肢水肿在数小时内可达到最高程度,肿胀呈凹性高张力状态,当合并感染刺激动脉引起持续痉挛,可见全肢体的肿胀,皮肤苍白及皮下网状小静脉扩张,称为疼痛性股白肿。

虽然股青肿及股白肿较少见,是下肢DVT的特殊类型,更是紧急情况,需要紧急施行手术取栓,以保患肢。

三、临床表现

下肢深静脉血栓形成是最常见的,根据血栓发生的部位,病程不同而有不同的临床表现。

(一)中央型

发生在髂-股静脉的血栓,左侧多于右侧,起病急骤,全下肢肿胀明显,患侧髂窝,股三角区有疼痛和压痛,浅静脉扩张,皮温及体温均升高(图17-1、图17-2)。

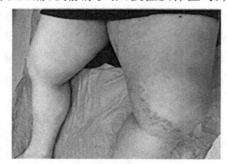

图 17-1　下肢深静脉血栓形成 1

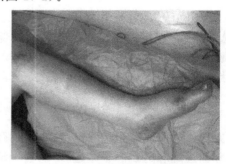

图 17-2　下肢深静脉血栓形成 2

(二)周围型

周围型包括股静脉和小腿深静脉血栓形成,前者由于髂-股静脉通畅,主要特征为大腿肿痛而下肢肿胀并不严重,后者的临床特点是突然出现小腿剧痛,患足不能着地踏平,行走时症状明显加重,小腿肿胀且有深压痛,做踝关节过度背屈试验时小腿剧痛(Homans征阳性)。

(三)混合型

全下肢深静脉血栓形成,主要表现为全下肢明显肿胀、剧痛,股白肿,股三角区、腘窝、小腿肌层可有压痛,任何形式的活动均可使疼痛加重,若病情进一步发展,肢体极度肿胀,压迫下肢动脉以及出现痉挛,从而导致下肢动脉血供障碍,足背和胫后动脉搏动消失,进而小腿和足背出现水疱,皮肤温度明显降低继而呈青紫色(股青肿),若处理不及时,即可发生静脉性坏疽。

四、辅助检查

(一)超声多普勒检查

在临床中为首选的检查方法,它的优势在于无放射性,携带方便,无创伤及费用低,通过检测静脉最大流出率来判断下肢主干静脉是否有阻塞,彩色多普勒超声可显示静脉腔内强回声,静脉不能压缩或者无血流通过等血栓形成的现象。

(二)下肢静脉顺行造影

可显示下肢静脉的形态,直接反映有无血栓存在,以及血栓的形态、位置、范围和侧支循环形成的情况。

(三)放射性核素检查

新鲜血栓对125-碘(凝血)因子Ⅰ的摄取量大于等量血液的摄取量,若摄取量超过正常5倍,即表示早期血栓形成,是一种无损伤的检查方法。

(四)血液检查

血液 D -二聚体在临床上有一定的实用价值,它是纤维蛋白复合物在溶解时产生的降解产物,下肢深静脉血栓形成时纤溶系统被激活,血液 D -二聚体浓度上升。

五、诊断要点

患肢突然肿胀、疼痛,浅静脉扩张,患肢皮肤温度升高,彩色多普勒超声检查提示下肢血栓(股总静脉、下肢股浅静脉、腘静脉及胫后静脉)所在位置,患者 D -二聚体升高,即可诊断为下肢深静脉血栓。

六、鉴别诊断

(一)下肢血肿

下肢血肿多表现为局部肿胀,皮下淤血斑,软组织彩色多普勒超声可鉴别。

(二)淋巴水肿

淋巴水肿多见于淋巴损伤,淋巴系统肿瘤,多呈"象皮肿",淋巴造影可鉴别。

(三)心衰、低蛋白引起的下肢水肿

多表现为双下肢肿胀,呈凹陷性水肿,心脏彩色多普勒超声及血化验可鉴别。

(四)腓肠肌撕裂或者其他骨骼肌损伤

此种损伤后的症状、体征与周围型下肢 DVT 相似,与下肢受外伤有关,患者多数在外伤或者剧烈活动后发病,如忽略外伤或剧烈活动史,常被误诊为下肢 DVT。

(五)全身性疾病

下肢水肿可以由不同系统的疾病引起,如充血性心力衰竭、慢性肾功能不全、贫血、盆腔恶性肿瘤等,这些疾病引起的下肢水肿为双侧的、对称的,无浅静脉怒张,无皮肤颜色变化。

七、治疗要点

治疗方法可分为非手术治疗和手术取栓两类。

(一)非手术治疗

非手术治疗包括一般处理、祛聚、溶栓和抗凝疗法。

1.一般处理

卧床休息,抬高患肢,以减轻肢体肿胀,可适当给予利尿药,离床活动时应穿医用弹力袜或弹力绷带。

2.祛聚疗法

如拜阿司匹林、双嘧达莫(潘生丁)、右旋糖酐、复方右旋糖酐-40注射液(绅水清)等能扩充血容量,降低血液黏稠度,有效防止血小板聚集。

3.溶栓疗法

病程不超过72小时的患者,常用溶栓药物有尿激酶、链激酶等,能够激活血浆中的纤溶酶原转化为纤溶酶,溶解血栓。双下肢深静脉血栓的导管溶栓治疗,从安全性、时效性、综合性和长期性等方面入手。溶栓疗法关键是抓住时机,溶栓越早效果越好,无禁忌证时尽早开始溶栓疗法,能够促进体内纤溶酶活化,造成血栓内部崩解和表面溶解。

(1)安全性:对长段急性血栓介入治疗,植入滤器可有效预防肺动脉栓塞,采用经溶栓导管药物溶栓,可显著降低抗凝剂和溶栓剂的用量,减少内脏出血的并发症。

(2)时效性:急性DVT明确诊断后,应尽早做导管溶栓治疗,以达到缩短病程,提高血管管腔完全再通的概率,避免或者减少静脉瓣膜粘连,降低瓣膜功能不全,血栓再次复发的发生率,尽量阻止病程进入慢性期和后遗症期。

(3)综合性:对DVT采用导管抽吸,机械吸栓等介入性血栓清除术,对伴有髂静脉受压综合征或伴有静脉闭塞的DVT患者结合使用PTA和支架植入术,以达到迅速恢复血流,增高介入治疗的效果。

(4)长期性:在溶栓导管溶栓后,宜继续抗凝6个月以上,定期随诊、复查以避免或减少DVT的复发。

(5)导管溶栓的适应证:①急性DVT;②亚急性DVT;③DVT慢性期或后遗症期急性发作。

(6)禁忌证:①3个月以内的脑出血和手术史,1个月内有消化道以及其他内脏出血和手术史者;②患肢有较重的感染;③急性髂股静脉或者全下肢DVT,血管腔内还有大量游离血栓而未进行下腔静脉滤器置入术的患者;④难治性高血压患者;⑤75岁以上的患者慎重选择溶栓。

(7)溶栓途径。①顺行溶栓:经患者腘静脉穿刺处置管,经患肢股静脉置管,经患肢小隐静脉切开置管。②逆行溶栓:经健侧股静脉插管至患侧髂股静脉,保留溶栓导管溶栓;经颈内静脉插管至髂股静脉,保留溶栓导管进行溶栓。溶栓药主要为肝素和尿激酶,溶栓时间不超过7天。

(8)术后处理:①静脉内保留溶栓导管溶栓2～3天,患者出现轻度发热,这种情况通常不需特殊处理,必要时可在无菌条件下更换导管;②一般术后1、3、6、12个月复查,彩超复查以观察通畅情况。

(9)并发症的防治。①出血和溶血:抗凝过程中,应密切观察患者皮下、黏膜及内脏出血现象,如患者出现神经系统症状,应首先考虑脑出血的可能,立即停用抗凝溶栓药物并行头颅CT检查,明确诊断如果有出血,可加用止血药物;对出血量大的患者,可行穿刺引流术或者手术减压和血肿清除术。②残留血栓和血栓复发:溶栓治疗中血栓复发与基础病变造成的血液高凝状态,治疗不彻底以及治疗中静脉内膜损伤有关,在溶栓过程中应同时注入肝素抗凝,皮下注射低分子量肝素,保留导管3～7天。③肺栓塞:在溶栓过程中如果患者出现呼吸困难、发绀、胸闷、咳嗽或咯血、动脉血氧饱和度降低等症状,应考虑肺栓塞,在溶血前,对下腔静脉、髂股静脉内存在新鲜血栓或者漂浮血栓的患者,植入下腔静脉滤器阻挡脱落血栓是预防肺栓塞的最有效的办法。年龄较轻者,术后可视情况取出滤器。

(10)疗效评价:DVT的导管溶栓治疗在出院前,出院后6个月、1年、3年进行疗效评价,分为 4 级,评级优、良、中者为治疗有效。①优:患肢周径、张力、活动度均基本正常,治疗后周径差 <1.0 cm,造影显示血流全部恢复或者基本恢复,异常侧支血管不显示,对比剂不滞留,管壁比较光滑。②良:患肢周径、张力、活动度接近正常,周径差在 1.0~1.5 cm,造影显示血流大部分恢复,有少量侧支血管建立,对比剂并无明显滞留,管壁光滑。③中:患肢周径、张力、活动度较明显改善,造影显示血流部分恢复,有较多侧支血管建立,对比剂轻度滞留,管壁欠光滑。④差:患肢周径、张力、活动无明显改善,周径差>2.0 cm,造影显示血流未恢复,有大量侧支血管建立,对比剂明显滞留,管壁不光滑。

4.抗凝疗法

用于范围较小的血栓,常用药物为普通肝素或低分子量肝素静脉或皮下注射,通过降低机体血凝功能预防血栓的繁衍和再生,以促进血栓消融,达到低凝状态后口服华法林(维生素 K 拮抗剂 3~6 个月)。

(1)肝素的抗凝机制:肝素为常用抗凝药,具有作用快、持续时间短、可随时调整剂量、体内或体外均有抗凝作用等特点。肝素主要通过抑制凝血因子的活性,可直接灭活凝血酶,可通过抑制凝血酶对因子Ⅷ的激活,从而阻止可溶性纤维蛋白多聚体转变为不溶性纤维蛋白,可刺激血管内皮细胞释放血浆素原活化素,以促进纤溶活性,肝素治疗时间一般是 7~10 天,这为血栓与静脉壁粘连并稳定所需要的时间。肝素只采用静脉、皮下或肌内注射途径给药,静脉注射后立即生效,迅速达到高峰,继而作用逐渐降低,在体内半衰期为 60 分钟,4 小时后作用消失。约 50% 被肝脏降解、经肾脏排泄,肝功能不全的患者,肝素在体内储积时间延长,严重肝、肾功能不全的患者不应该使用此药品。为安全起见,使用肝素时应经常进行实验室监测,根据监测指标随时调整药物剂量,使肝素在血液中保持有效浓度,避免因为用量过大而出血。

(2)长效抗凝剂:与肝素不同,它在体内有效,体外无效,给药后需要 24 小时后方起效,24~72 小时达到有效浓度,即便是静脉注射给药,也不能加快其作用,停药后仍可维持 2~7 天。现用的长效抗凝剂均为口服药物,如华法林、利伐沙班。

抗凝机制为维生素 K 参与肝内凝血酶原及凝血因子的合成,而长效抗凝药物为维生素 K 的拮抗剂,通过抑制依赖性维生素 K 等物质形成凝血酶原和某些凝血因子的合成,因而影响凝血过程,起到抗凝作用。服用长期抗凝剂需经一定时间后才起效,其抑制作用是可逆的,给予维生素 K 后即可逆转。

(二)手术治疗

目前对于下肢深静脉血栓的患者一般不做手术取栓治疗,因为对血管内膜的破坏可导致进一步的血栓形成;对于髂股静脉广泛血栓形成,病情继续加重或已出现股青肿者,施行取栓术挽救肢体。近年来,随着血管腔内微创介入治疗技术的不断发展,对于中央型和混合型的血栓形成,可在数字减影血管造影(DSA)下行腔静脉滤器植入术,将滤器放置到位于肾静脉平面以下,平第 2、3 腰椎之间水平,并将专用的溶栓导管通过深静脉穿刺后鞘管建立的静脉通道置入血栓内,通过带有多侧孔的溶栓导管将溶栓药物持续推注到血栓中,与血栓充分接触后直接溶栓。

(赵德杰)

第八节 上腔静脉综合征

上腔静脉综合征(superior vena cava syndrome,SVCS)是由于多种病因引起的完全或不完全性上腔静脉及其主要分支阻塞,导致上腔静脉系统血液回流受阻、侧支循环形成为主要临床征象的一组综合征。

SVCS病因繁多,虽然在不同原发病因条件下原发疾病的表现各异,但上腔静脉部分或完全阻塞的临床症状及体征是类似的,取决于SVCS的阻塞部位、程度、范围、发生速度及侧支循环的建立。有报道,在恶性肿瘤并发SVCS的患者中,约有60%是以SVCS为首发症状出现的。因此,熟悉SVCS的临床表现,有利于及时发现原发的恶性肿瘤。综合文献报道,SVCS存在五大症状和体征:进行性呼吸困难、头痛、颜面及上肢水肿、浅表皮下侧支循环形成及颈静脉曲张。如压迫食管、喉返神经,还可出现咽下困难、声音嘶哑等。此外,因上腔静脉压力急性升高伴随胸导管压力的升高,可引起远端(心包、肺及胸膜)毛细淋巴管破裂导致乳糜性渗出。恶性肿瘤或进展迅速的原发疾病所致的SVCS,常常由于短时间内迅速进展的呼吸困难、脑水肿等而成为致死性因素。

一、上腔静脉解剖及毗邻关系

上腔静脉由左、右无名静脉汇合而成,位于上纵隔的右前方,沿升主动脉的右侧垂直下降,于第3胸肋关节处注入右心房,长6~8cm,其中约2cm在心包内。上腔静脉主要收纳头、颈及上肢静脉血,在胸腔内还要接收奇静脉、心包静脉和纵隔静脉血。其解剖特点有两点:①静脉壁薄,无瓣膜,压力低,顺应性良好,但下段位于纤维性心包内,前面及两侧均被浆膜性心包所覆盖,因此部位较固定,移动度较小;②上腔静脉位于上纵隔,左侧与升主动脉紧贴,右侧有胸膜及右膈神经,前方有胸腺,后面紧贴气管及右支气管,在上腔静脉及右无名静脉的前方有右前纵隔淋巴链,在上腔静脉下端的后方和奇静脉弓的上方有右气管侧淋巴链、右支气管淋巴结及气管分叉处淋巴结。上述上腔静脉及毗邻结构解剖特点,决定了发生病变时易导致对上腔静脉直接压迫、侵袭而引起闭塞。

二、病因

20世纪50年代之前,大多数学者认为发生SVCS的病因主要是良性病变,其中以胸主动脉瘤(主要为梅毒性)和纵隔炎多见,占40%~50%。随着抗生素的广泛使用。感染性疾病得到有效控制,使SVCS病因学有了较大变化。目前认为,SVCS的发生主要与下列因素有关。

(一)肿瘤

恶性肿瘤是形成SVCS的主要病因,占90%以上。其中以支气管肺癌最常见,占80%左右。此外,为纵隔淋巴瘤、侵袭性胸腺瘤、纵隔转移性瘤及上腔静脉平滑肌肉瘤等。

(二)疾病

据最新文献报道,主要有非特异性纵隔炎、结节病、纵隔良性肿瘤、纵隔淋巴结结核及自发性静脉血栓形成等,占5%以下。

（三）其他

医源性因素。

三、上腔静脉阻塞病理生理改变

无论何种原因引起的上腔静脉阻塞，均可造成上半身静脉性充血而出现一系列病理生理变化；而且静脉性充血的结局与影响视淤血持续时间的长短、发生快慢以及侧支循环是否及时建立而不同。

侧支循环的建立对静脉性充血的结局和预后有密切关系，而侧支循环是否充分要根据静脉阻塞发生的缓急来决定。原发性 SVCS 由于起病隐匿，病程长，阻塞速度慢，因而侧支建立较充分，症状也相对轻些，故在临床上经常发现。继发性 SVCS 病程短、起病急，侧支建立不充分，有的患者在未完全建立侧支循环之前即因呼吸困难或脏器功能衰竭而死亡。

上腔静脉阻塞后，与下腔静脉间可有丰富的交通支，主要有以下 4 种途径。

（一）奇静脉途径

上腔静脉-奇静脉、半奇静脉-腰升静脉、髂腰静脉-髂总静脉-下腔静脉。奇静脉、半奇静脉及副半奇静脉通过肋间静脉与椎静脉、椎静脉丛、胸廓内静脉交通，奇静脉通过食管静脉、食管静脉丛与胃冠状静脉相连。后者是奇静脉通往门静脉的主要侧支。

（二）胸廓内静脉途径

无名静脉-胸廓内静脉-腹壁上静脉-腹壁下静脉-髂外静脉，此组静脉直接或间接与肋间静脉、膈下静脉、奇静脉、半奇静脉、腰静脉、椎静脉及椎静脉丛相交通。

（三）椎静脉途径

椎间静脉及椎静脉丛直接与肋间静脉、腰静脉、骶静脉相连，与奇静脉、半奇静脉、胸廓内静脉、枕下静脉丛、颅内静脉丛及腹、盆静脉有广泛的吻合支。椎静脉及椎静脉丛无瓣膜，血流方向随体位、腹压、呼吸的变化而改变。

（四）胸外侧静脉途径

腋静脉—胸外侧静脉—胸腹静脉—腹壁浅静脉—旋髂浅静脉、大隐静脉、股静脉。这组静脉部位表浅，扩张时易被发现。具有重要的临床意义。

（五）膈下静脉通路

膈下静脉可直接注入下腔静脉，还可以经心包纵隔静脉、头臂静脉与上腔静脉相交通。

四、临床表现

上腔静脉综合征的临床表现因发病的急慢，侧支循环建立的及时和充分与否，以及病变阻塞部位、范围和程度而有所不同。起病急剧、进展快、静脉阻塞完全、病变范围广和侧支循环少者，临床表现多比较严重；反之，则较轻微，甚至无明显临床表现。

（1）颜面部、颈胸部及上肢肿胀，有一些病例开始时仅仅感觉颈部肿胀，继之颜面、胸壁和上肢出现进行性水肿。上述部位皮肤潮红，甚至出现淤血样紫红色。颈部、胸壁浅表静脉曲张，有时肿胀因此可以得到不同程度的缓解。

（2）由于颅内静脉压力升高，可出现不同程度的头痛、头晕、晕厥、嗜睡甚至昏迷；眼睛容易疲劳、视力模糊、视力下降；有的患者可出现听力下降、部分病例可以出现面瘫，为颈静脉扩张压迫面神经所致。

（3）胸闷、气短，严重者可出现呼吸困难、端坐呼吸、不能平卧入睡。急性的病例甚至可出现急性喉头水肿而死亡。上述症状可于低头、弯腰或者平卧时较重。有些病例症状于晨起时最为严重，活动后可以有不同程度的减轻。急性重症患者可因脑缺氧、水肿、急性喉头水肿、呼吸衰竭或者颅内静脉破裂而死亡。

此外，患者还会有原发疾病的临床表现。

五、诊断

随着痰液细胞学检查、纤维支气管镜、经皮穿刺术、浅表淋巴结活检、纵隔镜及开胸活检术等在临床的广泛应用，各种疾病合并 SVCS 的临床诊断并不困难。上腔静脉造影、胸部 CT、胸部 MRI、彩色多普勒及数字减影血管造影（digital substraction angiography，DSA）等，一方面可明确上腔静脉阻塞或狭窄的程度、范围，另外还可明确阻塞或狭窄的病因及侧支循环状况，为进一步治疗方案的确立提供依据。

（一）胸部 X 线检查

胸部后前位和右侧位平片对上腔静脉阻塞的原因，有无肺和纵隔肿瘤，确定肿瘤的性质、部位、大小和有无转移有重要的参考价值。纵隔肿瘤和炎症以及升主动脉瘤病例可显示右上纵隔影增宽；缩窄性心包炎可显示上纵隔阴影增宽，有时可见心包钙化影；某些先天性心脏病也具有特异性征象。

（二）CT 和 MRI 检查

CT 结合造影剂的应用，可清楚显示不同的血管腔，详细地了解上腔静脉受压部位、程度、原因和管腔内有无血栓及血管外有无肿块等，尤其对纵隔大血管，如上腔静脉、无名静脉显示较佳。近年来 MRI 三维成像技术已广泛用于临床，可以更加精确和直观地显示上腔静脉、无名静脉和颈静脉，甚至颅内静脉的情况，对确定治疗方案具有指导意义。

（三）超声波检查

超声波检查为无创的检查方法，安全、简单，但受操作者技术因素影响较大。主要用多普勒超声探头从上肢正中静脉开始向上沿肱静脉、腋静脉、锁骨下静脉、无名静脉直到上腔静脉或从颈内静脉向下经无名静脉到上腔静脉，通过出现的波形可分析出血管的通畅情况，侧支情况，对身体无创伤、安全、简单。

（四）放射性核素静脉造影

此法安全简单，也是一种无创伤检查方法。通常用 ^{99m}Tc 2～5 mL 注入肘静脉，可以了解上腔静脉阻塞部位、程度和侧支循环情况，此方法诊断上腔静脉阻塞的准确率较高。

（五）静脉造影和数字减影造影（DSA）

DSA 为有创检查，是诊断 SVCS 的最有效方法，对于怀疑有新鲜血栓形成者要谨慎使用，以防血栓脱落，造成肺栓塞，而危及生命。于单侧或双侧肘正中静脉穿刺插管至梗阻部位，应用高压注射器注入造影剂，同时连续摄片。上腔静脉阻塞或狭窄的影像为造影剂在静脉阻塞部位滞留，呈截断状或表现为管腔狭窄。由恶性肿瘤侵犯引起者，可见受阻端的形态和边缘不规则。静脉造影还可以显示出侧支循环血管存在不同程度的迂曲和扩张，与 CT 检查相比较，对侧支循环的显影，以静脉造影为好。对于合并有下腔静脉梗阻的患者，为明确中心静脉情况，可采用经皮肝穿刺肝静脉插管造影。

(六)上肢静脉压测定和静脉压试验

正常上肢静脉压为 1.5 kPa(15 cmH$_2$O),SVCS 患者上肢静脉压力升高,通常可至 2.9~4.9 kPa(30~50 cmH$_2$O)。方法为握拳或连续屈伸上肢 1 分钟,同时测量该侧上肢的静脉压,如上升 1.0 kPa(10 cmH$_2$O)以上则为阳性,提示静脉回流受阻,正常人无此变化。若阻塞部位在奇静脉入口以下时,可出现测压计内液柱反常摆动,于吸气时静脉压升高,而呼气时下降,正常人则相反。

(七)活体组织细胞学检查

可通过痰细胞学检查,骨髓涂片,淋巴结、甲状腺、胸腺活检,支气管镜、纵隔镜、食管镜和胸腔镜检查,胸腔穿刺活检,以及开胸探查等,进一步明确病因学诊断。在行内镜检查和穿刺活检时,应该考虑到静脉高压的情况下,这些检查容易导致难以控制的出血。

六、病变程度和分型

根据病情的严重程度,Soler 将 SVCS 分为三度。①Ⅰ度:颜面部和/或上肢轻度水肿。②Ⅱ度:颜面部和/或上肢水肿,活动时有呼吸困难,没有神经系统症状。③Ⅲ度:明显的颜面部和/或上肢水肿,休息时也呼吸困难和/或伴有神经系统症状。

根据 Fisher 对 166 例上腔静脉阻塞部位的分析,可归纳为三类:①上腔静脉及奇静脉均有阻塞;②奇静脉入口上方阻塞;③奇静脉入口下方阻塞。后两者奇静脉通畅而仅为上腔静脉阻塞。此外,侧支循环的建立与上腔静脉阻塞部位有关,其中以奇静脉是否阻塞更为密切,正常奇静脉血流量占静脉回流量的 11%,上腔静脉阻塞时,其回流量可增加到 35%。临床通常有以下三种情况。

(1)一侧无名静脉阻塞(包括由腋静脉、锁骨下静脉血栓形成延伸所致),可通过颈外侧静脉、颈前静脉、甲状腺下静脉、颈静脉弓与对侧无名静脉沟通而进入上腔静脉。

(2)奇静脉未阻塞,上腔静脉阻塞部位可在奇静脉入口的上方或下方,前者上腔静脉血液可经腋静脉—胸外侧静脉—胸廓内静脉—肋间静脉—奇静脉、半奇静脉引流至阻塞部位以下的上腔静脉而进入右心房;后者上腔静脉的高压血流经奇静脉、半奇静脉-腰升静脉-髂总静脉-下腔静脉而进入右心房,而胸腹浅层静脉侧支循环可不十分明显。

(3)上腔静脉及奇静脉均有阻塞,奇静脉、半奇静脉-腰升静脉-髂总静脉路径失去引流作用,只能借助于无名静脉—胸廓内静脉—腹壁上静脉—腹壁下静脉—髂外静脉—下腔静脉,或依赖于腋静脉—胸外侧静脉—胸腹静脉—腹壁浅静脉—旋髂浅静脉—股静脉—下腔静脉。后者扩张的侧支位于体表部位,体检时可见血流指向下方的胸、腹部静脉曲张。

七、治疗

针对 SVCS 的治疗,概括可分为两大类:病因治疗和减症治疗。其中病因治疗主要包括放疗、化疗及外科手术治疗等,而减症治疗主要以缓解症状,提高生存质量为目的,包括各种旁路转流,分流术、上腔静脉重建术、血管内支架移植术等。对于急性 SVCS,及时的减症治疗手段可为进一步的病因治疗提供充分的时间。

(一)非手术治疗

1.放疗

恶性肿瘤是引起 SVCS 最多见的原因,对于恶性肿瘤不能切除或有转移者以及一般状况极差不能耐受手术,而且不能施行介入治疗者,应以放疗为主。经过正规的放疗,上腔静脉高压的症状会有不同程度的缓解。临床上常用的两种治疗方式,即慢性小剂量疗法和快速大剂量疗法,文献报道两者的缓解率和生存率无明显差别。

治疗中应严格控制照射范围,过大会损伤其他组织,过小则达不到应有的治疗目的。若治疗后临床症状无改善,应考虑上腔静脉内有血栓形成,可予尿激酶溶栓治疗。部分病例治疗后可出现"放射性水肿",可停用数天或减少放射剂量。

2.化疗

化疗可作为治疗恶性肿瘤引起 SVCS 的手段之一,有一定疗效,尤其对小细胞肺癌,化疗可为首选。化疗方案根据恶性肿瘤类型不同而有差异。与放疗相同,可以作为恶性肿瘤病例术前、术后的辅助治疗方法。

3.辅助治疗

对于因中心静脉导管插管后引起的 SVCS,多由于插管留置时间过长或插管过程中未及时应用肝素盐水冲洗管腔,造成血栓形成。对于急性血栓形成可使用尿激酶 50 万～100 万 U 静脉滴注,疗程为 7～10 天。人体重组组织型纤溶酶原激活物(rt-PA)和重组链激酶的溶栓效果较尿激酶强,但治疗费用昂贵。溶栓过程中,要加用抗凝药物治疗。

抗凝和祛聚治疗是重要的辅助治疗手段,可以预防继发血栓形成。抗凝药物需要长期服用,疗程为半年至一年,甚至更长。口服华法林或静脉用肝素,同时需要监测凝血功能指标,如血清凝血酶原时间和活动度、部分凝血活酶时间和 INR。

4.其他

低盐饮食、利尿剂和皮质类固醇的应用可以减轻水肿和炎症,缓解症状。患者术前、术后取半卧位,有利于体位引流,减轻水肿。

(二)介入治疗

血管内支架置入治疗是近年来治疗 SVCS 日益成熟的一种血管腔内介入技术。与放疗、化疗等病因治疗相比能迅速地缓解上腔静脉阻塞症状,与外科手术相比具有创伤小、易耐受、恢复快及并发症少的特点,因此广泛应用于急性发病、放化疗未能取得预期效果或复发、无手术指征的良恶性疾病所致的 SVCS。

Miller 等治疗一组 23 例恶性病因所致的 SVCS 患者,经锁骨下穿刺置入 29 枚自膨式 Wall-stent 支架,全部患者的上腔静脉阻塞在 24 小时内改善,82.6％的患者无症状生存直至死亡。4 例复发,再次放置支架后缓解。上腔静脉内肿瘤累及是影响支架置入疗效的重要因素。目前临床常用的支架主要有 Gianturcoz、Wallstent 及 Palmaz 三种,由于大部分研究主要关注的是上腔静脉阻塞的缓解,各种不同类型支架的疗效比较资料相对缺乏。

Mathias 等治疗 176 例上腔静脉阻塞和 28 例下腔静脉阻塞的患者时,应用了 39 枚 Gianturco Z 支架和 207 枚 Wallstent 支架,经过比较发现,Gianturco Z 支架更容易引起再阻塞,原因可能是 Gianturco Z 支架编排的间隙较为粗大,肿瘤组织更容易通过间隙向腔内进展。为阻止肿瘤组织向腔内浸润,覆膜支架已开始应用于这类患者,但没有明确的证据表明覆膜支架在保持静脉长期通畅方面有更好的性能。另外,覆膜支架易造成分支静脉阻塞,故而其使用范围受限。鉴于血管内支架成形术具有安全、可靠、并发症少的特点,有研究者甚至主张将支架成形术作为减症治疗的首选。

血管内支架成形术无严格的禁忌,以往认为静脉内血栓形成是该手术的禁忌证,但随着定向溶栓技术的进展,对于近期静脉内血栓形成,仍可在局部定向溶栓治疗下完成支架的血管内置入。而对于陈旧性附壁血栓,支架的置入在一定程度上可起到加固血栓的作用。此外,由于球形导管血管成形术的使用,也使得上腔静脉完全梗阻患者的血管腔内支架置入得以顺利进行。其主要并发症包括支架移位、穿孔、假性动脉瘤、血栓脱落致肺栓塞,以及肺水肿、感染、抗凝或溶栓所致的出血等,发生率在10%以下。由于原发疾病对生存期的影响,在生存期内症状复发的主要原因是早期支架内血栓形成及肿瘤进展引起的管腔阻塞,前者可通过溶栓而改善,后者往往需再置入支架而取得再通。

血管腔内支架置入后是否继发支架内血栓形成,能否保持支架内壁光滑、管腔通畅是维持长久疗效的关键。因此,支架置入后抗凝治疗已成为共识。国内王茂强等在1993年根据动物实验的观察结果,支架置入血管12个月后可被新生的内膜完全覆盖,使管腔保持光滑。在此之前,尽管支架开放,规整的内壁出现附壁血栓的可能性较小,但仍应抗凝进行预防,尤其对于支架置入前血管内壁已受病变累及的患者,抗凝治疗就显得更为重要。但是,目前对抗凝治疗的持续时间仍无统一认识。

(三)手术治疗

1.手术适应证及手术方式的选择

手术适应证目前尚无统一标准,各家的选择略有不同。一般认为手术适应证如下。①患者一般情况和内脏功能可耐受手术者。②经临床检查、CT、MRI以及全身放射性核素扫描,确定肿瘤局限在一侧胸腔,而无双侧纵隔淋巴结和远处转移者。③非小细胞肺癌者。④无名静脉和上腔静脉内无血栓形成者。

具体的手术方式往往要在术中探查后才能决定。一般来说,术中探查见癌肿侵犯SVC小于周径1/4、上下范围较小者,可将肿瘤连同SVC侧壁一并切除,管壁缺损直接缝合或血管闭合器切线缝合;缺损较大时可用补片或自体心包修补;对肿瘤范围较大(肿瘤侵及SVC周径大于1/2)、导致腔静脉综合征症状严重者应行SVC切除、人工血管重建术。

2.各种旁路移植术

(1)手术适应证及移植物的选择:主要用于年老体弱、病变无法切除或技术条件不够者。移植血管有生物类和非生物类,例如自体动、静脉,自体动脉,自体心包,异体动、静脉,自体阔筋膜,处理后的新生儿脐静脉,聚四氟乙烯、涤纶、真丝人造血管等。

(2)各种旁路移植方法。

大隐静脉-颈静脉旁路移植术:Schramel和Taylor首先提出颈外静脉-大隐静脉转流治疗SVCS。国内张振湘(1961年)用于临床,并报道2例SVCS用此术式成功。具体方法是于同侧下肢沿大隐静脉行程表面做分段皮肤小切口,仔细游离大隐静脉全长,结扎所有分支。自内踝处切断大隐静脉由腹股沟部小切口倒转提出,以0.1%肝素冲洗并扩张血管腔。在腹股沟部的卵圆窝,经皮下做成隧道上达同侧颈部,并在颈部做小切口,暴露扩张颈内或颈外静脉。将大隐静脉倒转后,经腹、胸部皮下隧道上提至颈部,与颈静脉做端-侧吻合。移植时,要注意防止大隐静脉扭转。大隐静脉-颈内(外)静脉转流术具有的特点是操作简单、手术创伤小、自体血管取材方便,安全可靠,术后不需长期抗凝治疗,一旦手术失败,还可进行对侧转流或施行其他术式等优点,更适宜应用于高度危重病例,但也受大隐静脉管径小、行程长、易受压等因素影响,术后时有血管硬化栓塞之忧。

选择颈内还是颈外移植方式转流,关键在于有无无名静脉梗阻的存在。没有无名静脉梗阻的 SVCS 用颈外静脉转流为好,伴有无名静脉梗阻的 SVCS 用颈内静脉转流好。

颈内静脉-右心耳或右心房旁路移植术:手术在全麻插管下胸骨正中劈开。显露前纵隔、上腔静脉及肿瘤,确定无法施行根治手术后暴露和分离左颈内静脉,并选择合适的人工血管,抗凝后与颈内静脉行端-侧斜面吻合,下端人工血管与右心房(耳)行端-端吻合。吻合完毕前完全排气,留有充分胸骨后间隙防止压迫转流血管,并留置胸骨后引流管。由于人工血管管径大,如果吻合技巧完善及术后处理得当,无栓塞之虑,远期通畅率高,减阻效果良好,临床症状改善迅速。国内外多位学者报道了这一手术的成功经验,如果术前能正确评估患者对开胸手术的承受能力,此种手术不失为较好的姑息治疗的转流术式。根据梗阻的范围和位置还可以选用无名静脉-右心耳或右心房旁路移植术、上腔静脉-右心耳或右心房旁路移植术。

奇静脉-上腔静脉、右心耳或下腔静脉旁路移植术:宜用右胸后外侧切口入胸。游离奇静脉,结扎切断几个肋间分支,并结扎和切断奇静脉的远端。根据具体情况,将奇静脉端-侧吻合于心包内上腔静脉、右心耳或下腔静脉。

其他的旁路移植术:除上述几种常见术式外,有学者还提出了上腔静脉-无名静脉血栓内膜切除术和心包补片移植术,经颈胸骨后的颈内静脉-下腔静脉转流术,经胸壁皮下大网膜静脉-颈内静脉吻合术,经皮下双侧大隐静脉-颈内静脉移植术等。

3.上腔静脉扩大切除及上腔静脉重建术

随着诊断技术和手术操作水平的提高及血管替代品的应用,对伴有 SVCS 的患者,经术前仔细检查未发现肝、脑、骨、肾等器官转移,为解决日益加重的腔静脉综合征症状及改善患者生存质量并为术后综合治疗创造条件,可在根治性肺癌切除的同时,施行受累上腔静脉切除,人工血管置换术。

(1)手术方法:常规消毒铺巾后,常规取右后外侧路径,经第 5 肋骨上缘或第 5 肋床入胸。探查癌肿大小、部位、侵犯情况,以及上腔静脉受侵部位、范围,选择相应的手术方式。游离左右无名静脉、心包内上腔静脉后分别绕过阻断带。行右无名静脉-右心耳临时转流,切除肿瘤。如果单纯行上腔静脉切除术,则切开上腔静脉、切除受累及部分正常上腔静脉壁,并将纵隔侧上腔静脉壁遗留部分,以备上腔静脉重建,将修补材料与上腔静脉作连续缝合,重建上腔静脉,并在收紧最后 2 针缝线前,开放左或右无名静脉阻断带,排除上腔静脉内的气体。如果行上腔静脉人工血管置换术则在切除受累的上腔静脉后用 4-0 的 Prolene 线连续外翻缝合,将人工血管远端与左右无名静脉开口行端-端吻合。吻合结束后,松开左右无名静脉阻断带,使人工血管内充满血液,排出管腔内的空气,用无损伤血管钳钳夹人工血管。用心耳钳钳夹右心房壁,切开右心房,剪断房腔内的肌小梁,肝素生理盐水反复冲洗右心房切口,用同样方法将人工血管近心端与右心房行端-侧吻合术。吻合结束后,用 10-0 丝线缝合固定人工血管在前外纵隔,以防术后血管成角。

(2)手术中需要注意的几个问题:应尽可能将受侵的 SVC 连同肿瘤组织一并切除,以减少肿瘤脱落种植机会。操作困难时,可先将部分肿瘤残存于 SVC,待肺切除后再处理被肿瘤侵犯的 SVC。SVC 受侵犯后,其血管内壁多有癌性结节形成,因而在解剖游离 SVC 时,应尽量减少对 SVC 的牵拉挤压,防止结节脱落,形成癌栓和转移。对肿瘤侵犯 SVC 者,需要暂时阻断 SVC 以进行部分切除、重建或修补手术,阻断 SVC 的时间一般不能超过 40 分钟,否则可导致脑组织的损害。

也有学者认为当上腔静脉阻断后,其压力迅速上升,当达到或超过 6.7 kPa(50 mmHg)时,脑的血流量将明显减少造成脑组织和细胞水肿。故应使用多种降低上腔静脉压力的方法,其中主要有胸腔内静脉转流、术野放血、术野放血后回收、通过中心静脉导管采血经下肢静脉回输、体外上腔静脉至股静脉转流等。其中胸腔内静脉转流能迅速解除梗阻,效果显著。但由于在手术野内进行,上腔静脉插管较难,尤其是位置较高的病例更难,同时也影响手术的操作,使血管吻合异常困难,而且人工通道的建立也增加了手术的创伤和复杂性。术野放血、上腔静脉放血,下腔静脉回输难以维持稳定的上腔静脉压以及稳定的平均动脉压,同时也存在血液在体外被污染的可能,而且血液采集中使用大量的抗凝剂可能导致血液中电解质和酸碱平衡紊乱。体外静脉转流可以在麻醉后即进行右颈内静脉-左下股静脉转流,一般可以维持稳定的血流动力学,较低的上腔静脉压,减少出血量,利于手术操作。

关于全上腔静脉切除人工血管重建术后的抗凝治疗问题,尚无统一标准。部分学者认为应该实行终身抗凝,而有的学者则选择术后仅口服抗凝药 1 个月,但并未出现术后近远期的上腔静脉梗阻表现。

(赵德杰)

第九节 下腔静脉肿瘤

下腔静脉(inferior vena cava,IVC)肿瘤是一种罕见的疾病,现有医学文献多为少量病例的个案报道。下腔静脉肿瘤按组织来源可分为原发与继发两大类,以后者多见。

继发性下腔静脉肿瘤可来自肾、肾上腺、肝脏、腹膜后、胰腺十二指肠肿瘤或子宫等。肾细胞癌常侵犯血管并在血管腔内形成癌栓,15%~20%的肾细胞癌合并肾静脉癌栓,4%~15%合并IVC 癌栓;肝肿瘤患者 1%~3%会侵犯 IVC;腹膜后肿瘤尤其肉瘤也会侵犯 IVC。肿瘤累及IVC 的方式,既可以是外在压迫,也可以在腔内生长。肾细胞癌、肾上腺癌、嗜铬细胞瘤和生殖细胞肿瘤侵犯 IVC 的方式常常是在腔内形成癌栓,其中以肾细胞癌最为常见。继发性 IVC 肿瘤的处理与原发肿瘤密切相关,不同来源肿瘤处理有显著差异,本节不做详述。

原发性 IVC 肿瘤主要是血管平滑肌肉瘤,起源于静脉壁平滑肌,是一种少见的恶性肿瘤。自 1871 年 Perl 首先报道至 2007 年,文献报道不超过 300 例,且多为个案报道。近年来随着B 超、CT 和 MRI 等先进影像学检查手段的临床应用,以及外科治疗水平的提高,使该肿瘤得以早期发现并治愈,国内外病例报道也逐渐增多。

下腔静脉内平滑肌瘤病是一种特殊的继发性下腔静脉肿瘤。近年来文献报道渐有增多,该病可引起严重后果,处理上也有其特殊性。以下主要就原发性下腔静脉平滑肌肉瘤和继发性下腔静脉肿瘤进行探讨。

一、原发性下腔静脉平滑肌肉瘤

(一)病因和病理

原发下腔静脉平滑肌肉瘤(primary leiomyosarcoma of the inferior vena cava,PIVCLMS)病因不明,可能与内分泌系统功能异常及状态异常有关。据报道该肿瘤女性患者是男性的 5~6 倍,子宫肌瘤的发病率达 26%。Ohdan 发现肿瘤雌激素受体和孕激素受体均呈阳性。

累及部位方面,下腔静脉中段发病率最高,但常常也累及下段。有文献报道,PIVCLMS 的生长方式有 3 种:完全静脉外型(62%)、完全静脉内型(5%)、混合型(33%)。大体外观上,PIV-CLMS 多为圆形或不规则形的结节状肿块,边界清楚,质地较硬,部分有假包膜;切面灰白色或灰红色;较大的肿瘤常伴有出血、坏死、囊性变。组织学上肿瘤与静脉壁关系密切,肿瘤细胞均成束交错紧密排列,瘤细胞大小不一,长梭形。胞质丰富,红染,核大小不等,深染呈梭形,两端钝圆,核分裂象多见。肿瘤主要通过血运和淋巴转移,部位以肝脏、肺、脑、腹膜、淋巴结较常见,也可转移至皮肤、软组织、骨、肾及大网膜。

(二)临床表现

PIVCLMS 常见的临床表现有:①肿瘤本身表现的肿块和疼痛;②静脉回流受阻的下肢水肿、布-加综合征和肾功能损害;③脏器浸润或转移的肝大、黄疸、消化道功能障碍及咯血、胸痛等。临床症状与肿瘤的大小、侧支循环的完善程度及有无继发血栓有关,但主要取决于肿瘤的生长部位。

1.肾下段 PIVCLMS

右腹肋部胀痛,半数患者可触及脐周偏右的包块。可有下肢肿胀和浅表静脉曲张,症状进展缓慢,可长达十多年。

2.中段 PIVCLMS

右上腹疼痛,可扪及右上腹包块,当肿瘤侵及右肾静脉或继发血栓形成,常伴有肾病综合征,表现为肾肿大与蛋白尿。当肿瘤压迫肾动脉可产生肾血管性高血压。

3.上段 PIVCLMS

主要引起肝静脉阻塞致布-加综合征,表现为肝大、门脉高压症与腹水。当肿瘤延伸至右心房,阻塞三尖瓣者可出现类似心房黏液瘤样改变;当侵犯至右心室,可引起心衰。

(三)影像学检查

早期大多数病例是通过组织活检或尸检获得诊断。随着影像学的发展,对 PIVCLMS 的诊断水平也明显进步。目前的主要辅助检查有超声、CT、MRI、血管造影。

1.超声检查

PIVCLMS 在超声下多表现为低回声肿块。虽不能确定是平滑肌肉瘤、转移瘤或腹膜后其他肿瘤,但可显示肿瘤的大小、部位及密度,与周围器官的关系,是简便、无创、经济的检查手段。

2.CT

CT 可以清楚显示肿瘤的大小、部位、形态以及钙化、出血、坏死的改变。CT 平扫时呈较低的软组织密度,增强 CT 呈不均匀强化,更能显示肿瘤的血运供应。腔内肿瘤呈膨胀生长,易与静脉血栓区别。

3.MRI

MRI 被认为是目前最理想的无创性检查方法,表现为 T_1WI 等或稍低信号,T_2WI 等高混杂信号,增强扫描肿瘤呈不均匀强化。三维动态增强磁共振血管造影(3D DCE-MRA)是近年来开发应用的新的磁共振血管成像技术,可显示下腔静脉与肝静脉、门静脉之间复杂的空间关系,可清楚显示 PIVCLMS 病灶全貌及肿瘤累及范围、程度,可以纵向观察到截断征象或充盈缺损,而且可以显示侧支循环形成的程度,三维重建图像可以根据需要任意调整角度进行观察,为临床提供更多信息。

4.静脉造影

下腔静脉造影可以显示肿瘤致下段腔静脉充盈缺损或消失,侧支循环建立的情况;当腔静闭塞时,可显示腰椎静脉、腹腔静脉丛、奇静脉或半奇静脉与上腔静脉沟通的情况。从而明确病变部位、形态、累及范围和程度,为手术治疗提供依据。但此检查是有创的,且存在发生并发症的风险。

5.DSA 检查

DSA 检查可以直接显示下腔静脉的病变范围及下腔静脉的通畅情况,可以明确肿瘤为腔内或腔外肿瘤。为手术治疗提供依据。

(四)诊断与鉴别诊断

PIVCLMS 缺乏特异的临床表现,且无可靠的肿瘤标记物供监测,故诊断十分困难。早期只有 IVC 造影作为术前诊断的方法。随着 B 超、CT 检查的进步,特别是 MRI 影像学检查的发展,使 PIVCLMS 的诊断难度明显减小。尤其是 CT、MRI 的三维重建能提供最直接的、有价值的诊断依据,并为术中是否血管重建提供依据。根据临床特点及术前 B 超、CT 或 MRI 以及 IVC 造影等影像检查结果可作出初步诊断。

PIVCLMS 需与继发性下腔静脉肿瘤、癌栓、血栓形成及原发性腹膜后平滑肌肉瘤鉴别。继发性 IVC 肿瘤存在原发癌灶及其相关临床表现;癌栓或血栓形成与 IVC 壁关系不密切,引起的下腔静脉扩张程度明显轻于下腔静脉平滑肌肉瘤。PIVCLMS 与原发性腹膜后平滑肌肉瘤鉴别十分困难,术前几乎无法明确。两者的鉴别在于:①PIVCLMS 常完全或部分包绕 IVC 生长,而腹膜后平滑肌肉瘤为推挤 IVC;②PIVCLMS无法与 IVC 分离,而腹膜后平滑肌肉瘤与 IVC 之间有潜在间隙,易分离开;③PIVCLMS 的 IVC 壁结构有不同程度的破坏,而腹膜后平滑肌肉瘤患者的 IVC 壁结构较完整。

(五)治疗

下腔静脉平滑肌肉瘤对放疗、化疗不敏感,争取切缘阴性的 IVC 肿瘤完整切除是患者获得治愈的唯一机会。根治性的肿瘤切除,包括累及的下腔静脉、肾脏及其他组织。因为下腔静脉平滑肌肉瘤起源于 IVC 壁平滑肌,静脉壁较薄不能剥离,为了提高手术切除率,应行 IVC 切除。

1.下腔静脉肿瘤的手术治疗

(1)肾下段 IVC 肿瘤:该部位肿瘤最易切除。正中切口进腹后,阻断肿瘤上、下端,分离切除肿瘤及其周围的淋巴结,包括后腹膜结缔组织。可以考虑切除后直接结扎,因为肾下段 IVC 主要接受双下肢及盆腔的血流,与肾静脉水平以上的 IVC 和上腔静脉系统之间有丰富的侧支循环,结扎后双下肢静脉血可经侧支回流入心脏。由于此段 IVC 切除有肺栓塞及血栓形成的危险,故结扎时主张上端贴近肾静脉水平,以免留下 IVC 盲端形成血栓;下端则保留双髂总静脉汇合部,有利于平衡两侧髂血管的血液回流。

(2)中段 IVC 肿瘤:为了充分暴露,应选用胸腹联合切口。即使没有因肿瘤阻塞而形成的侧支循环,肾静脉入口以上阻断 IVC 也是安全的,但必须严格控制静脉补液量。一般来说,中段 IVC 肿瘤切除后,由于肿瘤压迫后 IVC 有充分的侧支循环,不会发生 IVC 的回流障碍,关键在于包括左、右肾静脉入口在内的中段 IVC 切除后,如何保证两侧肾静脉的回流。左右肾静脉有其不同处理方式:①右肾静脉仅接受右输尿管静脉回流,如果结扎右肾静脉可导致右肾功衰竭。一般当肿瘤侵犯右肾,应行肾切除;如要保留右肾,则需行右肾静脉重建。右肾静脉重建的方法较多,可用卵巢静脉或精索静脉与右肾静脉端-端吻合进行重建;或用远端 IVC 代替切除的 IVC,然后移植一段大隐静脉重建肾静脉。②由于左肾静脉与周围静脉如半奇静脉及椎静脉丛相吻合,并接受左性腺静脉、左肾上腺静脉、左腰静脉。所以切除中段 IVC 后不重建左肾静脉,对左肾功能也无明显影响,但要求未累及左肾的病变时,结扎左肾静脉应尽量紧贴下腔静脉处,以保留侧支循环。

(3)上段 IVC 肿瘤:上段肿瘤的手术切除比较困难,因为肿瘤侵犯肝静脉,继发静脉血栓,引起布-加综合征,局部解剖复杂,手术难度很大,大多需用体外循环和血管移植物,个别病例要在切除肿瘤后进行自体肝移植。

2.下腔静脉切除后重建术式选择及外科技术

(1)单纯缝合或补片修补术:肿瘤仅累及 IVC 前壁,切除后静脉壁的缺损范围不大(剩余 IVC 大于1/2周),可以考虑直接连续缝合关闭;否则应以补片进行修补以保证足够的 IVC 口径。补片可以是人工合成材料,也可为自体静脉或异体组织。本手术多用于继发性 IVC 肿瘤,原发 IVC 肿瘤无论受侵周径大小,一般主张应距离肿瘤一定距离切除整段 IVC。

(2)端-端吻合术:如果肿瘤切除后 IVC 缺损<2 cm,上下侧 IVC 游离后,两端无张力,则可结扎几支腰静脉行端-端吻合。

3.IVC 置换术

(1)适应证:中上段 IVC 肿瘤局部受侵犯环周 1/2 以上或沿下腔静脉长轴侵犯,多需行下腔静脉切除置换。由于术后并发症多且严重,须谨慎施行该手术,选择患者还应符合:①肿瘤局限性生长,无全身播散转移证据;②可行治愈性切除(获得干净切缘);③重要脏器功能好,一般情况能耐受手术;④肿瘤近三支肝静脉者应放弃。因而仅适于高度选择的一些患者。

(2)置换材料:移植物一般应用人工合成材料,即 ePTFE 或 Gore-Tex 人工血管,口径一般应>16 mm,带支撑环。

(3)技术要点:下腔静脉中上段的暴露需切除至少半肝,根据肝肿瘤(或原发下腔静脉肿瘤累及肝侧)位置决定。下腔静脉上方的控制可以在肝静脉上(腹内段或膈上心包内)或肝静脉下,下方在肿瘤以下控制。如果肿瘤只侵犯下腔静脉中段,控制上方下腔静脉的阻断钳可以置于肝静脉以下,则不影响肝脏灌注,可从容完成手术;但当局部病变限制此阻断钳只能在肝静脉以上时,则必须阻断肝蒂,顺序是下腔静脉下方、肝蒂和下腔静脉上方。所以本手术首先要求术者有很高的肝脏切除技术,有肝移植经验者最好。

(4)并发症:本手术的并发症多见且严重,主要是深静脉血栓形成、肺栓塞、大出血、急性胰腺炎、移植物感染等,应注意防治;肝、心、肺等重要脏器功能衰竭也不少见。

4.非手术治疗

对不能切除的病例,可以考虑安放下腔静脉内支架,以缓解症状。减瘤手术,辅助化、放疗仅利于局部控制,减轻症状,一般认为对生存期没有影响。

(六)预后

下腔静脉平滑肌肉瘤的预后较差。术后平均存活 2~3 年,5 年存活率为 28%~90%(根据肿瘤细胞分级而定)。手术后局部复发率为 36%,肿瘤常可发生血液循环转移,随后可出现淋巴转移。影响下腔静脉平滑肌肉瘤预后的主要因素有肿瘤细胞的分级和是否完整切除肿瘤。而完整切除肿瘤是下腔静脉平滑肌肉瘤唯一有效的治疗方法。

二、继发性下腔静脉肿瘤

继发性下腔静脉肿瘤主要包括静脉内平滑肌瘤病(intravenous leiomyomatosis,IVL)和腹膜后肿瘤转移或者侵及下腔静脉的肿瘤。

（一）静脉内平滑肌瘤病

IVL 是指从子宫肌瘤向血管内生长或由血管壁本身的平滑肌组织增生后突向管腔内的肿瘤。这是一种罕见的良性疾病，但由于其独特的生长方式，常常超出子宫范围，通过卵巢静脉、髂静脉到达下腔静脉，甚至长入右心腔，因此具有潜在的致命性，并常常导致误诊和漏诊。

1896 年，Hirschfeld 首先描述了 IVL；1907 年 Durck 报道了第 1 例 IVL 累及心脏。不过大多数为个案报道。本病在国内外文献中记载有 200 余例，而累及心脏的报道有 60 余例，其中国内有 10 余例。我们也治疗 1 例此类患者，为 43 岁女性，检查后发现其心脏也受到累及。从近些年来的文献分析，该病发病数有增加趋势，但尚无关于人群发病率的报道。临床资料显示患者均为女性，28～80 岁均有发病，平均 45 岁左右。90% 为绝经前的经产妇，未育者和妊娠合并 IVL 者少见。由于与子宫肌瘤发生有密切关系，多数患者有子宫肌瘤或子宫切除史；因此，有不少病例是妇科医师报道。病变超出子宫范围者达 30%～80%，累及心脏者达 10%～30%。也有报道 2 例 IVL 转移至肺动脉，累及肺脏。该病有易复发性，复发时间长短不等，短者第一次手术后 6 个月，长者到术后 26 年。

1.IVL 的病因与病理学特征

（1）IVL 的病因：关于 IVL 的发病机制目前还不明确。目前主要有两种学说：其一认为肿瘤直接起源于静脉壁的平滑肌，并向管腔内生长；其二认为子宫平滑肌瘤是其原发肿瘤，当肿瘤浸润旁边的静脉通路时，则引起 IVL。从已有的临床文献报道中发现，这两种学说均有一定依据。Merchant S 等在子宫肌层内观察到一种特殊的血管结构——动脉自由漂浮在裂隙样的空间中，进一步的研究证明这些空隙是静脉管腔。因此他们认为子宫肌层内的这种血管内血管的特殊结构对 IVL 的发生、发展有重要意义。2002 年 Quade 等和 2003 年 Dal 等分别对 IVL 患者的切除标本进行遗传学研究，并发现了共同的染色体畸变：der(14)t(12;14)(q15;q24)；推测 IVL 起源于具有 t(12;14)(q15;q24) 的子宫平滑肌瘤，并认为过量拷贝 12q152qter 或 14q242qter 的缺失可能是导致血管内侵入和增殖的关键发生学事件。这些结果从一定程度上支持了血管外平滑肌瘤向血管内生长的学说；而且从一些临床资料分析也发现：大多数患者经常伴随有子宫肌瘤的病史。然而这些仍然不能解释全部临床所见，仍需进一步研究。此外，一些临床证据表明：高浓度的雌激素和雌激素受体影响着 IVL 的发生、发展，但雌激素的具体来源目前尚不十分清楚。

（2）IVL 的病理学特征：大体标本所见一般为灰白色条索状肿物（图 17-5）。光镜下所见：肿瘤由良性的平滑肌瘤细胞组成，平滑肌瘤细胞生长于衬有内皮细胞的脉管内，表面为扁平内皮细胞所覆盖。肿瘤内有厚壁的小血管。组织切片特殊染色显示：波形蛋白、结蛋白、平滑肌肌动蛋白均为阳性。

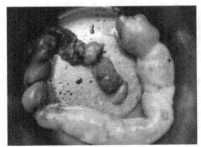

图 17-5　完整切除的病理标本延伸至右心房内

2.IVL 的临床表现与诊断

(1)IVL 的临床表现:IVL 的一个特点是发病可以从极为隐匿到猝死,临床表现多样且不具特异性,以致出现较高的误诊和漏诊率。临床主要表现为胸闷、心悸,为持续性,活动后加重,平卧位加重,坐立位可减轻;也有患者出现大量腹水,下肢水肿等症状与体征。严重者可因为肿瘤侵及右心而出现突发晕厥、呼吸困难等;亦可因心脏内肿瘤堵塞流出道而发生猝死;首都医科大学宣武医院有 1 例患者就因为肿瘤侵及三尖瓣,影响了心脏活动,在术前突然死亡。

(2)IVL 的诊断:目前仅有少数病例在术前作出了正确诊断,大多数病例于术中或术后确诊。虽然 IVL 的发病率低,临床无特殊表现,但是由于 IVL 的潜在危险性,术前正确诊断对充分手术准备是非常必要的。

综上所述,我们认为此类患者有以下临床特点:①具有子宫肌瘤病史的年轻女性患者或者已经接受子宫肌瘤手术者;②有心脏杂音、类似右心功能不全的表现或下腔静脉阻塞综合征的女性患者。如果临床上具有上述特点,应当高度怀疑,并且仔细对患者进行检查。

超声心动图及腹部 B 超检查对本病的诊断有决定性意义,CT 检查、下腔静脉及右心房造影(图 17-6)、磁共振成像检查(图 17-7)等均有利于明确肿瘤扩展的范围、肿瘤的大小、与管壁是否有粘连及粘连部位,对手术方式的选择具有决定性意义。而确诊仍需病理检查。病理上本病不同于子宫平滑肌瘤的特点是其平滑肌瘤细胞生长于衬有内皮细胞的脉管内,表面为扁平内皮细胞所覆盖。肿瘤内有厚壁的小血管。有时可见肌瘤似栓子样突入扩张的脉管内。

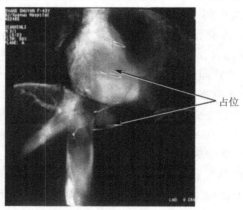

图 17-6 下腔静脉造影示下腔静脉内占位延伸至右心房内

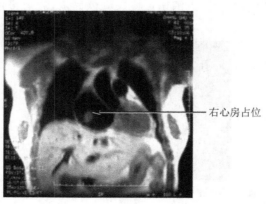

图 17-7 MRI 示右心房内占位

　　IVL 要与恶性子宫肿瘤，最主要是和子宫内膜间质肉瘤鉴别。主要依赖病理诊断，包括细胞形态和免疫组化等。最近的研究表明，与子宫平滑肌瘤相比较，在 IVL 标本中，透明质烷及其受体 CD44 均显著升高，这种升高提示肿瘤的高度血管原性和侵袭性。然而，CD44 在子宫内膜和子宫肉瘤细胞不表达。此外，CD10 作为子宫内膜间质细胞高度特异性标记物，h-caldesmon 作为子宫平滑肌细胞分化的特异性标记物也可协助鉴别 IVL 与子宫内膜间质肉瘤（ESS）或子宫肉瘤。IVL 瘤细胞表达 PR 和/或 ER，提示血管内平滑肌瘤是雌激素依赖性肿瘤，但鉴别诊断意义不大；不过可预测肿瘤对激素治疗的反应，有助于制订适宜的治疗方案。

　　累及心脏的平滑肌瘤病（intracardiac leiomyomatosis，ICL）还应与心房黏液瘤、血栓及肾脏恶性肿瘤转移瘤等相鉴别。ICL 主要是右心房或心室受累，但 90% 的心房黏液瘤发生在左心房。对临床表现为深静脉血栓的患者，术前应行盆腔血管检查排除 IVL。至于其他恶性肿瘤的血管转移，因多有原发灶的临床表现，鉴别并不困难。

　　3.治疗

　　本病基本的治疗原则是手术彻底切除病变。由于本病是激素依赖性肿瘤，卵巢的存在可增加其复发机会，而以往复发病例大多保留了卵巢，因此亦应行全子宫及双侧附件切除术。手术方法可分为一期根治术和分期手术两种。一期根治术：采用胸腹联合切口，先在体外循环下切除心脏及下腔静脉和髂静脉内肿瘤，脱离体外循环中和肝素后，切除子宫附件及宫旁病变组织，该方法手术时间长，创伤大。分期手术：即一期胸腹联合切口，在体外循环下切除心脏、下腔和髂静脉内肿瘤，二期切除子宫及附件，进行盆腔清扫术，该方法单次手术时间缩短，创伤较小。但需要经历两次手术。静脉内平滑肌瘤大多表面光滑，与血管壁无粘连，除在髂内静脉的肿物根部难以取出外，其余部分常可从血管内拉出。但也有因强行牵拉导致血管壁撕裂而致患者死亡的报道，所以若术前检查提示肿瘤与血管壁粘连，术中就应避免强行牵拉肿瘤，并做好包括静脉移植或重建的准备。

　　因为静脉内平滑肌瘤是激素依赖性肿瘤，抗雌激素药物他莫昔芬等可用于控制手术未能根治者。或者术前应用抑制肿瘤生长的药物使其体积缩小，便于术中完全切除。

　　因为子宫及盆腔组织病变大多较广泛，不易彻底切除，该病复发的可能性很大，尤其是肿瘤尚未切净及保留卵巢者，应长期随诊。每 3 个月复查腹部超声和行妇科检查，每年进行一次 CT 或 MRI 检查，以尽早发现复发。

　　其他治疗：也有报道对残留病灶结扎或栓塞所有营养血管，病灶可自然退化。

　　总而言之，IVL 是子宫肌瘤的一种特殊类型，属良性肿瘤，但其生长方式类似恶性肿瘤，有着潜在的危险性，故了解和掌握关于 IVL 的知识有助于早期识别，术前正确诊断，充分术前准备，是进行成功治疗和预防复发的根本所在。

　　（二）腹膜后肿瘤转移或者侵及下腔静脉的肿瘤

　　临床 IVC 肿瘤以继发性为主，在继发性肿瘤中大多数是来自肾或肾上腺、肝脏、腹膜后、胰腺十二指肠肿瘤等。尤其是肾细胞癌的特点之一就是易侵犯血管并可在管腔内形成癌栓。2005 年 Bower TC 报道 15%～20% 的肾细胞癌合并肾静脉癌栓，4%～15% 的合并 IVC 癌栓，以右侧多见。1%～3% 的肝肿瘤患者有 IVC 侵犯，包括原发性或转移性肝肿瘤。腹膜后肿瘤侵犯 IVC 者以肉瘤多见，多侵犯第 Ⅰ 段 IVC。这些肿瘤累及 IVC 的方式，既可以是外在压迫，也可以在腔内生长。Mizuguchi T 认为：肾细胞癌、肾上腺癌、嗜铬细胞瘤、子宫肉瘤和生殖细胞肿瘤侵犯 IVC 的方式常常是在腔内形成癌栓，其中以肾细胞癌最为常见。

1.临床表现与诊断

(1)临床表现:IVC肿瘤的位置决定了患者的临床表现。下段IVC肿瘤主要因为肾静脉以下的IVC血流受阻,导致双下肢静脉高压;因此,以双下肢水肿为主;中段肿瘤除双下肢水肿外,还可能出现右上腹痛和肾性高血压;上段肿瘤因为累及肝静脉水平以上,导致肝腔静脉阻塞综合征,将出现门静脉高压和IVC高压两组综合征。其中门脉高压主要表现为腹水、肝大、胃底食管静脉曲张和腹壁静脉曲张等,严重者可出现呕血。下肢静脉高压主要表现为双下肢及会阴部水肿。不过如果肿瘤发展缓慢时,上述症状与体征可能不明显,主要原因是IVC缓慢发生的阻塞,常可建立充分的侧支静脉回流,患者可很好地耐受,疾病早期症状可能不显著或完全没有症状。但是随着疾病进展,后期上述表现可能陆续出现。

(2)诊断:IVC肿瘤的诊断可借助B超、多普勒、CT、磁共振成像、IVC血管造影等。一般诊断不困难,但是如果要明确肿瘤的性质,术前可能不容易,有时可借助于组织穿刺活检的方法,不过基于恶性肿瘤扩散的担忧,这种方法目前并不常用。因此,真正的明确诊断大多是术中冷冻切片和术后的病理检查。

2.治疗

IVC肿瘤的治疗应是多学科、综合性治疗,但争取切缘阴性的IVC肿瘤完整切除是患者获得治愈的唯一机会。受侵犯的IVC切除后一般有以下几种重建术式选择。

(1)单纯缝合或补片修补术:主要用于肿瘤仅累及IVC前壁,切除后静脉壁的缺损范围不大,可以考虑直接连续缝合关闭;否则应以补片进行修补以保证足够的IVC口径。补片可以是人工合成材料,也可为自体静脉或异体组织。

(2)端-端吻合术:如肿瘤切除后IVC缺损<2 cm,则可行端-端吻合。

(3)IVC结扎术:如果肿瘤仅累及下段,可以考虑切除后直接结扎。肾静脉水平以下的IVC与肾静脉水平以上的IVC和上腔静脉系统之间有丰富的侧支循环,结扎后双下肢静脉血可经侧支回流入心脏。

(4)IVC取栓术:如果癌栓在下腔静脉内没有与静脉壁过分粘连,有时可以通过Fogarty取栓导管取出癌栓,不过根据我们的经验,这种可能性比较小,而且有导致癌栓脱落形成肺栓塞的可能,因此要慎用之,必须使用这种方法时,可以先在癌栓上方放置一临时血栓滤器,再考虑取栓。

(5)VC置换术:是IVC连同肿瘤切除后的最佳方案,符合正常解剖生理。经常用于中上段IVC肿瘤,尤其肝脏肿瘤直接侵犯IVC。肝移植的广泛开展为本手术提供了宝贵经验。一般可采用人工血管作为置换材料。不过术后注意抗凝治疗。

(6)下腔静脉腔内技术:过去少用,不过近年来,随着介入技术的发展和术者操作技术的熟练,有学者报道采用支架压迫肿瘤的方法,使IVC得以保持通畅。然而我们认为:这只是一种姑息方法,由于没有去除肿瘤,患者很快可以复发,再次造成IVC阻塞;尽管如此,对于患者体质差,无法耐受手术创伤打击时,也是一种可供选择的姑息方法。

(赵德杰)

第十节 胸主动脉瘤

一、概述

主动脉管壁各层在不同病因的影响下变薄弱或者组织结构受到损害时,动脉壁在正常或者高血压的作用下会扩张,形成主动脉瘤。胸主动脉包括升主动脉、主动脉弓和降主动脉。胸主动脉瘤指的也就是这三段部位的主动脉瘤。主动脉是循环系统血运的一根主要的连续的管道,由于解剖关系,病因和发病因素不同,胸主动脉瘤往往涉及邻近段的主动脉,也可以是全身动脉病变的一部分。当然也有相当病例是单发于或者局限于某部位。降主动脉瘤向下延续至不同部位的腹腔段主动脉称为胸腹主动脉瘤(thoraco abdominal aortic aneurysm,TAAA),将不在本节叙述范围之内。主动脉瘤病因病理中的主动脉夹层撕裂有专门的论述。这里介绍的是有关升主动脉、主动脉弓和降主动脉段的胸主动脉瘤以及涉及邻近组织的处理问题。

二、病因学与发病机制

胸主动脉瘤病理分型和其他动脉瘤一样,分为真性、假性、夹层撕裂、创伤性等。动脉瘤的形式大致可以分成是弥漫性的瘤样扩张或者称纺锤状的,囊状的即盲袋型,还有多发性的主动脉瘤。

病因也因为年代的变迁,发病率也有所变化,大致有以下几点。

(1)胸主动脉瘤多由退行性变所致(黏液瘤的黏液样退行性变、主动脉硬化)。

(2)主动脉夹层撕裂。

(3)马方综合征。

(4)Ehlers-Danlos综合征(综合征的特点是皮肤弹性过度,为一种具有遗传倾向的胶原异常性疾病)。

(5)各种病菌感染(过去多见于梅毒)。

(6)多发性主动脉炎(又称Takayasu病,指主动脉及其主要分支的慢性进行性非特异性炎症,原因可能与自身免疫有关)。

(7)外伤(急性或者慢性)。

(8)外科手术后(如主动脉缩窄手术后,或者升主动脉和主动脉瓣置换后,人工心脏瓣膜感染,瓣周脓肿,反复发作的瓣周漏)。

(9)患者本身固有的主动脉组织结构改变,加上急性或者慢性的高血压作用形成主动脉瘤。

三、外科适应证

急性外伤(常见于坠落,交通事故中的撞击所致降主动脉狭部的撕裂等)或者动脉瘤破裂(可以局部破裂到胸腔,慢性主动脉瘤也可以因为浸润到食管、支气管而发生咯血、吐血等)在无法进行主动脉内支架介入治疗时应该紧急手术。

大部分慢性的胸主动脉瘤患者都可以择期外科治疗,手术适应证可以参考。

（1）胸主动脉瘤的直径大于 5 cm。已经有很多的研究表明，主动脉瘤直径超过 5 cm 的并发症（如破裂），没有进行治疗的死亡率高于直径小于 5 cm 者。

（2）胸主动脉瘤扩张迅速，在连续数月或者数周之内增长速率是其本身的直径 10% 以上。

（3）患者有胸主动脉瘤，近期出现和胸主动脉瘤有关的症状，如疼痛、胸部压迫感、咯血、吐血、贫血、呼吸困难等，巨大的胸主动脉瘤可以压迫食管引起吞咽困难。

（4）年龄不是限制手术的绝对因素，但是如果一般情况很差，合并其他重要器官病变时，年龄是一个参考。

（5）在升主动脉瘤和弓部主动脉瘤病例合并主动脉瓣关闭不全时，一并手术。降主动脉瘤合并主动脉瓣关闭不全，先外科纠正主动脉瓣病变。

（6）冠心病患者应先治疗冠心病，合并升主动脉瘤病例，一起外科治疗。慢性阻塞性肺部疾病患者要检查肺功能。

（7）马方综合征有专门外科手术指南，但是基本上也可以遵循这个原则。如果马方综合征有家族史，诊断明确可以更积极手术。

（8）A 型主动脉夹层撕裂，一旦确诊，特别是已经发生心包积液或者有心脏压塞症状应该立即手术。因为，夹层撕裂一旦发展到主动脉瓣窦，夹层中的高压的血流可以使主动脉瓣叶向左心室内脱垂，引起急性主动脉瓣关闭不全，左心室扩张而致急性心衰，影响左右冠状动脉窦血供会使心肌急性缺血。心脏压塞是动脉瘤破裂的征象，要刻不容缓地准备手术。

（9）升主动脉瘤合并急性主动脉瓣细菌性感染或者带瓣复合人工血管置换后人工心脏瓣膜感染，瓣周脓肿以及所致的假性升主动脉瘤都要用同种异体升主动脉带瓣移植物，或者自体肺动脉瓣（Ross 手术）或者采用无任何人工织片的无支架带瓣生物人工血管。

四、临床检查

胸部 X 线平片可以显示胸主动脉影增宽。可见扩大的主动脉瘤壁突出、钙化的轮廓，动脉瘤的钙化也可以在标准的前后位或侧位片上见到。经食管超声心动图检查能提供胸主动脉各段的图像。新一代的超声机都带有经食管检查的特殊探头，高清晰的图像一般可以满足诊断的需要，但是在无名动脉和左颈动脉这段弓部由于气管穿插在主动脉和食管之间，经食管超声不能显示这段主动脉。CT 现在已经成为主动脉瘤常规检查诊断手段，它所拍摄的通过轴向的或矢状的横切面呈电影模式重建成形后可以显示完整的主动脉，不仅提示了发病的部位和范围，而且显示了病变的程度，主动脉壁的结构和邻近器官周围血管的关系。360° 的全方位旋转使外科医师从不同的角度观察和了解到胸主动脉的情况。增强的计算机断层和造影剂还提供了主动脉的内腔壁的血栓、主动脉夹层的存在、壁内的血肿、纵隔血肿、主动脉破裂。还用于胸主动脉瘤手术后的常规复查，提供再手术时升主动脉瘤和胸骨的间隙，避免再开胸时损伤主动脉。在患者有肾功能不全，不能使用造影剂时，MRA 可以替代螺旋计算机断层检查，避免患者过多地暴露于 X 线。而 MRI 是使用射频能量和一个强大的磁场产生影像。局限性有两个，因为磁性关系患者体内不能有任何含铁东西，如起搏器，金属义肢，甚至固定胸骨的钢丝等，费用昂贵。主动脉造影诊断胸主动脉瘤已经有很多年的临床历史，现在仍然是一个常用的方法。它能详细显示动脉瘤的范围，分支血管受累，分支血管异常狭窄的损害。但是主动脉造影术是一种有创检查，其使用对肾功能有损害的造影剂。在患者需要排除冠心病等其他情况下，可以考虑应用。

五、升主动脉瘤

术前评估能使外科医师了解手术的难度,采用什么手术方法,充分准备,减少手术危险性。

(一)手术评估

(1)升主动脉瘤是否合并主动脉瓣病变,主动脉瓣环的大小。在主动脉瓣环正常大小,主动脉瓣正常时,只要置换升主动脉。因为主动脉环扩大(直径大于 27 mm)所致瓣膜关闭不全,要考虑升主动脉置换和换瓣手术。瓣环正常大小,仅仅瓣膜关闭不全,要看关闭不全的原因,如果是升主动脉瘤导致的一个瓣叶下垂,不能成形的要换瓣。主动脉二叶化瓣是升主动脉弥漫性瘤样扩张的主要原因也常导致升主动脉瘤。因为二叶化的主动脉瓣常合并狭窄,也有关闭不全,不管哪种病变,开口都不在主动脉的中心,左心室收缩时开口的血流长期冲击升主动脉壁,被冲击部分的主动脉壁就会扩张,形成主动脉瘤。根据开口方向不同,开口的大小不同造成形形色色的升主动脉瘤。也有少数二叶化主动脉瓣的病例,因为开口尚在主动脉中心,对主动脉壁冲击不大,没有升主动脉瘤的形成。

(2)弥漫性扩张的升主动脉瘤壁,不管是何种病因,主动脉壁很薄弱,透视,甚至可以看到升主动脉内的血流。手术时要使用 5-0 的聚丙烯线,必要时采用间断缝合,外带特佛纶小毡片。

(3)慢性高血压患者,主动脉往往粗壮,主动脉壁厚薄视患者不同。

(4)主动脉瓣成形手术因为无标准方法,手术技巧很多,除非外科医师有经验,一般不要冒试。成形失败后一旦发生严重关闭不全,必须分秒必争的左心室引流,阻断升主动脉。如果发生左心室严重扩张而又没有及时处理,预后很差。

(5)在升主动脉瘤手术方法中有一种保留主动脉瓣的技术,这些患者大多主动脉瓣开闭正常,在使用保留主动脉瓣技术时,特别要注意手术后主动脉瓣不能有反流,一旦有反流必须立即认识和处理,如左心吸引减压,立即阻断升主动脉处理。即使小量的关闭不全在本来正常的左心室因为突如其来的体外循环连续灌注,使左心室无代偿可能而短时间内扩张,影响左心功能,甚至带来左心室的不可逆损害。

(6)升主动脉瘤患者合并冠心病需要搭桥手术,尽量使用乳内动脉。采用静脉或者游离动脉做材料的远端吻合口做在无名动脉上。

(7)不管是升主动脉瘤远心端接近弓部,还是降主动脉瘤近心端接近弓部,都建议采用深低温停循环做开放式的吻合。在累及到弓部按弓部主动脉瘤手术。

(8)除非假性升主动脉瘤,或者在正中开胸手术的患者,一般没有心脏手术史的升主动脉瘤很少侵袭到胸骨,可以按正常心内直视手术劈开胸骨。在怀疑或者确定有主动脉破裂,心脏压塞的病例,开胸以前要准备股动脉插管。

(9)升主动脉瘤手术方法很多,在某些方法中是否要保留瘤壁,将瘤壁同升主动脉人工血管包裹,仁者见仁,智者见智。而且各外科医师经验不同,采取不同处理。一般认为切除动脉瘤壁,升主动脉置换采用端端吻合,吻合方便,简单,可靠,一旦吻合口不严密漏血,容易补针。因为吻合在直视下进行,吻合口有保证,手术后引起的吻合口并发症如假性动脉瘤较少见。因为整个人工血管是异物,裸露在纵隔心包腔内,一旦手术后纵隔感染,简单的冲洗引流是无济于事的,严重的必须重新进行升主动脉置换并且使用其他生物制品的人工血管。相反将动脉瘤壁包裹在人工血管外,吻合技术较麻烦,吻合口漏血处的定位和补针也较难一些。建议在手术基本结束,确定吻合口不漏血,最后再将瘤壁把人工血管包裹。因为任何少量吻合口漏血哪怕是针眼都是来自高压的主动脉,聚集在人工血管和瘤壁之间。如果没有凝结,这个压力会压迫人工血管,特别是近心端,引起冠状动脉开口处受压,狭窄,冠状动脉缺血,最后左心功能不全。一旦发生,很突然,表现为动脉血压下降,心房压升高,甚至毫无先兆的室颤,突然心电图改变。出现这种情况后,检查发现动脉瘤壁有张力,应该立即松解开动脉瘤壁,减压。慢性的出血,人工血管和动脉瘤壁的压力小于人工血管内动脉血压,主动脉瘤壁会向外发展,手术后会形成假性动脉瘤。优点是在发生纵隔感染时,动脉瘤壁包裹了人工血管,避免了人工血管感染,纵隔感染处理相对来说简单,可靠得多。为了单纯止血的目的用动脉瘤壁包裹人工血管,为了减压,可以使用一段人工血管,直径在 6 mm 左右做一个主动脉瘤壁到右心耳的分流。这样可以把动脉瘤壁和其内的漏血引流到右心,既可以减压,又减少了血液的流失。

(二)手术

升主动脉瘤手术都需体外循环准备。不涉及主动脉弓部的手术,按医疗单位的经验,常温或者中低温(最多降温到 30 ℃左右)。升主动脉远端如果基本正常,有足够阻断和吻合空间,可以在弓部动脉插管,右心耳直接插双节静脉管到右心房,下腔静脉。建议常规从右肺静脉放左心引流管到左心室,特别是在有主动脉瓣关闭不全的病例。在升主动脉远端有病变时,动脉插管可以选择股动脉或者右锁骨下动脉。

1.升主动脉置换

适应证仅为升主动脉瘤,主动脉根部和主动脉瓣正常。近心端吻合口一般在左右冠状动脉开口以上 8～10 mm。主动脉瘤壁厚度或者韧度足够,吻合口可以使用 3-0 的聚丙烯(Prolene)缝线,针眼不必加特氟纶毡片。反之,对于壁薄的动脉瘤壁,常见于主动脉瓣二尖瓣化的弥漫性扩张的升主动脉瘤,采用4-0的聚丙烯线,按情况缝合处加特氟纶毡片。在 A 型主动脉夹层撕裂,同样如果主动脉瓣和根部正常,也可以仅行升主动脉置换手术。但是在夹层撕裂到主动脉窦部,只要内膜完整,根部和瓣环大小都正常,不必换瓣,做根部成形。先将升主动脉横断,交界处用 3 针固定,主动脉根部内外用特氟纶条加固,再和人工血管连续缝合。远心端可以像近心端一样处理,不要把远心端的升主动脉壁切除,而是像卷袖口一样卷在主动脉瘤壁外,使得远心端主动脉瘤壁加倍厚,再作连续缝合。

2.单纯升主动脉置换外加主动脉瓣置换

在有升主动脉瘤时,主动脉根部正常,但是主动脉瓣病变而且必须置换,可以先进行瓣膜置换手术,再按上面的方法进行升主动脉置换。这种手术方法在涉及主动脉瓣病变时,是最简单,最安全,最值得推荐的。因为不必额外处理主动脉窦或者根部,保证了左右冠状动脉的灌注,在为患者再次做升主动脉手术或者再换瓣时带来很大的方便。此方法也适合主动脉夹层撕裂。

3.带瓣膜复合人工血管手术方法

在升主动脉瘤的病变累及根部,而且主动脉瓣不能保留时升主动脉和瓣膜置换需要用带瓣膜的复合人工血管。手术方法有以下三种,各有其特点。

(1)Bentall 手术方法:如果左右冠状动脉开口的解剖位置正常,在切除主动脉瓣后根据测量瓣膜的大小选择相应大小的带瓣膜复合人工血管,按瓣膜置换手术将复合人工血管缝合在主动脉瓣环上。然后在左右冠状动脉开口对应的人工血管上打孔,用 4-0 聚丙烯线连续吻合。一般先做左冠状动脉口吻合,再做右冠状动脉口的吻合。吻合口不宜太小,避免术后吻合口瘢痕化狭窄,造成冠状动脉缺血。但是尽管如此,还是有部分患者术后有冠状动脉开口狭窄的并发症,在再次手术中发现除了瘢痕狭窄,还有钙化,动脉硬化导致的吻合口狭窄,在年轻患者中,还可以看到动脉内膜增生阻塞了冠状动脉。由于冠状动脉的吻合口带主动脉壁直接和复合人工血管缝合，有一定的手术难度。因为各种原因，如人工心脏瓣膜功能不全时再次手术时，再处理冠状动脉开口和主动脉根部时相当困难。

（2）Cabrol手术方法和Cabrol人工血管分流：如果左右冠状动脉开口位置异常，特别是离开瓣环或者交界很近在采用Bentall方法时，有一定的难度，1981年法国医师Cabrol使用一段人工血管，直径8 mm，长短相当于复合人工血管的半圆周，先和左冠状动脉开口作端端吻合，另一端和右冠状动脉开口端端吻合。然后把带瓣复合人工血管按瓣膜置换方法缝合在主动脉瓣环上。再将这根已经和左右冠状动脉相连的人工血管选择适当的位置和复合人工血管做侧侧吻合。Cabrol的原方法是用主动脉瘤壁把它们包起来。再在主动脉瘤壁和右心耳之间置1根6 mm的人工血管，以便引流主动脉瘤壁和升主动脉人工血管之间的出血或者渗血，减轻对升主动脉的人工血管压力同时减少失血。这种方法又被称Cabrol shunt，现在被广泛用在各种主动脉瘤手术后。在使用Cabrol手术方法后，有相当部分病例，由于包裹在动脉瘤壁和升主动脉人工血管中的凝血块机化或者钙化等原因，使得连接左右冠状动脉的人工血管不同程度的狭窄，造成患者心肌缺血症状而再手术，因此这种方法现在已经很少使用。

（3）升主动脉根部置换，冠状动脉直接人工血管再移植：不管是Betall，还是Cabrol手术方法，两者冠状动脉口的吻合技术要求高，如果漏血，止血困难，术后吻合口狭窄率比较高。本法切除病变的升主动脉和主动脉瓣，左右冠状动脉窦从病变的主动脉壁上切下，但是要带有足够大的主动脉壁，使用带瓣的复合人工血管进行整个升主动脉根部置换。先将主动脉瓣环和复合人工血管缝合，再将人工血管和远端的升主动脉缝合，人工血管要有足够长度，避免手术后张力引起针眼漏血。最后在人工血管上选择相应的位置开纽扣样的开口将左右冠状动脉窦缝合连接。这种升主动脉根部置换，冠状动脉直接人工血管再移植手术方法可靠，简单，止血容易。唯一不足之处在于，如果手术后纵隔感染，因为人工血管像骨架化样赤露在感染的心包内，人工血管作为异物，无法根治这种纵隔感染，只有再切除人工血管包括人工心脏瓣膜，采用同种主动脉移植物或者Ross手术，才能治愈。

4.升主动脉置换保留主动脉瓣

在升主动脉瘤的病变累及根部，但是主动脉瓣大小，形态，功能正常，瓣环大小也正常时，做升主动脉瘤置换保留主动脉瓣。这种方法除能获得几乎正常的生理的血流动力学效果外，还可避免因终生抗凝治疗而存在潜在性假腔破裂或远端发生新夹层的不良后果及抗凝不当造成的血栓形成。常用的技术有以下几种。

（1）DavidⅠ手术方法（再植入法）：切除病变的升主动脉壁包括根的三个窦部，仅留主动脉瓣叶和小部分和左室流出道相连的主动脉壁以便和人工血管吻合，游离左右冠状动脉开口同样带部分主动脉壁，左心室流出道多针水平褥式缝合，由心室内向外，瓣叶下穿出，在3个交界的瓣底部各置1对褥式缝线由心外从交界下流出道内穿出。向上提拉这3对缝线，确定瓣叶闭合的位置，此时测量人工血管的大小，人工血管的直径按David医师的建议，要大于所测量的瓣环直径3～4 mm。然后将特制的类似主动脉冠状窦的人工血管植入到瓣环，这就是所谓的再植入法的含义。把3个交界处的缝线固定在相应的人工血管的位置，再次提拉，以确定缝合点位置正确，也就是提拉三对缝线后，瓣叶对合严密。如果对合不严，要重新固定缝线。这时将预置在瓣环外水平的褥式缝线和人工血管边缘按相对应的位置缝合，打结，这是第1排水平缝线。再在人工血管内，利用预置在交界下的3对还没有打结的缝线连续缝合把主动脉瓣缘的主动脉壁固定在人工血管上,这是第 2 排缝线。左右冠状动脉窦移植在人工血管的人工窦上。

(2)Yacoub 或者 David Ⅱ 手术方法(主动脉窦重塑术):和上面方法不同有两点:其一是只有 1 排缝线,将人工血管的窦按患者主动脉根部的佛氏窦大小剪成相应的缺口,直接连续缝合固定在瓣缘上,形成和正常解剖相类似的佛氏窦,即所谓的重塑术;其二,如果瓣环太大,往往发生在无冠状动脉窦的瓣环,这里置 1 排褥式缝线,外面用特佛纶条固定,缩窄主动脉瓣环。再移植冠状动脉。

5.同种异体带瓣升主动脉置换术

同种异体带瓣升主动脉的来源有两种,一是在心脏移植时取自患者的心脏,二是来自尸体。处理方法一般也有两种,深冻和特殊溶液处理非深冻保存。

前者可以保存多年,后者只能保存 3 周。因为来源有限,手术有一定的难度,再手术困难很大,术后的耐久性等问题,所以目前适应证是主动脉瓣膜性心内膜炎合并瓣周脓肿、累及升主动脉或者主动脉根部、带瓣复合人工血管植入后瓣膜感染、升主动脉瘤合并瓣膜病变的准备怀孕女患者、抗凝禁忌患者。在有急性和活动性感染的这类患者,使用同种异体带瓣升主动脉置换术是一个积极甚至唯一的有效方法。在整个手术中只能使用聚丙烯缝线和带生物制品的代用品,不能用任何人工毡片或者织片,这些异物将导致感染不愈,再次瓣周漏。手术后常见的并发症是瓣周漏,但是这个瓣周漏不是因为异物所致,而常常是因为急性感染,瓣环及周围组织水肿在感染治愈后消退,而缝合处还没有严密的愈合,是主动脉的高压血流造成的。尽管手术操作无可非议,也在所难免。小漏并不影响血流动力学,可以观察。否则,在感染确定治愈后可以再次手术,使用其他人工血管。

6.自体带肺动脉瓣主动脉根部置换术(Ross 手术)

对于无急性感染的成人患者是否采用 Ross 手术,手术的难度已经不是大问题。争议点是本来仅一个心脏瓣膜病变,现在成为潜在的两个瓣膜病变,现可使用的人工心脏瓣膜无论是机械瓣还是生物瓣耐久性可以达十数年甚至几十年,再次换瓣手术也成为今天外科的困难。在有活动性急性瓣膜感染的患者,而又没有同种异体带瓣主动脉时,可以考虑 Ross 手术。在小儿主动脉瓣病变,特别是涉及升主动脉 Ross 手术是最好的治疗方法,而且自体的带瓣肺动脉管道还可以和小儿一起生长。

六、主动脉弓瘤

仅局限于弓部的主动脉瘤少见,大部分弓部主动脉瘤常累及升主动脉或者降主动脉。也可以说是升主动脉瘤或者降主动脉瘤的延续病变。

(一)手术评估

1.体外循环

涉及主动脉弓部的手术都要体外循环,一般还采用深低温停循环。因此插管途径很多,看手术切口。除非是主动脉夹层撕裂,动脉插管可以经升主动脉、头臂动脉、腋动脉、股动脉,静脉可用普通双级管从右心耳到下腔静脉。一旦弓部的吻合口完成后,可以再在人工血管上进行插管,开始体外循环,至少可以进行脑部灌注。

2.脑保护

脑保护是弓部主动脉瘤首先要考虑的问题。脑保护包括深低温停循环脑缺氧的耐受时间,防止脑血管内进气和气体的滞留以及硬化斑块、碎屑、凝血块、脂肪导致的血栓。注意要点是,在深低温停循环的有效时间内尽量缩短脑缺血时间,尽早恢复脑部循环。深低温在膀胱内温度16 ℃,在配合其他的保护措施下,脑缺血的时间可以达 60 分钟。短时间的停循环,估计在 10～15 分钟,一般可以仅阻断头臂干即无名动脉和左颈动脉。顺灌注可以从无名动脉或者左颈动脉进行,一般选用 8Fr 直径的插管,灌注压 5.3～6.7 kPa(40～50 mmHg)。逆灌注可以在停循环后开始,从上腔静脉进行静脉插管,直径 12Fr 灌注压低于 2.7 kPa(20 mmHg),逆灌注量小于 350 mL/min。因为患者的差异、年龄、一般情况、术前是否有脑部损害、动脉瘤病变程度、是否有其他器官合并症等,在外科医师方面,手术量和经验的多少,整个手术小组的经验和配合,所以哪一种脑保护方法好,并发症少,不能断然肯定。几十年来,已经发表的众多的文献和我们实际经验,各种方法都有利弊,结果和并发症也相差不大。

3.手术切口的选择

局限于主动脉弓的局部的动脉瘤可选用左前外侧切口,第 4 肋间进胸。正中劈开胸骨切口适合大部分弓部主动脉瘤,特别是累及升主动脉,还要进行其他心脏手术的患者。外科和介入混合手术(Hybrid,又译杂交手术)也用这个切口。主动脉弓瘤累及降主动脉,只能用左后外侧切口。如果仅作主动脉弓部或者近段降主动脉段手术,第 4 肋间进胸,可以很好地显露整个主动脉弓段。在同时进行升主动脉、弓部、近段降主动脉一次性手术时,第 3 或者第 4 肋间横断胸骨双侧开胸横切口可以考虑。随着外科医师经验的积累和介入手术的混合进行,这种切口已经少用。

4.心肌保护

在整个手术中,有效地避免左心扩张是最好的心肌保护。特别是在有主动脉瓣关闭不全的病例。采用深低温停循环时,降温前或者动静脉插管时必须同时将左心引流管正确无误地插入左心室内。而且在整个手术过程中保障左心有效的引流。正中开胸,左心引流管通过右肺静脉插入到左心室。左后外侧切口,左心引流管直接由心尖进入左心室。一般可以不用心肌保护液。

5.降温和复温

在体外循环开始后,由于过冷的血液进入全身循环,机体应激反应,全身血管迅速收缩,使全身阻力增加。为了全身有效降温,在体外循环开始后就给大剂量血管扩张剂,头部带冰帽。血管扩张剂的使用也可以帮助缩短复温时间。一般复温时间建议不要少于 30 分钟。有效的深低温是膀胱温度 16 ℃,复温的温度是膀胱温度 36 ℃。因为整个手术野很大,在室温仅 20 ℃时,患者机体散温很快。

(二)手术

弓部主动脉瘤的外科分类可以分成四型,局部主动脉修补或者成形、全弓置换、升主动脉加半弓置换、降主动脉加半弓置换。

1.局部主动脉修补

局部主动脉修补适应于局限在弓部的囊状,盲袋型动脉瘤。这类病变大多数是主动脉内膜层因为各种原因局部撕裂,穿孔,破口没有继续扩大,仅被外膜和纤维组织包裹成假性动脉瘤。一般采用前外侧切口。这个部位邻近有很多重要器官,手术野显露不能很全面,主动脉又是一个压力很大的管道,患者也都有动脉硬化等,血管壁的质量很差,所以都要体外循环手术。在能够控制循环的情况下,用侧壁钳局部阻断,切除假性动脉瘤,用人工补片或者直接修补破口。如果破口很大,病变范围广就要深低温停循环手术,或者按全弓置换手术方法进行。

2.全弓置换

全弓手术的关键是人工血管要和头部 3 支血管、升主动脉、降主动脉连接。这个手术难度大,而脑缺血时间又有限,因此连接方法很多。其中以象鼻管手术最为有名,而且还有多种改良。现在逐渐为外科和介入混合手术(Hybrid 手术)所替代。单纯的全弓置换,选用正中开胸切口,主动脉弓端分别和升主动脉,降主动脉离断,切除多余的弓部瘤壁,仅留头部3 支血管和主动脉顶一部分主动脉壁作吻合用。开放式的缝合方法,先做降主动脉人工血管吻合,在人工血管没有张力的情况下,在人工血管和主动脉顶的头部3 支相应的位置开口,端侧吻合,最后升主动脉人工血管吻合。开放式的缝合方法简单可靠。但是一旦降主动脉远端处理不当,回缩到胸腔,吻合将很困难,费时,将耽误深低温停循环的时间。另外,整个人工血管暴露在纵隔,在遇到感染时,处理很难。建议还是将整个主动脉瘤壁包裹人工血管为好,同时还可以起到一定的止血作用。

3.升主动脉加半弓置换

升主动脉加半弓置换是一种最简单,安全目前也被最常采用的手术方法。这类病变往往是以升主动脉瘤为主,不仅升主动脉远端有病变而且部分弓部也累及。在远端吻合口完成后,可在人工血管上插管,进行体外循环,复温,再作近段吻合。如果整个升主动脉都有病变时,需要整个升主动脉替换,可将人工血管分成两段,分别用于手术,减少降温时等待的时间时。在阻断升主动脉后,可以先做升主动脉近段吻合,同时继续降温到 16 ℃。最后再将这两段人工血管端端吻合。

4.降主动脉加半弓置换

这是近段降主动脉瘤累及弓部,或者因为远端弓部主动脉壁质量差,或者弓部端无法阻断,吻合口必须开放式缝合。同样在完成近段吻合口后可以在人工血管上插管进行体外循环,脑灌注,复温,再进行远端吻合。

5.外科和介入混合手术(Hybrid 手术)

实际上是所谓象鼻管手术的改良。象鼻管手术的原意,不仅是方便弓部置换,还在于患者有降主动脉瘤时,在进行降主动脉瘤手术时可以利用已经旷置在降主动脉内的人工血管,给以后继续进行手术带来便利。在 B 型主动脉夹层撕裂,象鼻管手术置入真腔内的人工血管,可使受压的降主动脉真腔扩大,假腔内的血流变缓,形成血栓,从而达到治疗主动脉夹层的目的。然而,术后随访发现,过长的"象鼻"人工血管周围形成的血栓以及"象鼻"随血流摆动,可导致重要脏器栓塞甚至截瘫等严重并发症。而且,对于慢性主动脉夹层,某些病例内膜长期受压,纤维化真腔狭小,无张力的"象鼻"非但不能使降主动脉真腔扩大,反而会引起真腔内血流阻塞,加重脏器缺血。经典的象鼻管手术是把人工血管的一半套入人工血管腔内,折叠部分和降主动脉近段连续缝合。再将套入人工血管腔内一段拉出来,分别和头部3 支血管,升主动脉端缝合。另一段人工血管旷置在降主动脉内。自从主动脉内支架介入主动脉外科以后,主动脉内支架也相应地发展了。外科和介入混合手术(Hybrid 手术)利用主动脉内支架是一段带支架的人工血管旷置在降主动脉内的特点,克服了原创象鼻管手术的不足之处。而无支架的这段和弓部、升主动脉吻合。

七、降主动脉瘤

降主动脉瘤累及到弓部的按照弓部主动脉瘤方法手术,累及到腹部主动脉则按胸腹主动脉瘤手术方法进行治疗。孤立的降主动脉瘤是指左锁骨下动脉到膈肌段的胸主动脉。这段主动脉没有大的分叉血管,但是有众多的肋间动脉。肋间动脉是供应胸部脊髓脊柱动脉的主要血管。脊柱动脉各自发出大的前根动脉和小的后根动脉。在解剖上,虽然个体差异很大,然而,并不是全部的前、后根动脉都到达脊髓,也就是说并非都形成末梢微血管网的交通支。正是由于这一事实,脊髓前动脉常常在受到突然削弱甚至完全断流,而脊柱动脉末梢的交通支如果还没有形成时,使得脊髓极易遭受缺血损伤。在主动脉阻断过程中,大的前根动脉是一个造成脊髓损伤的决定性影响因素。主动脉阻断的病理生理就是脊髓的血供永久的或暂时的阻断,结果造成脊髓缺血损伤、截瘫。降主动脉以下的腹主动脉担负着整个腹腔器官的血供,腹腔器官对耐缺血时间虽然较脊髓长久,但是不同的器官耐缺血时间都有一定的限制。已经有很多基础和临床研究表明,降主动脉阻断后,腹腔器官还有侧支循环,肾少于 30 分钟,肠道系统少于 60 分钟,常常是安全的。采用适度降低体温(30 ℃),能够延长各脏器缺血时间,在降主动脉瘤手术时,降主动脉以下采用部分转流(主动脉-股动脉或心房-股动脉)或者并行循环,更可以延长手术时间。所以降主动脉手术对于脊髓的保护成功,也保护了腹部其他脏器。降主动脉外科对脊髓的保护主要包括以下几方面。

(1)手术时,尽量避免牺牲和结扎那些对脊髓直接供血的肋间动脉,特别是在降主动脉近段结扎后,回血多的大的肋间动脉更要保留。直接或者分别使肋间动脉和人工血管吻合。

(2)采用并行体外循环,逐渐降温到 30 ℃,严格掌握身体上下部分的血压,避免激烈的血流动力学波动。

(3)分段阻断降主动脉,使没有阻断部分的降主动脉一直有肋间血管灌注。

脊髓缺血以后导致的截瘫还有其他因素,包括再灌注损伤、代谢和电解质的紊乱等,所以在保护脊髓方面还有其他方法,比如肋间动脉的冷灌注、引流等。但是临床经验的积累,基本上整个手术都能在有效的时间内完成。目前这些局部的脊髓保护措施不再成为争论的焦点。

在很多慢性降主动脉瘤病例,特别是有附壁血栓的,因为血栓处的肋间血管有慢性的狭窄到完全阻塞,经年累月已经形成了丰富的侧支循环,所以在降主动脉手术后引起的脊髓缺血截瘫很少。急性夹层主动脉撕裂例外。

降主动脉瘤因为解剖学的特点,最适合主动脉内支架介入治疗,特别是对于慢性患者,并且有明显附壁血栓、老年体弱、一般情况差、急性动脉瘤破裂,经不起大手术干预者。主动脉内支架介入手术的条件要:①动脉瘤近侧有一正常大小的动脉段,并且距左侧颈总动脉远侧的长度至少 2 cm,直径小于 38 mm;②动脉瘤的远侧也要有一正常的动脉段,并且距腹腔干的近侧长度至少 2 cm,且直径小于 38 mm;③髂动脉的直径大于 8 mm。不适合放支架的病例需要手术治疗。

孤立、局限的降主动脉瘤较少见,常发生在主动脉缩窄患者早年手术后的并发症,如缝合口漏形成的假性动脉瘤、外伤后的后遗症,也有局部动脉硬化、钙化、溃疡穿孔破裂所致。这类手术简单,现在多为介入手术替代。但是在无法采用主动脉内支架时,也可以手术。如果外科医师经验丰富,可以在麻醉医师配合控制血压的情况下,不用体外循环完成手术。根治的方法,切除病变,使用人工血管端端吻合。如果患者年老体衰,局部动脉硬化严重,病变离开弓部很近,患者不适合体外循环或者停循环,可以使用近远端旁路人工血管移植。

降主动脉瘤涉及整个左侧胸腔和肺,一般建议用双腔管气管插管。切口的选择至关紧要。一般近心端选择第 4、5 肋间,远心端第 6、7 肋间进胸,全胸段的降主动脉手术,一个皮肤切口,但是要第 4 和第 7 肋间两个入口。手术要点,脊髓和腹腔脏器的保护包括以下几个方面:①使用机械辅助循环,控制血液动力,防止失血。机械辅助方法很多,有左心转流,即左心耳—股动脉或者升主动脉—股动脉,不用氧合器。体外循环,股动静脉或者胸主动脉—股静脉。估计手术需要一定时间,建议降温到 30 ℃。②如果要换全降主动脉,分段阻断,缝合,始终保持上下身体的灌注。③不要任意牺牲吻合口附近的肋间动脉,而是尽量将人工血管切口成斜面,把肋间动脉吻合在内。在有众多肋间动脉开口的降主动脉处,分别另做吻合口和人工血管连接。④如果远端降主动脉暴露困难,建议开放吻合,也就是停体外循环。由灌注师控制血压,远端吻合口的出血可以通过体外循环机回收再由静脉管输入。

降主动脉瘤手术后是否要用瘤壁包裹人工血管也是涉及止血和防止胸腔感染的问题,无法定论。除非确定各吻合口绝对不出血,可以用瘤壁包裹以外。否则被包裹在内的腔因为潜在的出血,逐渐增大,天长日久增大的瘤壁腐蚀或者浸润到附近的气管、支气管、食管形成瘘、破裂,导致大出血,一旦发生,处理和预后都不乐观。当然人工血管感染也同样可以造成气管瘘、支气管瘘、食管瘘。

(赵德杰)

第十一节　腹主动脉瘤

腹主动脉是主动脉在腹部的延续,是人体最大的动脉,主要负责腹腔内脏和腹壁的血液供应。当腹主动脉某段动脉中层结构破坏,动脉壁不能承受血流冲击的压力而形成的局部或者广泛性的永久性扩张或膨出,使该段血管的直径超过正常腹主动脉直径的 1.5 倍以上时,医学上就称为腹主动脉瘤。

一、病因

(一)动脉粥样硬化
动脉粥样硬化为最常见的原因。粥样斑块侵蚀主动脉壁,破坏中层成分,弹力纤维发生退行性变。管壁因粥样硬化而增厚,使滋养血管受压,发生营养障碍,或滋养血管破裂而在中层积血。

(二)感染
感染以梅毒为显著,常侵蚀胸主动脉。败血症、心内膜炎时的菌血症使病菌经血流到达主动脉,主动脉邻近的脓肿直接蔓延,或在粥样硬化性溃疡的基础上继发感染,都可形成细菌性动脉瘤。致病菌以链球菌、葡萄球菌和沙门菌属为主,较少见。

(三)囊性中层坏死
囊性中层坏死为一种比较少见的病因未明的病变。主动脉中层弹力纤维断裂,代之以异染性酸性黏多糖。

(四)外伤
贯通伤直接作用于受损处主动脉引起动脉瘤,可发生于任何部位。间接损伤时暴力常作用于不易移动的部位,受力较多处易形成动脉瘤。

(五)先天性
以主动脉窦瘤为主。

(六)其他
其他包括巨细胞性主动脉炎、贝赫切特综合征(白塞病)、多发生大动脉炎等。

二、病理生理及病理解剖

主动脉发生动脉粥样硬化后,中层弹性纤维断裂,管壁薄弱,不能耐受主动脉内血流压力而发生局部膨大,形成主动脉瘤。由于动脉瘤承受的血流压力较大,使动脉瘤逐渐扩大,并可压迫邻近器官,或向体表膨出,成为搏动性肿块。在膨大的瘤部,血流减慢,形成涡流,可产生附壁血栓。患者可因动脉瘤严重压迫重要脏器或破裂而死亡,囊性的动脉瘤较梭形的更容易破裂。

三、临床表现

(一)疼痛

疼痛是腹主动脉瘤较为常见的临床症状,约在 1/3 的患者表现出疼痛。其部位多位于腹部脐周,两肋部或腰部,疼痛的性质可为钝痛、胀痛、刺痛或刀割样疼痛。一般认为疼痛是瘤壁的张力增加,引起动脉外膜和后腹膜的牵引,压迫邻近的躯体神经所致。巨大的腹主动脉瘤当瘤体侵蚀脊柱,亦可引起神经根性疼痛。

(二)压迫症状

随着腹主动脉瘤瘤体的不断扩大,可以压迫邻近的器官而引起相应的症状。

1.肠道压迫症状

肠道是腹主动脉瘤最常压迫的器官,可出现腹部不适,饱满感,食欲下降,重者会出现恶心,呕吐,排气、排便停止等不全或完全性肠梗阻等症状。

2.泌尿系统压迫症状

由于腹主动脉瘤压迫或炎性腹主动脉瘤侵犯到输尿管时可以出现输尿管的梗阻,肾盂积液。由于解剖学的关系,左侧输尿管最易受累。

3.胆管压迫症状

临床上比较少见。

(三)栓塞症状

腹主动脉瘤的血栓一旦发生脱落便成为栓子,栓塞其供血的脏器或肢体而引起与之相应的急性缺血性症状。如栓塞部位为肠系膜血管,表现为肠缺血,严重者可引起肠坏死。患者出现剧烈的腹痛和血便,继而表现为低血压和休克及全腹的腹膜刺激征状。栓塞至肾动脉,则可引起肾脏相应部位的梗死,患者表现为剧烈的腰痛和血尿。栓塞至下肢主要动脉时,则出现相应肢体的疼痛,脉搏减弱以至消失,肢体瘫痪,颜色苍白及感觉异常等。

(四)腹部搏动性包块

腹部搏动性包块是腹主动脉瘤最常见最重要的体征。肿块多位于左侧腹部,具有持续性和向着多方向的搏动和膨胀感。腹部触诊也是诊断腹主动脉瘤最简单而有效的方法,其准确率在 30%~90%。

(五)破裂症状

腹主动脉瘤破裂是一种极其危险的外科急症。病死率高达 50%~80%。动脉瘤的直径是决定破裂的最重要的因素。

四、辅助检查

(一)腹部正侧位片

有 67%~75% 患者腹主动脉壁可有钙化影,并且有 2/3 的患者可通过其钙化的影像来粗略的判断动脉瘤的大小,但阴性的病例也不能否定腹主动脉瘤的存在。

（二）腹主动脉造影

对于了解动脉瘤的大小，腔内管壁的病变情况及所属分支血管是否有病变，在一定的情况下有不可代替的作用。有选择地使用主动脉造影是非常必要的。

（三）血管超声检查

避免了电离辐射，为无痛性的非创伤检查，检查费用相对比较低，在血管横向及纵向上均能探测成像，检查患者方便。目前已被作为腹主动脉瘤的首选检测方法。据资料报道，直径 3 cm以上的动脉瘤即可被超声检查发现。

（四）CT 检查

CT 获得的是关于主动脉和身体其他结构的横截面图像，是目前检查主动脉瘤的最好方法之一。

（五）MRI 检查

MRI 是一种无创伤性检查，可以得到冠状面、矢状面和横断面等任何断层像。

（六）DSA 检查

比血管造影更为先进完善的检查方法，能测得各种血管口径，为动脉瘤腔内隔绝术提供准确的数据。

五、治疗

（一）非手术治疗

瘤体直径＜5 cm 时，视各种情况可保守治疗，但应密切随诊观察。

（二）手术治疗

瘤体直径＞5 cm 的患者应手术修复，对较小的病灶可进行修补，尤其是超声图显示动脉瘤有进行性增大且患者在其他方面是健康的应手术治疗。理想的治疗方法是手术将动脉瘤切除及血管重建手术，手术病死率＜5％。血管重建可选用涤纶或真丝人造血管，效果良好。

（三）介入治疗

介入治疗为微创技术，创伤小，患者痛苦少，只需在一侧腹股沟处行 5 cm 切口，游离出股动脉，另一侧行股动脉穿刺即可，用支架型人工血管行瘤体隔绝术。从而可消除腹主动脉瘤破裂及其他危险情况。

（赵德杰）

第十二节　主动脉夹层

主动脉夹层（aortic dissection，AD）是在胸主动脉瘤病理改变的基础上，主动脉内膜破损，主动脉腔内的血液从主动脉内膜撕裂口进入主动脉中膜，使中膜分离，并沿主动脉长轴方向扩展，从而造成主动脉真假两腔分离的一种病理改变。

一、病因

病因至今未明。80％以上主动脉夹层的患者有高血压，不少患者有囊性中层坏死。高血压并非引起囊性中层坏死的原因,但可促进其发展。临床与动物实验发现,不是血压的高度而是血压波动的幅度,与主动脉夹层分裂相关。遗传性疾病马方综合征中主动脉囊性中层坏死颇常见,发生主动脉夹层的机会也多,其他遗传性疾病如特纳(Turner)综合征、埃-当(Ehlers-Danlos)综合征,也有发生主动脉夹层的趋向。主动脉夹层还易在妊娠期发生,其原因不明,猜想妊娠时内分泌变化使主动脉的结构发生改变而易于裂开。

二、病理生理及病理解剖

动脉中层弹性纤维有局部断裂或坏死,基质有黏液样和囊肿形成。夹层分裂常发生于升主动脉,此处经受血流冲击力最大,而主动脉弓的远端则病变少而渐轻。主动脉壁分裂为2层,其间积有血液和血块,该处主动脉明显扩大,呈梭形或囊状。病变如涉及主动脉瓣环则环扩大而引起主动脉瓣关闭不全。病变可从主动脉根部向远处扩延,最远可达髂动脉及股动脉,亦可累及主动脉的各分支,如无名动脉、颈总动脉、锁骨下动脉、肾动脉等。冠状动脉一般不受影响,但主动脉根部夹层血块对冠状动脉开口处可有压迫作用。多数夹层的起源有内膜的横行裂口,常位于主动脉瓣的上方,裂口也可有两处,夹层与主动脉腔相通。少数夹层的内膜完整无裂口。部分病例外膜破裂而引起大出血,破裂处都在升主动脉,出血容易进入心包腔内,破裂部位较低者亦可进入纵隔、胸腔易进入心包腔内,破裂部位较低者亦可进入纵隔、胸腔或腹膜后间隙。慢性裂开的夹层可以形成一双腔主动脉,一个管道套于另一个管道之中,此种情况见于胸主动脉或主动脉弓的降支。

三、临床表现

(一)疼痛

夹层分离突然发生时,多数患者突感胸部疼痛,向胸前及背部放射,随夹层涉及范围可以延至腹部、下肢及颈部。疼痛剧烈难以忍受,起病后即达高峰,呈刀割或撕裂样。少数起病缓慢者疼痛不显著。

(二)高血压

患者因剧痛而有休克外貌,焦虑不安、大汗淋漓、面色苍白、心率加速,如外膜破裂出血则血压降低。不少患者原有高血压,起病后剧痛使血压更增高。

(三)心血管症状

(1)主动脉瓣关闭不全:夹层血肿涉及主动脉瓣或影响心瓣-叶的支撑时发生,故可突然在主动脉瓣区出现舒张期吹风样杂音,脉压增宽,急性主动脉瓣反流可以引起心力衰竭。

(2)脉搏改变:一般见于颈、肱或股动脉,一侧脉搏减弱或消失,反映主动脉的分支受压迫或内膜裂片堵塞其起源。

(3)胸锁关节处出现搏动或在胸骨上窝可触到搏动性肿块。

(4)心包摩擦音:夹层破裂入心包腔可引起心包堵塞。

(5)胸腔积液:夹层破裂入胸膜腔内引起。

(四)神经症状

主动脉夹层延伸至主动脉分支颈动脉或肋间动脉,可造成脑或脊髓缺血,引起偏瘫、昏迷、神志模糊、截瘫、肢体麻木、反射异常、视力与大小便障碍。

（五）压迫症状

主动脉夹层压迫腹腔动脉、肠系膜动脉时可引起恶心、呕吐、腹胀、腹泻、黑便等症状；压迫颈交感神经节引起霍纳（Horner）综合征；压迫喉返神经致声嘶；压迫上腔静脉致上腔静脉综合征；累及肾动脉可有血尿、尿闭及肾缺血后血压增高。

四、辅助检查

（一）心电图检查

心电图检查可示左心室肥大、非特异性 ST-T 改变。病变累及冠状动脉时，可出现心肌急性缺血甚至急性心肌梗死改变。心包积血时可出现急性心包炎的心电图改变。

（二）X 线胸部平片检查

X 线胸部平片检查可见上纵隔或主动脉弓影增大，主动脉外形不规则，有局部隆起。如见主动脉内膜钙化影，可准确测量主动脉壁的厚度。正常在 2～3 mm，增到 10 mm 时则提示夹层分离可能性，若超过 10 mm 则可肯定为本病。

（三）超声检查

（1）呈在 M 型超声检查中可见主动脉根部扩大，夹层分离处主动脉壁由正常的单条回声带变成两条分离的回声带。

（2）在二维超声检查中可见主动内分离的内膜片呈内膜摆动征，主动脉夹层分离形成主动脉真假双腔征。有时可见心包或胸腔积液。

（3）多普勒超声不仅能检出主动脉夹层分离管壁双重回声之间的异常血流，而且对主动脉夹层的分型、破口定位及主动脉瓣反流的定量分析都具有重要的诊断价值。

（四）磁共振成像（MRI）扫描

MRI 扫描能直接显示主动脉夹层的真假腔，清楚显示内膜撕裂的位置和剥离的内膜片或血栓。能确定夹层的范围和分型，及与主动脉分支的关系。

（五）数字减影血管造影（DSA）检查

无创伤性 DSA 检查可发现夹层的位置及范围，有时还可见撕裂的内膜片。还能显示主动脉的血流动力学和主要分支的灌注情况。易于发现血管造影不能检测到的钙化。

（六）血和尿检查

白细胞计数常迅速增高。可出现溶血性贫血和黄疸。尿中可有红细胞，甚至肉眼血尿。

五、治疗

（一）非手术治疗

1.镇静

给予地西泮、氯丙嗪、异丙嗪等。

2.镇痛

根据疼痛程度及体重可选用布桂嗪（强痛定）、哌替啶（杜冷丁）或吗啡，一般哌替啶 100 mg 或吗啡5～10 mg，静脉注射效果好，必要时可每 6～8 小时一次。

3.降压

对合并有高血压的患者，可采用普萘洛尔 5 mg 静脉间歇给药与硝普钠静脉滴注 25～50 $\mu g/min$，调节滴速，使血压降低至临床治疗指标，保持收缩压于 100～120 mmHg。血压下降后疼痛明显减轻或消失是夹层分离停止扩展的临床指征。需要注意的问题是：合并有主动脉大分支阻塞的高血压患者，因降压能使缺血加重，不可采用降压治疗。对血压不高者，也不应用降压药，但可用普萘洛尔减低心肌收缩力。

4.补充血容量

胸腔或主动脉破裂者需输血治疗。

5.对症处理

如制动、防止腹压增加、处理并发症等。疼痛缓解是夹层动脉瘤停止发展、治疗显效的指标，只有疼痛缓解后，才可行主动脉造影检查。

(二)手术治疗

对近端主动脉夹层、已破裂或濒临破裂的主动脉夹层，伴主动脉瓣关闭不全的患者应进行手术治疗。微创是腔内隔绝术最突出的特点，手术仅需在大腿根部做一个 3 cm 长的小切口即可完成，患者术后恢复快，并发症率、病死率低，并且使许多因高龄及不能耐受传统手术的患者获得了治疗机会。

（赵德杰）

第十八章　肛肠疾病的中西医结合诊疗

第一节　痔

　　痔是最常见的肛肠疾病。肛垫的支持结构、静脉丛及动静脉吻合支发生病理性改变或移位称为内痔；齿状线以下静脉丛的病理性扩张或血栓形成称为外痔；内痔通过静脉丛吻合支与相应部位的外痔相互融合称为混合痔。痔确切的发病率很难统计，很多患者已经有了临床症状但并不去就诊，任何年龄都可生痔，随年龄增长，发病率逐渐增高，痔的症状也逐渐加重。据不完全统计，痔手术占肛肠外科手术的50%以上，是肛门手术中最基本的手术。

　　中医学对于痔的病因病机的认识，最早见于《黄帝内经》，曰："因而饱食，筋脉横解，肠澼为痔"。在此基础上，以后历代医家又不断深入的探索，使其得以逐渐发展和完善。如隋代巢元方著《诸病源候论》认为："诸痔皆由伤风，房事不慎，醉饱合阴阳，致劳扰血气，而经脉流溢，渗漏肠间，冲发下部"而成；又如朱震亨《丹溪心法》云："痔者皆因脏腑本虚，外伤风湿，内蕴热毒，醉饱交接……，以故气血下坠，结聚肛门，宿滞不散，而冲突为痔也"；再如清代《医宗金鉴》概括地指出："痔疮形名亦多般，不外风湿燥热源"。另外痔在治疗上的发展，也是一个漫长的过程，除针对病因病机的治法外，还出现了其他的方法。如早期的《五十二病方》和《针灸甲乙经》，分别提出了痔的结扎切除法和针灸疗法；在宋代则开始出现了枯痔散和枯痔钉疗法及蜘蛛丝结扎疗法；明代《外科正宗》又提出分阶段内外痔不同的治疗方法；至明清时期，枯痔法已成为治疗痔的主要方法。

一、病因病机

（一）中医病因病机

　　（1）饮食不节，过食辛辣肥甘、过饮醇酒，致湿热内生，澼积于大肠。如《疮疡经验全书》云："凡痔……多由饮食不节，醉饱无时，恣食肥腻、胡椒辛辣、炙煿醉酒……"。

　　（2）妇女生产用力或多次生产，以及久泻、久痢、久咳等耗伤气血等使中气亏虚、肺气不足。如《疮疡经验全书·痔漏症》篇云："肺与大肠相表里，故肺蕴热则肛门闭结，肺脏虚则肛脱出，此至当之论。又有妇人产育过多，力尽血枯，气虚下陷，及小儿久痢，皆能使肛门突出"。

（3）房事不节，精气脱泄，热毒乘虚下注。如《医宗金鉴》云："总不外乎醉饱入房，筋脉横解，精气脱泄，热毒乘虚下注"，又如《医方类聚》云："或醉饱入房，精气脱泄，热毒乘虚下注"。

（4）久坐久站、负重远行，或便秘久蹲、肛门努挣，使肛周气血运行不畅，结聚肛门。如《外科正宗》云："气血纵横，经脉交错，……浊气淤血，流注肛门，俱能发痔"。

（二）西医病因病机

痔的致病原因还未完全清楚，静脉回流障碍、肛垫脱垂、饮食结构和行为因素等均是导致痔症状恶化的因素。

1.静脉回流障碍

在正常应力情况和排便时痔充血，接着就会恢复正常，但如果患者内痔部分承受应力时间延长，如慢性便秘、妊娠、慢性咳嗽、盆腔肿物、盆底功能障碍或腹水状态等，由于腹内压增高，内痔静脉回流受阻，内痔就会持续淤血。也会呈现和慢性便秘相同的状况。门静脉高压症与痔的发生无直接关系。

2.肛垫脱垂

1975 年，Thomson 指出痔由肛垫形成，包含血管、结缔组织、Trietz 肌和弹性纤维。Trietz肌起于联合纵肌，对痔起到支撑作用，将痔固定于内括约肌。这些支持组织一旦变弱，痔就会变得越来越有移动性并可以出现脱垂，痔脱垂后，静脉回流受阻，痔体积增大，痔支持组织就会进一步弱化，形成恶性循环。

3.饮食结构和行为因素

饮食结构和行为方式也是产生痔症状的因素。低纤维饮食使得大便干硬、便秘，从而使痔组织承受过多应力，使痔组织脱垂。干硬大便还能损伤局部组织，引起出血。如厕习惯和排便方式被广泛认为可以影响痔症状的进展，长时间坐便使得痔组织承受更长时间的应力。

便秘可以加重痔的临床症状，而腹泻和肠运动增快也会引起相同的结果。区别于其他因素，高龄是一个独立的影响因素，组织学证据表明 Trietz 肌随着年龄的增长，支持作用逐渐下降。

二、分类

（一）中医分类

1.历代文献所载分类法

中医学历代文献中所记载的痔的分类方法颇多，如在《五十二病方》中，痔被分为牡痔、牝痔、脉痔、血痔四类；又如《诸病源候论》则分为五类，云："诸痔者，谓牡痔、牝痔、脉痔、肠痔、血痔也"，《备急千金要方》亦将痔分为以上五类，云"牡痔者，肛边生鼠乳，时时溃脓血出；牝痔者，肛肿痛生疮；脉痔者，肛边有疮痒痛；肠痔者，肛边核痛，发寒热；血痔者，大便清血随大便污衣"。再如《医宗金鉴·外科心法要诀》按形态将痔分为二十四类，分别为：翻花痔、蚬肉痔、悬珠痔、盘肠痔、栗子痔、核桃痔、莲子痔、脱肛痔、泊肠痔、鸡心痔、牛奶痔、鼠尾痔、血攻痔、担肠痔、内痔、樱桃痔、珊瑚痔、菱角痔、气痔、子母痔、雌雄痔、鸡冠痔、蜂巢痔、莲花痔。

2.证候分类法

证候分类法指根据内、外痔证候的不同进行分类。

（1）内痔证候分类。①风伤肠络型：大便带血、滴血或喷射状出血，血色鲜红，或有肛门瘙痒。舌红，苔薄白或薄黄，脉浮数。②湿热下注型：便血色鲜，量较多，肛内肿物外脱，可自行回缩，肛门灼热。舌红，苔黄腻，脉滑数。③气滞血瘀型：肛内肿物脱出，甚或嵌顿，肛管紧缩，坠胀疼痛。

甚则肛缘有血栓,水肿,触痛明显。舌质暗红,苔白或黄,脉弦细涩。④脾虚气陷型:肛门坠胀,肛内肿物外脱,需手法复位。便血色鲜或淡,可出现贫血,面色少华,头昏神疲,少气懒言,纳少便溏。舌淡胖,边有齿痕,舌苔薄白,脉弱。

(2)外痔证候分类。①气滞血瘀型:肛缘肿物突起,排便时可增大,有异物感,可有胀痛或坠痛,局部可触及硬性结节。舌紫,苔淡黄,脉弦涩。②湿热下注型:肛缘肿物隆起,灼热疼痛或有滋水,便干或溏。舌红,苔黄腻,脉滑数。③脾虚气陷型:肛缘肿物隆起,肛门坠胀,似有便意,神疲乏力,纳少便溏。舌淡胖,苔薄白,脉细无力。多见于经产妇、老弱体虚者。

(二)西医分类

按痔所在解剖部位分为 3 类。

1.内痔

内痔发生在齿线上方、被覆直肠黏膜,常位于直肠下端左侧、右前、右后位置。根据痔的脱垂程度将痔分为 4 度:Ⅰ度——内痔位于肛管内,不脱垂;Ⅱ度——大便时内痔脱出肛门外,可自行还纳;Ⅲ度——内痔脱出,需用手协助还纳;Ⅳ度——内痔脱出无法还纳。

2.外痔

外痔发生在齿线下方,被覆肛管皮肤。外痔分为血栓性外痔、结缔组织性外痔、静脉曲张性外痔和炎性外痔。

3.混合痔

混合痔发生在齿线附近,有内痔和外痔两种特性。当混合痔逐步发展,痔块脱出在肛周呈梅花状时,称为"环形痔"。

三、治疗

(一)治疗原则

消除痔的症状,是治疗痔的根本原则。无症状的痔一般不需要治疗,即使体积较大也不应作为治疗指征;反之,体积小但症状明显的痔,应积极治疗。在治疗有症状的痔时,只有在保守治疗和非手术治疗无效或有严重脱出的情况下,才应考虑手术治疗。

(二)内痔中医治疗

根据内痔证型的不同,分别立法和选方。

1.风伤肠络证

症见大便时出血,可为擦血、滴血或喷血,颜色鲜红,或有肛门瘙痒。舌红,苔薄白或薄黄,脉浮数。治宜清热凉血祛风,方用凉血地黄汤加减。

2.湿热下注证

症见便鲜红色血,量较多,肛内肿物外脱,可自行还纳,痔体可有红肿或糜烂,肛门潮湿灼热。舌红,苔黄腻,脉滑数。治宜清热利湿、化瘀消肿,方用五神汤加减。

3.气滞血瘀证

症见肛内肿物脱出,甚或嵌顿水肿,可隐见紫瘀,触压痛,肛管紧缩,坠胀不适。舌质暗红,苔白或黄,脉弦细涩。治宜活血化瘀、行气止痛,方用桃红四物汤或活血散瘀汤加减。

4.脾虚气陷证

症见肛门坠胀,肛内肿物外脱,需手法复位。便血色鲜或淡,可出现贫血,面色少华,头昏神疲,少气懒言,纳少便溏。舌淡胖,边有齿痕,舌苔薄白,脉弱。治宜益气健脾、升阳举陷,方用补中益气汤加减。

(三)中医局部治疗

包括坐浴法、敷药法、塞药法和枯痔法。

1.坐浴法

该法自古至今一直广泛应用于肛肠疾病的治疗。其中用于治疗内痔者,根据作用可分为清热利湿类、疏风胜湿、活血止血类、消肿止痛类、收敛固涩类等,常用方剂如活血散瘀汤、洗痔枳壳汤、五倍子汤、苦参汤、安氏熏洗剂。

2.敷药法

本法是直接将药物敷于患处,多用在坐浴后。主要作用是缓解肿痛和出血。常用如麝香痔疮膏、九华膏、如意金黄膏、生肌玉红膏、角菜酸酯乳膏等。另外也可将具有相同功效的散剂经蜂蜜或麻油调成膏状后外敷。

3.塞药法

将药物制成栓剂,纳入肛门而达到治疗目的的用药方法。栓剂的药物功效和坐浴法、敷药法类似,但更适于未嵌顿内痔的治疗。常用如化痔栓、角菜酸酯栓等。

4.枯痔法

枯痔法包括枯痔散外敷法、枯痔钉疗法和枯痔注射法,属传统中医学外治法,在《医学纲目》《外科正宗》等古代文献中均有较详细的记载。

(1)枯痔散外敷法:该法是以枯痔散用水或油调成糊状后,涂于内痔表面,使痔核逐渐坏死脱落遗留创面,再逐渐愈合。传统枯痔散主要成分是砒和白矾,佐以雄黄、朱砂、硫黄、黄丹、乳香、冰片、乌梅肉等,其中砒具有较强的毒性,为避免砒中毒的危险,近代又出现了无砒枯痔散,主要成分包括花蕊石、明矾、胆矾、雄黄、雌黄、皮硝、冰片等,但缺少砒的成分,其渗透力弱,对痔体较大者疗效较差。

(2)枯痔钉疗法:又称插钉法、插药法,是一种将药物制成钉剂后插入痔核内而治疗内痔的方法。我国古代文献所记载的枯痔钉均含有砒霜,并借助其腐蚀性,使痔体脱落,达到治疗目的,如宋代《太平圣惠方》记载的枯痔钉是由砒霜、黄蜡制成,明代《外科正宗》记载的"三品一条枪"成分是明矾、砒石、雄黄和乳香。自新中国成立以来,国内学者又对枯痔钉疗法进行了深入研究,提出了枯痔钉是通过自身的异物刺激作用,使痔核产生无菌炎症,并发生纤维化而萎缩的理论,同时还制出了无砒枯痔钉,如如意金黄枯痔钉、二黄枯痔钉等。这一改进使枯痔钉疗法的安全性大大提高,并在 20 世纪 70、80 年代得以广泛推广和应用。

适应证:内痔痔体较大者。

禁忌证:内痔嵌顿,黏膜下血栓形成和外痔。

操作方法:患者取侧卧位或截石位,常规消毒铺巾,如肛门紧缩,可行局麻。①暴露痔核,在距齿线 0.2 cm 以上的部位,将药钉与肠壁成 15°～45°插入痔内,注意不可插入过深刺入肌层,也不可过浅或贯穿痔核。②剪除未插入痔内的部分,剩余部分外露 1～2 mm 即可(图 18-1)。③在间距 0.2～0.5 cm 位置,如继续插钉,最终插钉数量由痔核的大小和多少而定,一般在总数在 20～25 根,并且应使插钉均匀分布。④将痔核送入肛内,术毕。

术后处理:术后当天控制大便,次日起正常饮食排便保持大便通畅,便后冲洗坐浴,一般不需换药。术后 1 周内禁止参加剧烈运动和体力劳动,一般 10～15 天可痊愈。

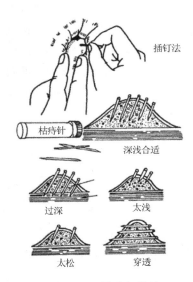

图 18-1 枯痔钉插法

5.结扎法

结扎疗法是我国治疗内痔的传统方法,如《太平圣惠方》载:"用蜘蛛丝系缠鼠痔乳头,不觉自落"。该法目前仍是临床治疗内痔的一种常用方法,其作用机制是通过结扎痔的基底部,机械性阻断痔核的血供,促使其产生缺血坏死,坏死部位脱落后,创面修复愈合,由此而达到治疗目的。

适应证:Ⅱ期或Ⅱ期以上内痔。

操作方法:患者侧卧位或截石位,局部消毒,局麻松弛肛门。具体步骤:①结扎前消毒肠腔,肛门镜下用组织钳将欲结扎的内痔牵拉出肛门外,肛门镜亦随之退出。②用止血钳钳夹痔体基底部,使止血钳顶端超过痔的范围,并在钳夹部位以下剪开一小口。③用丝线在钳夹痔核的止血钳下方结扎,丝线勒入小切口内,可防止滑脱。术者结扎紧线时,助手放松止血钳并退出,术者继续打结勒紧痔基底(图 18-2)。如被结扎痔核较大,可剪除结扎线以上多余组织,但至少保留残端 0.5 cm。④同法处理其他痔核,凡士林油纱条置入肛内引流,包扎固定,术毕。

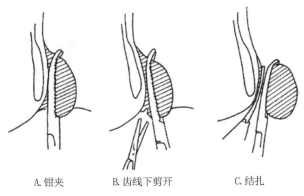

A. 钳夹　　　　B. 齿线下剪开　　　　C. 结扎

图 18-2 内痔结扎法

术后处理:术后当天限制大便,次日起正常饮食,每次大便后温水坐浴,一般术后 7～10 天结扎线可脱落。

结扎疗法目前在临床上较为常用,尤其是对脱出性内痔效果较好。单纯结扎时,不可过深,以避免痔核坏死脱落后出血;如痔核较大、基底部较宽时,应用圆针贯穿基底中点两次,行"8"字贯穿形缝扎(图18-3);如有多个痔核,结扎部位不可在同一截面上,以免造成直肠狭窄;内痔结扎术后,肛门缘静脉和淋巴回流受阻,有时产生淤血或水肿,可做一长1~2 cm放射状减压切口,使受阻血液和淋巴液得以渗出,减压切口的数目依结扎数目多少而定,一般位于所结扎内痔的相同点位肛缘处。

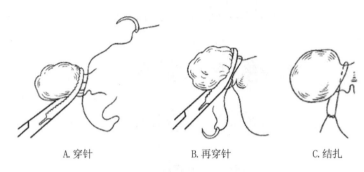

A.穿针　　　　　　B.再穿针　　　　　　C.结扎

图18-3　内痔"8"字缝扎法

6.胶圈套扎法

套扎法与结扎法作用机制相同,只是阻断痔核血供的工具由丝线变为胶圈。常用胶圈为特制或由自行车气门芯胶管制成,宽约0.5 cm。

(1)止血钳套扎法:患者侧卧位或截石位,局部消毒,局麻松弛肛门。步骤:①将1~2个胶圈套在一长弯头止血钳的关节部,暴露内痔,用该止血钳钳夹痔体基底部,并在钳夹部位以下剪开一小口;②用另一直止血钳,夹住并拉长胶圈,绕过痔体上端和弯止血钳顶端,套扎在痔体基底部,并使胶圈勒入小切口,随即退出止血钳;③同法处理其他痔核,术毕。

(2)套扎器套扎法:取侧卧位或截石位,常规消毒,局麻松弛肛门。①肛门镜下查看欲套扎的痔核,助手将肛门镜固定并将其暴露。②术者一手持套有胶圈的套扎器,套扎器口应与痔核体积大小相适。另一手持组织钳,经过套管口和肛镜伸入肛内,钳夹痔核上部,并拉入套扎器的套管,套管前缘抵痔基底部时,握紧按压手柄,将乳胶圈推出,套住痔核底部。③放开组织钳,与结扎器一同取出。同法处理其他痔核,术毕。

(3)负压吸引套扎法:取侧卧位或截石位,常规消毒,局麻松弛肛门。在肛门镜下暴露将要套扎的内痔。①将套扎圆筒插入肛门镜内紧贴在内痔上,开动吸引器使套扎圆筒成负压,透过套扎器玻璃圆筒观察并控制所吸引内痔组织的大小。②扣动手柄,推出胶圈,套在内痔基底部。③同法处理其他痔核,术毕。

套扎注意事项:①牵拉内痔时,勿用力过猛,避免将痔核撕裂出血。②每次套扎痔核最多不超过3个,以母痔区为主。如有子痔,待第一次套扎创面愈合后,再行套扎。如套扎点过多,易造成狭窄。③乳胶圈不宜反复高压消毒,以免丧失弹力和提前撕裂断开。④套扎后的胶圈应距离齿线0.2 cm以上,避免疼痛和坠胀不适。

7.注射疗法

痔的注射疗法在西方国家沿用至今已有近150年的历史。目前国内临床应用的注射药物包括三大类:软化萎缩剂、硬化剂和坏死剂,根据三类药物对痔组织的不同作用机制,注射疗法可分为收敛化瘀法、硬化萎缩法和坏死枯脱法。

（1）收敛化瘀法：是使用唯一软化萎缩剂"芍倍注射液"注射治疗痔的方法，该法是肛肠病安氏疗法的重要组成部分，因此又被称为"安氏收敛化瘀法"。其中"收敛化瘀"这一治则，是安阿玥教授依据《素问·生气通天论》中"经脉横解，肠澼为痔"这一论述和中医学传统"收敛固涩""化瘀止血"之治法以及痔的隆起、脱垂和出血的基本症状，在国内首次提出的治痔新法则。该法不仅"收敛萎缩""收敛固脱"，还强调"化瘀"，可避免其他注射法治疗后遗留硬结和肛肠狭窄的弊端。

1）单纯芍倍注射法：Ⅰ、Ⅱ期内痔和其他较大内痔暂不宜手术者。

使用药物：2∶1浓度芍倍注射液（2单位芍倍注射液加1单位0.5%利多卡因）。

注射方法：患者取侧卧位，常规消毒铺巾，行肛管麻醉，麻醉后再次消毒肠腔。①在肛门镜下查看需注射治疗的痔核，先选择其中较小者在镜下充分暴露。②在痔核中心隆起处斜刺进针，进针后尝试注药，如黏膜快速均匀隆起，则说明进针位置适当，可缓慢退针并推注给药。注射药量以注射后痔核均匀饱满充盈、黏膜呈粉红色为佳。③注射完毕后，再依次从小到大注射其他痔核。④棉球置入肠腔内压迫止血，术毕。

术后处理：术后当天少量进食，次日起正常饮食。常规使用抗菌药物3天预防感染。术后24～48小时可排便，不需要换药。

操作要点和注意事项：有人提出"见痔进针，先小后大，退针给药，饱满为度"的芍倍注射液注射原则。①在注射部位上"见痔进针"，肛门镜下见到痔核时，即可进行注射。解决了操作中定位不准确，在痔动脉区相应部位注射容易导致硬结、坏死、出血的问题。②在给药方法上"退针给药"：注药时见黏膜快速均匀隆起后退针注射，防止药物进入肌层。解决了误伤周围组织的问题，可操作性强。③在注射顺序上"先小后大"，注射时先选择较小的痔核，再选择较大的，逐个注射。解决了痔核无序注射的问题，避免了注射盲区和遗漏。④在注射药量上，以"饱满为度"，每处痔核注射完毕后须有光亮饱满的感觉，呈淡粉色。解决了剂量不易掌握问题，因痔施量，无论痔核大小，均以充盈饱满为度。

另外，女性前侧直肠阴道壁较薄，男性有前列腺存在，注射时注意防止刺穿或刺伤。凡肝肾功能严重异常、放化疗后、凝血功能障碍或伴其他严重内科疾病者，为避免局部刺激和出血不止，禁止注射。使用芍倍注射液原液保留灌肠，亦可起到一定收敛化瘀的作用。

2）芍倍注射加内痔结扎法：Ⅲ、Ⅳ期内痔。

使用药物：2∶1浓度芍倍注射液。

操作方法：患者取侧卧位，常规消毒铺巾，行肛管麻醉。麻醉后使平时脱出的痔核充分暴露，直视或在肛门镜下依次结扎脱出痔核的上1/3～1/2部分，残端较大时可部分切除。在肛门镜下分别注射较小未脱出的痔核，以及已结扎痔核的下半部分和其上方隆起黏膜（多为截石位3、7、11点）。注射方法与单纯注射术相同。

术后处理：术后当天少量进食，次日起正常饮食。常规使用抗菌药物3天预防感染。术后24～48小时可排便，不需要换药。

操作要点和注意事项：结扎内痔，提出应遵循"不同平面、不同深浅"的原则。①不同平面：根据痔核位置，错落结扎，使各结扎点不在同一直肠横截面上，以防止多个瘢痕同时挛缩而发生直肠狭窄。②不同深浅：痔核大小不同，结扎的深度也不同。按比例，小痔核应少结扎，但不少于全部的1/3；大痔核应多结扎，但不需超过痔核全部的1/2。

（2）硬化萎缩法：该法是将硬化剂注射到痔体内，使痔组织产生无菌性炎症并逐渐纤维化，以萎缩痔核达到治疗的目的。目前临床常用的包括 5% 苯酚植物油、5% 奎宁尿素、5%～20% 苯酚甘油与等量水和消痔灵注射液等。

适应证：Ⅰ、Ⅱ期内痔。

禁忌证：肛裂、内痔血栓形成或嵌顿、曾多次接受硬化剂注射治疗者。

注射方法：患者取侧卧位，常规消毒铺巾，麻醉松弛肛门。①肛门镜顶端压在齿状线上，暴露内痔的上 2/3 部分。②再次消毒拟注射的内痔黏膜，预防感染坏死。在内痔根部上方 0.5 cm 处刺入黏膜下层(刺入后针头若能向左右移动即证明在黏膜下层)，抽吸无回血，即可注射。③注入少量药液，如黏膜表面可见清晰血管走行，证明注射部位正确，则可继续注药，注射剂量根据所使用硬化剂不同而异，同法注射其他痔核。注意注射药物不要在同一平面，以免形成环状瘢痕性狭窄；注射后揉压痔核，使药液分布均匀，避免形成局部硬结或缺血坏死。④棉球置入肠腔内压迫止血，术毕。

术后处理：术后控制大便 48 小时，常规使用抗菌药物 3～5 天预防感染。如有出血、坠胀不适或肛门疼痛，应及时查看处理。

(3)坏死枯脱法：坏死枯脱法是将具有坏死作用的注射剂，注入痔组织内，使痔核坏死脱落，创面重新愈合的治痔方法。代表性坏死剂是硫化钠薄荷脑溶液(痔全息注射液)，以下以该药的注射方法为例，介绍坏死枯脱法。

适应证：各期内痔。

注射方法：常规消毒铺巾，麻醉松弛肛门。①肛门镜下或直视下暴露痔核，从痔核最突出点进针，针头斜面向上，浅刺使针头进入黏膜下层。②进针后，轻轻挑起黏膜，缓慢推注，随着药液的进入，被浸润部分逐渐变黑变硬而坏死，待坏死部分距基底部的正常黏膜约 3 mm 时，停止推药。③干棉球按压进针点止血，止血后将痔核推回肛内。④用同法注射其他痔核，包扎固定，术毕。

药物用量：痔核直径在 0.5 cm 以内，注药量不超过 0.3 mL；直径在 1 cm 左右，注药量在 0.5～0.7 mL；直径在 2 cm 左右，注药量在 1.0～1.5 mL；直径在 4 cm 左右，用药量在 3～4 mL。总量一般不宜超过 4 mL。

术后处理：术后最好进食流质少渣食物，至少控制大便 48 小时，并减少大便次数，常规使用抗菌药物 3～5 天预防感染。治疗后 5 天内不坐浴，从第 6 天起，可用 1:5 000 高锰酸钾溶液坐浴。术后半月以内尽量减少活动，应充分休息，并保证大便通畅，以防提前脱痂出血，如有出血、坠胀不适或肛门疼痛，应及时查看处理。

8.其他疗法简介

针灸疗法：主要用于缓解痔的出血和坠胀症状，常用穴位有攒竹、燕口、龈交、白环俞、长强、会阳、飞扬、委中、承山等。

(三)外痔的治疗

1.口服药物治疗

外痔的中医证型包括气滞血瘀型、湿热下注型和脾虚气陷型，与内痔的部分证型相同，可选用相同的治法和方药。

2.局部治疗

外痔的局部治疗主要包括中药坐浴法和敷药法。

(1)中药坐浴法：多用于炎性外痔和血栓外痔的治疗，常用如活血散瘀汤、五倍子汤、苦参汤、安氏熏洗剂等,可缓解坠胀、灼痛等症状。

(2)敷药法:适应证与坐浴法相同,多用在坐浴后。常用如活血止痛散、如意金黄膏、九华膏等。

3.注射治疗

收敛化瘀法不仅对内痔有较好的疗效,还可用于静脉曲张性外痔的治疗。

使用药物:1∶2浓度芍倍注射液(1单位芍倍注射液加2单位0.5％利多卡因)。

操作方法:患者取侧卧位,常规消毒铺巾,行局部麻醉松弛肛门。在肛缘选取静脉曲张隆起的远心端作为注射进针位置,通常为截石位3、7、11点。进针时针尖斜面向下,针头与肛缘皮肤呈15°～30°刺入,刺入后向肛缘方向进针至静脉曲张团的近心端(齿线以下),注意进针时勿穿出皮肤或深刺入肌层。进针后退针给药,使痔体均匀隆起,当痔体较宽时,可间隔一定距离后再次进针注射。注射后揉压隆起的痔体,使药液分布均匀。同法处理其他外痔,加压包扎,术毕。

术后处理:术后持续加压3小时,不需要换药。

(四)西医治疗

痔的治疗就是针对痔临床症状的治疗,由于痔组织是正常解剖结构的一部分,没有必要全部去除。痔的治疗措施分为三大类:①保守治疗,包括饮食疗法和行为治疗;②门诊治疗;③手术治疗。治疗时应遵循以下3个原则:无症状的痔无须治疗;有症状的痔无须根治;以非手术治疗为主。

1.保守治疗

在痔的初期,增加纤维进食、增加饮水、改变不良排便习惯即可改善症状,不需特殊治疗。坐浴治疗缺乏客观证据支持,然而,许多患者感到坐浴可以缓解痔的症状,考虑到坐浴成本低、风险小,还是应该继续向患者推荐坐浴疗法。

2.注射疗法

注射疗法是一种内痔固定技术,这种门诊治疗技术是应用化学药剂来形成局部纤维化并将痔固定于内括约肌,同时,硬化剂破坏内痔血管,使得痔缩小。临床有多种硬化剂,常见硬化剂包括5％苯酚植物油、5％奎宁尿素水溶液、4％明矾水溶液等。治疗时在齿状线近端1～2 cm处的内痔基底部或接近基底部注入2～3 mL硬化剂。硬化剂应注入黏膜下层,尽量避免注入黏膜层或肌层,后者会引起局部黏膜脱落,从而导致溃疡形成或引起剧烈疼痛。注射疗法的并发症通常是由于将硬化剂注射到了错误的解剖间隙,从而引起严重的炎性反应,形成脓肿,引起尿潴留,甚至阳痿。

3.红外线凝固疗法

该方法适用于Ⅰ度、Ⅱ度内痔,红外线凝固疗法采用红外辐射产生热量,使蛋白凝固,局部纤维化、瘢痕形成,从而将内痔固定。该疗法复发率高,且相比套扎疗法昂贵,目前临床应用不多。

4.手术治疗

(1)痔切除术:对于非手术治疗无效、症状进行性加重、不适合非手术治疗或外痔严重需要手术切除的患者以及合并其他肛门直肠疾病的患者,如肛裂、肛瘘或脓肿,此时应行痔切除术。另外,无法忍受门诊治疗或抗凝治疗的患者需要确切止血时也适合手术治疗。外科手术治疗方法主要有痔切除术和吻合器痔上黏膜环切术(PPH术),对于血栓性外痔,采用血栓剥离术。

痔切除术的安全性和有效性经受了数十年的考验,相对于其他治疗方法,仍是手术的标准。

痔切除术的方法很多,根据切除痔核后肛管直肠黏膜以及皮肤是否缝合分为开放式和闭合式痔切除术两大类。由于闭合式痔切除术存在伤口愈合不良需要再次敞开的风险,目前国内主要采用开放式痔切除术,具体方法如下:取截石位、折刀位或侧卧位,骶管麻醉或局麻后扩肛至4~6指,充分显露痔块,钳夹提起痔块,取痔块基底部两侧皮肤 V 形切口切开,将痔核与括约肌剥离,根部钳夹后贯穿缝扎,离断痔核。齿状线以上黏膜用可吸收线缝合,齿状线以下皮肤创面用凡士林纱布填塞,丁字带加压包扎。

(2)PPH 术:主要适用于Ⅲ~Ⅳ度内痔、多发混合痔、环状痔及部分合并大出血的Ⅱ度内痔。另外,对于直肠黏膜脱垂、直肠内套叠以及Ⅰ~Ⅱ度直肠前突的患者,也适用于该术式。其方法是通过吻合器环形切除齿状线上 2 cm 以上的直肠黏膜 2~3 cm,从而将下移的肛垫上移并固定。目前该术式已在国内外广泛应用,临床疗效良好。对于不需要完全环形切除直肠黏膜的患者,可采用经该术式改进的选择性痔上黏膜切除术(TST 术)。

(3)血栓性外痔剥离术:该术式特异性针对血栓性外痔,于局麻下梭形切开痔表面皮肤,通过挤压或剥除的方式将血栓清除,伤口可一期缝合,但大多数外科医师选择伤口内填塞凡士林纱布后加压包扎。

(4)其他治疗方法:如内痔插钉术、内痔扩肛术、环状切除术(Whitehead 术)以及冷冻疗法等由于疗效以及安全性等原因,在临床上已逐步被淘汰。

5.手术后并发症的预防与处理

痔切除术后常见并发症包括尿潴留、出血、粪便嵌塞、肛门狭窄、肛门失禁及感染等。

(1)尿潴留:由于麻醉、术后疼痛、肛管内填塞纱布、前列腺肥大等因素,术后尿潴留发生率较高。手术后限制液体,尽早取出肛管内纱布,会阴部热敷,鼓励患者站立排尿等方式可减少尿潴留,也可皮下注射新斯的明,必要时导尿。

(2)出血:术后严重迟发性出血不到 5%,但出血仍是常见的痔切除术后并发症。原发性出血是指手术后 48 小时内出血,这可能更多和技术因素相关。而迟发性出血主要考虑与感染有关。针对大量出血,需在麻醉下找到出血点,结扎或缝合止血。如弥漫性出血,可采用压迫止血,同时补液及抗感染治疗。

(3)粪便嵌塞:因肛门部疼痛不敢排粪,导致直肠内蓄积粪块。手术后半流质粗纤维饮食,口服液状石蜡,可防止便秘。一旦出现粪便嵌塞时可采用液状石蜡保留灌肠,然后用盐水灌肠,必要时手辅助排便。

(4)肛门狭窄:多因过多切除肛门部皮肤或结扎过多黏膜引起。术后 10 天左右开始扩肛,每周 1~2 次,直至大便恢复正常。

(5)肛门失禁:多因括约肌损伤过多、大面积损伤黏膜致排便反射器破坏、肛门及周围组织损伤过重至瘢痕形成,肛门闭合功能不全等引起。术中尽量减少组织损伤,避免大范围瘢痕形成,注意保留足够的黏膜皮肤,保留排便感受器,预防术后肛门失禁。对于完全性肛门失禁可行手术治疗,但疗效欠佳。

(邓雅玲)

第二节　肛　　裂

一、概述

(一)概念

肛裂是指发生于肛管皮肤的全层纵行裂开并形成感染性溃疡。呈梭形或是椭圆形,长 0.5～1.5 cm。肛裂是一种常见病,发病率在肛门直肠疾病中占 20%,仅次于痔疮。

本病青壮年多见,男女发病无差别。近年来,婴幼儿肛裂的发生呈上升趋势。临床特点以肛门部周期性疼痛、出血、便秘为主要特点。肛裂的部位一般在肛门前后正中位,尤以后位多见。

中医学文献中没有"肛裂"的病名,认为此病属于"痔"的范畴,故有"痔裂"之称。《外科大成》记有二十四痔,其中对"钩肠痔"的描述:肛"门内外有痔,折缝破裂,便如羊粪、粪后出血,秽臭大痛者……"这是指肛裂的症状。《疮疡经验全书·卷七》记有"担肠痔",其痔横在肛门。《医宗金鉴·痔疮》篇中记载:"肛门围绕折纹破裂,便结者,火燥也。"《诸病源候论脉痔候》记有:"肛边生裂,痒而复痛出血者,脉痔也。"也是指肛裂。总之,中医文献中的"钩肠痔""担肠痔""脉痔""裂肛痔"等描述,均属肛裂。

(二)病因病理

1.中医病因病机

中医学认为本病多是由感受风热邪气,致使血热肠燥或阴虚津亏,导致大便秘结,排便努挣,引起肛门皮肤裂伤,湿毒之邪乘虚而入皮肤经络,局部气血瘀滞,运行不畅,破溃之处缺乏气血营养,经久不敛而发病。

(1)血热肠燥:患者常因饮食不节,恣饮醇酒,过食辛辣厚味,以致燥热内结,耗伤津液,无以下润大肠,则大便干结;临厕努挣,使肛门裂伤而致便血。

(2)阴虚津亏:患者素有血虚,津亏生燥,肠道失于濡润,可致大便燥结,损伤肛门而致肛裂;阴血亏虚则生肌迟缓,疮口不易愈合。

(3)气滞血瘀:气为血之帅,气行则血行,气滞则血瘀。热结肠燥,气机阻滞而运行不畅,气滞则血瘀阻于肛门,使肛门紧缩,便后肛门刺痛明显。

2.西医病因与发病机制

现代医学认为,大便秘结,排便用力过度,引起肛管上皮破裂,并激发感染或因肛管狭窄等造成损伤,是肛裂发生的原因。主要与以下因素密切有关。

(1)肛管局部解剖特点:肛门外括约肌的皮下部为环行肌纤维束,而浅部从尾骨起,到肛门后方,分为两束肌纤维绕肛门至肛门前方又汇合,附着于耻骨联合部,故肛管前后两个部位的肌肉有空隙,较两侧薄弱。另外,肛提肌也大部分附着于肛门的两侧。当肛管扩张时,前后两处所受的牵拉张力较大,容易损伤。直肠下端走行向前下,肛管走行向后下,形成直肠会阴曲,大便时粪便向下的冲力多作用在肛管后部,因此容易使其受到损伤,而且肛管后部血液循环不足,弹性较差,一旦受到损伤则不易愈合。分娩时阴道扩张,肛管前部可因此而损伤破裂。

(2)感染的因素:感染是肛裂的主要原因之一,常因临近组织的感染所引起,如肛窦炎、肛乳头炎、内痔感染等。感染在肛管皮下形成脓肿,破裂形成溃疡;再者,溃疡创面变硬变脆,失去正常弹性,易受到损伤,损伤后得不到及时修补,不易愈合,进而形成肛裂。

(3)损伤的因素:肛管因慢性炎症刺激,纤维结缔组织增生,内括约肌部分肌纤维增厚变粗。肛门松弛功能障碍而长期处于紧张状态,当干硬粪块通过、扩肛等机械外力作用时,容易使之损伤而出现裂口,引起继发感染而形成溃疡。

(4)同性恋者中的肛裂:在男同性恋者中,肛裂是正常的。这可能是由肛交损伤所致。这些患者的肛门和肛周可发生多处溃疡,这需要与梅毒下疳、衣原体、巨细胞病毒等疾病相鉴别。

3.病理

(1)肛管裂口:本病肛管上有梭形裂开溃疡面。

(2)肛乳头肥大:本病裂口上端有肥大的肛乳头。

(3)裂痔:本病裂口下缘皮肤受炎症刺激和淋巴回流障碍,形成的赘皮外痔,又称哨兵痔。

(4)皮下瘘:皮下瘘位于肛裂下的潜在性瘘管。

(5)肛窦炎:肛窦炎位于裂口上端的肛隐窝炎。

(三)分类

对于肛裂的分类,目前国内外尚不统一。1975年全国第一次肛肠学术会议,对肛裂的诊断分类统一规定为初发性肛裂(新鲜肛裂)和陈旧性肛裂两种类型。此外,还有三期分类法和五型分类法。

1.三期肛裂分类法

(1)Ⅰ期肛裂:该期为单纯性肛裂,肛管皮肤浅表纵裂,溃疡边缘整齐,基底新鲜,色红,触痛明显,创面富于弹性。

(2)Ⅱ期肛裂:该期有肛裂反复发作史,创缘不规则,增厚,弹性差,溃疡基底部呈紫红色或有脓性分泌物。

(3)Ⅲ期肛裂:该期溃疡边缘发硬,基底色紫红,有脓性分泌物,上端邻近肛窦处肛乳头肥大,创缘下端有哨兵痔,或有皮下瘘管形成。

2.五型分类法

(1)狭窄型肛裂:此型多伴有肛窦炎,由于内括约肌呈痉挛性收缩,使肛管狭窄,肛门缩小,此型症状以疼痛为主。

(2)脱出型肛裂:此型多为内痔、混合痔、肛乳头肥大等脱出,发炎而引起的肛裂,疼痛较轻,肛管狭窄部明显。

(3)混合型肛裂:此型同时具有狭窄和脱出型的特点。

(4)脆弱型肛裂:此型多有肛门周围皮肤湿疹、皮炎、致使肛管皮肤脆弱,其表现为多发性表浅性肛裂。

(5)症状型肛裂:此型因溃疡性结肠炎、克罗恩病、肛管结核等或其他疾病及肛门部手术后创伤延期愈合,造成肛管溃疡者。

以上各种分类法,以三期分类法较为常用。

二、临床表现

(一)病史

患者多有大便困难史,病情反复发作,有典型的周期性疼痛。

(二)症状

1.疼痛

肛门疼痛是肛裂的主要症状,其诱因多为便秘。用力排便导致肛管破裂,呈刀割样疼痛或灼痛,排便后数分钟内疼痛减轻或消失,称为疼痛间歇期。便后约半小时出现反射性内括约肌痉挛收缩而引起剧烈疼痛,往往持续数小时,多能逐渐缓解,形成周期性疼痛。剧烈的肛门疼痛使患者产生恐惧感而不愿排便,从而加重便秘,进一步加重肛裂。

除排便外,如检查、排尿、咳嗽等刺激,也可引起肛裂产生周期性疼痛。因此,在检查肛裂患者时,一定要注意动作轻柔,尽量避免行内镜等器械检查。

2.便血

大便时出血,色鲜红,滴血或粪便上有血丝,手纸带血。感染后可见脓血及黏液。

3.便秘

便秘与肛裂互为因果,两者互相影响。肛裂患者多有便秘,大便干硬,排便时撕裂肛管皮肤而激发感染。肛裂的疼痛又可导致患者主观上对排便产生恐惧感,使粪便在直肠内停留过久,水分被吸收而干结,在排便时引起疼痛更加剧烈,由此产生恶性循环。

4.瘙痒

肛裂溃疡面或伴发的肛窦炎、肛乳头肥大炎症产生的分泌物可引起肛门瘙痒。

(三)体征

1.局部视诊

肛管局部可见有一纵行梭形裂口或椭网形溃疡。初期溃疡颜色鲜红、底浅,边缘无明显增厚,无哨兵痔形成。后期肛裂患者的溃疡创面颜色灰白、底深,边缘增厚明显,可形成哨兵痔。

2.指诊

本病患者由于肛门括约肌痉挛,指诊时可引起剧烈疼痛,一般患者不宜施行指诊或指诊前使用麻醉剂。初期肛裂指诊可在肛管内触及边缘稍有凸起的纵行裂口;后期肛裂可触及裂口边缘隆起肥厚、坚硬,并常能触及肛乳头肥大;可触及皮下瘘管,在肛缘裂口下端轻压可有少量脓性分泌物溢出。

3.肛门镜检查

一般患者不宜施行肛门镜检查,或进行肛门镜检查时使用一定的麻醉剂。初期肛裂的溃疡边缘整齐,底色红,后期肛裂的溃疡边缘不整齐,底深,呈灰白色,溃疡上端的肛窦呈深红色,并可外科常见病诊断与治疗见到肥大的肛乳头。

4.辅助检查

肛裂一般通过询问相关病史及局部视诊,可明确诊断;但需手术治疗时,常可进行如下实验室检查。

(1)一般检查:一般检查包括血常规、尿常规、肝肾功能、出凝血时间、心电图、超声波和 X 线检查。

(2)肛管压力测定:肛裂患者的肛管静息压明显高于正常人,并且肛裂患者有着较正常人明显增强的肛管收缩波。

(3)肛管直径测量:肛管直径测量即以肛管直径测量仪测量肛裂患者肛管直径。

三、诊断与鉴别诊断

(一)诊断标准

1.主要症状

疼痛、便血和便秘。

2.指诊

肛门指诊可引起肛裂患者疼痛加剧,一般患者不宜施行,或进行指检前使用一定的麻醉剂。

3.肛门镜检查

该检查一般患者不宜施行,或检查前使用一定的麻醉剂。Ⅰ期肛裂的溃疡边缘整齐,底色红;Ⅱ、Ⅲ期肛裂的溃疡边缘不整齐,底深,呈灰白色,溃疡上段的肛窦呈深红色,并可见肛乳头肥大。

(二)鉴别诊断

根据患者主诉,有肛门周期性疼痛、出血及便秘的病史,检查时发现肛管皮肤有梭形溃疡,疼痛敏感及肛门紧缩等体征时,即可明确诊断。但应与肛管皮肤轻微损伤及肛门皮肤皲裂相区别(表18-1)。

表 18-1　肛裂的鉴别诊断

项目	疼痛	出血	便秘	溃疡	瘙痒	伴随症状
肛裂	周期性	有	有	梭形溃疡	偶有	伴裂痔、肛乳头肥大
肛门皲裂	轻	有	有	无	明显	伴肛周皮肤病
肠管结合性溃疡	轻	有	无	不规则潜行溃疡	偶有	伴结核病史,溃疡底部呈污灰色苔膜
肛管皮肤癌	持续性	有	有	不规则溃疡,边缘隆起,底部凹凸不平,表面覆盖坏死组织	偶有	伴特殊臭味
克罗恩病并发肛裂	轻	有	无	不规则溃疡,底深、边缘潜行裂口周边皮色青紫	偶有	伴贫血、腹疼、腹泻、间歇性低热和体重减轻等
溃疡性结肠炎并发肛裂	轻	有	无	肛裂较浅,多见于肛门两侧	偶有	伴脓血便、腹泻、腹痛
肛管上皮缺损	有	有	有	未愈合创面或肛管全周或部分环状瘢痕	偶有	伴肛门病手术史

四、治疗

(一)治疗原则

软化大便,保持大便通畅,止痛,解除括约肌痉挛,阻止恶性循环,促进溃疡愈合为目的,区别不同病变合理施治。急性早期肛裂可采用保守治疗,如保持大便通畅、局部用药等Ⅱ、Ⅲ期或慢性陈旧性肛裂伴狭窄者考虑手术治疗。

(二)非手术治疗

以润肠通便为主,在大便通畅的前提下,再结合其他治疗。

1.辨证论治

（1）血热肠燥证。

证候：大便二三天一行，质地干硬，便时肛门疼痛剧烈，大便时滴血或手纸染血，血色鲜红，裂口色红，肛门部灼热瘙痒，腹满胀痛，小便短赤；舌质偏红，苔黄燥，脉弦数。

治法：泄热通便，滋阴凉血。

方药：凉血地黄汤加减。

（2）阴虚津亏证。

证候：大便干燥，数天一行，便时疼痛，点滴下血，肛管裂口深红；口干咽燥，五心烦热，食欲不振，或头昏心悸；舌红，苔少或无苔，脉细数。

治法：补血养阴，润肠通便。

（3）气滞血瘀证。

证候：肛门刺痛明显，便时便后尤甚，肛门紧缩，肛管裂口色紫暗，肛外有裂痔，便时可有肿物脱出；舌暗，苔薄，脉弦或涩。

治法：理气活血，润肠通便。

方药：六磨汤加减。

2.中成药治疗

常用的中成药有槐角丸、化痔丸、麻子仁丸等。

3.西药治疗

对症处理为主，口服容积性泻剂软化大便，养成有便即排的习惯，并给予止痛、止血、消炎药物。

4.其他药物治疗方法

（1）熏洗法：此法常用具有活血止痛、收敛消肿的五倍子汤、苦参汤、止痛如神汤等熏洗或坐浴。便前坐浴可使肛门括约肌松弛，以减轻粪便对裂口的刺激；便后坐浴可洗净粪渣，保持局部清洁，改善局部血液循环，减轻肛门括约肌痉挛，缓解疼痛，促进溃疡愈合。

（2）敷药法：此法适用于新鲜单纯性肛裂，可用消肿止痛、收敛止血、去腐生肌作用的九华膏或白玉膏等外敷。或用含有表面麻醉剂的软膏如太宁软膏等适量涂抹患处，直至创面愈合。

（3）塞药法：该法是将具有保护黏膜、润滑肠道、止痛止血作用的各种栓剂塞入肛内，在体温的作用下融化后直接作用于患处，消除和改善症状，如太宁栓、痔疮栓等。

5.非药物治疗

（1）局部封闭法：该法是用麻醉药物和长效止痛注射液或其他复方制剂注射到肛裂周围，阻断恶性循环的刺激，即解除疼痛和括约肌痉挛，使创面得到修复。有长效止痛注射液封闭法、乙醇封闭法、激素封闭法、复方枸橼酸液封闭法等。

（2）扩肛法：该法适应于Ⅰ～Ⅱ期肛裂，无裂痔、肥大肛乳头及皮下瘘等并发症者。取截石位或侧卧位，局部常规消毒，在局麻或骶麻下，术者以戴手套的两手示指交叉，涂液状石蜡油掌面向外扩张肛管，再伸入两中指，呈4指扩肛，持续3～5分钟。在扩肛中要着力均匀，不可粗暴。扩肛后局部敷九华膏。

（3）针刺法：医者取承山、长强、白环俞等穴位。得气后留针2～5分钟，每天1次，7天1个疗程。针刺法有止痛、止血、缓解括约肌痉挛功效，适用于肛裂早期。

（4）穴位封闭法：该法是用复方亚甲蓝长效止痛注射液行长强穴封闭，一般注射5～10 mL，如注射 1 次不愈者,7 天后可再注射 1 次。

(5)腐蚀法:该法常用 10％硝酸银溶液或硝酸银棒涂抹溃疡,然后用生理盐水冲洗,直至创面愈合;或先用 5％石炭酸甘油涂擦后再用乙醇擦去,或用七三丹祛腐,以后改用黄连膏外敷,可减轻疼痛、降低肛管静息压、增加肛管血供。

(6)烧灼法:该法是用高热烧焦溃疡面,使之形成焦痂,脱落后逐渐形成新鲜创面而达到治疗目的。可用烙铁或用电灼器,或用二氧化碳激光等烧灼或切割。

(7)肉毒杆菌毒素局部注射法:该法是通过肉毒杆菌抑制乙酰胆碱的释放,使局部肌肉松弛,降低肛管内压及肛管张力,促进肛裂愈合。方法是在肛裂两侧的外括约肌处各注射 0.1 mL 经稀释的肉毒杆菌毒素,然后配合坐浴等疗法。

此外,还可通过理疗改善局部血液循环,促进溃疡愈合。

(三)手术治疗

经非手术治疗无效且反复发作者,应予以手术治疗。手术的目的在于解除肛门狭窄和括约肌痉挛,促使裂口愈合,祛除已发生病理改变的组织。

1.肛裂切除术

(1)适应证:陈旧性肛裂不伴肛门狭窄者。

(2)禁忌证:肛门周围有严重湿疹者;伴有痢疾或腹泻者;伴有恶性肿瘤者;伴有严重肺结核、高血压、糖尿病、心血管疾病、肝脏疾病或血液病的患者;瘢痕体质者;临产期孕妇等。

(3)术前准备:①术前晚及术晨清洁灌肠,备皮;②苯巴比妥(鲁米那)0.1 g 于术前 30 分钟肌内注射;③术前建立静脉通道。

(4)麻醉:局麻、腰部麻醉或骶麻。

(5)体位:截石位或侧卧位。

(6)手术步骤:①麻醉后,常规消毒铺巾;②自肛裂两侧"△"形切开皮肤及皮下组织,底端起于肛缘外 1.5～2 cm,顶端止于齿线上 0.3～0.5 cm,底宽 3～4 cm;③以组织钳提起底边切口的皮肤与皮下组织,向上锐性分离皮下坚硬的纤维化组织,裂痔及肥大的肛乳头一并切除;④用软探针检查肛裂顶端的肛隐窝,如有潜行瘘管则一并切除,如有肛乳头肥大宜用丝线于根部结扎,或用电刀烧灼切除;⑤将已暴露的外括约肌皮下部及内括约肌下缘切断 1～1.5 cm;⑥检查创面无活动性出血点,用九华膏纱条敷盖肛裂切口,纱布包扎,胶布加压固定。

(7)术后处理:①术后预防性应用抗生素,防止感染;②术后给予半流质饮食 3 天;③术后当天禁止大便。术后第二天起酌情选用润肠通便药物,保持大便通畅;④便后坐浴,专科换药。

(8)术中注意点:①切除创面不宜过大,以免瘢痕过大,继发肛门渗液性失禁。亦不宜过小过短,创面较深时要保证充分引流,否则伤口难以愈合;②切除深度不宜过浅,以免遗漏潜行皮下瘘管。

2.侧方内括约肌挑断术

(1)适应证:肛裂伴肛门狭窄者。

(2)禁忌证:同肛裂切除术。

(3)术前准备:同肛裂切除术。

(4)麻醉:同肛裂切除术。

(5)体位:同肛裂切除术。

(6)手术步骤:常规麻醉消毒后,在肛门左侧或右侧距肛缘 1.5 cm 处做一长 0.5～1 cm 的放射性切口,深达皮下。术者将左手示指伸入肛管内作引导,用弯止血钳从切口沿肛管皮下分离至齿线,然后退出止血钳至内外括约肌间沟位置,再从内括约肌下缘外侧向齿线方向分离,然后在伸入肛管内示指引导下顶起内括约肌下部从切口挑出并切断。彻底止血,垂直褥式缝合1针,乙醇棉球敷盖切口。

(7)术后处理:拆线后才能坐浴,术后3~5天拆线。余同肛裂切除术。

(8)术中注意点:根据无菌原则要求,宜先做侧切,后做肛裂切除扩创术,若先做肛裂扩创,再行侧方内括约肌切断,术者应更换手套、弯钳,保证无菌,以免侧切口感染。

3.肛裂切开挂线术

(1)适应证:陈旧性肛裂伴皮下瘘、肛门梳硬结及肛门狭窄的肛裂。

(2)禁忌证、术前准备、麻醉、体位:同肛裂切除术。

(3)手术步骤:①肛周及肛管常规消毒,铺巾。先切除裂痔及肥大肛乳头。肛裂溃疡面外缘皮肤作一放射状小切口,长约1.5 cm。②右手持球头探针从切口插入穿过外括约肌皮下部及内括约肌,在左手示指于肛内引导下,寻找病变肛窦处。③左手示指抵住探针头轻轻从裂口上端肛窦处穿出,将带有橡皮筋的丝线圈挂在球头探针上,然后退针,引线至肛外。④切开内、外口之间的皮层及硬化的栉膜带组织,修建皮瓣呈梭形。将橡皮筋内外两端合拢拉紧、钳夹,钳下丝线结扎。外用塔形纱布压迫,胶布固定。

(4)术后处理:①术后预防性应用抗生素,防止感染。②术后给予半流质饮食3天。③术后当天禁止大便。术后保持大便通畅,酌情选用润肠通便药物。④便后常规熏洗坐浴、换药,术后5~7天脱线,换药至愈合。

(5)术中注意点:①探针要在示指引导下于肛窦处探出,以免损伤对侧肠黏膜;②橡皮筋结扎松紧适度。

建议以非手术疗法综合运用。通过定时生理排便和调整饮食结构、坐浴、敷药、封闭等方法,常有很好的疗效,因此不可轻易地采用手术治疗。特别对婴幼儿肛裂者更宜采用非手术综合治疗,因为婴幼儿尚处于生长发育初期,有其独特的生长调节能力,只要治疗方法得当,首要改变饮食习惯,多食纤维素含量高的果蔬,佐以润肠通便之中成药,辅以养成定时排便的习惯,均可愈合。

(四)疗效判断

1.痊愈

症状、体征消失,病灶彻底清除,伤口完全愈合。

2.显效

症状、体征消失,病灶彻底清除,伤口基本愈合。

3.有效

症状、体征改善,伤口愈合欠佳。

4.无效

症状、体征无改变,伤口不愈合。

(五)预防与调护

(1)保持大便通畅,干硬粪便形成后不要用力排出,应用温盐水灌肠或开塞露注入肛内润滑排便。

(2)及时治疗肛窦炎。

（3）肛门指检和肛门镜检查时，忌粗猛用力而损伤肛管。

（4）肛门手术时要引流通畅。

（5）及时治疗炎症性肠病，防止并发肛裂。

（邓雅玲）

第三节 肛 瘘

一、概述

（一）概念

肛管直肠因肛门周围间隙感染、损伤、异物等病理因素形成的与肛门周围皮肤相通的一种异常通道，称为肛管直肠瘘，常称为肛瘘。肛瘘是一种常见的肛门直肠疾病，发病率仅次于痔，且复发率较高。可发生于不同性别、年龄，以 20～40 岁青壮年为主，男性多于女性，婴幼儿发病者亦不少见。中医学称为肛漏。

（二）病因病理

1.病因

中医学认为本病多为肛痈溃后久不收口，湿热余毒未尽；或痨虫内侵，肺、脾、肾三脏亏损；或因肛裂损伤日久染毒而成。病因包括外感风、热、燥、火为、湿邪，饮食醇酒厚味、劳伤忧思、便秘、房劳过度等，导致机体阴阳失调，经络壅塞，气血不畅，正气内伤，毒邪乘虚而入；或机体脾胃功能受损，内生湿热，湿热下注，郁久不化，热腐成脓，穿肠穿臀，日久成漏。

西医认为肛瘘是肛门直肠周围脓肿的后遗疾病。细菌感染是肛瘘的主要病因，查常见的致病菌有大肠埃希菌、变形杆菌、铜绿假单胞菌及结核杆菌。化脓性感染发展而形成肛瘘约占肛瘘的 95% 以上，肛周脓肿成脓后，经肛周皮肤或肛管直肠黏膜破溃；或切开排脓，脓液充分引流后，脓腔随之逐渐缩小，脓腔壁结缔组织增生，使脓腔缩窄，形成或弯或直的管道，即成肛瘘。其余为克罗恩病、肉芽肿性直肠炎、颗粒性直肠炎、直肠癌、化脓性大汗腺炎及肛门直肠部外伤引起的。肛瘘的病因学说大致归纳为以下几类。

（1）肛腺感染：肛腺感染是目前公认的形成肛瘘的最主要原因，95% 以上的肛瘘皆由此引起。肛窦炎导致肛腺管开口充血水肿，肛腺内分泌物排出不畅，从而引起感染扩散。肛管后侧是肛腺相对集中及大便时冲击力最大的区域，故临床上肛管后侧肛腺感染最多见，占 60%～80%。

（2）肛门损伤、异物：此类是因手术、外伤、注射、灌肠、肛门镜检查等损伤肛管直肠，细菌侵入伤口引起的感染。此类肛瘘的内口即是损伤处，与肛窦无关。

（3）特殊感染：特殊感染是结核、放线菌等引起肛门直肠感染。

（4）中央间隙感染：Shafik 认为细菌侵入肛周组织的门户不是肛窦，而是破损的肛管上皮；不是沿肛腺形成括约肌间脓肿，而是在中央间隙内最先形成中央脓肿，继而向四周蔓延形成肛瘘。但这一理论还有待临床实践证实。

（5）其他因素：糖尿病、白血病、再生障碍性贫血等全身疾病，多发性直肠息肉、直肠癌、克罗恩病、骶前囊肿、溃疡性结肠炎等局部疾病；骨源性感染、皮肤源性感染、血源性感染等。此外还有性激素、免疫因素等。

2.病理

肛窦、肛腺感染→炎症扩散肛门内直肠周围脓肿→破溃排脓肛瘘,这是肛瘘形成过程中的3个主要阶段。

现代医学认为,肛窦是细菌入侵的门户,而引起脓肿和肛瘘的真正感染灶是肛腺。因此,在肛瘘手术时,不应该把切开内口看作是彻底清除感染灶的方法,而应该在切开的同时,对其周围的结缔组织进行清创、搔刮,防止遗留肛腺导管及肛腺分支,致使肛瘘复发。

肛瘘一般是由内口、瘘管、外口三部分组成。内口多为原发性感染病灶,绝大多数位于肛管齿线处的肛窦部位;外口多是继发性,在肛门周围皮肤上,可为一个或多个;瘘管是指连接内外口之间的纤维性管道,可有一条或多条,但主瘘管常为一个。瘘管可以穿过内外括约肌和肛提肌向直肠、肛管间隙穿通。大多数肛瘘可触及或探及瘘管管道走向。肛瘘久治不愈多与下列因素有关。

(1)内口存在:原发内口继续感染,直肠内的污染物不断从内口进入感染病灶,异物刺激脓腔,使炎症不易消退,分泌物不断从外口溢出,经久不愈。

(2)解剖因素:肛门括约肌纵横交错,肌肉的舒张、收缩可致瘘管管腔的塌陷闭合而引流不畅。

(3)引流不畅:皮肤外口暂时闭合及瘘管的行径迂曲,括约肌的收缩、痉挛、慢性炎症及反复感染致局部病灶管壁纤维化,管道狭窄,致引流不畅;直肠内压升高使肠液、细菌甚至粪便残渣注入内口,导致瘘管炎症复发,分泌物蔓延到其他间隙形成新的脓腔、支管和继发性外口。

(三)分类

肛瘘的分类方法有很多种,中医学把肛瘘(肛漏)分为肾囊漏、大肠漏、屈曲漏、中臀漏、蜂巢漏、通肠漏、阴漏等。现代医学按照不同的标准对肛瘘主要有以下分类。

1.按病源

按病源分化脓性肛瘘和结核性肛瘘。

2.按内外口数目、分支及分支情况

按内外口数目、分支及分支情况分单口内瘘、单口外瘘、内外瘘、全内瘘、全外瘘、直瘘、弯曲瘘、简单瘘和复杂瘘等。

3.按病变程度

(1)低位单纯性肛瘘:本病仅有1条管道,且在肛管直肠环以下。

(2)低位复杂性肛瘘:低位复杂性肛瘘具有2条以上管道,位于肛管直肠环以下,具有2个以上外口或内口。

(3)高位单纯性肛瘘:本病只有1条管道,穿越肛管直肠环或位于其上。

(4)高位复杂性肛瘘:高位复杂性肛瘘管道有2条以上,位于肛管直肠环以上,具有2个以上外口或内口。

此外,瘘管主管在肛提肌以下,呈环形或半环形的称为低位马蹄形肛瘘;瘘管主管在肛提肌以上,呈环形或半环形的称为高位马蹄形肛瘘。马蹄形肛瘘内口多在截石位6点(称后马蹄形)或12点(称前马蹄形)。

4.Parks分类法(根据瘘管与肛门括约肌的解剖关系分类)

(1)括约肌间肛瘘:本病多为低位肛瘘,约占70%。瘘管只穿过肛门内括约肌,位置较低。

内口多位于齿线部位,外口常只有 1 个,距离肛门 3～5 cm。

(2)经括约肌肛瘘:经括约肌肛瘘可以为低位或高位肛瘘,约占 25％。瘘管穿过肛门内、外括约肌,位置稍高。内口多在齿状线处,外口常不止 1 个。

(3)括约肌上肛瘘:本病为高位肛瘘,少见,约占 5％。瘘管向上穿过肛提肌,达肛管直肠环以上水平,然后向下经过坐骨直肠窝穿透皮肤。内口多在齿线处,外口距肛门较远。

(4)括约肌外肛瘘:括约肌外肛瘘最少见,约占 1％。瘘管穿过肛提肌直接与直肠相通,这种肛瘘多非腺源性感染,而是由于克罗恩病、肠癌或外伤所致,因此在治疗时需要注意其原发病灶。

二、临床表现

(一)病史

患者常有肛周感染、损伤等病史,病程长短不一,反复发作,以青壮年患者居多。

(二)症状

1.流脓

脓液的多少、性质与瘘管的长短、粗细、内口的大小等有关。一般初期流脓较多,质稠、味臭、色黄,随时间延长脓液减少,或时有时无,呈间歇性流脓。若忽然脓液增多,提示有急性感染或有新的管腔形成。单口内瘘脓液与血相混合,常由肛门流出。结核性肛瘘脓液多而清稀,色淡黄,呈米泔水样,可有干酪样坏死物。

2.疼痛

若瘘管引流通畅,一般不感疼痛,仅感觉肛门坠胀不适,行走时加重。若外口暂闭合,或引流不畅,脓液积聚,可出现局部胀痛或跳痛。若内口较大,粪便进入瘘管,则引起疼痛,尤其排便时疼痛加重。内盲瘘脓液不能引流时常出现直肠下部和肛门部灼热不适,排便时疼痛。黏膜下瘘常引起肛门坠胀疼痛,向腰骶部放射。

3.瘙痒

分泌物反复刺激,肛周皮肤潮湿、瘙痒,甚至引起肛门湿疹,出现皮肤丘疹后表皮脱落。长期不愈可致皮肤增厚呈苔藓样变。

4.排便不畅

一般肛瘘不影响排便。高位复杂性肛瘘或马蹄形肛瘘因慢性炎症刺激引起肛管直肠环纤维化,或瘘管围绕肛管形成半环状纤维条索,影响肛门括约肌收缩而出现排便不畅。

(三)体征

本病通常在肛门周围皮肤上有一个或多个外口,它在皮肤上呈现很小的凹陷或隆起,隆起为乳头状,是由过度生长外翻的肉芽形成。外口周围皮肤因受长期刺激而发生颜色改变和脱皮现象。外口距离肛门口 3 cm 之内的肛瘘多表浅,瘘管较直;外口距离肛门口 3 cm 以上,尤其超过 5 cm 的肛瘘,瘘管多较深且弯曲;左右两侧有外口的肛瘘多为马蹄形瘘。

肛外触诊,以示指从外口开始向肛缘检查,轻摸可触到明显索条状瘘管,说明瘘管较浅,重压才能感到索条状物或不甚明显,表示瘘管较深。如瘘管走向弯曲,内外口不在相对部位,是弯曲瘘;索条较直,内外口在相对部位,为直瘘。

肛内触诊,辨别瘘管走向和深浅后,示指循其走向伸入肛门触摸内口,如在齿线触到硬节或凹陷,应疑是内口。初步确定内口后,再从内口向直肠黏膜触摸,如直肠壁附近有分支瘘管应检查其长短和部位。肛内触诊还应检查括约肌松紧及其功能。

三、诊断与鉴别诊断

(一)诊断要点

根据患者有肛周脓肿病史或肛门部外伤病史,病灶有外口、管道、内口。病情常反复发作,病程较长,最长者可达几十年。脓肿自行破溃或手术切开排脓后切口经久不愈,常有脓血排出,并有疼痛、湿疹等症状。体外检查时发现有肛瘘外口,瘘管及内口存在,诊断便可确立。

(二)常用诊断方法

肛瘘的诊断并不困难,但能否确定肛瘘的类型,真正准确地找到肛瘘内口,则需做进一步深入细致的检查,这是因为它是决定治疗成功的关键。内口是肛瘘的感染源即主要原发病灶,准确找到真正的内口,以及明确内口的数目,在肛瘘的诊断及治疗中均有重要的意义。现介绍几种常用的寻找内口的方法。

1.肛门直肠指诊

肛瘘管道穿行于肛周各间隙软组织中或括约肌间,因慢性炎症刺激常会形成纤维化条索。故在肛周皮肤上常可触及索状物、肿块或硬结。

检查者以示指从外口开始向肛缘检查,轻摸可触到明显索条状瘘管,说明瘘管较浅,重压才能感到索条状物或不甚明显,表示瘘管较深。如瘘管走向弯曲,内外口不在相对部位,是弯曲瘘;索条较直,内外口在相对部位,为直瘘。

检查者辨别瘘管走向和深浅后,示指循其走向伸入肛门触摸内口,如在齿线触到硬节或凹陷,并伴有轻微压痛,应疑是内口。初步确定内口后,再从内口向直肠黏膜触摸,如直肠壁附近有分支瘘管应检查其长短和部位。

2.肛窦钩检查

检查者用圆筒形肛门镜或肛门拉钩,显露齿状线处,发现有颜色改变或隆起的肛窦时,用肛窦钩轻轻探查,如能够顺利进入肛窦,其深度在 5 mm 以上者,即可能是内口。

3.探针检查

探针检查的目的是弄清瘘管走行方向及内口部位。先将探针从外口顺瘘管走向探入,另示指伸入肛内接触探针尖端,确定内口部位。如瘘管弯曲,可将探针弯曲成与瘘管相似弯度,有时能顺利探入内口。如管道弯曲度过大或有分支不易探通,可注入亚甲蓝溶液或甲紫溶液检查或在手术中边切开瘘管边检查内口。探针是检查和治疗肛瘘的一种重要工具,应备有粗细不同、软硬不等探针,以适应不同类型瘘管。使用探针时必须轻柔,避免强力,以防造成人为假道。

4.染色检查

检查者在肛内放置一块清洁的纱布卷,然后将染色剂从外口缓慢注入瘘管,使瘘管壁和内口染色,显示瘘管的范围、走向、形态、数量和内口位置。注药时要压紧外口,防止药液从外口溢出,如果在注药后发现纱布被染成蓝色,即表示有内口,纱布卷被染蓝的部位,即为内口存在的部位。但是纱布卷未被染色,也不能完全排除内口的存在,因为瘘管弯曲,瘘管内有分泌物阻塞,括约肌痉挛压迫闭合瘘管,及注药量太少,从外口溢出等因素都可影响药物到达内口,使纱布不能染色。临床上常用染色剂为 5％亚甲蓝溶液。

5.碘油造影检查

碘油造影可以显示瘘管走向、分支、空腔分布及内口位置,瘘管与直肠的关系及瘘管与周围脏器的关系。用硅胶管从外口缓慢将造影剂注入瘘管内,遇阻力稍后退,并在外口处做一金属环标记。由外口注入碘化油等造影剂,边注药边观察,满意时行 X 线正侧位摄片。一般造影剂为30%碘化油。

6.直肠腔内超声

该法可测定肛瘘的范围、内口位置及管道、支管分布。在检测括约肌损伤程度及诊断克罗恩病引起的肛瘘等方面有显著的优势。

7.核磁共振

检查前进行肠道清洁准备,该法对于肛瘘的范围、定位及与肌肉、韧带等组织关系有较好的识别性,是高位复杂性肛瘘术前检查的重要项目之一。

8.所罗门定律和法则

检查者需经过肛门左、右两侧中点画一横线,如外口在此横线之前,距离肛门口 5 cm 之内,其内口在齿状线处与外口相对应,则瘘管较直。如外口在横线前距肛门口超过 5 cm 或在横线之后,这些瘘管则多向后弯曲,内口在肛门后正中线及其附近的齿状线上。根据此定律或法则可帮助寻找肛瘘内口,但不符合该定律或法则的情况也时有出现,不可过分依赖。

(三)鉴别诊断

1.化脓性汗腺炎

化脓性汗腺炎是一种皮肤及皮下组织的慢性炎症,多见于肥胖患者,易被误诊为肛瘘的肛门皮肤病。化脓性汗腺炎的病变在皮肤及皮下组织,病变范围广泛,可有无数窦道开口,呈结节性或弥漫性,但窦道均浅,不与直肠相通,切开窦道后无脓腔和瘘管。

2.肛门周围毛囊炎和皮肤红肿

本病初期局部红肿、疼痛,以后逐渐肿大,中央形成脓栓,脓出渐愈,病变浅表,不与肛门相通。

3.肛门会阴部急性坏死性筋膜炎

肛门及会阴部、阴囊部由于细菌感染而出现肛门部周围大面积坏死,有的可形成瘘管。此病变范围广,发病急,常蔓延至皮下组织及筋膜,向前侵犯阴囊部,肛管内无内口。

4.骶髂骨坐尾骨病变

本病发病缓慢,无急性炎症,破溃后流清稀脓液,创口凹陷,久不收口;有食欲不振、低热、盗汗等症;瘘口距肛门较远,与直肠不相通;X 线片可见骨质破坏或增生。

5.骶尾部畸胎瘤

本病是一种先天性疾病,因胚胎发育异常引起,多在青春期 20～30 岁发病。病变位于骶前间隙,可单囊或多囊,腔内有胶冻样黏液。囊肿较大时直肠指诊可发现骶前膨隆,有囊性肿物,表面平滑、界限清楚;探针检查可向骶骨前肛门后方向深入,深者可达数十厘米;X 线片,可见骶骨和直肠之间有间隙增宽,囊肿腔内壁光滑,呈梨形或多囊分叶形,内有不定形的散在钙化阴影,一般不与直肠相通;术中可见腔内有毛发、骨质或牙齿等。病理检查可确诊。

6.克罗恩病

本病多伴有腹痛、腹泻、体重减轻,须做进一步全消化道检查确诊。

7.晚期肛管直肠癌

本病溃烂后可形成肛瘘,特点是肿块坚硬,分泌物为脓血,恶臭,持续疼痛,菜花样溃疡。病理学检查可见癌细胞,不难与肛瘘鉴别。

四、治疗

(一)治疗原则

非手术治疗主要是控制感染,减轻症状;手术治疗的目的在于清除感染的肛腺,将瘘管及感染异物清除。由于手术会损伤肛门括约肌,手术时一定要正确处理,特别是对病变累及肛管直肠环的肛瘘,应尽量保存括约肌和肛管直肠环的完整性,减少肛门失禁等后遗症的产生。

(二)非手术治疗

非手术治疗主要是通过局部或全身使用抗生素及中药的方法,减轻症状,控制病情的发展,但不能彻底治愈。

1.辨证论治

(1)湿热下注证。

证候:肛周流脓、脓质黏稠,色黄白,局部红肿热痛,肛周有溃口,按之有条索状物通向肛内;伴纳呆少食,或有呕恶,渴不欲饮,大便不爽,小便短赤,形体困重;舌红,苔黄腻,脉滑数或弦数。

治法:清热利湿。

方药:二妙丸合萆薢渗湿汤加减。

(2)正虚邪恋证。

证候:肛周流脓,质地稀薄,肛门隐隐作痛,外口皮色暗淡,时溃时愈,按之质地较硬,或有脓液从溃口流出,且多有条索状物通向肛内;伴神疲乏力;舌淡,苔薄,脉濡。

治法:托里透毒。

方药:托里消毒饮加减。

(3)阴液亏虚证。

证候:肛周溃口凹陷,周围皮肤颜色晦暗,脓水清稀如米泔水样,局部无硬索状物扪及;伴有形体消瘦,潮热盗汗,心烦不寐,口渴,食欲缺乏;舌红少津,少苔或无苔,脉细数。

治法:养阴清热。

方药:青蒿鳖甲汤加减。

2.中成药治疗

常用的中成药有黄柏胶囊、补中益气丸等。

3.西药治疗

西药治疗常用于肛瘘急性感染期,常用针对革兰阴性菌的抗生素或广谱抗生素,如磺胺类药物、庆大霉素及第二、三代头孢菌素或喹诺酮类等。厌氧杆菌常用甲硝唑、替硝唑等治疗。

4.其他治疗方法

(1)熏洗法:熏洗法常选用具有清热解毒、理气活血、利湿杀虫、软坚散结、消肿止痛、收敛生肌、祛风止痒作用的中药,煎汤熏洗肛门部,清洁肛门或手术创面,可减轻患者的痛苦,提高疗效。常用的熏洗代表方有止痛如神汤、祛毒汤、苦参汤、硝矾洗剂等。

(2)敷药法:该法是选用适当的药物和剂型,敷于患处,达到消炎止痛、促进局部肿痛消散或穿破引流、祛腐生肌。常用的有油膏和掺药。①油膏:适用于外口闭合或引流不畅,局部红肿热痛者。常用的油膏如九华膏、如意金黄膏、黄连膏、鱼石脂软膏等。②掺药:将药物研成粉末,按制剂规则配伍而成,直接撒布于患处,或撒布于油膏上敷贴,或黏附于纸捻上,插入瘘管内。常用的掺药有两类,包括提脓祛腐药和生肌收口药。

(3)冲洗法:冲洗法是将创腔或瘘管中的脓液冲洗干净,并使其引流通畅。冲洗时可将抗生素等药物注入创腔或瘘管,起到控制感染、促进肉芽生长及闭合管腔的作用。适用于肛瘘局部肿胀、疼痛、外口分泌物多者,或在肛瘘手术后应用。常用冲洗剂为过氧化氢、生理盐水、抗生素溶液等。注意过氧化氢冲洗时避免冲入直肠壶腹内,以防产生黏膜刺激症状。

(三)手术治疗

现在医学认为,肛瘘唯一可靠的治疗方法是手术。只有通过手术才能彻底清除感染的肛窦、肛腺导管和肛腺腺体,及感染的原发病灶。手术成败的关键在于正确寻找内口,处理内口,消灭无效腔,通畅引流,保护肛门括约肌功能,使创面自基底向上逐渐愈合。根据瘘管的深浅、曲直及其与肛管直肠环的关系,选择不同的手术方式。

根据中医学扶正祛邪的原则,从全身着手,辨证施治口服中药,术后则全身应用抗生素,局部换药配合中药坐浴,对于结核性肛瘘,结合全身抗结核治疗。无论选用哪种手术方式,原则是先用中药脱管,利用中药化腐生肌的原理,去除瘘管内无生机组织。

1.手术方法

(1)肛瘘切开术。

适应证:皮下及黏膜下瘘。

禁忌证:肛门周围有皮肤病的患者;有严重肺结核、梅毒和身极度虚弱者;癌症并发的肛瘘者;凝血障碍疾病;临产期孕妇。

术前准备:①器械包括网头探针、有槽探针各1支,肛镜1个,注射器2副,手术刀、手术剪、持针钳、刮匙各1把,肛门拉钩1对,止血钳2把,丝线数根及缝合针;②术晨灌肠,术前备皮。

麻醉:局麻、腰部麻醉或椎管内阻滞麻醉。

体位:侧卧位或截石位或折刀位。

手术步骤:①麻醉满意后,常规消毒铺巾。轻度扩肛后,将有槽探针从外口逐渐进入管腔,由内口穿出。若管道较细,可先以网头探针探查穿出内口,继以有槽探针循网头探针插入,再抽去网头探针。②切开有槽探针表面上的皮肤、皮下组织及瘘管壁。③以刮匙搔扒管壁肉芽及坏死组织。④修剪创缘皮肤,使宽度略大于创口深度。充分止血后,以凡士林纱布条或化腐生肌散纱条填塞创口,无菌敷料加压包扎。

术后处理:①术后当天应控制大便;②术后第二天起保持大便通畅,便后坐浴,切口换药;③全身适当应用抗生素3~5天。

术中注意点:①本术式最适用于有内、外口的低位肛瘘;②如果瘘管较弯曲,内口不易探通,可用有槽探针边探边切、寻找内口。

(2)肛瘘挂线术。

适应证:适用于距肛门3~5 cm,有内、外口的低位肛瘘;瘘管在肛管直肠环上方或通过肛管直肠环上2/3的高位肛瘘;或作为复杂性肛瘘切开或切除的辅助方法。

禁忌证:肛瘘急性炎症期暂缓挂线,其余同肛瘘切开术。

术前准备:①器械包括软质网头探针1支,肛镜1个,注射器2副,手术刀1把,弯止血钳2把,7号丝线数根。②药物包括新洗灵(0.5%苯扎溴铵溶液1 000 mL,加氯己定2.5 g)浸透的消毒棉球,1%亚甲蓝1支,2%利多卡因液2支,生理盐水2支,0.1%肾上腺素液1支。

麻醉:腰部麻醉或椎管内阻滞麻醉。

体位:截石位或侧卧位。

手术步骤:①麻醉满意后,常规消毒铺巾。以软质网头探针从肛瘘的外口轻轻地经瘘管通入内口。切忌操作粗暴造成假道。一般均可在齿线附近寻找内口,可用右手示指伸入肛门内引导。②然后将探针引出内口2~3 cm后折弯,拉出肛门外。在探针末端缚一橡皮筋。③然后将探针自肛门内完全拉出,使橡皮筋经瘘管外口进入瘘管,又从内口引出丝线和橡皮筋。④将瘘管内、外口之间表面皮肤及皮下组织切开,应切除瘘管表面的部分皮肤。拉紧橡皮筋。⑤紧贴肛门周围皮肤,用止血钳夹住橡皮筋拉紧,于血管下方用粗丝线将拉紧的橡皮筋结扎两次,嵌于皮肤切口内,除去止血钳,并剪断多余的橡皮筋,注意橡皮筋末端要留1~2 cm以防滑脱。外用油膏纱条压迫创口,敷料包扎。

术后处理:同肛瘘切开术。值得注意的是橡皮筋脱落后,注意伤口的愈合必须从基底部开始,使肛管组织伤口先行愈合,防止桥形愈合。

术中注意点:①正确寻找肛瘘内口是手术成败的关键。用探针探查时勿使用暴力,以免形成假道。②橡皮筋拉紧的程度要根据具体情况决定。如瘘管位置高,橡皮圈所包绕的肛管直肠环组织较多,则橡皮圈不宜环勒过紧,可待术后换药时分次紧线,以免切开肌肉太快,肌肉组织回缩,引起肛门失禁。

(3)肛瘘切除术。

适应证:适用于低位肛瘘,能清楚触及条索状管壁者。

禁忌证:同切开术,高位肛瘘不宜行切除术。

术前准备:同切开术,加备外接中空细塑料管的注射器1副,00铬制肠线1根及缝针。

麻醉、体位:同切开术。

手术步骤:①麻醉满意后,常规消毒铺巾。从瘘管外口注入1‰亚甲蓝后,术者将示指插入直肠内作引导,然后用可弯曲的钝头探针从外口轻轻探入,经内口引出。②完全切除瘘管,沿探针方向切开内、外口之间的皮肤,然后将瘘管及其内、外口一并切除。对瘘管周围纤维组织、染有亚甲蓝的残余管壁也应切除,直至暴露正常的组织为止。③充分止血,可行一期缝合,但缝合不作为常规方法,缝合应从基底部开始。

术后处理:同切开术,如有缝合伤口,则7~10天拆线,如缝合处炎症反应严重,可提前间断拆线。

术中注意点:①切除瘘管时,剪刀贴管壁进行,尽量使任何肉芽组织及瘢痕组织无遗留,止血要彻底,勿使创口过深过大;②拟行一期缝合时,皮肤及皮下组织不能切除过多,以便于伤口缝合;③缝合必须由基底部开始,不得留有无效腔。各层伤口要完全对齐缝合。

(4)切开挂线术(低位切开+高位挂线术)。

适应证:肛瘘的主管道贯穿外括约肌深部及耻骨直肠肌以上的高位肛瘘,包括骨盆直肠间隙瘘和高位直肠后间隙瘘等。

禁忌证:同挂线术。

术前准备:同挂线术。

麻醉与体位:同挂线术。

手术步骤:①切开与挂线的原则高位肛瘘(含单纯性或复杂性)的管道,在肛管直肠环以下的部分采用切开法,在肛管直肠环以上的部分采用挂线法;②经指诊、探针、肛门镜检查,亚甲蓝染色,结合术前碘油造影或腔内超声或CT等检查提示,查清肛瘘的管道走向和内口位置;③将高位肛瘘管道的低位部分(含支管)先予切开(直至齿线),搔刮和清除腐肉,并充分扩创,操作方法同切开术;④然后对贯穿外括约肌深层和耻骨直肠肌与内口相通的管道高位部分进行挂线,操作方法同挂线术。

术后处理:同切开术、挂线术部分。

术中注意:同切开术、挂线术部分。

(5)有多发性外口的肛瘘截根术。

适应证:多发性外口的肛瘘,数个外口通于一个内口者。

禁忌证:同挂线术。

术前准备、麻醉、体位:同挂线术。

手术步骤:①选择距肛门最近的一个外口纳入探针,寻找内口,切开挂线,方法同挂线术;②分别于其他外口纳入探针,探明无另外的内口后,以刮匙于管壁内搔扒,清除腐肉后,放置油纱条引流,外盖敷料,包扎固定。

术后处理:①挂线的主管道处理同挂线术;②肛瘘分支 7～10 天停止引流,使其自然闭合。如行切开术则术后换药至创面愈合;③其他同挂线术。

术中注意点:①应选择外口近肛门的直行管道,作为主管道予以切开挂线,以减少对皮肤和肌肉的损伤;②对其他分支当仔细探查,确保无内口,切忌用暴力;③分支的外口应适当扩大,以利引流。

(6)断管挂线术。

适应证:内、外口之间距离较长的肛瘘。

禁忌证:同挂线术。

术前准备、麻醉、体位:同挂线术。

手术步骤:①麻醉满意后,常规消毒铺巾。探针自外口纳入,寻找原发内口,从肛内引出探针。探针头部系上丝线和橡皮筋,方法同挂线术;②在距离肛缘外 1.5 cm 处皮肤向探针方向做一切口,向下分离,与探针交通,回撤探针,从该切口拉出丝线及皮筋;③将橡皮筋两端之间的皮肤切开,拉紧橡皮筋结扎;④远段管道以刮匙搔扒,挂上浮线对口引流。创面置油纱条,外盖敷料,包扎固定。

术后处理:①当近肛段挂线橡皮筋脱落后且肉芽组织填充至仅能通过橡皮筋时,即可停止远段对口引流,使其自然愈合;②余同挂线术。

术中注意点:①对口引流的浮线应松弛,可活动,以利引流;②断管处应在肛缘 1.5 cm 以外,以避开括约肌。

(7)Parks 手术。

适应证:括约肌间瘘。

禁忌证:同切除术。

术前准备、麻醉、体位:同切除术。

手术步骤:①麻醉满意后,常规消毒铺巾。探查清楚后对肛瘘内口即感染肛隐窝,从上方 0.5 cm 到肛门上皮,做一椭圆形切口。②切除部分内括约肌,彻底清除内括约肌下脓肿,创面开放。③从外口剜除瘘管,使呈口大底小的洞状开放创面。放置油纱条填充,外盖敷料,包扎固定。

术后处理:同切除术。

术后注意点:①术中切口深达肛门内括约肌时,可用浸有 0.1%浓度的肾上腺素盐水纱布压迫止血;②切除内口及其周围与部分内括约肌之后,用刮匙尽量搔扒从肛括约肌中穿入的瘘管及其肌间脓肿的支道;③外口周围切开之后,紧沿管壁将切口深入,最后将瘘管切剜除,不切断外括约肌。

　　自 Parks 创用此法治疗肛瘘,成了现代保存括约肌手术的基础。1985 年 Mann 认为 Parks 法背离了瘘管从其底部完全切开的原则,因而用这种方法治疗高位肛瘘的复发率高。尽管如此,Parks 法通过不断改进,仍被广泛应用于临床。

　　总之,肛瘘的术式很多。各种手术方法虽然都收到了不同程度的效果,但失败例数所占的比例也不容忽视,其中造成肛门括约肌功能障碍等严重并发症的情况也时有发生,尤其是在复杂性肛瘘的治疗过程中,所出现的问题最为突出。国外对肛瘘的治疗以手术切开为主,对于高位复杂性肛瘘虽然推行保留直肠环的手术,但存在复发率高的问题。国内在手术切开的基础上,沿用传统的挂线治疗,这种方法存在疗程长、痛苦大、手术创伤大、恢复慢等缺点。有学者认为,用某种单一术式来治疗全部类型肛瘘的办法是不切合实际的,因为每一种术式都有它的片面性和局限性,因此建议应由中西医结合系列术式弥补上述不足。如坐骨直肠窝蹄铁形肛瘘采用的内口引流、瘘管旷置术,脱管术、外盲瘘采用的黏膜造口挂线术,内盲瘘采用的皮肤造口挂线术等均为切开术和挂线术这两种基本术式灵活组合的应用和发展。

　　2.疗效判断

　　(1)痊愈:症状体征消失,创口完全愈合,肛门功能正常。

　　(2)显效:症状消失,体征改善,创口未愈,肛门功能正常。

　　(3)有效:症状体征改善,创口不愈,肛门功能正常。

　　(4)无效:症状体征无改善,或虽有改善,但创口不愈合,仍有渗出物溢出,肛门功能正常。

　　3.预防与调护

　　(1)经常保持肛门清洁,养成良好的卫生习惯。

　　(2)发现肛痛宜早期治疗,一次性手术治疗可以防止后遗肛瘘。

　　(3)肛瘘患者应及早治疗,避免外口阻塞而引起脓液积聚,排泄不畅,引发新的支管。

　　4.体会

　　肛瘘是一种常见的肛门直肠疾病,在我国占肛肠疾病的1.67%～3.6%,其中复杂性肛瘘是外科领域难治性疾病之一。其常规治疗仍以手术为主,目前手术方式较多,但均有一定的局限性,且术后复发率高,愈合率低,易出现肛门功能损伤、肛周组织缺损及"带瘘生存"等并发症。

(邓雅玲)

第四节　肛门瘙痒症

　　肛门瘙痒症是一种常见的局部瘙痒症,是局限性神经功能障碍性皮肤病,一般只局限于肛门周围,有时可蔓延至会阴、外阴或阴囊后方,多为阵发性,多发生在 20～40 岁的人,老年、20 岁以下的青年人少见,并多见于习惯安静、不常运动的人。根据肛门瘙痒症的典型临床表现及病史,把肛门瘙痒分为原发性瘙痒和继发性瘙痒。

一、病因病机

(一)中医认为肛门瘙痒症的病因

中医学认为,肛门发痒的原因与风邪最为密切,但有外感风热、风湿与血虚生风之别。

(1)外感风邪:外感风邪或风热相聚,风湿挟热,留滞于营卫之间,腠理皮肤之中,结而不散,时发痒出疹,而成瘙痒之症。

(2)血虚生风:皮肤腠理需气血荣养,血旺则光滑润泽,血虚不能充养皮肤腠理,生风生燥则伴痒。所以前人有"血虚则生风,风聚则发痒"之说。

(二)西医认为肛门瘙痒症的病因

西医认为肛门瘙痒是由于局部炎症,使肛周皮肤充血,血液循环增加,温度上升,而肛门又不易散热,汗液排泄增多,湿润浸渍,引起不适和瘙痒,多是由于以下原因造成。

(1)全身性疾病:黄疸、糖尿病、风湿、内分泌紊乱等疾病,可引起肛门瘙痒症。

(2)变态反应:食刺激性食物如辣椒、酒或异体蛋白质,如鱼、肉、虾等,可引起肛门瘙痒。

(3)肛门皮肤的局部刺激:肛门疾病,如肛瘘、肛裂、内痔、肛窦炎、肛周湿疹、皮炎、癣等致使黏液增多外溢以及妇女阴道分泌物的刺激均可引起本病。着装不良,穿着狭小的衣裤或材质不适的内裤,如某些化纤织物或厚实而粗糙者,均可引起肛门瘙痒。

(4)药物刺激:如激素、麻药、软膏类、抗生素刺激。

(5)精神因素:精神过度兴奋、激动、忧郁、神经衰弱等可引起。

(6)肠道寄生感染:如蛲虫感染、蛔虫、阴虱病等引起肛门瘙痒。

二、临床表现及危害

(一)临床表现

本病初起肛门瘙痒较轻,肛门皮肤无明显变化,多为阵发性,如长期不愈可皮肤出血、糜烂、刺痛,痒痛加剧,皮肤增生粗糙,肛门皱褶加深,重者病变可向会阴、阴囊及双臀皮肤扩展。

(二)危害

肛门瘙痒症因为不能自主控制的瘙痒可以严重影响工作和生活。如长期不愈,瘙痒较剧烈,持续时间较长,尤以夜间为甚,潮湿环境加剧;常因过度的搔抓或机械性刺激,可使皮肤出血、糜烂、刺痛,使痒痛加剧,以致皮肤增生粗糙,肛门皱褶加深,重者可发生感染,病变可向会阴、阴囊及双臀皮肤扩展,患者十分痛苦,长期可引起神经衰弱、精神不振、彻夜难眠等。

三、辅助检查

本病通过临床症状及体征基本可以确诊,必要时可以进行血常规的检查及变态反应检查,还可以通过检查与肛门部的真菌感染、性传播疾病进行鉴别。

肛门瘙痒症一般在确诊后都要明确发病原因,很多患者的发病原因都是肛门直肠疾病,比如痔疮可以影响归纳肛门功能,使肠液外流,直接浸润肛周皮肤而发病,因此,可以进行直肠镜检查确定病因。

四、诊断与鉴别诊断

肛门瘙痒症应与肛周神经性皮炎、肛周接触性皮炎、肛周癣、肛门周围化脓性汗腺炎、肛周皮肤结核等疾病相鉴别。

(一)肛门瘙痒症与肛门湿疹的鉴别

肛门湿疹多局限于肛周皮肤,临床以渗出、瘙痒、糜烂、反复发作为主要特征,是先有丘疹、红斑、渗出、糜烂而后继发瘙痒。

(二)肛门瘙痒症与肛周癣的鉴别

肛周癣初期肛周皮肤有小水疱和红色小丘疹,逐渐形成环形或多环形斑片状,边界清楚,周围隆起,脱屑镜检可以查到真菌。

五、中医治疗

(一)中药内服

1.风热郁结

肛门瘙痒,灼热坠胀,如火烤虫咬,瘙痒难忍。甚至皮肤抓破出血,心烦如焚,夜不能寐,口苦咽干,便秘溲赤,痛苦不堪,精神不振,焦躁易怒,舌苔薄腻,脉微数。治宜疏风清热、通便泻火,方用龙胆泻肝汤加苦参、桑叶、大黄等。

2.风湿夹热

肛门瘙痒,潮湿渗出,经摩擦活动则痛更甚,肛门下坠不适,困倦身重,腹胀食少,夜卧不安,舌苔厚腻,脉濡滑。治宜疏风清热、健脾除湿,方用消风散加土茯苓、白鲜皮、地肤子等。

3.血虚生风

肛门奇痒,皮肤干燥,失去光泽及弹性,皲裂如蛛网,累及阴囊或阴唇,伴有口舌干燥,消瘦,夜不能寐,舌红,脉细数。治宜养血息风、滋阴润燥,方用当归饮子加减。

(二)其他疗法

1.熏洗法

将中药煎成水剂,加热后先熏后洗,然后坐浴。每次30分钟,每天2次。其主要功效是具有祛风止痒、收敛消肿的作用。临床常用的药物如苦参汤加减、硝矾洗剂等。

2.外敷法

肛门熏洗后,将药物直接敷于患处,具有收敛止痒的作用,临床常用药物有一效散、止痒散等,收到较好疗效。

3.针灸疗法

以肛门局部取穴为主,如会阴、长强穴,再配穴,如三阴交、血海、足三里等。每次取穴2～3个,得气后留针10分钟,每天1次,一周为1个疗程。或用梅花针点刺肛周皮肤,也可用维生素 B_1 注射液200 mg、异丙嗪注射液25 mg混合后,长强、会阴穴封闭,具有良好止痒效果。

六、西医治疗

(一)全身治疗

瘙痒剧烈时,应口服止痒药物,如异丙嗪。更年期和老年患者还可适当应用些性激素,如己烯雌酚或维生素 B_2、维生素C、维生素K。

(二)局部外敷

对于肛门瘙痒部位可外用樟脑露,5％硫黄煤焦油软膏等。

（三）注射疗法

将药物点状注射到肛门周围瘙痒区的皮下和皮内，破坏皮肤浅表感觉神经，达到止痒作用。本法应用于原发性肛门瘙痒症。常用药物：①1％亚甲蓝 2 mL 加 1％普鲁卡因或 0.5％利多卡因 10 mL；②1％亚甲蓝 2 mL 加 0.5％利多卡因 2 mL 和 0.5％丁哌卡因 5 mL。

（四）手术治疗

（1）瘙痒皮肤切除缝合术。

（2）肛周皮下神经末梢离断术。

（3）皮浅层神经末梢切断术。

（4）皮下神经末梢离断术：肛周皮下神经末梢离断术是骶麻成功后，取截石位，会阴部常规消毒，铺无菌巾，在肛门前后正中，距肛缘 1.5 cm，用蚊式钳分别自前后切口进入，紧靠皮下围绕肛门做钝性分离，充分游离皮肤，离断皮下神经末梢。用 4 号丝线间断缝合前后位切口，凡士林纱条覆盖切口，外用塔形纱布压迫，丁字带外固定。

（五）辅助治疗

肛门瘙痒症在其发病初期及治疗期可以进行微波照射治疗。

七、预防

首先，应在饮食方面注意忌食辛辣食物、不饮酒，避免接触化学等刺激性物品；其次，应注意肛门局部清洁卫生。另外，在入睡前熏洗肛门病变部位，然后使局部清爽、干燥。

（邓雅玲）

第五节　肛门直肠狭窄

一、概述

肛门直肠狭窄是指由于先天性肛门直肠缺陷或者因外伤、医源性损伤、局部炎症刺激及新生物等原因引起的一种以肛门直肠管径变小为主要病理特点，以排便功能障碍（甚至不能排便）为主要临床表现的一种疾病。婴幼儿患者多为先天性缺陷，成年患者多因医源性损伤或继发于其他病症。中医属便秘、锁肛痔的范畴。

二、病因病理

（一）西医学认识

1.先天性因素

对于肛门直肠狭窄，大多数学者认为系在胚胎发育过程中，外胚层由外向内、向上形成原始肛道的融合阶段出现了障碍。这种障碍一旦出现将直接导致肛门直肠形成不完全或不充分，从而引起肛门直肠狭窄甚至闭锁。

2.外伤因素

肛门直肠外伤，可直接导致肛门、肛管皮肤及肌肉的损害。创伤在愈合恢复过程中，由于肛门平时多呈持续收缩状态,致使局部创伤愈合面积缩小,愈合后形成的窄小、僵硬而缺乏弹性的瘢痕反过来又会制约肛门的随意开放程度,从而引起狭窄。

3.医源性创伤

肛门直肠不正确的手术方式、注射疗法、肛门直肠部放疗、枯痔散的使用等均可能引起肛门、直肠的损伤,引起狭窄。

4.新生物因素

肛门、直肠新生物(包括肿瘤、疣体等)可占据部分或全部肛门直肠腔径,形成阻挡及狭窄。

5.炎症

溃疡性结肠炎、克罗恩病、肛瘘、肛门直肠结核、放射性肠炎也可引起肛门直肠狭窄。

(二)中医学认识

由于气机郁滞、肠道瘀血内阻,以致腹部胀满疼痛,肠鸣不爽,腑气不通,大便细而不畅。正如《外科大成》所云:"锁肛痔,肛门内外如竹节锁紧,形如海蜇,里急后重,便细而带扁,时流臭水……"

(三)病理改变

肛门直肠管径变小、呈环形、镰状、管状狭窄,部分患者伴肛裂、直肠炎或结直肠溃疡。肛周瘢痕组织肿硬,弹性降低。

三、临床表现

(一)症状

1.排粪不畅

本病患者不能随意通畅排出大便,排便时间延长,须临厕努挣方能少量排出。需长期服用泻药、灌肠、注射开塞露等帮助排便,否则不能解出大便。

2.腹部不适

腹部不适以腹痛、腹胀为主,尤以左下腹明显。

3.便血

肛门有裂口者便血色鲜红,量多少不等,便前、便后均可发生。溃疡及肠炎患者可有黏液样血便。

4.疼痛

肛门、腹部疼痛,尤以排便前后明显,疼痛时间从数分钟至数十分钟不等。

5.假性失禁

由于肛门弹性差,部分大便、肠液因肠内压的增高而被挤出肛门。

(二)体征

1.肛门狭窄

肛门仅存一小孔,或仅容一指通过甚至不能进入。

2.直肠狭窄

直肠内可有镰状狭窄带或环形狭窄带,直肠腔因此而明显缩窄。

3.结肠直肠炎

直肠或结肠可发生炎性水肿,溃疡形成。

4.裂口

肛管部呈放射状存在一至数条裂口,可深达肌层。

5.腹部体征

腹部胀满压疼,左下腹常扪及肠型积粪。

6.粪石

直肠内存留大量粪便,甚至形成粪石。

7.瘢痕

肛周瘢痕形成,皮肤肌肉弹性减退。

(三)实验室检查

本病患者的血、尿常规一般无明显变化。

四、诊断与鉴别诊断

(一)诊断依据

(1)排便不畅或变细。

(2)有肛门直肠外伤、医疗史。

(3)足以引起排便障碍的肛门、直肠狭小。

(二)鉴别诊断

1.功能性出口梗阻

由于直肠黏膜内套叠、耻骨直肠肌痉挛、直肠前突等引起的排便不畅,肛门直肠无器质性狭窄。

2.肛门闭锁

肛门直肠不相通,肛门不能解出大便。局部检查未见肛口形成。

(三)分类

肛门直肠狭窄根据形态、病因、轻重的不同而存在不同的分类法。

1.形态分类

(1)管状狭窄:狭窄部宽度在2 cm以上者。

(2)环状狭窄:狭窄部宽度在2 cm及以下者。

(3)镰状狭窄:狭窄部仅占据肛门直肠部分周径者。

2.病因分类

(1)先天性狭窄:婴幼儿出生后即出现肛门直肠狭小,排便障碍者。

(2)后天性狭窄:由于后天因素(外伤、医疗、炎性、新生物等)而引起的肛门直肠狭窄。

五、治疗

(一)保守治疗

1.辨证施治

(1)湿热下注型:排便不畅,大便黏滞,便中带血或伴有黏液,腹胀,肛门灼痛,神倦乏力,口干苦,溲黄赤,舌质红,苔黄腻,脉滑数。治宜清热利湿,方用芍药汤加减。

(2)气滞血瘀型:腹胀甚,排便不畅,肛门肿痛较甚,小便黄,舌红有瘀斑,苔薄黄,脉弦。治宜宽肠理气、祛瘀软坚,方用翻肛散加丹参、乳香、没药等。

（3）阴虚肠燥型：大便干结难解，口干苦喜饮，小便黄少，舌质红乏津，苔薄黄，脉细数。治宜养阴增液、润肠通便，方用增液汤合麻仁丸加减。

（4）气阴两虚型：大便干燥，排便乏力，面白无华，少语懒言，心悸气促，舌质淡，苔薄白，脉细无力。治宜益气养阴、润肠通便，方用补中益气丸合润肠丸加减。

2.扩肛疗法

对病症较轻的患者，可采用肛镜或手指进行扩肛治疗。扩肛时以患者可以耐受为度，并随着扩肛的进行逐渐增大扩肛工具的管径、延长每次扩肛持续时间。经过扩肛治疗后，患者能较顺利排出大便为佳，并注意经常复查。

3.坐浴

坐浴采用中药苦参汤，适量加入丹参、牡丹皮、川芎等活血化瘀药物，除了能清热除湿外，可以活血化瘀，促进血循环，帮助软化局部瘢痕组织。

（二）手术疗法

对较严重的肛门直肠狭窄，必须采取手术治疗。

1.纵切横缝术

纵切横缝术适合于各种狭窄。

在腰俞穴麻醉下，取膀胱截石位，局部消毒、铺巾后于狭窄部做纵向切口（最好选在肛门后侧或直肠后壁），切口的长度超过狭窄部的宽度，切口深度的掌握应以切断狭窄部瘢痕组织达到松软而富于弹性的组织为佳。然后间断全层横行缝合切口，使狭窄部管径得到放大。放大的程度应以在麻醉状态下轻松放入两指为度。缝合时张力过度时，应加强切缘周围瘢痕组织的游离，以防伤口因张力过度而撕裂，影响疗效。术毕，肛内置凡士林纱条压迫，外敷纱布，胶布固定。术后进食流质饮食 3 天，控制排便 3 天，适当应用抗生素，每次便后用 1：5 000 高锰酸钾水坐浴，用复方紫草油纱条伤口换药至痊愈。

2.切开术

切开术适于肛管部环形狭窄。

在腰俞穴麻醉下，取膀胱截石位，局部消毒、铺巾后，沿后正中肛管做放射状切口，切断环形狭窄带，术中会立刻体会到肛门得到松解，并不断调整切口深度、长度，达到手术目的。术中应注意切口一定要呈直线，切口适当加长，利于粪渣、分泌物的排出，促进伤口尽快愈合。术毕，肛内置凡士林纱条，外敷纱布，胶布固定。术后处理同上。

3.挂线术

挂线术多用于婴幼儿患者或较轻的肛门、直肠狭窄。

在腰俞穴麻醉下，取膀胱截石位，局部消毒、铺巾后，用止血钳在狭窄部下缘穿入，经狭窄部基底由上缘穿出，套入橡皮筋。肛管部狭窄需切开肛管皮肤。收紧橡皮筋，根部结扎固定。挂线术可使狭窄部肌肉由组织因缺血而逐渐坏死断开，而不致肌肉回缩产生失禁。术毕，肛内置凡士林纱条，外敷纱布，胶布固定。术后处理同上。

4.V-Y 肛门成形术

V-Y 肛门成形术适用于肛门直肠管状狭窄者。

在腰俞穴麻醉下，取膀胱截石位，局部消毒，铺巾后，在肛门外周做多个或连续的"V"形切口，向肛门游离皮瓣，使切口与肛门间皮肤向肛门移行，减轻皮肤张力，"Y"缝合切口，使肛管皮肤得到补偿而扩大。术毕，肛内置凡士林纱条，外敷纱条，胶布固定。术后处理同上。

5.Y-V 肛门形成术

Y-V 肛门形成术适用于肛门直肠管状狭窄者。

在腰俞穴麻醉下,取膀胱截石位,局部消毒,铺巾后,于肛门前后侧做 Y 形切口,游离切口中呈箭头状皮瓣,然后向肛内拉入皮瓣并缝合固定于切口顶端,使肛管管径扩大。术毕,肛内置凡士林纱条,外敷纱布,胶布固定。术后处理同上。

术后除了积极抗感染外,挂线术后注意观察橡皮筋是否松动,如产生松动应及时紧线。肛门成形术后,应注意观察皮瓣的血运情况及有无感染。拆线后可辅以中药坐浴、扩肛等治疗巩固提高疗效。

(三)综合治疗方案

在肛门直肠狭窄的治疗上除了手术外,还应积极配合中药内服或外用,增强疗效。

(邓雅玲)

参考文献

[1] 沈宇峰.中医方法论[M].北京:中医古籍出版社,2018.

[2] 刘善军.实用中医内科基础与临床[M].北京:科学技术文献出版社,2020.

[3] 蒋燕.中医基础理论[M].北京:中国盲文出版社,2020.

[4] 李桂.中医临床精要[M].北京:中医古籍出版社,2021.

[5] 邹丽妍.中医内科临床实践[M].长春:吉林科学技术出版社,2020.

[6] 余小萍,方祝元.中医内科学[M].3版.上海:上海科学技术出版社,2018.

[7] 宋恩峰.常见疾病中医特色疗法[M].武汉:湖北科学技术出版社,2018.

[8] 梁湛聪.中医基础与临床[M].广州:中山大学出版社,2018.

[9] 周艳艳.中医妇科学[M].太原:山西科学技术出版社,2020.

[10] 冯宗文.中医妇科诊治辑要[M].北京:中国中医药出版社,2018.

[11] 徐承德.实用中医内科诊疗学[M].上海:上海交通大学出版社,2018.

[12] 黄甡,李晓峰.中医儿科学[M].太原:山西科学技术出版社,2020.

[13] 周仲瑛.中医临证技巧[M].北京:中国中医药出版社,2021.

[14] 苏小军.新编中医内科学[M].上海:上海交通大学出版社,2018.

[15] 周仲瑛.中医内科汇讲[M].北京:中国中医药出版社,2021.

[16] 马宁.现代中医内科诊疗进展[M].长春:吉林科学技术出版社,2020.

[17] 宁云红.中医特色专科诊疗研究[M].北京:科学技术文献出版社,2018.

[18] 张迎春,张花.中医妇儿诊疗常规[M].武汉:华中科技大学出版社,2021.

[19] 赵秀花.现代中医内科学[M].上海:上海交通大学出版社,2018.

[20] 步运慧.现代中医内科诊治精要[M].北京:科学技术文献出版社,2020.

[21] 秦华佗,刘格,陈苑珠.中医临证经验与方法[M].长春:吉林科学技术出版社,2020.

[22] 王玉,蔡鸿彦.实用中西医结合肺病学[M].北京:中医古籍出版社,2020.

[23] 刘明军,张欣.中医经典背诵手册[M].北京:中国中医药出版社,2020.

[24] 王一东.中医内科临床实践[M].武汉:湖北科学技术出版社,2018.

[25] 吕允涛,李青.临床中医诊疗应用[M].北京:科学技术文献出版社,2018.

［26］魏伟.黄斑病变的中医治疗［M］.北京:科学出版社,2020.

［27］金瑛.头痛中医特效疗法［M］.北京:中国科学技术出版社,2019.

［28］张广宇.中医内科学［M］.济南:山东科学技术出版社,2020.

［29］冯翠军.实用中医内科诊疗［M］.天津:天津科学技术出版社,2018.

［30］陈梅.现代康复医学诊疗实践［M］.开封:河南大学出版社,2021.

［31］郭光爱.中医肿瘤研究［M］.天津:天津科学技术出版社,2020.

［32］吴勉华,王新月.中医内科学［M］.9版.北京:中国中医药出版社,2020.

［33］董翠兰.疑难病中医诊治与康复［M］.成都:四川科学技术出版社,2020.

［34］张巧俊.脑卒中康复临床实践［M］.西安:陕西科学技术出版社,2021.

［35］谢萍.中医妇科外治法［M］.成都:四川科学技术出版社,2018.

［36］梁培干,罗秋平.现代岭南名医肺系医案收集整理概况［J］.世界最新医学信息文摘,2019(54):174-175.

［37］詹杰,邓丽金,翁慧.中医辨证的原则［J］.天津中医药,2020,37(4):394-397.

［38］李灿东,翁慧,魏佳.中医诊断的思维原理［J］.天津中医药,2020,37(1):14-17.

［39］王济国,李娟.中医学中的免疫学思想［J］.当代医药论丛,2021,19(9):157-159.

［40］张双鹤,李春辉.老年脑卒中的康复治疗［J］.实用老年医学,2019,33(8):738-740.